Heilkraft der Literatur

Marga Brigitte Wagner-Pischel
(Hrsg.)

Heilkraft der Literatur

Zur Bedeutung der Literatur für eine
menschliche Medizin

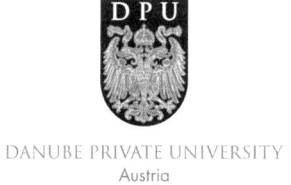

DANUBE PRIVATE UNIVERSITY
Austria

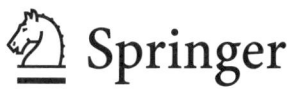

Hrsg.
Prof.in h.c. Marga Brigitte Wagner-Pischel
Danube Private University GmbH
Krems, Österreich

ISBN 978-3-662-70038-9   ISBN 978-3-662-70039-6   (eBook)
https://doi.org/10.1007/978-3-662-70039-6

Die Deutsche Nationalbibliothek verzeichnet diese Publikation in der Deutschen Nationalbibliografie;
detaillierte bibliografische Daten sind im Internet über https://portal.dnb.de abrufbar.

Mit Bildern von László Lakner
© Olga Rai, Adobe Stock
Grafik: Herbert Stadler

Springer ist ein Imprint der eingetragenen Gesellschaft Springer-Verlag GmbH, DE und ist ein Teil von
Springer Nature.
Die Anschrift der Gesellschaft ist: Heidelberger Platz 3, 14197 Berlin, Germany

Wenn Sie dieses Produkt entsorgen, geben Sie das Papier bitte zum Recycling.

Verzeichnis der Autorinnen und Autoren

Prof. h.c. Marga Brigitte Wagner-Pischel (Hrsg.)
Präsidentin und CEO der Danube Private University GmbH

Dr. rer. biol. hum., Dipl. Wirt. Ing. Alexander Ammann
Ehemaliger CEO der Quintessenz Verlagsgruppe

Prof. em. Dr. Thomas Anz
Literaturwissenschaftler / Emeritierter Professor für
Neuere Deutsche Literatur
Philipps-Universität Marburg

Prof. Dr. Gabriela Lehmann-Carli
Professorin für Slavische Philologie / Literaturwissenschaft
Martin-Luther-Universität Halle

Prof. em. Dr. Dietrich von Engelhardt
Medizin- und Wissenschaftshistoriker und Medizinethiker /
Ehemaliger Direktor des Institutes für Medizingeschichte und
Wissenschaftsforschung
Universität zu Lübeck

Dr. Marcella Fassio
Friedrich Schlegel Graduiertenschule für literaturwissenschaftliche Studien
Freie Universität Berlin

PD Dr. Katharina Fürholzer
Department „Altern des Individuums und der Gesellschaft"
(Wissenschaftliche Koordinatorin)
Universität Rostock

Prof. Dr. phil. Dr. rer. med. habil. Mariacarla Gadebusch Bondio
Institute for Medical Humanities (Direktorin)
Universität Bonn

Prof. Dr. Michael Hauskeller
Department of Philosophy (Head of Department)
University of Liverpool

Prof. Dr. med. Ingo F. Herrmann
Reflux Center Düsseldorf / Meerbusch

Prof. Dr. Giovanni Maio, M.A.
Institut für Ethik und Geschichte der Medizin (Direktor)
Albert-Ludwigs-Universität Freiburg
Gastdozent der Danube Private University

Prof. Dr. Jarmila Mildorf
Institut für Anglistik und Amerikanistik
Universität Paderborn

Maria Cristina Montani
ehem. Grundschullehrerin, Krebsüberlebende
Formello (Roma, I)

Prof. em. Dr. Achatz Freiherr von Müller
Department Geschichte der Universität Basel

Prof. Dr. Ralph Köhnen
Germanistisches Institut
Ruhr-Universität Bochum

Prof. Dr. Irmela Marei Krüger-Fürhoff
Institut für Deutsche und Niederländische Philologie
Freie Universität Berlin

Prof. Dr. Dr. h. c. Karl-Josef Kuschel
Theologie der Kultur und des Interreligiösen Dialogs
Universität Tübingen

Dr. Dr. h. c. Klara Obermüller
Schriftstellerin und Journalistin
Männedorf / Schweiz

Prof. Dr. Nicolas Pethes
Professor für Neuere deutsche Literatur
Universität zu Köln

Dr. Christoph Quarch
Freier Philosoph und Autor
Zentrum Natur- und Kulturgeschichte des Menschen
Danube Private University

Prof. Dr. Rüdiger Safranski
Philosoph, Germanist, Schriftsteller
Honorarprofessor für Philosophie und Geisteswissenschaften

Prof. Dr. Florian Steger
Institut für Geschichte, Theorie und Ethik der Medizin (Direktor)
Universität Ulm

Prof Dr. Jens Christoph Türp, MSc, M.A.
Klinik für Oral Health & Medicine
Zahnmedizin Basel
Gastdozent der Danube Private University

Inhalt

Vorwort IX
Marga Brigitte Wagner-Pischel (Hrsg.)

Die Literatur als Beitrag zur Humanisierung der Medizin 1
Giovanni Maio

Prolog: Heilkraft der Literatur? 4
Rüdiger Safranski

„Tolle lege". 15
Der Griff nach dem Buch ergreift die Freiheit
Achatz Freiherr von Müller

Warum Medizin, Kunst und Literatur zusammen gehören 33
Karl-Josef Kuschel

Die Welt der Medizin im Medium der Literatur der Neuzeit 38
Dietrich von Engelhardt

Narrative Medizin. Für mehr Menschlichkeit in der Medizin 73
Florian Steger

Das Verhältnis von Medizin und Literatur 103
Thomas Anz

Der Mensch in seiner ganzen Schwäche. 125
Gedanken zum Verhältnis von Literatur und Medizin
Klara Obermüller

Der heilende Logos. 143
Medizin und Literatur im Spiegel der Philosophie Platons
Christoph Quarch

Salutogenese durch Kunst? 165
Friedrich Schillers Konzeption des ‚ganzen Menschen'
im Horizont der zeitgenössischen Anthropologie
Ralph Köhnen

Lyrik nach Suizid. 211
Gedichte als Enttabuisierung privater
und beruflicher Betroffenheit
Katharina Fürholzer

Fälle erzählen.   233
Kasuistische Schreibweisen in Medizin und Literatur
Nicolas Pethes

Narrative Ethik, Empathie und Tabu: 256
Arzt-Patient-Kommunikation in Texten der russischen Literatur
Gabriela Lehmann-Carli

Professionalität und Menschlichkeit.   280
Arzt-Patienten-Interaktionen in William Carlos Williams'
Kurzgeschichte „The Girl with a Pimply Face"
Jarmila Mildorf

Krankheit und Sterben als Sinnkrise.   305
Leo Tolstois „Der Tod des Iwan Iljitsch"
Michael Hauskeller

Vernetzte Körper.   322
Zur Poetik der Transplantation
Irmela Marei Krüger-Fürhoff

Schreiben in / von psychischen Krisen.   349
Gegenwärtiges autopathografisches Erzählen
über Depressionen
Marcella Fassio

Leben oder Überleben?   371
Über den Wert reflektierter Krebserfahrung als subjektive Evidenz
Mariacarla Gadebusch Bondio und Ingo F. Herrmann
Mit einem Originalbeitrag von Maria Cristina Montani

Das lesende Ich   402
Alexander Ammann

Bibliotherapie – „Lesen auf Rezept"?   460
Jens C. Türp

Über den Künstler – László Lakner   488

Vorwort

Medizin und Literatur zusammenzubringen ist verheißungsvoll, denn die Literatur lässt uns mit dem Leben in Berührung treten, und so vermittelt die Literatur vielfach ein Lebenswissen, das empfänglich sein kann für die Vielschichtigkeit der Erlebnismomente kranker Menschen in ihren jeweiligen Lebenskrisen. Literatur kann durch die Erzählung von Lebensgeschichten auf ihre Weise das Verständnis von Menschen erweitern, denn wer sich mit Literatur beschäftigt, erhält ein vertieftes Einfühlungsvermögen in existentielle Fragen, die vor allem bei kranken Menschen in ihrer Krisenerfahrung im Zentrum stehen. Die Literatur kann Zugang eröffnen zur Vielfalt möglicher Deutungen von Gesundsein und Kranksein, individuelle Umgangsformen mit Krankheit in Gang setzen.

Die Beschäftigung mit der Literatur bereichert die Medizin in einer entscheidenden Weise, denn während die Medizin in ihrer vornehmlich naturwissenschaftlichen Ausrichtung auf die Verobjektivierung des Befundes ausgerichtet ist, kann die Literatur das Objektive anfärben und mit Leben füllen, einen Ausblick auf den grenzenlosen Horizont verschiedenster Lebenswelten eröffnen.

Literatur kann die Einsicht aufschließen, die Laborwelt und Lebenswelt, Krankheit und Kranksein, Wissenschaftlichkeit und Zwischenmenschlichkeit miteinander zu verbinden.

Medizin wird erst durch den Blick auf den ganzen Menschen ihrem genuin sozialen Anspruch gerecht, die Literatur kann dafür sensibilisieren.

So möchte der vorliegende Band durch das Zusammenführen namhafter Autoren, denen wir für ihre Leistung mit tiefem Dank verbunden sind, das besondere Potential der Literatur für eine Humanisierung der Medizin aufzeigen.

Prof. h.c. Marga Brigitte Wagner-Pischel,
Präsidentin und CEO der Danube Private University GmbH

Die Literatur als Beitrag zur Humanisierung der Medizin

Giovanni Maio

Solange sich die moderne Medizin als eine angewandte Naturwissenschaft begriffen hat, folgte sie einem Erkenntnisideal, wonach allein das Laborwissen als ausschlaggebend galt. Eine Medizin, die sich auf diese Weise ein naturwissenschaftliches Ideenkleid überzog, machte automatisch das Labor und nicht das Sprechzimmer zum identitätsstiftenden Ort medizinischer Hilfe, weil sie sich geradezu ausschließlich für die Krankheit zuständig fühlte und das Kranksein hingegen zunehmend aus dem Blick verlor. Die Probleme, vor die der Mensch aber durch seine Krankheit gestellt wird, sind genau jene Lebensprobleme, von denen das Labor grundsätzlich nichts versteht. Will man also dem Menschen wirklich helfen, so ist es notwendig, sowohl vom Labor als auch von der Lebenswelt etwas zu verstehen. So wird deutlich, dass eine gute Medizin nur dann verwirklicht werden kann, wenn sie eine Synthese des Wissens bewerkstelligt, indem sie das Erkenntnisideal der objektiven Labordaten mit dem Ideal des verstehenden Zugangs auf Lebensfragen zusammenführt. Und genau für diesen verstehenden Zugang auf die Lebensfragen des kranken Menschen kann die Literatur einen unschätzbar wichtigen Beitrag leisten, indem sie schlichtweg sensibel macht für die Vielfalt der Lebensfragen, die das Kranksein aufwirft.

Literatur berührt unweigerlich universelle Fragen, auf die sie Antworten liefert, die zwar individuell sind, die aber aufgrund einer jeweils ästhetischen

© Der/die Autor(en), exklusiv lizenziert an
Springer-Verlag GmbH, DE, ein Teil von Springer Nature 2024
M. B. Wagner-Pischel (Hrsg.), *Heilkraft der Literatur*,
https://doi.org/10.1007/978-3-662-70039-6_1

Distanz zu einer vertieften Reflexion anregen. So lässt sich sagen, dass die Beschäftigung mit Literatur wie eine Schule zu begreifen ist, nämlich die Schule des einfühlenden Verstehens fremder Weltsichten. Lesend lernen wir, die Lebenswelten anderer Menschen neu zu verstehen, indem das Lesen unsere Imaginationsfähigkeiten fördert und uns in Lebenswelten entführt, die unseren Horizont unweigerlich erweitern und ein reflexives Verhältnis zur Welt fördern. Dadurch befähigt uns die Literatur dazu, das Leiden mit den Augen des anderen zu verstehen und es damit in seiner Tiefe zu begreifen. Das Faszinosum des Lesens liegt in einer außerordentlichen Unvoreingenommenheit, mit der sich der Leser einer Buchwelt öffnet, und so kann das Lesen von Literatur eine Einschulung in das aufgeschlossene und neugierige Zuhören sein.

Was eine Krankheit ist, kann das Labor uns sagen, was diese Krankheit jedoch für den Einzelnen bedeutet, das kann nur der Patient selber uns durch seine eigene Geschichte sagen, und das Lesen von Literatur macht sensibel für die Vielfalt möglicher Deutungen. Die Literatur kann uns ein Lebenswissen mitgeben, das für das Verstehen der Patientengeschichten wegweisend sein kann, nämlich das Wissen darum, dass jede Geschichte vielschichtig und einzigartig ist und gerade dadurch faszinierend sein kann. Die Literatur kann die Helfer dazu befähigen, hinter den von Patienten erzählten Geschichten das alltäglich Besondere zu sehen. Die Beschäftigung mit der Literatur kann den Leser aufschließen für die vielfältigen Nuancen des Krankseins, indem sie die scheinbar statische Objektivität der Krankheit überführt in ein dynamisches Verständnis des Krankseins als einen Prozess der steten Verwandlung ins Offene hin. Die Geschichten nageln die Krankheit eben nicht fest, sondern sie zeigen auf, dass das Krankheitserleben unweigerlich innere Vorgänge in Gang setzt, die sich in einem fließenden Prozess der stetigen Entwicklung befinden. Auf diese Weise kann die Beschäftigung mit der Literatur einer Neuperspektivierung des Krankseins den Weg öffnen, indem die literarischen

Geschichten das Subtile, Implizite und Ambivalente des Krankheitserlebens narrativ zur Sprache bringen lassen. Die Literatur öffnet die Augen für die Vielschichtigkeit der Lebensfragen des Menschen, sie macht sensibel für all das Subschwellige, und dadurch macht sie sich zum Sprachrohr der Zwischentöne. Literatur lässt das erahnen, was sich den messenden Instrumenten entzieht und sie befähigt den Leser dazu, sich in eine fremde Welt hineinzuversetzen.

Als Einübung in das Verstehen der anderen Perspektive kann die Beschäftigung mit der Literatur einen Beitrag dazu leisten, dass der von der Medizin zunächst verobjektivierte kranke Mensch durch die veränderte Haltung der Helfenden wieder re-subjektiviert und ihm auf diese Weise seine Individualität zurückgegeben wird. Gerade die Ärztinnen und Ärzte sind diejenigen, die jeden Tag mit Lebensgeschichten konfrontiert sind, die von ihren Patienten erzählt werden. Diesen Lebensgeschichten so unvoreingenommen wie einem neuen Buch zu begegnen, wäre ein Erkenntnisideal einer humanen Medizin, und das Lesen von Literatur kann dafür eine wichtige Schule sein.

Prolog:
Heilkraft der Literatur?

Rüdiger Safranski

Etwas Selbstverständliches in Bezug auf die Heilkraft der Literatur wird oft vergessen: Lesen stärkt das innere bildgebende Verfahren. Aus Buchstaben Bilder und Geschehnisse im Kopf zu erzeugen, Vorstellungen also, ist eine ungeheure Fähigkeit. Zur Wirkung kommt hier die Einbildungskraft, auch Phantasie genannt. Sie kann sich zurückbilden, wenn wir sie nicht mehr nutzen und nur noch von den Bildern leben, die von außen medial auf uns eindringen. Wenn uns etwas fertig vorgestellt wird, brauchen wir es uns nicht mehr selbst vorstellen. Die entsprechende Kraft in uns verkümmert. Die Kulturtechnik des Lesens ist demgegenüber eine Schule der Einbildungskraft. Der Leser hat es mit Halbfabrikaten zu tun, die er erst noch fertig machen muss. „Der Autor", sagt Sartre, „schreibt die Partitur, der Leser wird dieses Konzertstück aufführen". Wenn die Phantasie verkümmert, wird man von sich selbst gelangweilt. Man stürzt in das Schwarze Loch, das man selbst ist. Dann hilft nur noch Unterhaltung. Unterhalten werden müssen die Absturzgefährdeten. Die Leser aber sind Selbstunterhalter.

Ein Zweites kommt hinzu: Lesen fördert und fordert die Aufmerksamkeit. Und insofern hilft Lesen gegen eine geistige Krankheit unserer Zeit: das sogenannte „Aufmerksamkeitsdefizit-Hyperaktivitätssyndrom" (ADHS). Das ADHS verhindert das Lesen, also muss man mit Lesen das ADHS verhindern. Das klingt paradox, aber es geht nicht anders. Lesen üben könnte vielleicht wirkungsvoller sein als Ritalin. Jedenfalls hat es wohl weniger belastende Nebenwirkungen. So viel zur elementaren Bedeutung der Kulturtechnik ‚Lesen‘ und seiner Heilkraft.

Doch es geht hier nicht um das Lesen überhaupt, sondern um Literatur. Literatur verstanden als ‚schöne Literatur‘, Romane, Gedichte etc.

Wenn wir von der möglichen Heilkraft der Literatur sprechen, sollten wir nicht vergessen, daß sie über lange Zeit fast als das Gegenteil davon galt: das Künstlertum wurde selbst in die Nähe von Krankheit gerückt. Der Schriftsteller, sagte Freud, ist ein notorischer Tagträumer und ziemlich realitätsuntüchtig. Da er sich, so Freud, „mit dem Verzicht auf Triebbefriedigung nicht befreunden kann“, läßt er seinen erotischen und ehrgeizigen Wünschen freien Lauf in der Phantasie. Er lebt sich aus im Fiktiven und scheut den mühsamen „Umweg über die wirkliche Veränderung der Außenwelt“. Freilich schätzte Freud die große Literatur ihrer Menschenkenntnis wegen und zitierte gerne Goethe, Shakespeare, Dante, Dickens, E. T. A. Hoffmann usw. Und doch war für ihn der Schriftsteller in der Regel ein behandlungsbedürftiger Neurotiker.

Trotzdem hatte die Psychoanalyse über eine gewisse Zeit ein hohes Ansehen unter den Schriftstellern. Sie glaubten an Freuds Diagnose, hielten sich vielleicht nicht für Neurotiker, doch womöglich für „Neurastheniker“, weil das vornehmer klang im Zeitalter der „Nervosität“, wie die Jahrzehnte um 1900 genannt wurden.

Manche ließen sich auch tatsächlich behandeln, die meisten aber befürchteten, dass ihnen der schöpferische Antrieb wegtherapiert werden könnte. Die gesunde Normalität war ihnen gerade nicht erstrebenswert. „Nie mehr Psychoanalyse!“ schreibt Kafka in sein Tagebuch und W. H. Auden empfiehlt den Schriftstellern, ihre Neurosen zu hegen und zu pflegen, sie seien das Beste an ihnen. Brecht war es, der flapsig bemerkte: man müsse sich bei den Leiden bedanken, denn sie hätten die Künstler „gut ausgedrückt“.

Und wirklich, es gibt eine Art Literatur, die eher ein Ausdruck der Heillosigkeit als der Heilkraft zu sein scheint. Wenn Kleist am Ende seines Lebens schreibt: „Die Wahrheit ist, dass mir auf Erden nicht zu helfen war", dann bezieht er sich auf seine künstlerische Radikalität. Sie hat verhindert, dass er sich in den gewöhnlichen Lebensrahmen einfügen konnte; ihm war von Seiten der Normalität nicht zu helfen, weil er diese Normalität von seinem künstlerischen Extremismus her zurückwies. Das künstlerische Schreiben war für ihn ein unbedingter Anspruch, dem er genügen wollte, egal wie es ihm sonst dabei ergehen mochte. Das Schreiben gehörte bei ihm nicht zur Selbsthilfe, sondern eher zur Selbstzerstörung. Und so musste er auch noch die Vorbereitung zur Selbsttötung bis zum allerletzten Augenblick detailgenau in Briefen beschreiben, fast so, als habe er den Tod gewählt nur um den Weg bis zur Schwelle beschreiben zu können. Mit Heilkraft hat das nichts zu tun. Vom Standpunkt des Autors jedenfalls. Als Leser aber wird man in die Rolle des Zuschauers beim Schiffbruch gedrängt. Es bietet sich, vom sicheren Boden aus, ein ergreifendes Schauspiel, das sich sogar genießen lässt, denn Kleists Prosa bereitet in jedem Satz ästhetischen Genuss. Seine Sätze sind wie über einen Abgrund gespannt, deshalb tönen sie so stark. Es gibt also Literatur, die schön und ergreifend ist, aber ziemlich heillos.

Und doch: gerade beim verzweifelten Kleist kann man die Entdeckung machen, daß Literatur, auch wenn sie Verzweiflung darstellt, nicht in der Verzweiflung aufgeht. Sie ist immer noch mehr. Ihr Mehrwert ist der Spielcharakter. Sie spielt zum Beispiel auch mit der Verzweiflung.

Es ist in diesem Zusammenhang nötig, ein Missverständnis zu beseitigen. Es stimmt einfach nicht, dass Literatur bloß „Ausdruck" ist, wie der Schrei etwa ein Ausdruck ist. Ein Autor drückt sich nicht aus, er spielt mit Ausdrücken, Worten, Bedeutungen, Geschichten. Literatur ereignet sich genau in diesem Spielraum. So zeigt sich Kleist in den hochliterarischen Sätzen seiner letzten Briefe vor dem Tod immer noch verspielt, er genießt die

Formulierungen, die ihm glücken, er schwelgt in Metaphern, bezeichnet sich als einen „fröhlige[n] Luftschiffer", der die Erdenschwere überfliegt, und die Frau, die er in den Tod mitnimmt, nennt er eine Freundin, die ihm die „unerhörte Lust"[7] gewährt, „sich [...] so leicht [...] wie ein Veilchen aus einer Wiese heraus heben zu lassen." Das ist, schon dicht am Ernstfall, eine geradezu frivole literarische Spiellust, die er genüsslich ausstellt, denn die letzten Briefe waren fürs Herumzeigen geschrieben, sie waren existentiell und doch auch literarisch gemeint. Sie zu schreiben, hat ihm die letzten Stunden mit Sinn erfüllt. Wenn das kein Triumph der Literatur ist!

Aber das ist selbstverständlich ein Extremfall, doch es ist einfacher, von Extremen her zu denken. Noch in der Extremsituation bewährt sich bei Kleist der befreiende, entlastende Spielcharakter der Literatur. Das ist vielleicht ihr Betriebsgeheimnis. Literatur ist, neben vielem was sie sonst noch ist, ein Spiel mit Möglichkeiten. „Mein Name sei Gantenbein...", so beginnt ein Roman von Max Frisch, so aber könnte jeder Roman beginnen. Das Alltagsbewußtsein fühlt sich zumeist eingeschränkt und festgenagelt durch die Wirklichkeit. Es hat, so könnte man sagen, zu viel Wirklichkeit. Es fehlt an Möglichkeiten.

Das können dann allerdings auch sehr unangenehme Möglichkeiten sein. Kafka, der sich manchmal wie ein nutzloses Ungeziefer vorkam, stellte sich einmal vor, wie es wäre, wenn er eines Morgens aufwachen würde, in einen großen Käfer verwandelt, der sich aber weiter müht, die alten familiären und sonstigen Bindungen aufrechtzuerhalten. Das liest man mit einiger Beklemmung. Kafka selbst allerdings erging es dabei anders. Gerade diese Geschichte der „Verwandlung" hat er gerne vorgelesen und berichtet davon: „Ich las mich an meiner Geschichte in Raserei. Wir haben es uns dann wohl sein lassen und viel gelacht".

Das ist das schier Unbegreifliche an der Literatur, dass sie Freiheit zum Lachen gibt, wo es eigentlich nichts zu lachen gibt.

Literatur entlastet, weil sie ein Probehandeln ist, besonders im Roman und im Drama. Es werden Handlungsmöglichkeiten ausprobiert, vom Ernstfall entlastet und damit ziemlich risikolos. Nicht nur Handlungen, sondern auch Gefühle werden ausprobiert, die man im strikten Sinne nicht hat, aber sich vorstellen kann. Mit den vorgestellten Gefühlen nähern wir uns der Empathie. Das Lesen schult diese Fähigkeit, sich in einen Anderen hineinzufühlen und für die befristete Zeit des Lesens sogar ein Anderer zu werden. Es ist immer wieder gefragt worden, ob man denn durch das Lesen ein besserer Mensch werden kann. Eine eindeutige Antwort lässt sich nicht geben. Eine umwandelnde Wirkung ist auf jeden Fall da, zwar weniger auf mein empirisches alltägliches Ich, sondern auf jenen Anderen, der ich während des Lesens bin, proweise. Gewiss gibt es einen Grenzverkehr zwischen diesem im fiktionalen Raum realisierten Ich und dem wirklichen, empirischen Ich, denn der Nachahmungstrieb wird im Guten wie im Bösen angeregt, auch in dieser Sphäre des Ausprobierens.

Handlungen und Gefühle zur Probe - mit diesen Probeläufen macht man als Autor und auch als Leser dann seine Erfahrungen, die integraler Teil der sonstigen Erfahrungen werden können. Leseerfahrungen verschmelzen mit Lebenserfahrungen. Wenn man beispielsweise ein Buch wieder liest, das man vor vielen Jahren gelesen und das einen stark beeindruckt hat, kann es einem geschehen, dass jene Zeit, in der man es gelesen hat, spürbar wieder gegenwärtig wird. Es ist dann, als läse man in sich selbst. Lesen hilft einem bei der Suche nach der verlorenen Zeit, auch der eigenen.

Literatur ist dem Leben noch in manch anderer Hinsicht bisweilen überlegen. Zum Beispiel haben erfundene Geschichten immer einen Sinn, alles hat eine Bedeutung, und mag sie noch so platt, noch so konstruiert sein. Literatur ist per se eine sinngesättigte Zone. Was man vom wirklichen Leben nicht sagen kann. In der Literatur fällt kein Blatt ohne die Absicht des Autors vom Baum. Deshalb konnte man auf die Idee kommen, sich

Gott wie einen Romanautor vorzustellen, der allem einen Sinn gibt und die Schicksalsfäden in der Hand hält. So von Bedeutung und Sinn durchtränkt wie in einem Roman möchte man es im Leben auch haben. In der Literatur gibt es also einen Sinnzusammenhang, der im Leben oft fehlt.

Man kann noch weiter gehen und sich fragen: gibt es vielleicht Literatur überhaupt nur deshalb, weil es die Sinndefiziterfahrungen im alltäglichen Leben gibt? Das würde die Literatur in die Nähe der Religion rücken, die ja auch eine sinngesättigte Zone verspricht. Sind das Alte und das Neue Testament nicht auch Romane, große Erzählungen, die uns in Sinn einhüllen, wenn wir auf sie hören?

Und dann gibt es in der Literatur Geschichten mit Anfang und Ende, über die ein Autor frei verfügen kann. Nicht so im Leben. Dort finden wir uns immer in einer Geschichte, die wir nur sehr beschränkt selbst bestimmen können. Vor allem über ihre Anfänge haben wir keine Macht. Jeder ist angefangen worden, noch ehe er etwas mit sich anfangen kann. Das sind die üblichen Festlegungen durch Geburt, familiäre Situation, Milieu, Begabungen usw. Mit der Literatur aber springen wir in neue Anfänge, wir lassen uns ein auf Abenteuer um die Ecke. Für den Leser ist damit das Gefühl verbunden, einen neuen Anfang zu machen, indem man sich in eine andere Welt hineinziehen lässt. Und der Autor kann Gott spielen, wie beim ersten Schöpfungstag. Er herrscht über seine Figuren, indem er über Anfang und Ende verfügt. Die einen lässt er ins Leben treten und sich darin ausbreiten, die anderen „wirft er aus der Komposition hinaus" – wie der große österreichische Erzähler Heimito von Doderer einmal sagte. Doch kann der Autor wirklich nach Belieben schalten und walten?

Von Autoren hört man, dass die erfundenen Figuren ein Eigenleben entwickeln. Für Balzac zum Beispiel waren sie bisweilen wirklicher als die wirklichen Menschen. Und doch bleiben sie Geschöpfe des Autors, sie verkörpern seine schöpferische Freiheit. Der Autor ist ein Mensch, der Menschen machen kann. Diese Lust des Autors hat Goethe in seinem „Prometheus"-

Gedicht unnachahmlich ausgesprochen „Hier sitz'ich, forme Menschen / Nach meinem Bilde, / Ein Geschlecht, das mir gleich sei". Der Autor, indem er seine Figuren schafft, probiert Charaktere und Lebensmöglichkeiten; das Material, womit er spielt, ist alles, was die Phantasie, die eigenen Lebens- und Leseerfahrungen einem zutragen. Und natürlich schlägt man sich dabei auch mit den seelischen, sozialen und politischen Problemen herum, die einem gegenwärtig zu Leibe rücken.

Was man den Historikern verbietet, ist gerade die Herausforderung für Autoren, nämlich sich vorzustellen: „was wäre, wenn...". Genau wegen dieser konjunktivischen Dimension hatte Aristoteles die schöne Literatur philosophisch über die Geschichtsschreibung gestellt.

Ich gebe zu: „Heilkraft der Literatur" klingt betulich, ungefähr so, wie wenn man von Lebenshilfe spricht oder wenn man das „Positive" in der Literatur anmahnt.

Mit der Heilkraft der Literatur verhält es sich so wie mit dem Glück; man erreicht es nicht, wenn man direkt darauf zielt. Beides mal handelt es sich um eine Begleiterscheinung. Die Heilkraft der Literatur kann sich erst entfalten, wenn man an der Literatur das Literarische liebt und nicht ihre vermeintliche Heilkraft. Wenn mir jemand ein Buch in die Hand drückt mit der Bemerkung: das ist gut für dich, ist bei mir schon eine Abwehr da. Ich möchte nicht ein Buch lesen, das gut für mich ist, sondern ich möchte ein gutes Buch lesen.

Das gilt für den Leser, doch auch für den Autor.

Bei einer Literatur, die einem gut zureden will, merkt man die Absicht und ist verstimmt. Das ist auch bei großen Autoren so. Beispielsweise beim alten Tolstoi und bei Goethes Altersroman *Wilhelm Meisters Wanderjahre*. Dort sind, für meinen Geschmack jedenfalls, der Weisheiten und Ratschläge zu viele. Die Texte, denen sie aufgebürdet sind, drohen unter dieser Last zusammenzubrechen. Ebenso wie der Leser die Heilkraft in der Literatur nicht direkt suchen möchte, so sollte der Autor sie ihm auch nicht direkt verabreichen.

Goethe hat einer späteren Ausgabe seines Selbstmörderromans *Die Leiden des jungen Werther* die Verse vorangestellt:

> „Du beweinst, du liebst ihn, liebe Seele, / rettest sein Gedächtnis von der
> Schmach; / Sieh, dir winkt sein Geist aus seiner Höhle; / Sei ein Mann und
> folge mir nicht nach.“

Es hält sich zwar das hartnäckige Gerücht, es wäre nach dem „Werther" in Deutschland zu einer Art Selbstmord-Epidemie gekommen. Das ist natürlich Unsinn. Wahrscheinlich hat sich noch keiner bloß wegen eines Buches, das er gelesen hat, umgebracht. Dafür muß es schon stärkere Gründe geben.

Goethe spielt in diesen Versen auf eine andere Funktion der Literatur an. Der Leser soll den „Werther" nicht als nachahmenswerte Figur nehmen, sondern, wie man beim Film sagt, als einen Stuntman für gefährliche Aufgaben. Er wagt sich aufs Seil, was nicht jedem anzuraten ist. „Werther" ist ein solcher Stuntman für empfindsame, melancholische Seelen. Er geht den Weg bis zu Ende, bis zur Selbstauslöschung. Der Leser geht in seinen Vorstellungen mit ihm, innig verbunden, und braucht gerade deshalb diesen Weg im Ernst nicht bis zum Ende zu gehen. Da haben wir es wieder – dieses Probehandeln der Literatur. Man lässt sich auf Abenteuer ein, aber mit Rückfahrkarte. Wer liest riskiert nicht Kopf und Kragen.

Mit Hilfe der Literatur kann also jeder in den Genuss eines Doppellebens kommen. In den Anfängen der allgemeinen Lesekultur im 18. Jahrhundert, als eine Flut von Romanen über die Leser und vor allem Leserinnen hereinbrach, ist das alles noch deutlicher gespürt worden. Pädagogen, Kulturkritiker und die Geistlichkeit haben damals über den Kontrollverlust geklagt, denn tatsächlich, was im Lesenden vor sich geht, lässt sich schwer kontrollieren. Da gibt es Erregungen im Verborgenen, unter der Bettdecke sogar. Das „lesende Frauenzimmer" auf dem Sofa, Romane verschlingend, überantwortet es sich nicht verhüllten Exzessen? Und die lesenden Gymnasiasten, nehmen sie jetzt nicht teil an Abenteuern, von denen ihre Erziehungsberechtigten sich nichts träumen lassen? So fragte man damals und so fragt man auch heute, nur gibt es heute viel einfacher zu konsumierende Medien des fiktiven Doppellebens. Die Literatur fordert demgegenüber eine gewisse Anstrengung, eine schöne Anstrengung. Die neueren Medien ermuntern eher dazu, sich gehen zu lassen.

Ich will jetzt keine Medienschelte betreiben, sondern nur darauf hinweisen, dass auf dem Hintergrund dieser medialen Massenphänomene ein spezifischer Sinn der Literatur um so deutlicher hervortritt, nämlich ihre Verknüpfung mit dem Geist des Individualismus. Literatur hat es zumeist mit dem Besonderen, der Ausnahme, also mit dem Einzelnen zu tun. Mit dem, was anders ist als die Regel. Hermann Hesse hat das im Rückblick auf sein ganzes Werk sehr schön beschrieben: *Meine Dichtungen sind ohne Absicht, ohne Tendenz entstanden. Wenn ich aber nachträglich nach einem gemeinsamen Sinn in ihnen suche, so finde ich allerdings einen solchen: von „Camenzimd" bis zum „Steppenwolf" und „Josef Knecht" können sie alle als eine Verteidigung (zuweilen auch als Notschrei) der Persönlichkeit des Individuums gedeutet werden. Der einzelne einmalige Mensch mit seinen Erbschaften und Möglichkeiten, seinen Gaben und Neigungen ist ein zartes, gebrechliches Ding, er kann wohl einen Anwalt brauchen. Und so wie er alle großen und starken Mächte gegen sich hat: den Staat, die Schule, die Kirchen, die Kollektive jeder Art, die Patrioten, die Orthodoxen und Katholiken aller Lager, die Kommunisten oder Faschisten nicht minder, so habe ich und haben meine Bücher immer alle diese Mächte gegen sich gehabt und bekamen ihre Kampfmittel, die anständigen wie die brutalen und gemeinen, zu spüren. Es wurde mir tausendmal bestätigt, wie gefährdet, schutzlos und angefeindet der Einzelne, der nicht Gleichgeschaltete in der Welt steht, wie sehr er des Schutzes, der Ermutigung, der Liebe bedarf.*

Die Literatur, die seit ihren Anfängen mit dem Geist des Individuellen und Besonderen verknüpft ist, verliert ihre Substanz, wenn sie sich den Mächten der Gleichschaltung und des ideologischen Konformismus öffnet. Das geschieht eben nicht nur in totalitären Systemen, sondern auch bei uns in der Anpassung an intellektuelle und moralische Moden. Dann verliert die Literatur ihre Heilkraft gegen die gesellschaftlichen Dummheiten aller Art.

Richten wir zum Schluß noch einen Augenblick die Aufmerksamkeit auf dieses „Heil" im Ausdruck „Heilkraft". Wenn etwas „heil" wird, dann wird es wieder ganz, es wird in seinen ursprünglichen guten Zustand versetzt. Eine Wiederherstellung im Ganzen. Seitdem über Kunst und Literatur nachgedacht wird, spielt diese Vorstellung von Wiederherstellung von Ganzheit, Beseitigung der Aufsplitterung der menschlichen Grundkräfte, Sinn und Verstand, Herz und Kopf eine große Rolle; es geht immer auch um Auflösung ideologischer Verkrampfung, Überwindung von Parteigeist und anderen Beschränkungen, die nicht zuletzt auch vom verinnerlichten System der Arbeitsteilung herrühren. Diese Verstümmelungen, wogegen die Kunst helfen soll, hat Schiller eindringlich beschrieben: *Ewig nur an ein einzelnes kleines Bruchstück des Ganzen gefesselt, bildet sich der Mensch selbst nur als Bruchstück aus, ewig nur das eintönige Geräusch des Rads, das er umtreibt, im Ohr, entwickelt er nie die Harmonie seines Wesens, und anstatt die Menschheit in seiner Natur auszuprägen, wird er bloß zu einem Abdruck seines Geschäfts.*

Der Traum von der inneren Harmonie des menschlichen Wesens, der sich ausdrückt in der Vorstellung des Heil-Werdens-, diesen Traum braucht man nicht preiszugeben. Das sind die erhabenen Erwartungen, die sich mit der Heilkraft der Literatur, der Kunst überhaupt verbinden. Etwas davon spüren wir in jedem Buch, Musikstück oder Gemälde, das uns anrührt.

In der gelungenen Kunst und Literatur merkt man jedenfalls für einen Augenblick, dass man eigentlich etwas Besseres verdient hat als das, womit man gewöhnlich abgespeist wird und womit man sich vorschnell zufriedengibt.

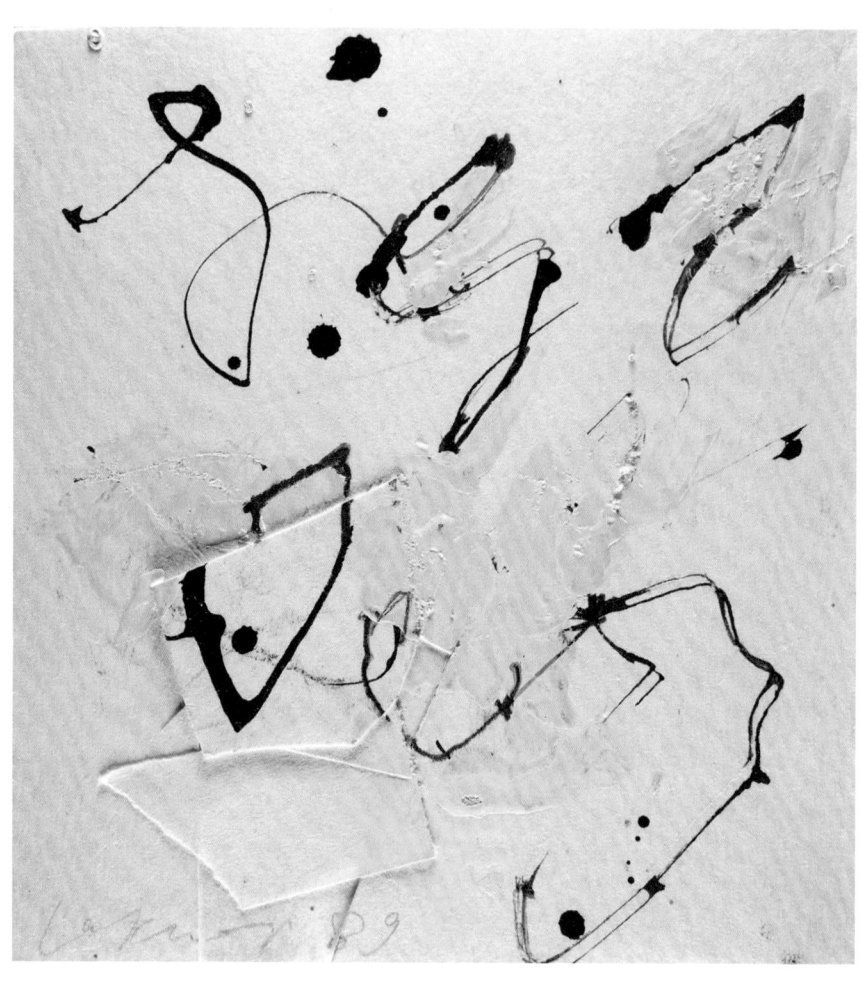

László Lakner
Ohne Titel, 1989
Mischtechnik, Collage auf Papier, 11,5x10,5 cm

„Tolle lege"

Der Griff nach dem Buch ergreift die Freiheit

Achatz Freiherr von Müller

In seinen „Bekenntnissen" berichtet der Heilige Augustinus (354–430) von der Heilung seiner Seele:

> „Ich aber warf mich unter einen Feigenbaum zu Boden, ich weiß nicht wie, und ließ den Tränen ihren Lauf […]. Ich stieß meinen Jammer laut hinaus […]. Da auf einmal hörte ich aus dem Nachbarhaus die Stimme eines Knaben oder eines Mädchens im Singsang wiederholen: ‚Tolle, lege! Tolle, lege! Nimm und lies, nimm und lies!' […]. Gespannt besann ich mich, ob denn unter Kindern so ein Spiellied üblich sei. Doch mir fiel keines dieser Art ein. So stand ich auf und wusste keine andere Deutung, als dass Gott mir befehle das Buch [die Paulusbriefe, Anm. d. Verf.] zu lesen." (Augustinus, *Conf.* VIII 12, 28–29)[1]

Der Rest ist Weltgeschichte. Denn die Bekehrung Augustins erwies sich als Wendepunkt der Christianisierung Europas. Mit ihr verband sich die gelehrte literarische Kultur der heidnischen Antike endgültig mit der ursprünglich vornehmlich von Handwerkern, Sklaven und Frauen getragenen neuartigen religiösen Ausschließlichkeit eines dieser Kultur an sich fremden Monotheismus.

Der spätantiken Frömmigkeit genügte offenbar diese ganz auf die Seelenrettung des Kirchenvaters zielende Erzählung. Als Scharnierstelle seiner im Zentrum christlicher Missionsliteratur angesiedelten Autobiographie gilt sie bis heute als Paradigma christlicher Bucherlösung. Dennoch kennt auch diese scheinbar unverrückbare Pointe Korrekturen: In der ersten tiefgreifenden

Krise dieser nur auf den ersten Blick festgefügten Frömmigkeit bedurfte offenbar auch diese der Ergänzung. In seiner die mittelalterlichen Heiligenlegenden zu einem festen literarischen Korpus schmiedenden *Legenda Aurea* erzählt der versierte Prediger und Genueser Erzbischof Jacobus de Voragine (1228–1298) die famose Bekehrung des Heiligen Augustinus noch einmal neu. Dieser habe zur Zeit seiner Bekehrung an überaus starkem Zahnschmerz gelitten. Kaum aber habe er das „Tolle lege" erlebt, vermochte er durch Gebete den Zahnschmerz erfolgreich zu besiegen. Hier nun genügt offenbar der auf gesteigert materielle Zeugnisse der Wirkung des Heiligen setzenden, allmählich ins Rutschen kommenden Frömmigkeit des Hochmittelalters die alleinige Seelenrettung nicht mehr. Das heilige Buch muss Anschaulicheres liefern. Wenn es denn der kranken Seele des Kirchenvaters zur Gesundung verhelfen konnte – warum nicht auch seinem kranken Zahn? Übrigens schwindelt der Genueser Erzbischof dabei auch ein wenig, indem er die *Confessiones* Augustins zwar korrekt als Zeugnis des an ihm vollzogenen Buchwunders zitiert, aber wider besseres Wissen die Zahnheilung in den Beleg hineinschmuggelt: „Der Schmerz aber war so groß, dass er sogar die Sprache verlor. Darüber erzählt er im Buch seiner Bekenntnisse, das er auf wächsernen Tafeln schrieb." (*Legenda Aurea*, II, 74)[2]

Wie aber können Seele und Körper zur Gesundheit und Krankheit zusammenwirken? Die auf den einflussreichen Schriften des antiken Mediziners Galen (130–199) fußenden medizinischen Lehren des Mittelalters und der Renaissance erweisen sich von solchem Zusammenwirken zu Gunsten oder Schaden der Gesundheit zutiefst überzeugt. Das wegweisende Orient und Okzident verbindende Handbuch der mittelalterlichen Medizin nannte sich in der lateinischen Fassung *Tacuinum Sanitatis*. Sein Verfasser war ein zum Christentum konvertierter arabischer Arzt, Ibn Butlan, der die arabische Urfassung in der zweiten Hälfte des 11. Jahrhunderts aus antiken und frühmittelalterlichen Quellen kompiliert hatte. Die lateinische Fassung entstand mit einiger Sicherheit am sizilisch-staufischen Hof Kaiser Friedrichs II., spätestens zur Zeit seines Sohnes Manfred zur Mitte des 13. Jahrhunderts. Das Interesse beider Herrscher an empirischen Naturwissenschaften war legendär und verschaffte beiden den Ruf der Kirchenfeindschaft.

Der arabische Begriff „Taqwim", was etwa „Tabelle" bedeutet, wurde in der Übersetzung latinisiert. So hieß dieses Handbuch in seiner prachtvollsten Fassung mit eindrucksvoller Bebilderung *Tacuinum*, bald auch italienisch *Tacuino* (heute in der Österreichischen Nationalbibliothek). Entsprechend seiner tabellarischen Anlage entstanden noch weitere, zugleich kürzere Fassungen. Auch wenn diese den Begriff „Tacuinum" nicht im Titel führten, hat sich nach dem Muster der Wiener Prachthandschrift für den gesamten Typus der Begriff „Tacuinum" als Gattungskennzeichnung eingebürgert. Zum besseren Verständnis insbesondere für das in der Regel keineswegs gelehrte, jedoch bildungsbewusste stadtbürgerliche Publikum, dessen Bibliotheken diese Handschriften in der Regel zugewiesen werden, waren diese Fassungen bebildert. Die bereits erwähnte Prachtvariante der Österreichischen Nationalbibliothek (*Cod. ser. nov. 2644*) entstammt offenbar der Bibliothek der Veroneser Patrizierfamilie Cerruti. Sie wird daher auch als das „Hausbuch der Cerruti" bezeichnet und entsprechend publiziert. Und als „Hausbuch" im umfassenden Sinne des Wortes diente es wohl auch. Zunächst vor allem seinen Besitzern als verständliche Information über Gesundheit und Krankheit. Darüber hinaus aber repräsentierte es Bildung und Luxus, also die soziale und ökonomische Stellung der Familie. Man zeigte es Besuchern oder blätterte sogar mit diesen bei entsprechenden Gelegenheiten mit aller gebotenen Behutsamkeit in dem kostbaren Besitz. Jede Seite informierte über Gesundheit, ihre Förderung, ihre Gefährdung, aber fast ebenso sichtbar über die soziale und ökonomische Position der Eigentümer.

Aber gerade diese Medizinbücher für Laien zeigen in wunderbar direkter Weise, wie tief der Zusammenhang von seelischer und körperlicher Gesundheit in der vormodernen Gesellschaft verankert war. Augustin hatte in der noch stark platonisch geprägten Gelehrtenwelt um 400 ganz auf seine psychische Gesundheit und deren Gefährdung sowie Rettung gezielt. Jakobus de Voragine genügte diese Alleinstellung der Seelenheilung nicht mehr. Er verwandelt den thaumaturgischen Rettungsbericht des spätantiken Kirchenvaters am Ende des 13. Jahrhunderts in einen psychosomatischen Effekt. Das Heilige Buch rettet zwar nach wie vor die Seele des Heiligen, befreit ihn aber zugleich von ihn peinigenden körperlichen Schmerzen. Die Intervention des Buches in die fragile Gesundheit des verzweifelt seine Hilfe erflehenden Lesers entfaltet sich umfassend – unsichtbar und sichtbar, seelisch und körperlich. Hauptgrund dafür ist gewiss der Wandel der religiösen Überzeugungen. Die neuen monastischen Bewegungen des 13. Jahrhunderts – an der Spitze die neuen Orden der Dominikaner und Franziskaner, aber nicht weniger neue Formen weiblicher Frömmigkeit, wie sie in der nun ostentativen Marienverehrung zum Ausdruck kamen – sind dafür beredte Zeugen.

Doch scheinen nicht weniger Vorstellungen über psychosomatische Zusammenhänge sowie entsprechende Gesundheitskonzepte eine Rolle zu spielen. Verwiesen sei hier kurz auf die prägende Rolle zweier Universalgelehrter des 13. Jahrhunderts, Albertus Magnus (1193–1280) und dessen Meisterschüler Thomas von Aquin (1224–1294). Beide erneuerten grundlegend nicht nur das theologische Wissen über die Beschaffenheit der Seele, sondern verbanden seelische Komplexionen mit körperlichen. Albertus präsentierte sein Wissenssystem ganz im Sinne einer *Magia Naturalis*, die als schaffende Prinzipien der Natur alchemistische, quasiseelische Prozesse fixierte. Thomas hingegen sah in der natürlichen Ordnung der Welt eine zweite Offenbarung, die nach naturwissenschaftlichen Kenntnissen verlangte. Beide halfen damit dem modernen Naturwissen auf die Sprünge und ebneten zugleich der Wiederentdeckung der Empirie den Weg, indem sie die Wissenschaftslehre des Aristoteles vom Bannfluch der Kirche befreiten. Dass beide Gelehrte zugleich im Kontext einer gänzlich neuartigen Wissensordnung agierten, darf dabei jedoch nicht vergessen werden. Beide traten als Lehrer einer Institution in Erscheinung, wie es sie noch kurz zuvor nicht gegeben hatte: der seit etwa um das Jahr 1200 endgültig ausgebildeten europäischen Universität. Es war einer ihrer Repräsentanten, ein Professor also, der diese neuartige Institutionalisierung methodischen Wissens als „dritte Universalgewalt" neben Kaisertum und Papsttum bezeichnete.

Diese neue „Hohe Schule" öffnete nicht nur allen Wissensdurstigen – wenn auch über sieben Jahrhunderte hinweg allein solchen männlichen Geschlechts – ihre Pforten, sondern vermittelte auch allen als wissenschaftliche Disziplinen anerkannten Fächern den kritischen Dialog miteinander. Gemeint war also eine *universitas* des Wissens und Forschens und damit eben ausdrücklich nicht der sozialen Stände. Die Universität war eine Revolution der Bildung und zugleich der Gesellschaft.

Hier nun kamen auch Literatur und Medizin zum ersten Mal als kooperierende Disziplinen miteinander in Berührung. Alle Studierenden der europäischen Modelluniversität in Paris hatten das Grundstudium der Artistenfakultät und damit auch die sprachlich-literarischen Fächer Grammatik, Rhetorik und Dialektik zu absolvieren, bevor sie zu den weiterführenden Berufsstudien Theologie, Recht oder Medizin zugelassen wurden. Auch die lange vor Paris gegründete medizinische Hochschule von Salerno übernahm 1224 dank umfassender Gesetze Kaiser Friedrichs II. für sein sizilisches Großreich diese neue universitäre Studienordnung.

Aber es geht hier nicht um formale Berührungen. Vielmehr erscheint auch die Universität nichts anderes als das Symptom eines neuen Denkens über verborgene Zusammenhänge. Es ist die Stunde der Methoden und Diskurse, also der gemeinsamen Grundlagen von Wissenschaft und Erkenntnis in der physischen und geistigen Komplexion des Menschen. Die Welt war unwiderruflich körperlich und die einzige Möglichkeit ihre physischen Grenzen zu überwinden bestand darin, die methodischen Regeln und ästhetischen Reize des „intellectus possibilis", des die Welt erkundenden Geistes, als Instrument und zugleich Objekt der Erkundung von jeder Einschränkung zu befreien. Eben diese Regel sollte fortan gelten, wenn auch die alte Wissensordnung des Glaubens oder von ihr inspirierte politischer Tyrannei sich mit Zähnen und Klauen, Brand und Folter noch lange gegen den neuen Konkurrenten zu wehren versuchten und allen methodischen Gewissheiten zum Trotz ihn immer wieder bedrohten und bedrohen.

Wie sehr dieses kognitive Potenzial des Zusammenwirkens von Körper und Seele auch in das Bewusstsein der Menschen außerhalb von Theologie und universitärer Wissenschaft einzudringen vermochte, mag ein Blick in das oben kurz vorgestellte *Tacuinum sanitatis* zeigen: Das knappe Vorwort des *„Hausbuchs der Cerruti"* – zur Erinnerung: aus der Mitte des 14. Jahrhunderts – behandelt eine Art Systematik der Gesundheit: Luft, Speise, Trank, Bewegung, Ruhe, Schlaf und Schlaflosigkeit, Körpersäfte sowie Persönlichkeitsbildung durch Zügelung der Emotionen wie Freude, Zorn, Furcht und seelische Bedrängnis müssen kontrolliert und zueinander sowie jeweils auch für sich in rechtem Gleichgewicht gehalten werden. „Temperantia", das richtige Maß – schon in der antiken Tugendlehre die vierte der Kardinaltugenden – ist hier nun die wichtigste geistige Komplexion für die körperliche und seelische Gesundheit. Entscheidend ist das durch sie geleitete Zusammenwirken von Körper und Seele – sei es zu Gunsten oder auch zum Schaden der Gesundheit.

So heißt es in dem schmalen Kapitel „Über die Folgen des Zorns", das übrigens als Bild ein von einem hilfreichen Arzt ermahntes in ein Stück Wäsche beißendes weibliches Wesen mit entblößter Brust zeigt, Zorn fülle die Venen mit einem Übermaß an Blut. Der Text fährt dann ganz im Sinne seiner Abwägungssystematik über die nützlichen und schädlichen Folgen des Zorns fort:

> *„Nutzen*: gegen die Qual der Paralyse. Schaden: schlecht für die, welche dem unerlaubten Wollen zustimmen, denn wenn er sich wiederholt, verursacht er zitronengelbe Farbe, Zittern, Fieber und Angstzustände. *Verhütung*: mit philosophischer höfischer Zucht und Sitte." (Unterkirchner 1989, S.194)

Nun muss an dieser Stelle ein Sprung gemacht werden, um die genuine psychosomatische Bedeutung von „philosophischer Zucht und Sitte" sowie die für diese wirksame Rolle der Literatur zu erkunden. Die Spur führt hierfür in das frühe 16. Jahrhundert. Der berühmte Erfinder der Macht-politik Niccolò Machiavelli war nach einem fruchtlosen politischen Reform-versuch gegenüber der sich nun schon in eine Art Frühabsolutismus entfal-tenden Herrschaft der Medici von Florenz aus auf sein kleines Landgut in San Casciano geflohen und damit Rache und Folter entronnen. Einem Freund berichtet er am 10. Dezember 1513 von seinem Leben im Dorf. Tagsüber verrichte er Verwaltungsarbeiten als Holzwirt. Den frühen Abend verbringe er mit Tric-Trac-Spiel in Gesellschaft der dörflichen Honoratioren bestehend aus dem Schankwirt, dem Fleischer, dem Müller und zwei Ziegelbrennern. Meistens ende dieses Spiel in wüsten Pöbeleien. Bitter zieht er eine Zwischen-bilanz dieser Tage der Quasiverbannung: „In diesem Sumpf hebe ich den Kopf aus dem Unrat hervor, spotte meines tückischen Geschicks und frage, ob es sich des nicht schäme." (Machiavelli 1925, S. 407)[3] Doch Machiavelli erweist sich eben hier, in der tiefsten Krise, ganz und gar als Bürger der Renaissance. Er schildert seine Selbsterlösung aus der ihn zutiefst demüti-genden Erniedrigung als existenzielle Hilfe durch die Literatur:

„An der Schwelle meines Hauses werfe ich die Bauerntracht ab, voll von
Schmutz und Kot. Ich lege prächtige höfische Gewänder an und so nach dem
Muster der temperantia gekleidet begebe ich mich in die Säulenhallen der
großen antiken Autoren. Freundlich von ihnen aufgenommen nähre ich mich
allein von der Speise, die ganz die meine ist, für die ich geboren wurde.
Da hält mich die Ehrfurcht nicht zurück mit ihnen zu sprechen und nach den
Gründen für ihre Handlungen zu fragen. Und sie antworten mir zugewandt.
Vier Stunden lang fühle ich keinen Kummer, vergesse ich meine Leiden,
fürchte nicht die Armut, schreckt mich kein Tod." (Ebd.)

Damit erweist sich Machiavelli nicht nur als beredter Schilderer der Geistes- und Gemütshelle, die er und seine humanistischen Bildungs- und Zeitgenossen von der antiken Literatur und – dies sei hinzugefügt – nicht weniger von antiker Kunst und Kultur empfingen, sondern auch als großartiger Exeget der medizinischen Empfehlung des *tacuinum sanitatis* sich aus seelischen Klemmen mit „philosophischer Zucht" und Sitte zu befreien.

Gewiss zeigt sich Literatur in diesem Zusammenhang als Seelentrösterin, aber nicht weniger deutlich als wirksame Medizin gegen Geist, Seele und Körper heimsuchende Attacken äußerer und innerer Krankheitsreize. Es geht also gerade nicht um eine der in der Neuzeit seit dem „Sturm und Drang" so beliebten „Stimmungsaufhellungen", sondern um Heilung im tiefen und verbindlichen Sinn des Begriffs.

An dieser Stelle muss der soziokulturelle Hintergrund für die hier ange-führten mentalen Dispositionen zumindest angedeutet werden: Die Selbst-therapie Augustins beruhte auf der theologischen und kulturellen Verinner-lichung, die das Christentum im Unterschied zu allen anderen spätantiken religiösen Bewegungen mit sich führte und für die das von ihm zum ersten Mal mit allen Sinnen gelesene Buch den Schlüssel darstellte. Die Renaissance hingegen bot geradezu diametral entgegengesetzt dem Leser Machiavelli jene Literatur, die ihm half der längst zum Ritual abgesunkenen durch einen Wust von Theologie überfrachteten Verinnerlichung der christlichen Tradition zu entkommen: einen Schatz von Autoren der heidnischen Antike. Diese nun empfahlen jenen Blick zurück in die Welt, den Machiavelli be-nötigte, um die Heilung der von ihm als todkrank diagnostizierten Florentiner Gesellschaft in die Wege zu leiten. Er selbst hat die von ihm gefundene Medizin konkret benannt: Es ist ein Buch.

„Weil Dante sagt, es gebe keine Wissenschaft ohne schriftliche Überlieferung, habe ich aufgeschrieben, was ich durch ihre Konversation mit mir gelernt habe, indem ich ein kleines Büchlein ‚Über die Fürsten' geschrieben habe. Darin nun habe ich alle Fragen über die politische Herrschaft des Fürsten so tief ich kann zu ergründen versucht. So habe ich behandelt, was eine fürstliche Herrschaft ist, wieviele Gattungen davon es von ihr gibt, wie man sie erwirbt, wie man sie erhält, wie man sie verliert. Wenn Euch je eine meiner politischen Phantasien gefallen hat, dürfte Euch diese nicht missfallen." (Ebd.)

Tatsächlich beschreibt Machiavelli hier nichts anderes als die Entstehung des vielleicht umstrittensten Stücks politischer Literatur. Es ist eben jene berühmte unsentimentale Diagnose der Macht als die Machiavellis *Principe* bis heute gelesen wird. Macht erscheint hier erstmals als Basis allen politischen Handelns ihrerseits gegründet auf Gewalt, Korruption, List, Täuschung einerseits sowie der einzigen Rechtfertigung, die diesen furchtbaren Dämon, wie der Historiker Gerhard Ritter diese Entdeckung Machiavellis charakterisiert hat, zum Guten führen kann: der Sicherung des Gemeinwohls. Zugleich ist diese Schrift aber auch der fundamentale Heilungsappell des republikanischen Politikers Machiavelli gegenüber der sich in Florenz entfaltenden Tyrannis und zugleich das unverbrüchliche Zeichen der Hoffnung auf Aufklärung durch Literatur. „Wir wissen, was Ihr tut", lautet die Botschaft dieser kleinen giftigen Schrift an die Mächtigen. Ihr könnt Euch nicht verstecken, Ihr könnt Euch allenfalls durch Recht, Gesetz und Frieden legitimieren und damit gegen Euren Charakter bewirken, was die Republik aus sich selbst heraus vermag: Nämlich Macht in Recht zu verwandeln, also das Gift der Krankheit durch das Gift der Medizin zu neutralisieren.

Dass die medizinische Bildlichkeit Machiavelli hier nicht untergeschoben wird, mag ein Blick insbesondere in sein umfassendstes historisches Werk, seine *Geschichte von Florenz*, belegen. Mehrfach schildert er darin die Stadt als einen von politischen Krisen heimgesuchten Körper, der sich wie ein Kranker auf seinem Lager hin und her wälze, um den Schmerzen seiner Krankheit zu entgehen. Ebenso greife die Stadt nach immer neuen Herrschaften und neuen Konstitutionen, um den kranken Staatskörper zu heilen. Damit bekämpfe sie jedoch weder die Ursachen ihrer Erkrankung noch lindere sie auch nur die Schmerzen ihrer Symptome.

Dass Literatur nicht aber nur zu heilen vermag, sondern auch Gefahren birgt, wussten meistens zu Unrecht auch die frühesten obrigkeitlichen Einlassungen auf vermeintlich schädliches Schrifttum. Der kirchliche *Index librorum prohibitorum* (Verzeichnis der verbotenen Bücher) erscheint heute allenfalls als Katalog politischer und gesellschaftlicher Vorurteile der Vergangenheit oder unterhaltsame Inspiration sexueller Praktiken. Jedoch seit seiner endgültigen Gestalt des Jahres 1559 und nicht weniger seiner älteren Varianten war er eine gefährliche Waffe der katholischen Inquisition gegen alle von ihr als Häresie bezeichneten religiösen, intellektuellen und politischen Bewegungen. Der Feuertod des bedeutendsten soziopolitischen und naturwissenschaftlichen Denkers der Spätrenaissance, Giordano Bruno, auf dem Campo de' Fiori in Rom bezeugt drastisch die Gefahren, die von diesem Buch ausgingen. Und da die Inquisition nicht weniger erfindungsreich agierte als die literarische Phantasie, schien der Kampf zwischen den beiden zuweilen wie der Wettlauf zwischen Hase und Igel. Zumal die Verbotspraktiken der Kurie sehr viel weiter zurückreichten als ihr giftiger Bücherkatalog, verfing sich so mancher Autor und mehr noch so manche Autorin ganz unverhofft in diesen tückischen Schlingen.

Für Autorinnen erwies sich bis weit in die vermeintliche Neuzeit hinein die Schriftstellerei als überaus gefährlich. Sie wurden nicht nur von der Justiz scharf beäugt, auch die Gesellschaft reagierte in der Regel zurückhaltend oder kritisch. Noch Dorothea Schlegel ließ im Jahr 1807 in aller Vorsicht ihre grandiose Übersetzung des spätaufklärerischen Scheinliebesromans *Corinne ou L'Italie* von Germaine („Mme") de Staël unter dem Namen ihres Ehemanns Friedrich Schlegel erscheinen. Die beiden bekanntesten Autorinnen der italienischen Renaissance Gaspara Stampa (1523–1559) und Veronica Franco (1546–1565) hatten allerdings noch gänzlich andere Hürden zu überwinden.

Beide wurden in Venedig zunächst in einem Katalog geführt, der alles andere anzeigte als Literatur: das Verzeichnis der „honorate Cortigiane di Venezia" (Anonymus 1872, S.1), der die begehrtesten steuerpflichtigen Prostituierten der Stadt aufzählte. Der erste gedruckte Katalog dieser Art erschien im selben Jahr wie der erste gedruckte Index der verbotenen Bücher, nämlich im Jahr 1559. Es handelte sich hier um ein System „kommunizierender Röhren": des Interesses der Mächtigen an Kontrolle, Stigmatisierung und Besteuerung. Der römische Katalog behandelte unbotmäßige Literatur, der venezianische die Überwachung der Gesundheit. Allerdings verstand er es, dieses Interesse auf den ersten Blick zu verbergen. Er nannte „die Namen der Kurtisanen, den Ort, wo sie wohnen, den Bezirk ihrer Wohnung sowie die Summe baren Geldes, die jene Herren zu bezahlen haben, die sich in ihre Huld begeben wollen" (Ebd.), wie es in seiner Titelzeile so verlockend informativ heißt. Veronica Franco findet sich in diesem Verzeichnis unter dem Namen Veronica Franca. Sie verlangte demnach „für ihre Huld" zwei Taler und wohnte am Campo Santa Margherita bei ihrer Mutter. Ist es ein Zufall, dass sie im selben Jahr mit ihren reizvollen, sehr konkreten Versen auch im Verzeichnis der Verbotenen Bücher erscheint? Ein Blick auf diese vermag es zu erklären. In einem ihrer frühen Sonette heißt es:

„Quando armate ed experte ancor siam noi, / Render buon conto a ciascun uom potemo / Che mani e piedi e core avem quae voi." (Rosenthal 1992, S.192)

Die deutsche Übersetzung klingt nahezu noch deutlicher als das venezianische Original:

„Gerüstet und erfahren, wie wir sind / Zahlen wir den Wechsel jedem Mann, / Haben wir doch Hände, Füße und ein Herz wie Ihr."

Das ist feministische Literatur vierhundert Jahre avant la lettre. Und sogar in der Rückschau ist die Provokation noch immer zu spüren, die Gleichzeitigkeit der Eintragungen der Dichterin in zwei signifikante Kontrollkataloge der Macht erscheint im Wahrnehmungshorizont ihrer Zeit also überaus plausibel. Aber es sind differente Funktionen, die hier verbunden werden. Der kirchliche Literaturkatalog warnt vor Kauf und Lektüre, der venezianische Katalog sexueller Dienstleistungen bietet hingegen doppelte Sicherheit: des Preises und der Gesundheit. Denn ausdrücklich geht es in ihm um die „honorate Cortigiane" (Ebd.), also die ehrbaren Kurtisanen, denen – wie es im Widmungsbrief des Verzeichnisses heißt – in „besonderer Weise Vertrauen zu schenken ist." (Ebd.)

Dieses Vertrauen (bone creanze) verweist auf die medizinische Sicherung der von diesen Frauen ausgehenden Ansteckungsgefahren. Es geht also um Kontrollen und Schutzmaßnahmen. Das ist nicht wenig im Horizont einer Zeit, die schon seit fast einem Jahrhundert von der „französischen Krankheit" drangsaliert wird, wie die Syphilis seit dem Einfall der Franzosen in Italien unter König Karl VIII. in Neapel und bald im ganzen Land genannt wurde. Libidinös freizügige sowie auf Egalität der Geschlechter setzende Dichterinnen wie Veronica Franco, Gaspara Stampa, Moderata Fonte oder wenig später Margherita Costa und so viele weitere ihrer Geschlechtsgenossinnen schienen sogar ihren sonst an männliche Freiheiten nahezu jedweder Art gewöhnten Zeitgenossen ein überraschendes Potenzial an Provokation und Bedrohung zu vermitteln. Weibliche Literatur sprengte offenbar sogar die Toleranz dieser scheinbar toleranten Gesellschaft. Sie zeigte damit die Grenzen dieser Toleranz auf: Literatur durfte weder die politisch und religiös herrschenden Mächte noch die diese legitimierenden symbolischen Ordnungen der Geschlechter und Stände gefährden. Das Verhältnis zwischen Literatur und Medizin spiegelt die hier drohende gesellschaftliche Überspannung auf kontroverse Weise wider: Literatur in weiblicher Hand erscheint bedrohlicher als eine kaum kontrollierbare Krankheit. Der römische Literaturkatalog von 1559 signalisiert Gefahr, das gleichzeitige venezianische Verzeichnis weiblicher sexueller Dienste vor dem Hintergrund einer quasiepidemischen Geschlechtskrankheit hingegen Sicherheit.

Diese gefährliche Inversion wird zwei Jahrhunderte später auf noch radikalere Weise sichtbar. 1774 publizierte Johann Wolfgang Goethe seine die vorrevolutionären Gesellschaften Europas aufwühlendste Schrift: *Die Leiden des jungen Werther*. Der Roman behandelt bekanntlich den Freitod eines verzweifelt Liebenden. Wie Goethe in seinen späteren, als *Dichtung und*

Wahrheit bekannten Lebenserinnerungen selbstkritisch einräumt, sei es eher das Sujet als die eigene literarische Leistung gewesen, die den außerordentlichen Erfolg des Buches ausmachte. Aber kein Zweifel – es handelte sich um gefährliche Literatur. Das Buch habe den Selbstmord zur Mode gemacht, lautete der Vorwurf konservativer Kritik. Er sei damit im radikalsten Sinne des Wortes „jugendgefährdend". Der Dichter selbst sieht ihn jedoch nicht als Auslöser, sondern als Symptom einer psychischen Kollektivkrise, die er als „Ekel vor dem Leben" (Goethe 1814, S. 320) bezeichnet: Dieser habe „seine physischen und seine sittlichen Ursachen, jene wollen wir dem Arzt, diese dem Moralisten zu erforschen überlassen." (Ebd., S. 320-321) Hauptursache aber sei in jedem Fall der äußere Wechsel des Naturablaufs, der uns vor Augen führe, wie wenig wir tatsächlich in der Welt vermögen. Die eigenen Wiederholungen des äußeren Lebens erschienen dann den durch Untätigkeit überempfindlichen und krisenhaft überspannten Gemütern zuweilen als „ekelhafte Last" (Ebd., S. 321). „Von einem Engländer wird erzählt, er habe sich aufgehangen, um nicht mehr täglich sich an- und auszuziehen." (Ebd., S. 321–322) Dieser kollektive Lebensekel habe auch ihn erfasst, berichtet Goethe weiter. So habe er selbst versucht, die scharfe Spitze eines Dolches

> „ein paar Zoll tief sich in die Brust zu senken. Da dieses aber niemals gelingen
> wollte, so lachte ich mich zuletzt selbst aus und […] beschloss zu leben.
> Um dies aber mit Heiterkeit tun zu können, musste ich eine dichterische
> Aufgabe zur Ausführung bringen, wo alles, was man über diesen wichtigen
> Punkt empfunden, gedacht und gewähnt zur Sprache kommen sollte."
> (Ebd., S. 337–338)

Der Arzt, Künstler und Goethe-Interpret Carl Gustav Carus verstand diese Selbstanamnese als aufschlussreiche Diagnose des Zusammenhangs von Literatur und Krankheit:

> „Was der Dolch gewiss allein nicht vermocht hätte, nämlich jene unklare
> Befangenheit in Lebensüberdruß und Melancholie ganz aus dem Inneren zu

vertreiben, das erreichte die Abfassung des Werther auf ganz organische Weise und als Krisis einer durchgelebten Krankheit." (Carus 1948, S. 81)

Für Carus aber war Goethe ohnehin der Inbegriff des „Gesunden":
„Sollte ich aber zunächst hier eines als Grundeigenschaft seines Wesens aufstellen, so würde ich mich nicht bedenken den Begriff einer nach menschlicher Weise durchaus vollkommenen Gesundheit als die Basis seiner Individualität zu betrachten." (Ebd., S. 64)

Wobei der Arzt Carus offenbar Gesundheit nicht als Abwesenheit jedweder Form von äußerer Krankheit verstand, sondern vielmehr umgekehrt Krankheit als einen parallelen Lebensorganismus, der über außerordentlich differente Überwältigungsstrategien gegenüber dem jeweils ursprünglichen Organismus verfüge. Goethe ist für ihn also insofern das Paradigma des Gesunden, als er – und dies versinnbildliche eben die Abfassung des Werther – sich solchen Strategien gegenüber zu widersetzen und seelisch-geistige Gegenkräfte zu entwickeln vermochte. Wie sehr ihm das gelungen sei, zeige sich „besonders aus der Klarheit und schönen harmonischen Gestaltung seines hohen, ja höchsten Alters." (Ebd., S. 67)

Dass in Kontexten psychischer und zuweilen sogar physischer Gefährdung Literatur als Helferin aufzutreten vermag, bezeugt vielleicht noch einmal konkreter ein Blick zurück in die „Achsenzeit" des modernen Lesens, der Renaissance: Am 26. April 1336 besteigt der Dichter und Humanist Francesco Petrarca den Mont Ventoux, einen 900 Meter hohen kahlen Bergrücken etwa 45 Kilometer oberhalb von Avignon. Diese Bergbesteigung stellt eine ganz eigene intellektuelle und körperliche Leistung dar. Sie signalisiert mit symbolischer Pointierung den neuzeitlichen Geist der Zeit in seiner Mischung aus Welterkundung und Grenzüberschreitung. Auf dem Gipfel erblickt der Dichter eine so zuvor nie beschriebene Landschaft:

„Ich sah sehr klar zu Rechten die Gebirge der Provinz von Lyon, zur Linken sogar den Golf von Marseille und den von Aigues-Mortes. Und dabei ist doch alles Tagesreisen entfernt. Die Rhone lag geradewegs vor mir. Derweil ich dies alles mehrfach bestaunte und nun mich ganz dem Irdischen genießerisch hingab, schien es mir gut nach dieser Erhebung des Leibes auch die Seele zu Höherem zu führen. Und so ergriff ich jenes kleine Buch, das ich Dir verdanke [gemeint ist sein Freund Francesco Dionigi, Professor der Theologie und Philosophie an der Sorbonne, Anm. d. Verf.], nämlich ‚Das Buch der Bekenntnisse‘ des Augustinus […]. Und ich rufe Gott zum Zeugen an, denn als ich es öffnete, las ich dort, wo meine Augen hinfielen, folgendes: ‚Und es gehen die Menschen zu bestaunen die Gipfel der Berge und die ungeheuren Fluten des Meeres und die weit dahinfließenden Ströme und den Saum des Ozeans und die Kreisbahnen der Gestirne – und haben nicht acht ihrer selbst.‘“ (Petrarca 1931, S. 46)

Kein Zweifel – die Stelle ist sorgfältig komponiert, ein Kunstwerk. Aber es geht ja Petrarca auch um vieles, wenn nicht um alles. Spürt er doch der Versuchung durch die Schönheit und Verlockung der Welt wie kaum einer zuvor nach und benötigt im Augenblick der drohenden Überwältigung ein Geländer, das ihn zurück auf jenes sichere Terrain zu bringen vermag, das er kennt und schätzt: die Literatur. Dass es Augustinus ist und ein augustinischer Moment des Zufalls nach dem Modell „Nimm und Lies" – wer könnte das übersehen!

Aber was ergreifen Augustinus, Petrarca, Machiavelli oder Carus mit ihrem Griff nach dem Buch jenseits eines Konvoluts beschriebener Seiten? Was bedeutet für sie, für uns das jeweilige Buch? Jedes dieser Bücher, genauer: alle Bücher, die wir zur Belehrung oder Unterhaltung, zur Entfaltung unserer Phantasie oder zum Gewinn neuer Ansichten und Einsichten öffnen und lesen, haben einen einzigen gemeinsamen Nenner. Sie eröffnen uns einen essenziellen Raum der Freiheit.[4] Sie gewähren uns die Freiheit uns an anderen Orten, zu anderen Zeiten, in anderen Personen, in anderen Denkweisen, Geschlechtern, Sozialisationen oder Ethnien als der jeweils eigenen zu befinden, kurz: ein anderer Mensch zu sein. Dieses Potenzial der Verfremdung, die das eigene Sein zu hinterfragen vermag, ist das genuine Freiheitsversprechen der Literatur. Es lässt uns sein, wer wir sind und vervielfältigt unsere Möglichkeiten zugleich jemand zu sein, der wir nicht sind.

Endnoten

1 Zit. nach der Übers. von Joseph Bernhart (Augustinus 1966, S. 514).

2 Zit. nach der Übers. von Richard Benz (Voragine 1925, S. 639).

3 Zit. nach Prüfung des Originals angelehnt an die von Hans Floerke zugrunde gelegte Übers. von Johann Ziegler und Franz Nicolaus (Machiavelli 1925, S. 407).

4 Zum Freiheitsversprechen der Literatur vgl. Sartre (1958).

Literatur

Anonymus. 1872. *Leggi e memorie venete sulla prostituzione fino alla caduta della Repubblica*. Venedig: A spese del conte di Orford.

Augustinus, Aurelius. 1966. *Confessiones*. Hrsg. von Joseph Bernhart. 3. Aufl. München: Kösel.

Carus, Carl Gustav. 1948. *Goethe zu dessen näherem Verständnis*. Hrsg. von Hans Krey. 2., durchges. Aufl. Dresden: Jess.

Goethe, Johann Wolfgang von. 1814. *Aus meinem Leben. Dichtung und Wahrheit*. Bd. 3. Tübingen: Cotta.

Machiavelli, Niccolò. 1925. *Gesammelte Schriften. Historische Fragmente, Komödien, Briefe*. Hrsg. von Hans Floerke. München: Müller.

Petrarca, Francesco. 1931. *Briefe des Francesco Petrarca. Eine Auswahl*. Hrsg. von Hans Nachod und Paul Stern. Bd. IV. Familiares 1. Berlin: Die Runde.

Rosenthal, Margaret F. 1992. *The honest courtesan. Veronica Franco, citizen and writer in sixteenth-century Venice*. Chicago: University of Chicago Press.

Sartre, Jean-Paul. 1958. *Was ist Literatur? Ein Essay*. Hrsg. von Hans Georg Brenner. Hamburg: Rowohlt.

Unterkirchner, Franz, Hrsg. 1989. *Tacuinum sanitatis. Das Hausbuch der Cerruti. Nach der Handschrift der Österreichischen Nationalbibliothek*. Übers. von Franz Unterkirchner. 2. Aufl. Dortmund: Harenberg Edition.

Voragine, Jacobus de. 1925. *Die legenda aurea des Jacobus de Voragine*. Übers. von Richard Benz. Heidelberg: Schneider.

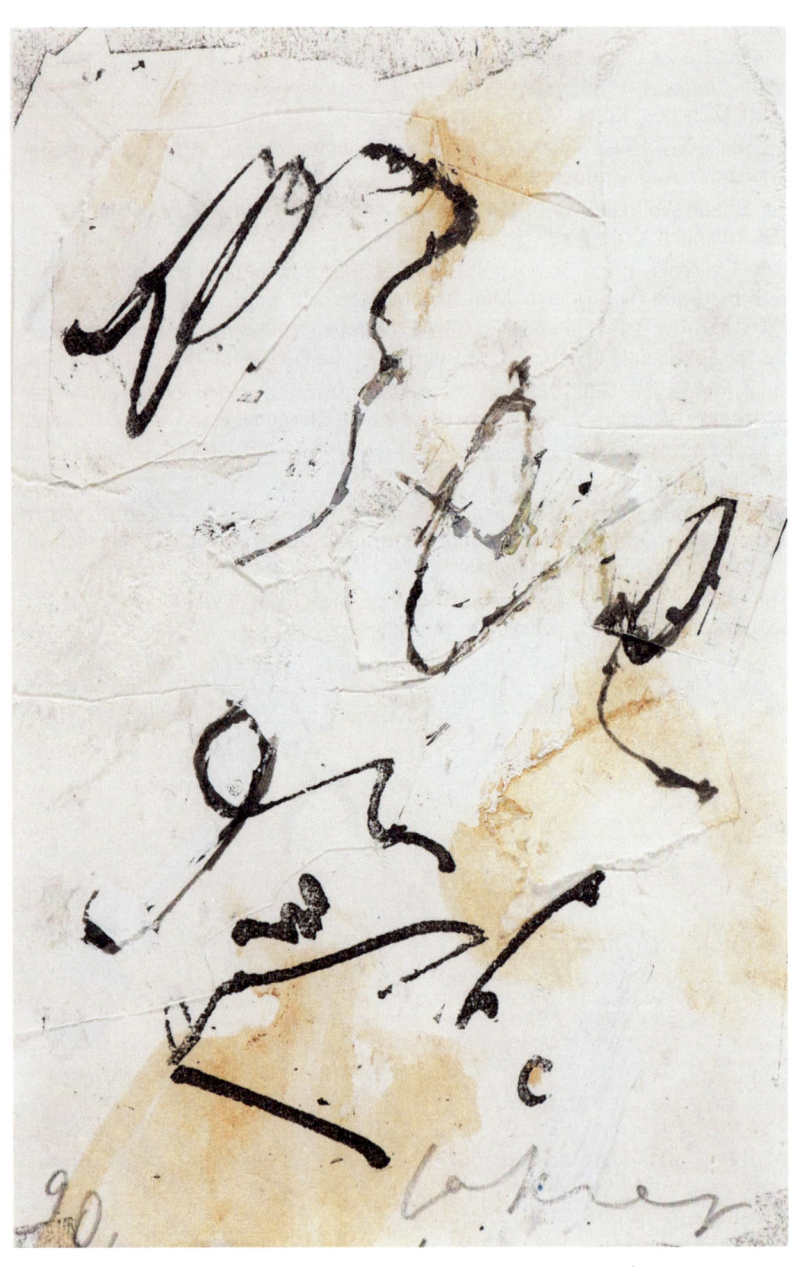

László Lakner
Ohne Titel, 1990
Mischtechnik, Collage auf Papier, 12x8 cm

Warum Medizin, Kunst und Literatur zusammen gehören

Karl-Josef Kuschel

Die großen Geschichten, die Geschichten, die sich zu erinnern lohnen, die haften bleiben, die man mit sich trägt, oft ein Leben lang, die Geschichten also, welche die große Literatur erzählt, sind in der Regel Zäsurgeschichten. Solche Geschichten beginnen immer damit, dass Sicherheiten erschüttert werden. Alltägliches wird fremd. Beginnen damit, dass das fraglos gelebte Leben zum Rätsel wird. Der Boden wankt. Etwas Fremdes spüren wir in uns. Unbekannt, unheimlich vielleicht. Der eigene Körper? Wie selbstverständlich war er einem geworden. Plötzlich der Einbruch einer Krankheit. Der eigene Partner? Jahrzehntelang war man mit ihm durchs Leben gegangen. Plötzlich lebt man ohne ihn. Allein mit der Trauer, ausgesetzt der Einsamkeit. Die eigenen Kinder? Ein Leben war nicht vorstellbar ohne sie. Plötzlich fehlt eins, weil – wie man sagt – das „Schicksal" es so „gewollt" hat.

Nicht zufällig spielen Schlüsselromane der europäischen Literatur des 20. Jahrhunderts in Sanatorien und Spitälern: der „Zauberberg" von Thomas Mann, die „Krebsstation" von Alexander Solschenizyn, „Homo Faber" von Max Frisch, „Jedermann" von Philipp Roth. Ob in einem Lungensanatorium zu Davos, einer Krebsstation im asiatischen Taschkent, einem Krankenhaus in Athen oder New York – überall dasselbe Motiv: die Welt der Kranken als Spiegelung einer kranken Welt. Figuren wie diese wandern durch die fiktive, virtuelle Neben- und Gegenwelt namens Literatur: die Castorps bei Thomas Mann, die der morbiden Welt der Moribunden

© Der/die Autor(en), exklusiv lizenziert an
Springer-Verlag GmbH, DE, ein Teil von Springer Nature 2024
M. B. Wagner-Pischel (Hrsg.), *Heilkraft der Literatur*,
https://doi.org/10.1007/978-3-662-70039-6_4

verfallen sind und am Ende selber lebensunfähig zugrunde gehen. Die Kostoglotows bei Solschenizyn, die den Krebs besiegen, aber erkannt haben, wie sehr die eigene Gesellschaft vom Krebsgeschwür einer verlogenen Ideologie bereits zersetzt ist. Der Techniker Walter Faber bei Max Frisch. In einem Athener Krankenhaus wartet er auf seine Magenoperation und legt über sein Leben Rechenschaft ab. Er glaubt es zu beherrschen. Es war ihm entglitten, hatte ihn vor das Rätsel unschuldigen Schuldigwerdens gestellt. Die Klinik-Welt im Spiegel der Literatur? Eine Zwischenwelt, in der Menschen noch einmal neu mit der Wahrheitsfrage über ihr bisher gelebtes Leben konfrontiert werden.

Warum lesen wir solche Geschichten? Im fiktionalen Raum trainieren wir den schlimmstmöglichen Fall. Die Sprache hilft, ihn zu bannen, ihn bewältigbar zu halten. Wir wollen vorbereitet sein. Die Literatur als zweite Realität hilft uns, krisensensibler und damit krisenresistenter zu werden. Das literarische Medium ist ja auch die unaufdringlichste und zugleich intensivste Form, uns selber dabei zuzusehen, was aus uns geworden ist.

Muss man noch lange begründen, warum ein Arzt oder eine Ärztin, die es, ob in Praxis oder Klinik, mit dem *homo patiens* zu tun haben, ein vitales Interesse haben müssten, über die literarischen Texte ein tieferes Gespür dafür zu bekommen, was die jeweilige Krankheit mit einem Menschen macht. Dass sich die unerlässliche fachliche Kompetenz verbinden muss mit Einfühlungsvermögen für die Vorgeschichte des Patienten. Dass man das Wissen um das richtige Medikament, die angemessene Therapie, die passende Operation, kurz: den medizinischen „Fall" verknüpfen sollte mit einer Diagnostik und Behandlung des „ganzen Menschen". Erfahrene in der Welt Medizin sprechen nicht zufällig immer stärker von der Notwendigkeit einer „Humanisierung der Medizin". Da ist offensichtlich unter den heutigen Sach- und Zeitzwängen der ärztlichen Praxis etwas verloren gegangen, das zum Schaden des leidenden Menschen geworden ist. Also zu einem Gegenteil von Heil-Kunde.

Grosse Kunstwerke sind in Prozessen der Sensibilisierung für den Patienten die besten Verbündeten. Denn sie leuchten nicht nur die hellen Seiten eines Menschen aus, sondern auch dessen dunkle. Sie zeigen den Menschen in einem ganzen Spektrum von Hoffnungen und Ängsten, von Gelingen und Scheitern, von Glück und Verzweiflung. Auch das muss ein Arzt, eine Ärztin kennen, wenn es ihm/ihr um den „ganzen Menschen" und dessen Heilung geht. Auch die Schattenseiten gehören angesprochen, auch die inneren Traumata. Musik hat etwas ungemein Tröstliches, aber sie wühlt auch auf, konfrontiert einen mit inneren Spannungen und Konflikten. Grosse Kunstwerke zu betrachten, macht das Erleben anderer Dimensionen möglich. Aber die sinnliche Anschauung konfrontiert uns auch mit den Abgründen unserer Zeit. Gedichte zu lesen, versetzt einen oft in einen anderen Zustand, weil sie uns Sprache leihen für das zunächst Unsagbare, für die eigene Sprachlähmung. Aber dieses Hören, diese sinnliche Anschauung, diese Sprachbrücken sind oft erste Schritte auf dem Weg zu einer gelingenden Therapie. Ärzte und Ärztinnen sind gut beraten, in der Welt der Kunst Menschenkenntnis zu trainieren, um über das Fachliche hinaus gesprächsfähiger zu werden.

Gesprächsfelder zwischen Arzt/Ärztin und Patienten könnten sich auftun. Denn Krankheiten sind *Einschnitts*-Erfahrungen, ob die ärztliche Kunst sie nun beherrscht oder nicht. Sie reißen heraus aus dem oft hektisch gelebten Leben. Sie können Selbstdistanz verschaffen. Das Gewohnte ist unterbrochen, das Selbstverständliche außer Kraft gesetzt. Plötzlich etwas Fremdes in mir. Das erzeugt Angst. Und Gesprächsbedarf. Der Mensch und seine Geschichte rückt ins Zentrum. Der *homo aestheticus* der Selbstoptimierung und der *homo oeconomicus* der Zweckrationalität werden zum *homo patiens*: zu einem bedürftigen, zerbrechlichen, in seinem Leben befristeten Menschen. Ernst- und Testfall für Menschlichkeit ist nicht das Wellness-Studio oder der Fitness-Raum, sondern die schonungslose Diagnose des Arztes, das Bett des Kranken, der Tisch des Operateurs, der nachoperative Wachraum: Orte unserer Conditio humana, die uns Menschen in unserer Bedürftigkeit und Abhängigkeit zeigen. Zeigen in einem Zustand, der uns im Alltagsleben peinlich ist. Wieviel tun wir, um nie so zu werden?

Wem aber die Erfahrung von Krankheit mehr ist als eine momentane lästige Störung des Alltagslebens, wem der Arzt mehr ist als ein rascher Reparateur von Anomalien eines ansonsten glatt funktionierenden Organismus, wem das Spital mehr ist als eine Art TÜV zur Wiederherstellung sozialer und ökonomischer Effizienz, dem ist eine Literatur Bundesgenossin, welche die Erfahrung von Krankheit als Chance zur Lebensüberprüfung und möglichen Lebenserneuerung begreift. Lernprozesse werden möglich, können möglich werden. Die wahre Größe des Menschen ist seine Fähigkeit, sensibel mit seiner Verwundbarkeit umzugehen. Aus Lebensunterbrechungen können Lebensbilanzen folgen, geleitet von Rückfragen an den Sinn und Wert des bisher gelebten Lebens.

Denn die Krankheitserfahrung ist oft eine Erfahrung verdichteter Zeit. Sie fordert Menschen heraus, sich wie nie zuvor mit sich selbst zu konfrontieren. Entbanalisierung findet statt. Wesentliches tritt an die Stelle von Unwesentlichem. Eine Krankheit vermag oft das Beste im Menschen freizulegen: ein Mehr an Wahrhaftigkeit und Ehrlichkeit sich selbst und anderen gegenüber; eine Bereitschaft zum Eingeständnis von Selbsttäuschungen und Verdrängungen. Eine Bereitschaft aber auch, sich für andere und anderes neu zu öffnen, herausgeworfen aus dem ritualisierten Pflichtenleben.

So kann die Krankheit zur Erfahrung nie gekannter Tapferkeit, Klarheit und letzter Lust am Leben werden. Arzt und Patient werden zu Verbündeten. Auch mit dem Ziel, nach einem Prozess der Selbstüberprüfung, der Selbsterkenntnis und auch der emotionalen Reifung das Leben neu zu feiern – im Bewusstsein eigener Sterblichkeit. So kann gerade auch die Krankheitszäsur Ausdruck dessen sein, was man mit dem großen französischen Philosophen Blaise Pascal nennen kann: la grandeur et la misere de l'homme, Audruck von Elend, aber auch von Größe des Menschen.

Ich bin davon überzeugt: Eine medizinische Einrichtung, welche die Optimierung der Fachausbildung schon in ihren Studiengängen verbindlich für jeden Studierenden verbindet mit einer „Humanisierung der Medizin" durch Integration der ästhetischen Dimensionen, ob Musik, Kunst oder Literatur, gehört mehr denn je die Zukunft. Indem die Danube Private University in Krems unter der Leitung von Frau Präsidentin Marga Brigitte Wagner-Pischel sich diesem Projekt einer Integration der Künste in die medizinische Fachausbildung verschrieben hat, geht sie vorbildhaft voran und weist exemplarisch in die Zukunft.

Die Welt der Medizin im Medium der Literatur der Neuzeit

Dietrich von Engelhardt

Kontext

Kranker und Krankheit, Arzt und Therapie, medizinische Institution und soziale Umwelt sind ein Thema in Romanen und Erzählungen seit der Renaissance bis in die Gegenwart und haben zu einer Fülle spezifischer und auch übergreifender wissenschaftlicher Studien geführt.

Der Umgang des Kranken mit seiner Krankheit erscheint vielseitig – in der Darstellung der Phänomene und ihrer Ursachen wie der Deutung ihres Sinnes, in der Verbindung von Leib und Seele oder objektiver Körperlichkeit und subjektivem Bewusstsein. Ebenso weitgespannt ist das Bild der Ärzte in ihrem Verhältnis von Theorie und Praxis, in ihrer Diagnostik und Therapie, in ihrem Verhältnis untereinander, in ihren Beziehungen zum Kranken und seinem sozialen Umfeld.

Literatur zeugt vom Wechsel der Krankheiten im Verlauf der Geschichte und dem Wandel der Krankheitserscheinung. Krankheiten treten zu bestimmten Zeiten in den Vordergrund und verlieren in anderen wieder an Gewicht, sei es in der faktischen Verbreitung oder der symbolischen Bedeutung. Pest leitet das Mittelalter ein und zeigt sich erneut an seinem Ende; Lepra durchzieht das Mittelalter; Syphilis gehört der beginnenden Neuzeit an, Tuberkulose steht um 1800 und 1900 im Vordergrund, Krebs, Geisteskrankheit und Demenz bestimmen die Gegenwart.

© Der/die Autor(en), exklusiv lizenziert an
Springer-Verlag GmbH, DE, ein Teil von Springer Nature 2024
M. B. Wagner-Pischel (Hrsg.), *Heilkraft der Literatur*,
https://doi.org/10.1007/978-3-662-70039-6_5

Kranker und Krankheit

Die Subjektivität des Kranken bezieht sich auf Gefühle, Wünsche, Gedanken und Verhalten – in den Reaktionen auf Gesundheit und Krankheit, Sterben und Tod, im Verhältnis zu Ärzten und Pflegekräften, zur Diagnostik und Therapie, zur medizinischen Institution sowie zu Angehörigen und Freunden.

Krankheiten verändern auf jeweils andere Weise die Körper-, Raum- und Zeitbeziehung, die Selbst-, Sozial- und Weltbeziehung. Krankheit und Gesundheit gehen ineinander über, bestehen nebeneinander, sind stets ein Seins- und Werturteil. Die Beschreibungen fallen in der Literatur unterschiedlich differenziert und umfassend aus.

Eine ganzheitliche oder, wie man sagen könnte, ‚Spiritual-Sozio-Psycho-Somatik‘ als Synopsis von Kultur, Gesellschaft, Seele und Körper in der Entstehung der Krankheiten findet sich in einer komplizierten und zugleich anschaulichen Schlüsselpassage in Thomas Manns Roman *Der Zauberberg* [1924]:

> „Dem einzelnen Menschen mögen mancherlei persönliche Ziele, Zwecke,
> Hoffnungen, Aussichten vor Augen schweben, aus denen
> er den Impuls zu hoher Anstrengung und Tätigkeit schöpft; wenn
> das Unpersönliche um ihn her, die Zeit selbst der Hoffnungen und Aussichten
> bei aller äußeren Regsamkeit im Grunde entbehrt, wenn sie sich ihm als
> hoffnungslos, aussichtslos und ratlos heimlich zu erkennen gibt und der bewußt
> und unbewußt gestellten, aber doch irgendwie gestellten Frage nach einem
> letzten, mehr als persönlichen, unbedingten Sinn aller Anstrengung und
> Tätigkeit ein hohles Schweigen entgegensetzt, so wird gerade in Fällen
> redlicheren Menschentums eine gewisse lähmende Wirkung solches
> Sachverhalts fast unausbleiblich sein, die sich auf dem Wege über das Seelisch-
> Sittliche geradezu auf das physische und organische Teil des Individuums
> erstrecken mag." (Mann 2002, S. 53–54) [1924]

Das Mädchen Camilla (Alfred de Musset, *Pierre und Camilla*) [franz. Orig., *Pierre et Camille*, 1844] wird taubstumm geboren, was ihre Eltern erst allmählich an ihrem auffallenden Verhalten begreifen:

> „Und wie sie heranwuchs, wunderte man sich, dass man sie ständig in einer sonderbaren Teilnahmslosigkeit (une immobilité étrange) sah. Es war, als ob kein Geräusch an ihr Ohr dränge; sie rührte sich nicht (était insensible) bei den zahllosen Schmeichelworten, die Mütter zu ihren Säuglingen sprechen."
> (de Musset 1965, S. 382) [1844]

Alle großen Seuchen werden in der Literatur berücksichtigt. Neben den sozialpsychologischen Auswirkungen werden die Symptome der Pest von Albert Camus (Albert Camus, *Die Pest*) [franz. Orig., *La Peste*, 1947] konkret wiedergegeben:

> „Man mußte sich an das halten, was man wußte, die Benommenheit und den Kräfteverfall, die roten Augen, den verunreinigten Mund, die Kopfschmerzen, die Drüsengeschwulste, den furchtbaren Durst, das Delirieren, die Flecken auf dem Körper, das innere Zerrissenwerden (l'écartément intérieur)." (Camus 1972, S. 48) [1947]

Der Leprakranke (Xavier de Maistre, *Der Aussätzige von Aosta*) [franz. Orig., *Le lépreux de la cité d'Aoste*, 1811] lebt in sozialer Einsamkeit, verbirgt sich „wie ein wildes Tier (comme une bête fauve) zwischen dem Gesträuch" (de Maistre 1948, S. 33) [1811], hofft weder auf Hilfe noch Trost:

> „Ich verbringe mein Leben in ständigen Kämpfen, und selbst die mächtige Hilfe der Religion (les secours puissants de la religion) ist nicht immer ausreichend, meine ausschweifende Einbildungskraft (les élans de mon imagination) zu unterdrücken". (de Maistre 1948, S. 29) [1811]

Die Auswirkungen der Lepra unterliegen einem jahreszeitlichen Rhythmus:

> „Allmonatlich verstärken und mindern (augmentent et diminuent) sie sich mit

dem Lauf des Mondes. Wenn er neu erscheint, so vergrößern sich stets meine Schmerzen, dann wieder lassen die Leiden nach, und sie wirken sich auch anders aus: meine Haut trocknet ein und bleicht, und ich spüre meine Krankheit kaum noch. Unerträglich aber wird sie durch die schreckliche Schlaflosigkeit (les insomnies affreuses), die sie mir verursacht." (de Maistre 1948, S. 36) [1811]

Die Krebserkrankung des Apothekers Malone (Carson McCullers, *Uhr ohne Zeiger*) [engl. Orig., *Clock without Hands*, 1961] wird in ihrem physischen, psychischen wie sozialen Verlauf verfolgt. Malone (? = I am alone) beginnt sich im Frühjahr 1953 matt und angegriffen zu fühlen, denkt zunächst an ein harmloses „Frühlingsfieber (spring fever)", verschreibt sich selbst Stärkungsmittel, erfährt dann vom Arzt die Diagnose Leukämie, wird empfindlich, gereizt und zunehmend schwach und mutlos, sucht Zuspruch bei Freunden und Angehörigen, Kraft und Sinn in der Religion, fühlt sich zugleich hilflos dem drohenden Ende ausgeliefert, muss sich immer wieder in das Krankenhaus begeben. Seine Erkenntnis, dass er „eine Uhr ohne Zeiger beobachtet (watching a clock without hands)" (McCullers 1974a, S. 29) [1961], erinnert an die antike Wendung: ‚mors certa, hora incerta'.

Vielfältig sind die körperlichen, seelischen, sozialen und geistigen Voraussetzungen, Begleiterscheinungen und Folgen des epileptischen Leidens von Fürst Myschkin (Fjodor M. Dostojewskij, *Der Idiot*) [russ. Orig., *Idiot*, 1868/69]. Epilepsie spielt in vielen Romanen des russischen Autors, der selbst an dieser Krankheit litt, eine wesentliche Rolle. Die ersten epileptischen Anfälle des körperlich wie geistig zurückgebliebenen Useppe (Elsa Morante, *La Storia*) [ital. Orig., *La storia*, 1974] setzen im Alter von fünf Jahren ein. „Er war wie ein kleiner Afrikanerjunge (un piccolo africano), der aus seinem Wald in den Laderaum eines Sklavenschiffs (nella stiva di una nave negriera) verschleppt wurde." (Morante 1992, S. 432) [1974] Geisteskrankheit wird in der Literatur häufig beachtet, sowohl die Subjektivität und das Verhalten des

Kranken, seine Beziehung zum Psychiater und zur medizinischen Institution sowie seine sozialen Kontakte.

Die emotionale, intellektuelle und sprachliche Einschränkung des geistig behinderten Benjy (William Faulkner, *Schall und Wahn*) [engl. Orig., *Sound and Fury*, 1929], der aus seiner begrenzten Perspektive den Alltag seiner Familie darlegt, stellt ihn und die Angehörigen vor besondere Herausforderungen:

> „Ich versuchte es zu sagen (I was trying to say), und ich faßte sie (and I caught her), versuchte es zu sagen, und sie schrie und ich versuchte und versuchte es zu sagen, und da blieben die hellen Konturen stehen, und ich versuchte hinauszukommen (the bright shapes began to stop and I tried to get out)."
> (Faulkner 1956, S. 64) [1929]

Der schizophrene Septimus Warren Smith (Virgina Woolf, *Mrs. Dalloway*) [engl. Orig., *Mrs. Dalloway*, 1925] zweifelt nicht an sich, sondern am Sinn der Welt: „Sein Hirn war völlig in Ordnung (his brain was perfect); dann mußte es also an der Welt liegen (fault of the world), daß er nicht mehr fühlen konnte (that he could not feel)." (Woolf 1964, S. 73) [1925] Smith hat Halluzinationen und Visionen und wirft sich schließlich, um der Einweisung in eine Anstalt zu entgehen, aus dem Fenster. Der geisteskranke Sexualverbrecher Christian Moosbrugger (Robert Musil, *Der Mann ohne Eigenschaften*) [1930–1952] fühlt sich von einer Ichsteigerung durchdrungen, die von den Psychiatern nicht begriffen wird; niemanden hasst er so stark wie sie, „die glaubten, sein ganzes schwieriges Wesen mit ein paar Fremdworten abtun zu können" (Musil 1952, S. 72) [1930–1952].

Demenz wird in seinen verschiedenen Formen und dem Verlauf dargestellt, vermehrt in der Selbsterfahrungsliteratur der Gegenwart. Die Altersdemenz eines Bauern nach dem Tod seiner Frau (Nikolaj V. Gogol, *Altväterliche Gutsbesitzer*) [russ. Orig., *Staroswetskije pomeschtschiki*, 1835] wird in den geistigen, sozialen, psychischen und physischen Dimensionen beschrieben, auch in den Auswirkungen auf Sprache, Gestik und Mimik:

„Oft nahm er einen Löffel voll Brei und führte ihn statt zum Mund an die Nase; mit der Gabel stach er, statt ein Stück Hühnchen aufzuspießen, nach der Karaffe, und dann nahm ihn das Mädchen bei der Hand und lenkte sie auf das Huhn [...] ‚Diese Speise da, welche die Se... Se... Seli ... Selige ...‘ und plötzlich brach er in Tränen aus. Seine Hand fiel auf den Teller, der Teller kippte um, fiel zu Boden und zerbrach, und die Sauce ergoß sich über ihn; er saß gefühllos da, hielt gefühllos den Löffel in der Hand, und die Tränen flossen, flossen wie ein Bach, wie eine unablässig strömende Fontäne und rannen auf die vorgebundene Serviette.“ (Gogol 1975, S. 299)

Demenz mit der Aufhebung von Raum und Zeit bestimmt das Leben der Geschichtslehrerin Stella Burun (Jeffrey Moore, *Die Gedächtniskünstler*) [engl. Orig., *The Memory Artists*, 2004] seit ihrem 56. Lebensjahr, während ihr Sohn Noel Burun über ein absolutes Gedächtnis verfügt:

„Alzheimerland ist ein fremder Kontinent (Alzheimerland is a foreign country). Die Zeit bewegt sich hier anders (Time doesn't move the same way here), die Kalender sind ungenau, die Tage und Monate vermischen sich wie Spielkarten. Und auch der Raum ist anders (And space is different too) – das Land scheint zu schwanken, die Straßenschilder bewegen sich, man stolpert durch Schlamm oder Sand, durch Minenfelder und Fallen. Und es ist schwierig, mit den Leuten hier zu reden, ihre Sprache zu sprechen (And it's hard to talk to people here, to speak their language).“ (Moore 2006, S. 66)

Kranke wollen im Allgemeinen den Namen und auch die Ursachen ihrer Krankheit erfahren, suchen aber noch mehr nach einem Sinn ihres Leidens. Der Arzt Antoine Thibault (Roger Martin du Gard, *Die Thibaults*) [franz. Orig., *Les Thibaults*, 1922–30] beobachtet dieses Bedürfnis ebenfalls bei seinen Patienten: „Das schlimmste – selbst für einen Kranken – ist, *nicht zu verstehen* (Le pire, même pour unmalade, c'est de *non comprendre*).“ (du Gard 2003, S. 566) [1922–30] Die Aufmerksamkeit richtet sich allerdings meist mehr auf die Prognose als die Ursache, auf die Folgen für die individuelle Lebenssituation und das eigene Selbst- und Weltbild, gilt vor allem der Frage, wie lange noch Hoffnung besteht. Ob die von dem kleinen Useppe (Elsa Morante, *La Storia*) [ital. Orig., *La storia*, 1974] wiederholt an seine Mutter gerichtete Frage nach der Ursache seines Leidens – „O Má... *walum (A'mà... pecchè?*" – jemals „irgendeinen Bestimmungsort erreichten, vielleicht ein unverwundbares Ohr jenseits aller Orte (forse a un orecchio invulnerable di là dai luoghi)" (Morante 1992, S. 481) [1974], bleibt ohne Antwort.

Der Arzt Dr. Rieux (Albert Camus, *Die Pest*) [franz. Orig., *La Peste*, 1947] sieht voraus, dass nach dem Abklingen der Pest „vielleicht der Tag kommen würde, an dem die Pest zum Unglück und zur Belehrung der Menschen ihre Ratten wecken und zum Sterben in eine glückliche Stadt schicken würde (les enverrait mourir dans une cité heureuse)" (Camus 1972, S. 182) [1947]. Doktor Schivago (Boris L. Pasternak, Doktor Schiwago) [russ. Orig, *Doktor Živago*, 1957] erkennt in seiner Herzsklerose und im drohenden Platzen der Kranzgefäße eine moralische und zeitsymbolische Bedeutung:

> „Heutzutage sind solche mikroskopisch kleinen Blutergüsse im Herzen sehr verbreitet. Sie müssen nicht immer zum Tode führen. Heilung ist möglich bei diesem Leiden, das typisch ist für unsere Zeit. Ich glaube, daß seine Ursachen sittlicher Natur sind." (Pasternak 1964, S. 648) [1957]

Krankheiten werden nicht nur als Verlust oder Einschränkung empfunden, sie können auch als Chance, Prüfung und Herausforderung wahrgenommen werden. Bei Jean Paul (*Komischer Anhang zum Titan*) [1800–1803] findet sich der tiefgründige Satz: „Große Krankheiten, so wie die sieche Ermattung nach einem verschwelgten Gestern, dringen uns solche Aschermittwoche auf, die zuweilen das ganze Leben sichten und lenken." (Paul 2000, S. 895) [1800–1803] Die Aura vor dem Anfall erlebt der Epileptiker Myschkin (Fjodor

M. Dostojewskij, *Der Idiot*) [russ. Orig., *Idiot*, 1868/69] als höchste Synthese des Lebens und weiß zugleich – beim damaligen Stand der Medizin ohne medikamentöse Möglichkeiten – von der zerstörerischen Wirkung jedes Anfalls auf sein Gehirn:

„Die Empfindung des Lebens, des Bewußtseins verzehnfachte sich in diesen Augenblicken, die nur die Dauer eines Blitzes hatten. Der Verstand, das Herz waren plötzlich von ungewöhnlichem Licht erfüllt; alle Aufregung, alle Zweifel, alle Unruhe löste sich gleichsam in eine höhere Ruhe auf, in eine Ruhe voll klarer, harmonischer Freude und Hoffnung, voll Sinn und letzter Schöpfungsursache." (Dostojewskij 1963, S. 347) [1868/69]

In literarischen Utopien werden Bilder einer Zukunft ohne Krankheit und Leiden aber auch ohne Freiheit und Kultur entworfen. Die Menschen der *Schönen Neuen Welt* (Aldous Huxley) [engl. Orig., *Brave New World*, 1932, *Brave New World Revisited*, 1958] werden „weder von Kopfschmerzen noch Mythologie geplagt" (Huxley 1987, S. 66) [1932]. Die Droge Soma lässt Raum und Zeit vergessen, hat keine Nebenwirkungen. Natürliche Geburt wird durch Züchtung ersetzt, die Zeit „bloßer sklavischer Nachahmung der Natur" (Huxley 1987, S. 30–31) [1932] gehört der Vergangenheit an, die Medizin hat nahezu alle physischen und psychischen Krankheiten überwunden, sie schenkt Jugend, Vitalität und Lebensfreude. Sterben ist eine „Selbstverständlichkeit (a matter of course)", Angst, Reue und Trauer vor dem Tod sind vollständig unangebracht – „als ob der Tod etwas Schreckliches (as though death were something terrible) und ein Menschenleben der Rede wert wäre" (Huxley 1987, S. 197) [1932].

Auf Sterben und Tod wird aus der Sicht der Kranken, der Ärzte und der Angehörigen in Romanen und Erzählungen eingegangen. Sterbende verschließen die Augen, geben sich falschen Hoffnungen hin, verzweifeln, können aber auch zur Annahme des Schicksals bereit sein, tapfer das Ende annehmen, ihre Angehörigen trösten, Tugenden zeigen.

Der dreitägige Schrei des sterbenden Beamten Iwan Iljtsch Golowin (Lev N. Tolstoj, *Der Tod des Iwan Iljitsch*) [russ. Orig., *Smert Iwana Iljitscha*, 1886] löst sich in Zustimmung und Hoffnung auf. Der Schmerz schwindet, es vergeht die Todesangst, ein Licht erscheint ihm: „‚Das ist es also!‘, sagte er laut. ‚Welche Freude!‘" (Tolstoj 1961, S. 674) [1886]. In der Irrenanstalt verblutet der fünfzehnjährige Bluter Charles Rougon (Émile Zola, *Doktor Pascal*) [franz. Orig., *Docteur Pascal*, 1893] in einer „langsamen und sanften Agonie" (agonie lente et très douce) (Zola 1970, S. 398) [1893] vor den Augen seiner geisteskranken Ururgroßmutter Adelaïde Fouque, die nicht in der Lage ist, ihrem sterbenden Nachfahren Charles beizustehen oder auch nur seine Not zu erkennen:

> „Doch sie schrie nicht, sie rief nicht. Verdorrt und knorrig saß sie reglos da, Glieder und Zunge von der Last ihrer hundert Jahre gelähmt, das Gehirn vom Wahnsinn versteinert (le cerveau ossifié par la démence), außerstande, zu wollen oder zu handeln, während ihre uralten, starren Augen zusahen, wie sich das Schicksal ihres Geschlechts erfüllte (regardait s'accomplir le destin)." (Zola 1970, S. 398) [1893]

Die letzten Worte der an der Geburt ihres Sohnes Benjamin sterbenden Rachel (Thomas Mann, *Joseph und seine Brüder*) [1933–1942] gelten nicht dem eigenen Ende, sondern ihrem geliebten Mann in Erinnerung an das gemeinsame Leben: „von dir gehe ich schwer, Jakob, Geliebter, denn wir waren einander die Rechten. Ohne Rahel musst du's nun sinnend ausmachen, wer Gott ist. Mache es aus und leb wohl." (Mann 1983, S. 388) [1933–1942] Die Trias eines schönen (Liebe), guten (Rechte) und wahren (Gott) Todes ist in diesen letzten Worten Rachels ausgedrückt – ein bewegendes Beispiel der Ethik eines sterbenden Menschen.

Arzt und Therapie

Die Literatur ist reich an Arztgestalten aus allen medizinischen Disziplinen. Stets sind Ärzte – wie ebenfalls Pflegepersonen – in der Praxis und Forschung vor ethische und juristische Herausforderungen gestellt, die sie bewältigen können, an denen sie aber auch scheitern.

Professor Schneider (Dostojewskij, *Der Idiot*) [russ. Orig., *Idiot*, 1868/69], Anhänger des zeitgenössischen fortschrittlichen ‚moral treatment', hat im Kanton Wallis in der Schweiz eine Heilanstalt errichtet, behandelt nach seiner Methode psychisch Kranke „mit kaltem Wasser und Gymnastik", bietet daneben Unterricht und geistige Bildung an, übernimmt auch in der Anstalt die Therapie „auf eigene Kosten" (Dostojewskij 1963, S. 45) [1868/69].

Dem empathischen und gebildeten Dr. Boulbon (Marcel Proust, *Auf der Suche nach der verlorenen Zeit*) [franz. Orig., *A la recherche du temps perdu*, 1913–1927] steht der unsensible, beschränkte und zugleich große Diagnostiker Dr. Cottard gegenüber. Boulbon tröstet eine Patientin mit dem Hinweis, dass auch Ärzte erkranken: „In der Sphäre der Nervenpathologie ist jeder Arzt, der nicht allzu viele Dummheiten von sich gibt, ein halbgeheilter Kranker (un malade à demi guéri)." (Proust 1975, S. 405) [1913–1927] Die Kultur hänge entscheidend von der Kreativität leidender und kranker Menschen ab:

> „Nehmen Sie ruhig auf sich, als nervös bezeichnet zu werden. Sie gehören der großartigen und beklagenswerten Familie (cette famille magnifique et lamentable) an, die das Salz der Erde ist. Alles, was wir an Großem kennen, ist von Nervösen geschaffen (vient des nerveux)." (Proust 1975, S. 404–405) [1913–1927]

Ebenso vertreten der Internist und Chirurg Dr. Behrens und der Psychotherapeut Dr. Krokowski (Thomas Mann, *Der Zauberberg*) [1924] gegensätzliche Positionen. Behrens steht für einen somatischen und Krokowski für einen psychoanalytischen Standpunkt, Behrens gilt als „glänzender Operateur", ist weiß gekleidet, Krokowski gibt sich als „Seelenzergliederer" (Mann 2002, S. 20) [1924] und trägt schwarze Kleidung. Behrens, selbst physisch krank, verbindet

Stoffursache und Formursache in einer philosophischen und an Arthur Schopenhauer orientierten Definition des Lebens: „Leben ist, daß im Wechsel der Materie die Form erhalten bleibt." (Mann 2002, S. 404) Krokowski, neurotisch belastet, führt spiritistische Sitzungen durch und vertritt ein erotisch-sexuelles Krankheitsverständnis: Krankheit ist für ihn „verkappte Liebesbetätigung und alle Krankheit verwandelte Liebe". (Mann 2002, S. 196) [1924]

Der Arzt als Kranker wie der Kranke als Arzt ist ein Topos seit der Antike. Auch Ärzte leiden, erkranken und sterben, auch sie sind auf Zuwendung und Unterstützung angewiesen. Manche Krankheiten hängen sogar eng mit dem ärztlichen Beruf zusammen; iatrogenen Gefahren sind keineswegs nur Laienpatienten ausgesetzt.

Der Arzt Philip Carey (Somerset Maugham, *Der Menschen Hörigkeit*) [1915] leidet seit der Geburt an einem Klumpfuß und an Sprachstörungen. Seine sozialen Beziehungen, sein Selbstbild und sein Wirklichkeitsverständnis werden von diesen Einschränkungen ebenso geprägt wie sein Verhältnis zu den Patienten, seine Einstellung zu Gesundheit und Krankheit, seine sozialen Beziehungen.

Der Psychiater Andrej E. Ragin (Anton P. Tschechov, *Krankenzimmer Nr. 6*) [1892] gelangt ohne innere Neigung zum Arztberuf. Die emotional-geistige Begegnung mit den Geisteskranken seiner Anstalt lässt ihn selbst geistig erkranken. Als die Ärztin Donzova (Alexander I. Solschenizyn, *Krebsstation*) [russ. Orig., *Rakovyj Korpus*, 1968] an Krebs erkrankt, hat sie wie ihre Patienten irrationale Hoffnungen und Ängste und lehnt entschieden ab, aufgeklärt zu werden. „Aber wissen – will ich nichts. Wenn eine Operation nötig ist, möchte ich die Diagnose gar nicht erfahren, um mir während der Operation nicht Gedanken machen zu müssen." (Solschenizyn 1968, S. 116) [russ. Orig., Rakovyj Korpus, 1968]

Kommunikation und Empathie werden in der Literatur zu den besonders wichtig gehaltenen Eigenschaften oder Fähigkeiten des Arztes gezählt, an denen es aber immer wieder mangelt.

Der Chirurg Dr. Ravic (Erich Maria Remarque, *Arc de Triomphe*, [1946]) verschweigt aus Barmherzigkeit der Patientin Kate Hegström, die selbst über ihre Situation bereits Bescheid weiß, ihre inoperable Krebserkrankung. Der krebskranke Apotheker Malone (Carson McCullers, *Uhr ohne Zeiger*, [1961]) bittet zwar um Aufklärung, will aber eigentlich nur beruhigt werden und nicht die diagnostische Wahrheit erfahren. Der Medizinstudent Kislorodov klärt den an Schwindsucht erkrankten Ippolit (Dostojewskij, *Der Idiot*) [russ. Orig., *Idiot*, 1868/69] „mit einer gewissermaßen schneidigen Gefühllosigkeit und Offenheit" (Dostojewskij 1963, S. 597) [1868/69] auf, teilt ihm die Prognose sogar „mit sichtlichem Wohlgefallen" (Dostojewskij 1963, S. 597) [1868/69] mit.

An eindrucksvollen Ärzten fehlt es nicht. Freundlichkeit und Verständnis werden keineswegs nur als eine Frage der Zeit oder Ökonomie verstanden. Sir Luke Strett (Henry James, *Die Flügel der Taube*) [engl. Orig., *The Wings of the Dove*, 1902] hält seiner Patientin Milly Meale „eine große, leere Schale der Aufmerksamkeit (great empty cup of attention)" (James 1962, S. 172) [1902] entgegen; in wenigen Minuten kann dieser Arzt seiner Patientin das Gefühl einer intensiven und verständnisvollen Zuwendung vermitteln. Umgekehrt reicht die Patientin Ester (Sylvia Plath, *Die Glasglocke*) [engl. Orig., *The Bell Jar*, 1963] ihrer Ärztin Dr. Nolan „auf einer Schüssel (trust on a platter)" (Plath 1982, S. 203) [1963] ihr Vertrauen und ist umso enttäuschter, als sie sich von dieser geliebten Ärztin verraten fühlt. Für den Psychiater Mario Tobino (Mario Tobino, *Le libere donne di magliano*, *Die freien Frauen von Magliano*) [ital. Orig., *Le libere donne di Magliano*, 1953] ist die Anstalt für Geisteskranke sein Lebens- und Wirkungsort, der eine Stätte der Humanität sein soll: „Mein Wunsch ist es, aus jedem winzigsten Teil dieses Ortes ein ruhiges, geordnetes und allgemeines Gespräch zu machen (un tranquillo, ordinato, universale parlare)." (Tobino 1990, S. 76. Dt. D.v.E.)

Die Gestalt des Wissenschaftlers trägt meist negative oder ambivalente Züge. Die Forschungen von Dr. Katzenberger (Jean Paul, *Dr. Katzenbergs Badereise*, [1809]), der an Geld und Ruhm nicht interessiert ist, gelten vor allem abnormen Erscheinungen; aus der Zergliederung von Missgeburten „als den höhern Haruspizien oder passiven Blutzeugen" könne man weit mehr Einsichten gewinnen „als aus allem Alltagvieh" (Paul 2000, S.128). Ihm sei „ein Fötus in Spiritus lieber als ein langer Mann voll Spiritus" (Paul 2000, S.198), er wäre bereit, „mit einer weiblichen Mißgeburt, wenn sie sonst durchaus nicht wohlfeiler zu haben wäre, in den Stand der Ehe" (Paul 2000, S.129) zu treten, um an den verkrüppelten Nachkommen aufschlussreiche Studien anstellen zu können.

Allen Richtungen der Therapie zwischen Diätetik, Medikament und Chirurgie wird Aufmerksamkeit geschenkt, auch Kunsttherapie und speziell Bibliotherapie und Graphotherapie werden nicht übergangen. Medizinische Behandlung kann neben Kuration auch Prävention und Rehabilitation einbeziehen. In der Medizin dominiert Monokausalität, in der Literatur Multifaktorialität. Ontologie der Ursache legt Ontologie der Therapie nicht notwendig fest; physische Krankheiten können auch psychisch behandelt werden, psychische Krankheiten ihrerseits physisch.

Diagnostik und Diagnose können kritisiert, relativiert, abgelehnt oder bewusst ungenannt bleiben. Tolstoj ist die anthropologische Situation des kranken und sterbenden Beamten Golowin (Tolstoj, *Der Tod des Iwan Iljitsch*) [russ. Orig., *Smert Iwana Iljitscha*, 1886] wichtiger als die Angabe seines spezifischen Leidens. Moosbrugger (Robert Musil, *Der Mann ohne Eigenschaften*) [1930–1952] wird als „Paralytiker, Paranoiker, Epileptiker und zirkulär Irrer" (Musil 1952, S.243) [1930–1952] klassifiziert. Auf ethische Aspekte diagnostischer Untersuchungen und Diagnosemitteilungen wird mehrfach hingewiesen. Die Röntgendurchleuchtung trägt für Castorp (Thomas Mann, *Der Zauberberg*) [1924] Züge des Verbotenen:

„Und Hans Castorp sah, was zu sehen er hatte erwarten müssen, was aber eigentlich dem Menschen zu sehen nicht bestimmt ist und wovon er auch niemals gedacht hatte, daß ihm bestimmt sein könne, es zu sehen: er sah in sein eigenes Grab." (Mann 2002, S.333) [1930–1952]

Therapeutische Verfahren werden in ihren Möglichkeiten und Grenzen dargestellt, stehen auch in einem medizinhistorischen Kontext. Die Ärzte, an die sich der lungenkranke Raphaël (Honoré de Balzac, *Das Chagrinleder*) [franz. Orig., *La peau de chagrin*, 1831] wendet, repräsentieren reale Positionen der Medizin um 1800: Dr. Brisset ist analytischer Materialist, Dr. Caméristus Vitalist, Dr. Maugredie hält sich als Skeptiker an keine theoretische Position, Dr. Bianchon rät zu einer vernünftigen und natürlichen Lebensweise und gibt offen zu: „wir heilen nicht, wir helfen nur bei der Heilung (nous ne guérissons pas, nous aidons à guérir)." (de Balzac 1972, S. 247) [1831]

Vom Hofrat Behrens (Thomas Mann, *Der Zauberberg*) [1924] wird eine Palette verschiedener Verfahren eingesetzt: Liegekur, Sauerstoffkur, Sonnenkur, Pneumothorax, Aderlass, Impfungen, Diätnahrung. Die unterschiedlichen therapeutischen Ansätze führen zu einer Hierarchie unter den Kranken; wer einen Pneumothorax erhalten hat, wird in den „Verein Halbe Lunge" (Mann 2002, S. 80) [1924] aufgenommen.

Useppes Epilepsie (Elsa Morante, *La Storia*) [ital. Orig., *La storia*, 1974] kann wie die Epilepsie seiner Mutter Ida Mancuso nicht geheilt werden. Das Ende seiner Leidensgeschichte ist ein Status epilepticus:

„Während der letzten Stunde seines unerhörten Kampfes mit dem fallenden

Weh (della propria lotta inaudita col Grande Male) war Useppe in Wirklichkeit

dort im Flur so gut wie ohne Unterbrechung von einem Anfall in den nächsten

und wieder in einen andern und noch einen andern gestürzt (ricaduto da un

attacco a un altro e a un altro, quasi senza sosta)." (Morante 1992, S. 618) [1974]

Das Spektrum der Arzt-Patienten-Beziehung ist in der Literatur – wie in der Realität – groß, stellt Anforderungen an beide Seiten, hängt keineswegs nur vom Arzt ab. Entschieden verurteilt Dostojewskij (Fjodor M. Dostojewskij, *Aufzeichnungen aus dem Totenhaus*) [russ. Orig., *Zapiski is mjortvogo doma*, 1861/62] verbreitete Versuche, den Verlust an Humanität bei

Ärzten einseitig auf soziale Verhältnisse zurückzuführen; schlechte Ärzte werde es immer geben, sie seien „Wölfe" in der Schafherde. „Nächstenliebe, Freundlichkeit, brüderliches Mitleid mit dem Leidenden ist für diesen oft viel notwendiger als alle Arzneien. Es wäre wirklich Zeit, endlich aufzuhören, die Schuld apathisch auf das ‚Milieu' abzuwälzen" (Dostojewskij 1964, S. 268) [1861/62].

Aufklärung des Kranken bezieht sich auf diagnostische Maßnahmen und therapeutische Methoden. In der Literatur wird keineswegs durchgängig eine aus heutiger Sicht juristisch und ethisch notwendige Aufklärungs- und Zustimmungspflicht (informed consent) vertreten. Berühmt ist Goethes Vers (Johann Wolfgang von Goethe, *West-Östlicher Divan*) [1819]: „Wofür ich Allah höchlich danke? Daß er Leiden und Wissen trennt. Verzweifeln müßte jeder Kranke, das Übel kennend, wie der Arzt es kennt." (Goethe 1967, S. 56) [1819] Einschränkungen aus humanen Gründen werden angeführt, an Möglichkeiten wird erinnert, die Wahrheit vermittelt auszudrücken, die Aufklärung vom Wunsch und den Fähigkeiten des Patienten abhängig zu machen, unter Aufklärung vor allem auch mehr als faktische Information, sondern Solidarität in der Wahrheit der Situation zu verstehen.

Glaube kann die Medizin unterstützen, wovon der Journalist und von seiner Gelbsucht genesene Thorpe Athelny (William Somerset Maugham, *Der Menschen Hörigkeit*) [engl. Orig., *Of Human Bondage*, 1915] überzeugt ist.

„Vielleicht ist Religion die beste Schule für Moral (Perhaps religion is the best school of morality). Sie ist vielleicht eine von jenen Arzneien, die man in der Medizin verwendet, um eine andere in eine Lösung zu verwandeln. Sie hat selbst keine Wirkung, aber sie ermöglicht es der anderen, absorbiert zu werden (it is of no efficacy in itself, but enables the other to be absorbed)." (Maugham 1972, S. 142) [1915]

Wunder und göttliche Kräfte erscheinen in historischen Romanen als Ursachen der Genesung oder Unterstützung im Umgang mit Krankheit, Sterben und Tod. Christus heilt Ben Hurs Mutter und Schwester Tirzah (Lewis Wallace, *Ben Hur*) [engl. Orig., *Ben-Hur. A Tale of the Christ*, 1880]: „Wie um die Reinigung (purification) vollkommen zu machen, teilte sich die Neubelebung auch ihrem Geiste mit und versetzte sie in einen Zustand seligsten Entzückens (fervor of ecstasy)." (Wallace 1981, S. 209) [1880]

Euthanasie zwischen Sterbebegleitung und Lebensbeendigung wird mehrfach in literarischen Texten der Neuzeit bis in die Gegenwart aufgegriffen. Selmar, Wilibald und Blandine (Christoph Martin Wieland, *Euthanasia*) [1805] verstehen in ihrem Gespräch unter ‚Euthanasie‘ eine seelische Vorbereitung auf den Tod: „Dieß, liebe Blandine, ist, nach meiner Überzeugung, im reinsten Sinne des Wortes, was meine alten Griechen Euthanasia nannten, die schönste und beste Art zu sterben." (Wieland 1984, S. 263)

Der Arzt Franz Jebe (Theodor Storm, *Ein Bekenntnis*) [1887] erlöst seine krebskranke Frau Else auf ihre Bitte hin von ihrem Leiden und muss später erfahren, dass er sie mit einer neuen Therapiemethode vielleicht hätte retten können. Ihm wird dadurch „die Heiligkeit des Lebens" bewusst, die der Medizin unüberschreitbare Grenzen setze: „nach dem Mysterium soll kein Mensch, kein Mann der Wissenschaft seine Hand ausstrecken, wenn er's nur tut im Dienst des Todes, denn sie wird ruchlos gleich der des Mörders." (Storm 1988, S. 629) [1887]

Allein die Angst vor juristischen Folgen hält den Arzt Dr. Tyko Gabriel Glas (Hjalmar Söderberg, *Doktor Glas*) [schwed. Orig., *Doktor Glas*, 1905] davon ab, Sterbenden aus „Barmherzigkeit" tödliche Pillen zu geben: „Warum soll ich mich zum Märtyrer einer Ansicht machen, die früher oder später Gemeingut aller zivilisierter Menschen werden wird, heute aber noch als verbrecherisch gilt." (Söderberg 1966, S. 71) [1905] Die Zeit werde kommen, in der jeder unheilbar Kranke und auch jeder Verbrecher ein Anrecht auf die aktive Sterbehilfe des Arztes erhalten werde, „sofern er die Befreiung wünscht" (Söderberg 1966, S. 72) [1905]. Eve (Jean-Paul Sartre, *Das Zimmer*) [franz. Orig., *La chambre*, 1939] scheitert mit dem Versuch, an den Halluzinationen und Wahnvorstellungen ihres Geliebten Pierre teilzunehmen. Sie ist entschlossen, sein Leben durch aktive Euthanasie zu beenden, sobald sein geistiger Verfall eine bestimmte Phase erreicht habe:

> „Eines Tages würden sich seine Züge trüben, er würde sein Kinn hängen lassen, die tränenden Augen halb öffnen. Eve neigte sich auf Pierres Hand und drückte ihre Lippen darauf. ,Zuvor töte ich Dich' – (je te tuerai avant)." (Sartre 1985, S. 365) [1939]

Medizinische Institution

Medizin ist ohne Institutionen nicht denkbar; als Krankenhaus oder Praxis, Kurort, Sanatorium oder Lazarett, im Binnenraum in der vertikalen oder horizontalen Struktur oder in den sozialen Außenbeziehungen zu Wohngebieten oder natürlicher Umgebung. Chancen der Humanität und Gefahren der Inhumanität durchziehen die literarische Wiedergabe der medizinischen Einrichtung seit der Renaissance bis in die Gegenwart.

Das Krankenhaus manifestiert in der Literatur die Ambivalenz der modernen Medizin, die Abhängigkeit von politischen und gesellschaftlichen Hintergründen, die zugleich umgekehrt vom Krankenhaus geprägt werden. Offensichtlich ist in der Institution der Einfluss auf Krankheit und Sterben, auf Diagnostik und Therapie, auf die Beziehung des Kranken zum Arzt, zur Pflegeperson wie ebenfalls zu Angehörigen und Freunden; deutlich wird die Notwendigkeit der Begleitung und des Beistands angesichts der Risiken der Technisierung, Anonymisierung, Isolierung und Entmündigung.

Klassische Darstellung des Sanatoriums, dessen literarische Blütezeit in die Wende vom 19. zum 20. Jahrhundert fällt, ist Thomas Manns Roman *Der Zauberberg* [1924]. Unterschiedliche Arzt- und Patiententypen, abweichende Therapieformen und entgegengesetzte Weltanschauungen stoßen in diesem Roman aufeinander. Das Sanatorium trennt von der gewohnten Lebenswelt, verändert Zeit- und Raumgefühl, ist aber kein Gefängnis, keine ,totale Institution'. Der Aufenthalt kann kurz oder lang ausfallen; aus dem von Hans

Castorp geplanten Besuch von drei Wochen werden sieben Jahre. Sinnliche Genüsse spielen bei den Patienten eine zentrale Rolle, ihre Gedanken kreisen um das Kranksein oder überhaupt um den Körper. Therapeutisch kann wenig erreicht werden, immer wieder sterben Kranke, gelegentlich kommt es auch zu Heilungen. Neben Ärzten, Schwestern und anderen Pflegepersonen wird die Verwaltung mit einem Direktor erwähnt, über allem steht ein Aufsichtsrat, eine Aktiengesellschaft.

Giuseppe Corte (Dino Buzzati, *Haus mit den sieben Stockwerken*) [1942] erlebt am eigenen Leib ein Sanatorium, in dem die Kranken je nach Krankheitsschwere über die Stockwerke verteilt werden; im obersten Stock liegen die leichteren Fälle, im untersten Stock die Sterbenden. Mit dem Abstieg in den Stockwerken vergrößert sich zugleich die Distanz der Kranken zur menschlichen Gesellschaft wie ebenfalls zur Natur. Die Informationen über den Krankheitszustand fallen auf jedem Stockwerk anders aus, die Therapie wird immer invasiver; auf dem untersten Stockwerk „haben die Ärzte nichts mehr zu schaffen. Nur der Priester ist da tätig (Laggiù i medici non hanno più niente da fare. C'è solo il prete che lavora.)." (Buzzati 1984, S. 32) [1942] Corte geht diesen Weg von der Höhe in die Tiefe, der zugleich ein Weg in die Finsternis des Todes ist: „Er drehte den Kopf auf die andere Seite und sah, daß der Rolladen, einem geheimnisvollen Befehl gehorchend, sich langsam senkte und dem Licht jeden Eintritt verschloß (chiudendo il passo alla luce)." (Buzzati 1984, S. 32) [1942]

Der medizinische und institutionelle Umgang mit der Krebserkrankung steht im Zentrum von Solschenizyns *Krebsstation* [russ. Orig., *Rakovyj Korpus*, 1968], zugleich ist der Blick auf Gesellschaft und Kultur gerichtet. Patienten sterben und genesen, verlangen nach der Diagnose und hoffen auf eine positive Prognose. Ärzte sind einer Hierarchie unterworfen, verhalten sich im Allgemeinen menschlich, immer wieder aber auch inhuman. Das Krankenhaus isoliert vom sozialen Umfeld, noch einmal mehr isoliert das Krebsleiden. Vor dem Tod endet die Macht des kommunistischen Kollektivs: „Mag jeder

Mensch zum Kollektiv gehören, sterben muß er allein." (Solschenizyn 1968, S.127) [1968]

Die Patientin Inez Best (Jean Rhys, *Außerhalb der Maschine*) [engl. Orig., *Out of the Machine*, 1960] möchte in die Frauenstation einer Allgemeinklinik zurückkehren, da sie sich in der Welt draußen fremd fühlt, keine Wohnung besitzt und mittellos ist: „Doch stärker als alles war der Wunsch, wieder im Krankensaal im Bett zu liegen und sich die Decke über den Kopf zu ziehen (with the sheets drawn over her head)." (Rhys 1985, S.258) [1960] Schwestern und Kranke scheinen Teile einer Maschine zu sein, zugleich ist der Krankensaal wie „ein langer, grauer Fluss; die Betten waren Schiffe im Nebel (the beds were ships in a mist)" (Rhys 1985, S.259) [1960]. Die soziale Funktion des Krankenhauses betont Dickens in seinem Werk mehrfach (Charles Dickens, *Eine Geschichte aus zwei Städten*) [engl. Orig., A *Tale of Two Cities*, 1859]: „Das Hospital ist eine Zuflucht und Ruhestätte für Hunderte, die, wenn solche Anstalten nicht wären, in den Straßen oder unter den Torwegen sterben müßten." (Dickens 1975, S.316) [1859]

Besondere Beachtung gewinnt in der Literatur unter den verschiedenen Typen des Krankenhauses seit dem 18. Jahrhundert bis in die Gegenwart die psychiatrische Anstalt; das Bild ist meist negativ, es gibt aber auch positive Beispiele.

Dr. Simão Bacamarte (Joaquim Maria Machado de Assis, *Der Irrenarzt*) [port. Orig., *O alienista*, 1882] richtet im brasilianischen Itaguaí die erste Anstalt für Geisteskranke ein, die bisher in Häusern eingesperrt waren oder sich frei bewegen durften. In das *Grüne Haus* wird nach und nach fast die gesamte Bevölkerung eingeliefert, an der Bacamarte intensive Studien und Experimente zum Wohl der Menschheit betreibt. Der umfassenden Diagnose entspricht die radikale und erfolgreiche Therapie; alle Patienten werden geheilt und können entlassen werden, allein der Arzt bleibt zurück: „Dann schloss er die Tür des Grünen Hauses hinter sich zu und machte sich ohne

Verzug an die Untersuchung und Heilung seiner selbst (ao estudo e à cura de si mesmo)." (de Assis und Meyer-Clarson 1978, S.114) [1882]

Ein namenloser sizilianischer Graf (Nathaniel Parker Willis, *The Madhouse of Palermo*, [1836]) hat in der Zeit psychiatrischer Reformen in verschiedenen europäischen Ländern nahe Palermo auf dem Lande in seinem Schloss eine private Anstalt für weniger gravierend betroffene Geisteskranke (Casa dei Pazzi) eingerichtet. Die Rückgewinnung der verlorenen Vernunft soll durch „kindness and gentle treatment" (Parker Willis 1845, S.458) erreicht werden und dabei alle Künste aufgreifen, Musik, Malerei, Literatur, auch das Theaterspiel, nutzt die Schönheiten der Natur, erlaubt das gewohnte Leben – auch in der Kleidung – und fördert die Mitarbeit bei den alltäglichen Aufgaben der Anstalt. Die Überwindung oder Relativierung der Trennung zwischen Kranken und Gesunden hält der adlige Leiter der Anstalt für besonders wichtig: „‚I am crazy', he said it very gravely, ‚quite crazy – the first of my family of fools.'" (Parker Willis 1845, S.459)

Grausam und verständnislos ist das Verhalten der Psychiater einer ukrainischen Anstalt (Vsevolod M. Garschin, *Die rote Blume*) [russ. Orig., *Krasnyi cvetok*, 1883], ihre Therapie erinnert an Inquisition und Hölle, ihre Beziehung zu dem anonymen Geisteskranken an die Welt des Militärs: „Keine Obrigkeit erfreut sich eines solchen Respektes bei ihren Untergebenen wie ein Psychiater bei seinen Geisteskranken." (Garschin 1989, S.68) [1883] Auch Gogols Wahnsinniger (Nikolaj V. Gogol, *Aufzeichnungen eines Wahnsinnigen*) [russ. Orig., *Zapiski summassedsego*, 1835] klagt über die Anstalt und ihre Psychiater, die ihm in seinem Wahn Vertreter des spanischen Hofes zu sein scheinen:

„Nein, das halte ich nicht länger aus. Mein Gott! Was machen sie nur mit mir! Sie gießen mir kaltes Wasser auf den Kopf! Sie hören mich nicht, sie sehen mich nicht, sie verstehen mich nicht. Was habe ich ihnen getan? Warum foltern sie mich? Was wollen sie von mir Ärmsten? Was kann ich ihnen geben? Ich habe nichts. Es geht über meine Kraft, all diese Qualen zu ertragen." (Gogol 2009, S.177) [1835]

Am eigenen Leib erfährt der Psychiater Andrej E. Ragin (Anton P. Tsche-chow, *Krankenzimmer Nr. 6*) [russ. Orig., *Palata No. 6*, 1892] die insti-tutionelle Wirklichkeit der Psychiatrie. Nach seiner geistigen Erkrankung wird er in die von ihm zuvor geleitete Anstalt eingeliefert und stirbt an den unmenschlichen Verhältnissen, die er früher nicht bemerkt oder nicht se-hen wollte:

> „Vor Schmerz biß er in das Kissen, er presste die Zähne zusammen, und
> plötzlich schoss ihm inmitten dieses Chaos deutlich ein furchtbarer,
> unerträglicher Gedanke durch den Kopf. Genau den gleichen Schmerz mussten
> jahrelang, tagaus, tagein diese Menschen ertragen, die jetzt beim Mondschein
> wie schwarze Schatten aussahen. Wie konnte es geschehen, dass er über zwanzig
> Jahre nichts gewusst hatte und auch nichts wissen wollte?" (Tschechow 1976,
> S. 75) [1892]

Die beiden gebildeten Hunde Cipión und Berganza (Miguel Cervantes, *Cipión und Berganza*) [span. Orig., *El casamiento engañosa*, 1613], die auf ihrer Suche in der Stadt nach Almosen für das Hospital de la Resurrección „[…] eher Lämmern als Hunden gleichen (que más parecen corderos que perros), während sie im Spital Löwen sind (son leones) und das Haus streng und sorgfältig bewachen (con grande cuidada y vigilancia)'" (de Cervantes 1987, S. 546) [1613], berichten detailliert von Kranken und Besuchern, unter denen sich auch Wissenschaftler und Dichter befinden.

Thomas Bernhard (Thomas Bernhard, *Der Atem*) [1978], erlebt die indi-viduelle und zugleich institutionelle Seite des Sterbens im Krankenhaus. Als vermeintlich Sterbender bereits in den Waschraum abgeschoben, wird er neben einem gerade im Sterben Liegenden, den Tod unmittelbar vor Augen, von dem starken Wunsch erfüllt, weiterzuleben: „Ich wollte leben, alles an-dere bedeutete nichts. Leben, und zwar mein Leben leben, wie und solange ich es will." (Bernhard 1978, S. 20)

Soziale Umwelt

Entscheidend für den Kranken ist seine soziale Umwelt mit unterschiedlichen Beziehungstypen: Gesunde gegenüber Kranken, Kranke gegenüber Gesunden, Kranke gegenüber Kranken, Gesunde gegenüber Gesunden im Blick auf Kranke und Krankheit . Die vier Typen können konstruktiv oder destruktiv, empathisch oder gleichgültig, zustimmend oder ablehnend ausfallen, können physische, psychische, soziale und geistige Ebenen umfassen oder auf eine dieser Dimensionen konzentriert sein.

Der an dem Wahn, aus Glas zu bestehen, erkrankte Jurist Tomás Rodaja (Miguel Cervantes, *Der Lizentiat Vidriera*) [span. Orig., *El licienciado Vidriear*, 1613] erregt mit seinen geistreichen Aussagen und Erkenntnissen „das Staunen der gelehrtesten Männer der Universität und der Professoren der Medizin und der Philosophie (admicióna los más letrados de la Universidad y a los profesores de la medicina y filosofia)" (de Cervantes 1987, S. 271) [1613]. Nach der Heilung durch einen Mönch verliert Rodaja in der Gesundheit seine frühere Vernunft des Wahnsinns und damit zugleich die Bewunderung der gesunden Mitmenschen, muss die geplante juristische Laufbahn aufgeben, tritt in den Kriegsdienst und hinterlässt „bei seinem Tod den Ruf eines klugen und tapfern Soldaten (dejando fama en su muerte de prudente y valentísimo soldado)." (de Cervantes 1987, S. 293) [1613]

Frauen zeigen in literarischen Texten oft auf beispielhafte Weise ihre Liebe in der Pflege und Begleitung ihres kranken und sterbenden Mannes. Rosalie rettet ihren wahnsinnig gewordenen Mann Francoeur (Achim von Arnim, *Der tolle Invalide auf dem Fort Ratonneau*) [1818] unter Gefährdung ihres eigenen Lebens:

„,Ich kenne ihn', sagte die Frau, ,ich will den Teufel beschwören in ihm, ich will ihm Frieden geben, sterben würde ich doch mit ihm, also ist nur Gewinn für mich, wenn ich von seiner Hand sterbe, der ich vermählt bin durch den heiligsten Schwur.'" (von Arnim 1992, S. 50)

Die illegitime Jüdin Pauline de Villenoix (Honoré de Balzac, *Louis Lambert*) [franz. Orig., *Louis Lambert*, 1832/33] steht in grenzenloser Zuneigung und kongenialer Empathie ihrem unheilbar geistig erkrankten Verlobten Louis Lambert bei:

> „Da sie selber fast irrsinnig geworden war (devenue presque folle), war sie erhaben; aber dadurch, daß sie den Irrsinn erklärte und begriff (comprenant, expliquant la folie), fügte sie der Schönheit eines großen Herzens eine Meisterleistung der Liebe hinzu (ajoutait aux beautès d'un grand coeur un chef-d'oeuvre de passion)." (de Balzac 1972, S. 578) [1832/33]

Im Umgang mit Sterbenden herrschen nur zu oft Gleichgültigkeit und Lüge vor. Den Angehörigen des sterbenden Iwan Iljitsch (Tolstoj, *Der Tod des Iwan Iljitsch*) [russ. Orig., *Smert Iwana Iljitscha*, 1886] sind Alltag und Zerstreuungen wichtiger als die Anteilnahme an dem Leiden und den Ängsten des Ehemannes und Vaters. Nur der einfache Bauernjunge Gerasim begegnet seinem sterbenden Herrn mit unmittelbarer Mitmenschlichkeit. „Nur Gerasim log nicht", er allein hat „ganz einfach mit seinem kranken, entkräfteten Herrn Mitgefühl" (Tolstoj 1961, S. 653) [1886] und gewinnt Kraft aus der Einsicht: „Wir alle müssen einmal sterben, warum soll ich nicht was für Sie tun?" (Tolstoj 1961, S. 654) [1886]

Einzigartig in der Literatur ist das diagnostisch-therapeutische Verhältnis zwischen dem Bankvertreter Jarvis Lorry und dem geisteskranken Arzt Manette (Charles Dickens: *Eine Geschichte aus zwei Städten*) [engl. Orig., *A Tale of Two Cities*, 1859]. An dem fiktiven parallelen Schicksal eines Kranken und mit Hinweisen auf Manettes geliebte Tochter bringt Lorry den Arzt dazu, ihm die Ursachen und vor allem die therapeutischen Möglichkeiten seiner Krankheit mitzuteilen: die Vernichtung der Schuhwerkzeuge, da die Herstellung von Schuhen Manette immer wieder in den Wahnsinn getrieben hat und auch weiter zu treiben droht. „Sei es denn – um ihretwillen; ich gebe meine Zustimmung (sanction it)" (Dickens 1987, S. 266) [1859].

Der empathisch-aktive Lorry als ‚Laienarzt' und der geisteskranke Arzt gehen das Wagnis dieser „Therapie" ein, die glücklich ausgeht.

Kranke können ihre Krankheit als Schicksal, als Prüfung verstehen und soziale Zuwendung ablehnen. Das Angebot des Offiziers, den Kontakt mit dem Leprakranken von Aosta nach dem einfühlenden und verständnisvollen Gespräch brieflich fortzusetzen, weist der Leprakranke nach kurzer Überlegung zurück: „Ich darf keine andere Gesellschaft haben als meine eigne, keinen anderen Freund als Gott." (de Maistre 1948, S. 73) [1811]

Kranke können sich auch bemühen, mit ihrer Krankheit und ihrem Sterben Angehörige und Freunde zu schonen und nicht zu sehr zu belasten. Die an Schwindsucht sterbende Lady Brandon (Honoré de Balzac, *Die Grenadière*) [franz. Orig., *La Grenadière*, 1832] verbirgt vor ihren beiden Söhnen das eigene Leiden und ihre Sorgen. Dem älteren Sohn gibt sie später eine Begründung für ihr Verhalten, das sie für die individuelle Lebenskunst für ebenso bedeutsam hält wie für das soziale Zusammenleben:

„‚Mein Sohn', antwortete sie, ‚wir müssen unsere Schmerzen einsargen, damit
die Augen Fremder sie nicht sehen (nous devons ensevelir nos peines aux yeux
des étrangers); denen müssen wir ein lachendes Gesicht zeigen, vor ihnen
niemals von uns selbst sprechen, uns mit ihnen beschäftigen: wenn diese
Lebensregeln im Familienkreis angewandt werden, so sind sie dort eine der
Ursachen des Glücks (ces maximes pratiquées en famille y sont une des causes
du bonheur).'" (de Balzac 1971, S. 641) [1832]

Kranke können ihre gesunden Mitmenschen aber ebenso gefährden. Der kleine Volodja (Fjodor Sologub, *Schatten*) [russ. Orig., *Teni*, 1896] zieht seine Mutter in die wahnsinnige Welt seiner Schattenspiele hinein, in der beide versinken und zugrunde gehen: „In ihren Augen leuchtet der Wahnsinn, der selige Wahnsinn... Und über sie senkt sich die Nacht." (Sologub 1960, S. 66) [1896] Kranke können mit ihrer Krankheit auch Verbrechen ausüben. Die von ihrem Geliebten Alessandro di Francesco della Stufa verlassene Madonna Bianca (Isolde Kurz, *Anno Pestis*) [1890] rächt sich, indem sie ihn mit der eigenen Pest ansteckt und das Ende gemeinsam mit ihm erlebt:

> „Da beugte sie sich zu ihm herab und küsste ihn mit ihren blutlosen Lippen auf die Stirn. Dann setzte sie sich neben ihn auf den Rand des Lagers, und unverwandt in das Gesicht des Sterbenden starrend, wartete sie ruhig wie ein Todesengel auf seine und ihre letzte Stunde." (Kurz 2003, S. 64) [1890]

Verständnis, Anteilnahme und Beistand können sich in besonderer Weise Kranke und Leidende untereinander erweisen. Gefahren oder Gefährdungen sind allerdings nicht ausgeschlossen.

Dass Ida Mancusi (Elsa Morante, *La Storia*) [ital Orig., *La storia*, 1974] selbst an Epilepsie leidet, steigert ihre Fähigkeit, liebevoll und kenntnisreich auf ihren Sohn Useppe einzugehen. Sie erlebt an seinen Anfällen, was sie bei sich selbst in ihren Anfällen wegen ihrer Bewusstlosigkeit nicht erleben kann.

> „Und diesmal sah Ida mit eigenen Augen den *ganzen Anfall* (coi propri occhi all'intera vicenda dell'insulto) vom ersten Augenblick an, da der Schrei ausgestoßen wurde und Useppe, wie von einem mörderischen Raubtier angefallen, zu Boden stürzte." (Morante 1992, S. 478) [1974]

Nach dem Tod ihres Sohnes an einem *status epilepticus* will sie nicht mehr weiterleben: „Ida begann mit ganz leiser, tierhafter Stimme (con una voce bassissima, bestiale) zu klagen; sie wollte der Menschengattung nicht mehr angehören (non voleva piú appartenere alla specie umana)." (Morante 1992, S. 619) [1974]

Der taubstumme John Singer und taubstumme Spiro Antonapoulos (Carson McCullers, *Das Herz ist ein einsamer Jäger*) [engl. Orig., *The heart is a lonely hunter*, 1940] haben zueinander gefunden und in der Freundschaft ihre frühere Einsamkeit überwunden. Nach zehn Jahren muss sich Spiro wegen Affektlabilität in eine psychiatrische Anstalt begeben. John kann die

Trennung nicht ertragen und erschießt sich. „Nichts schien wirklich zu sein – außer den zehn Jahren mit Antonapoulos." (McCullers 1974b, S.12) [1940]

Im „großen Kolloquium über Gesundheit und Krankheit" (Mann 2002, S.677) [1924] wird unter den Lungenkranken auf einem Spaziergang „leicht fiebernd sämtlich, zugleich betäubt vom Gehen und Reden im Höhenfrost, zum Zittern geneigt ohne Ausnahme" (Mann 2002, S.677) [1924] über Gesundheit und Krankheit gestritten. Konträre Auffassungen und unvereinbare Bewertungen stoßen aufeinander. Für den Jesuiten Naphta gehören Krankheiten zum Menschen; „der Mensch sei wesentlich krank, seine Krankheit eben mache ihn zum Menschen." (Mann 2002, S.700) [1924] Der Aufklärer Settembrini, lungenkrank wie Naphta, erkennt dagegen im „Brustkrankengesindel hier oben" nur verwerfliche Seiten – „mit seinem Leichtsinn, seiner Dummheit und Liederlichkeit, seinem Mangel an gutem Willen zur Gesundheit" (Mann 2002, S.680) [1924]. Der Disput der Kranken führt zu keiner Einigung; „das Kolloquium war uferlos" (Mann 2002, S.705) [1924].

Schließlich gehört zu den Beziehungen in der sozialen Welt auch, wie Gesunde untereinander mit Kranken und Sterbenden sowie mit Behinderung, Leiden und Krankheit umgehen. Neben inhumanen Einstellungen und Verhaltensweisen kommt es auch zu überzeugenden Reaktionen. Gesunde können sich einig sein in der Ablehnung von Krankheit und Behinderung und in der Verherrlichung von Schönheit, Jugend und Gesundheit, können sich aber auch für Verständnis und Unterstützung einsetzen.

An der Geburt ihrer taubstummen Tochter Camilla zerbricht die Ehe ihrer Eltern (Alfred de Musset, *Pierre und Camilla*) [franz. Orig., *Pierre et Camille*, 1844], zu abweichend sind ihre Gefühle und Wertvorstellungen, zu schwach ihre Verbindung und Liebe, zu stark die Abneigung des Vaters gegenüber der Behinderung:

„Diese plötzliche stillschweigende Trennung (séparation soudaine et tacite), die bitterer war als eine Scheidung und grausamer als ein schleichender Tod (plus cruelle qu'une mort lente), wurde dadurch verursacht, dass die Mutter ihr Kind trotz seines Unglücks leidenschaftlich liebte, während der Chevalier bei aller seiner Güte und Geduld und mit dem besten Willen sich des Grauens (l'horreur) nicht erwehren konnte, das Gottes auf sein Haupt gekommener Fluch (malédiction de Dieu) ihm einflößte." (de Musset 1965, S. 384)

Harriet (Doris Lessing, *Das fünfte Kind*) [engl. Orig., *The Fifth Child*, 1988] sieht sich angesichts der destruktiven Auswirkungen ihres geistig-seelisch behinderten und physisch aggressiven Sohnes Ben vor ein unlösbares Dilemma gestellt: Rettung des Kindes und Zerstörung der Familie gegenüber Rettung der Familie und Zerstörung des Kindes. Sie entscheidet sich für die Liebe zu ihrem Sohn mit voraussehbaren Konsequenzen, die ihr Mann David klar erkennt: „Wir haben keine Kinder mehr, Harriet. Das heißt, ich habe keine. Und Du hast nur eins (Or, rather, I have no children. You have one child)." (Lessing 1997, S. 207) [1988] Harriet sieht für sich selbst keinen anderen Weg: „Ihre Gedanken liefen quälend im Kreis. Hätte ich ihn sterben lassen, so wären wir alle, so viele Menschen, glücklich geworden, aber ich habe es einfach nicht fertiggebracht, und deshalb… (but I could not do it, and therefore…)." (Lessing, Anm. 85, S. 217) [1988]

Symbolik

Literatur ist kein medizinischer Text und auch keine Wiedergabe der Realität; Literatur ist nie nur Darstellung, sondern immer auch Deutung, verbindet Seinsurteile mit Werturteilen. Die fiktionale Welt ist ausgespannt zwischen Phänomen und Symbol – ein Spektrum, das auch vom Kranken und seinen Angehörigen, ebenfalls von Ärzten und Pflegepersonen wahrgenommen werden kann.

Solschenizyns *Krebsstation* beschreibt nicht nur Patienten, Ärzte, Pflege und Therapie eines Krankenhauses, die *Krebsstation* wird zu einer Metapher für Russland und schlechthin die Welt. Thomas Manns *Zauberberg* ist ebenfalls weit mehr als ein Lungensanatorium in Davos um 1900, steht viel mehr für das bürgerliche Leben vor dem Ersten Weltkrieg. Alle gesunden Personen in Musils Roman *Der Mann ohne Eigenschaften* sind auf jeweils spezifische Weise mit ihren Gedanken und ihrem Verhalten mit dem geisteskranken Sexualverbrecher Moosbrugger verbunden, tragen sein abgründiges Wesen in sich, lenken den Blick auf tiefe Zusammenhänge von Normalität und Abnormität, Schuld und Strafe, Gesundheit und Krankheit. „Wenn die Menschheit als Ganzes träumen könnte, müsste Moosbrugger entstehen." (Musil 1952, S. 76)

Der bei der Vergewaltigung durch einen deutschen Soldaten gezeugte Useppe (Elsa Morante, *La Storia*) [ital. Orig., *la storia*, 1974] wird, da er die Leiden der ihn umgebenden Welt gleichsam auf sich nimmt, zur Christusfigur. „Im dunklen Flur lag Useppes Körper mit ausgebreiteten Armen (con le braccia spalancate), wie immer nach seinen Anfällen." (Morante 1992, S. 618) [1974] Der epileptische Toby und seine geisteskranke Schwester Daphne (Janet Frame, *Wenn Eulen schrein*) [engl. Orig., *Owls do Cry*, 1957] leiden individuell und zugleich stellvertretend für alle Menschen am „Riß (crevice)" (Frame 1988, S. 226) [1957] der Welt.

Pest, Syphilis und Schwindsucht sind verbreitete Metaphern für Menschen, Gedanken, Gefühle, Verhalten, für Tiere, Pflanzen, selbst Landschaften und Gebäude. Lepra kann als Folge für Sünde verstanden werden, erscheint als Organ der Gottheit oder diese selbst, manifestiert die tierische Natur des Menschen und steht für vergangene oder untergehende Epochen und Kulturen. Lepra wird von der Zivilisation verdrängt, der moderne Mensch erkrankt nicht an Lepra.

Metaphorik und Symbolik der Krankheit und des Kranken, des Arztes und seiner Therapie, der medizinischen Institution und sozialen Umwelt lassen Bedeutungen jenseits von Physiologie, Psychosomatik und Psychologie sichtbar werden, die vom Kranken ebenfalls empfunden werden, die ihn belasten, ihm aber auch helfen können, seine Krankheit zu akzeptieren, ihr einen Sinn zu geben.

Perspektiven

Die Welt der Medizin erscheint umfassend im Medium der Literatur der Neuzeit. Kranker und Krankheit, Arzt und Therapie finden bereits in der Antike und auch während des Mittelalters in literarischen Texten Beachtung – in der *Ilias* und *Odyssee* von Homer, in griechischen Tragödien und Komödien, in *Der arme Heinrich* von Hartmann von Aue und anderen Legenden des Mittelalters.

Literatur bietet nach der Überzeugung von Schriftstellern, Medizinern und Philosophen einzigartige Möglichkeiten zum Verständnis der Realität. Der Philosoph Georg Wilhelm Friedrich Hegel schätzt die Erkenntniskraft der Kunst gegenüber der Wissenschaft hoch ein: „Die harte Rinde der Natur und gewöhnlichen Welt machen es dem Geiste saurer zur Idee durchzudringen als die Werke der Kunst." (SW 12, S.13)

Lesen (Bibliotherapie) und Schreiben (Graphotherapie) besitzen Heilkraft, können zu einer Hilfe im Umgang mit Behinderung, Leiden, Krankheit und Sterben werden. Madame St. (Samuel Warren, *Cancer*) [1830] gewinnt während der schmerzhaften und in jener Zeit noch ohne Anästhesie durchgeführten Brustamputation Trost und Kraft durch die Lektüre von Liebesbriefen ihres Mannes, dem sie aus Rücksicht auf seine Empfindungen und Sorgen den Eingriff verschwiegen hat. „Her eyes continued revited, in one long burning gaze of fondness, on the beloved handwriting of her husband; and she moved not a limb, nor uttered than an occasional sigh, during the whole of the protracted and painful operation." (Warren 1831, S.49) Malone (Carson McCullers, *Uhr ohne Zeiger*) [engl. Orig., *Clock without Hands*, 1961] stößt im Krankenhaus auf Sören Kierkegaards Schrift *Die Krankheit zum Tode* [1849] und ist besonders von einem Satz fasziniert: „*Die größte Gefahr – sein Ich zu verlieren (The greatest danger, that of losing one's own selfs) – kann sich so still vollziehen, als wäre es nichts.*" (McCullers 1974a, S.138) [1961]

Literatur, Realität und Medizin sind auf vielfältige Weise aufeinander bezogen, hängen zusammen und unterscheiden sich gleichermaßen. Fjodor

Dostojewskij spricht der Literatur in dieser Hinsicht einen ausgezeichneten Status zu:

> „In der Regel schildern die Schriftsteller in ihren Romanen und Novellen nur solche Typen der Gesellschaft, die es in Wirklichkeit nur äußerst selten in so vollkommenen Exemplaren gibt, wie die Künstler sie darstellen, die aber als Typen nichtsdestoweniger fast noch wirklicher als die Wirklichkeit sind."

(Dostojewskij 1963, S. 705) [1868/69]

Literatur entsteht aus Realität und beeinflusst Realität. Quellen der Erzählungen und Romane sind neben dichterischer Phantasie und literarischen Vorbildern Erfahrungen der Wirklichkeit. Bei Marcel Proust taucht der reale Pathologe und Chirurg Paul Georges Dieulafoy (1839–1911) in dem Roman *Auf der Suche nach der verlorenen Zeit* auf. Émile Zola orientiert die Figur des Doktor Pascal der Rougon-Macquart Familie an dem Physiologen Claude Bernard (1813–1878). Virginia Woolf wird zu den Ärzten Bradshaw und Holmes (Virginia Woolf, *Mrs. Dalloway*) [1925] vor allem von den Ärzten Theophilus Bulkeley Hyslop (1863–1933), Maurice Craig (1866-1935), George Henry Savage (1842–1921) und Henry Head (1861–1940) angeregt. Thomas Mann lässt sich bei Hofrat Behrens (Thomas Mann, *Der Zauberberg*) [1924] von dem Mediziner und Leiter des Waldsanatoriums in Davos Friedrich Jessen (1865–1935) inspirieren. Hermann Hesse gibt in einem menschlichen und verständnisvollen Arzt (Hermann Hesse, *Haus zum Frieden. Aufzeichnungen eines Herrn im Sanatorium*) [1910] zugleich ein Bild des Arztes Albert Fraenkel (1864–1938) wieder.

Literatur unterscheidet sich von der Realität, besitzt eine eigene Seinsweise und muss verstanden und interpretiert werden können ohne jede Kenntnis biographischer und sozialhistorischer Zusammenhänge.

Literatur – wie alle Künste – übersteigt jede Therapie im biologisch-medizinischen Sinn, öffnet eine diesseitige Überzeitlichkeit oder ‚immanente Transzendenz‘, die – neben der Transzendenz des Glaubens und der

Immanenz des Lebens – den Menschen mit seiner Endlichkeit, mit seiner Krankheit und seinem Tod zu versöhnen vermag. Literatur kann zu einer ‚humanen' Humanmedizin oder Medizin als ‚Medical Humanities' beitragen, ihre Darstellungen und Deutungen müssen allerdings berücksichtigt und aufgenommen werden – und nicht nur von Literaturwissenschaftlern, Medizinhistorikern und Medizinethikern.

Endnoten

1 S. hierzu die fünfbändige Reihe *Medizin in der Literatur der Neuzeit*: Engelhardt (2018); Engelhardt (2021); die Bibliographie der internationalen und interdisziplinären Forschung umfasst 17.000 Titel von über 12.000 Autoren (Bd. 2); der fünfte Band umfasst 3.250 Titel von Romanen und Erzählungen von mehr als 1.300 Schriftstellern sowie ein thematisches Register der Krankheiten und medizinischen Disziplinen.

2 S. de Cervantes (1987), S. 549–627.

Literatur

Arnim, Achim von. 1992. *Sämtliche Erzählungen, 1818–1830*. Bd. 4. Hrsg. von Renate Moering. Frankfurt am Main: Deutscher Klassiker Verlag.

Arnim, Achim von. 1992. Der tolle Invalide auf Fort Ratonneau [1818]. In: *Sämtliche Erzählungen, 1818–1830*. Bd. 4, hrsg. von Renate Moering, S. 32–55. Frankfurt am Main: Deutscher Klassiker Verlag.

Assis, Machado de, Joaquim Maria und Curt Meyer-Clason. 1978. *Der Irrenarzt. Erzählung*. Frankfurt am Main: Suhrkamp. [Port. Orig. *O alienista* 1882]

Balzac, Honoré de. 1972. Das Chagrinleder. In: *Die menschliche Komödie*. Bd. 11, hrsg. und eingel. von Ernst Sander, S. 7–284. München: Goldmann. [Franz. Orig., *La peau de chagrin*, 1831]

Balzac, Honoré de. 1972. Die Grenadière. In: *Die menschliche Komödie*. Bd. 11, hrsg. und eingel. von Ernst Sander, S. 625–651. München: Goldmann. [Franz. Orig., *La Grenadière*, 1832]

Balzac, Honoré de. 1972. Louis Lambert. In: *Die menschliche Komödie*. Bd. 11, hrsg. und eingel. von Ernst Sander, S. 471–593. München: Goldmann. [Franz. Orig., *Louis Lambert*, 1832/33]

Balzac, Honoré de. 1972. *Die menschliche Komödie*. Bd. 11. Hrsg. und eingel. von Ernst Sander. München: Goldmann.

Bernhard, Thomas. 1978. *Der Atem. Eine Entscheidung*. Salzburg: Residenz.

Buzzati, Dino. 1984. Haus mit den sieben Stockwerken. In: *Das Haus mit den sieben Stockwerken. 11 Erzählungen*, übers. von Antonio Luigi, S. 7–32. München: Nymphenburger.

Buzzati, Dino. 1984. *Das Haus mit den sieben Stockwerken. 11 Erzählungen*. Übers. von Antonio Luigi. München: Nymphenburger.

Camus, Albert. 1972. *Die Pest*. Stuttgart: Europäische Bildungsgemeinschaft. [Franz. Orig., *La Peste*, 1947]

Cervantes, Miguel de. 1987. Die betrügliche Heirat. In: *Die Novellen*, übers. von Konrad Thorer, S. 532–548. Frankfurt am Main: Insel. [Span. Orig., *El casamiento engañosa*, 1613]

Cervantes, Miguel de. 1987. Gespräch zwischen Cipión und Berganza. In: *Die Novellen*, übers. von Konrad Thorer, S. 549–627. Frankfurt am Main: Insel. [Span. Orig., *El colloquio de dos perros*, 1613]

Cervantes, Miguel de. 1987. Der Lizentiat Vidriera. In: *Die Novellen*, übers. von Konrad Thorer, S. 261–293. Frankfurt am Main: Insel. [Span. Orig., *El licenciado Vidriera*, 1613]

Cervantes, Miguel de. 1987. *Die Novellen*. Übers. von Konrad Thorer. Frankfurt am Main: Insel.

Dickens, Charles. 1987. *Eine Geschichte aus zwei Städten*. Mit Illustrationen von Phiz und einem Nachwort von Harald Keller. Frankfurt am Main: Insel. [Engl. Orig., *A Tale of Two Cities*, 1859]

Dickens, Charles. 1975. Die Hospitalpatientin. In: *Londoner Skizzen*, übers. von Helmut Roberts, S. 315–322. München: Winkler. [Engl. Orig., *The Hospital Patient*, 1836]

Dickens, Charles. 1975. *Londoner Skizzen*. Übers. von Helmut Roberts. München: Winkler.

Dostojewskij, Fjodor M. 1964. *Aufzeichnungen aus einem Totenhaus und drei Erzählungen*. Übers. von E. K. Rahsin. München: Piper.

Dostojewskij, Fjodor M. 1964. Aufzeichnungen aus einem Totenhaus. In: *Aufzeichnungen aus einem Totenhaus und drei Erzählungen,* übers. von E. K. Rahsin, S. 7–432. München: Piper. [Russ. Orig., *Zapiski is mjortvogo doma*, 1861/62]

Dostojewskij, Fjodor M. 1963. *Der Idiot*. Übers. von Arthur Luther. München: Winkler. [Russ. Orig., *Idiot*, 1868/69]

Engelhardt, Dietrich von. 2021. *Medizin in der Literatur der Neuzeit. Bibliographie der Forschung*. 2., erw. Aufl. Bd. 2. Heidelberg: Mattes.

Engelhardt, Dietrich von. 2018. *Medizin in der Literatur der Neuzeit*. Bd. 1–5. Heidelberg: Mattes.

Faulkner, William. 1956. *Schall und Wahn. Roman*. Übers. von Helmut M. Braem. Zürich: Fretz und Wasmuth. [Engl. Orig., *Sound and Fury*, 1929]

Frame, Janet. 1988. *Wenn Eulen schrein*. Frankfurt am Main: Suhrkamp. [Engl. Orig., *Owls do Cry*, 1957]

Gard, Roger Martin du. 2003. *Die Thibaults*. Übers. von Eva Renner-Mertens. München: dtv. [Franz. Orig., *Les Thibaults*, 1922–30]

Garschin, Wsewolod. 1989. *Erzählungen*. Übers. von Valerian Tornius. Frankfurt am Main: Insel.

Garschin, Wsewolod. 1989. Die rote Blume. In: *Erzählungen*, übers. von Valerian Tornius, S. 59–85. Frankfurt am Main: Insel. [Russ. Orig., *Krasnyi cvetok*, 1883]

Goethe, Johann Wolfgang von. 1967. Goethes Werke. 8. Aufl. Bd. 2. Hrsg. von Erich Trunz. Hamburg: Wegner.

Goethe, Johann Wolfgang von. 1967. West-Östlicher Divan. In: *Goethes Werke*. 8. Aufl. Bd. 2, hrsg. von Erich Trunz, S. 7–270. Hamburg: Wegner.

Gogol, Nikolai. 1975. Altväterliche Gutsbesitzer. In: *Sämtliche Erzählungen*, übers. von Josef Hahn, S. 275–302. Stuttgart: Parkland. [Russ. Orig., *Staroswetskije pomeschtschiki*, 1835]

Gogol, Nikolai. Aufzeichnungen eines Wahnsinnigen. 2009. In: *Die schönsten Erzählungen*, übers. von Georg Schwarz, S. 145–178. Berlin: Aufbau. [Russ. Orig., *Zapiski summassedsego*, 1835]

Gogol, Nikolai. 1975. *Sämtliche Erzählungen*. Übers. von Josef Hahn. Stuttgart: Parkland.

Gogol, Nikolai. 2009. *Die schönsten Erzählungen*. Übers. von Georg Schwarz. Berlin: Aufbau.

Hegel, Georg Wilhelm Friedrich. 1964. *Sämtliche Werke*. 4. Aufl. d. Jubiläumsausg. (= SW 12) Bd. 12. Neu hrsg. von Hermann Glockner. Stuttgart-Bad Cannstatt: Frommann.

Hesse, Hermann. 1965. Haus zum Frieden. Aufzeichnungen eines Herrn im Sanatorium. In: *Prosa aus dem Nachlass*, hrsg. von Ninon Hesse, S. 377–378. Frankfurt am Main: Suhrkamp. [1910]

Huxley, Aldous. 1987. *Schöne neue Welt. Wiedersehen mit der Schönen neuen Welt*. 4. Aufl. Übers. von Herberth E. Herlitschka. München: Piper. [Engl. Orig., *Brave New World* 1932; *Brave New World Revisited*, 1958]

James, Henry. 1962. *Die Flügel der Taube*. Köln und Berlin: Kiepenheuer und Witsch. [Engl. Orig., *The Wings of the Dove*, 1902]

Kurz, Isolde. 2003. Anno Pestis [1890]. In: *Ein Splitter vom Paradies. Erzählungen und Erinnerungen aus dem Florenz der Jahrhundertwende*, hrsg. von Gisela Schlientz, S. 47–65. Stuttgart: Hohenheim.

Kurz, Isolde. 2003. *Ein Splitter vom Paradies. Erzählungen und Erinnerungen aus dem Florenz der Jahrhundertwende*. Hrsg. von Gisela Schlientz. Stuttgart: Hohenheim.

Lessing, Doris. 1997. *Das fünfte Kind*. Hamburg: btb. [Engl. Orig., *The Fifth Child*, 1988]

Maistre, Xavier de. 1948. *Le Lépreux de la cité d'Aoste. Der Aussätzige von Aosta. Eine Erzählung*. Französisch-deutsch. Übers. von Joachim Klippel. Ulm: Aegis. [Franz. Orig., *Le lépreux de la cité d'Aoste*, 1811]

Mann, Thomas. 1983. *Gesammelte Werke. Joseph und seine Brüder*. Hrsg. von Peter de Mendelssohn. Bd. 1. Frankfurt am Main: Fischer.

Mann, Thomas. 2002. *Der Zauberberg*. Frankfurt am Main: S. Fischer. [1924]

Maugham, William Somerset. 1972. *Der Menschen Hörigkeit*. Übers. von Mimi Zoff und Susanne Feigl. Zürich: Diogenes. [Engl. Orig., *Of Human Bondage*, 1915]

McCullers, Carson. 1974a. *Das Herz ist ein einsamer Jäger*. Übers. von Susanna Rademacher. Zürich: Diogenes. [Engl. Orig. *The heart is a lonely hunter*, 1940]

McCullers, Carson. 1974b. *Uhr ohne Zeiger*. Übers. von Elisabeth Schnack. Zürich: Diogenes. [Engl. Orig., *Clock without Hands*, 1961]

Moore, Jeffrey. 2006. *Die Gedächtniskünstler*. Übers. von Klaus Modick. Frankfurt am Main: Eichborn. [Engl. Orig., *The Memory Artists*, 2004]

Morante, Elsa. 1992. *La storia*. Übers. von Hannelise Hinderberger. München: Piper. [Ital. Orig., *La storia*, 1974]

Musil, Robert. 1952. *Der Mann ohne Eigenschaften*. Hamburg: Rowohlt.

Musset, Alfred de. 1965. Pierre und Camille. In: *Sämtliche Novellen und Erzählungen*, übers. von Alice Seiffert, S. 378–432. Leipzig: Dieterich. [Franz. Orig., *Pierre et Camille*, 1844]

Musset, Alfred de. 1965. *Sämtliche Novellen und Erzählungen*. Übers. von Alice Seiffert. Leipzig: Dieterich.

Pasternak, Boris. 1964. *Doktor Schiwago*. Übers. von Reinhold von Walter und Rolf-Dietrich Keil. Frankfurt am Main und Hamburg: S. Fischer. [Russ. Orig., *Doktor Živago*, 1957]

Parker Willis, Nathaniel. 1846. The complete works of N. P. Willis. New York: J. S. Redfield, Clinton Hall.

Parker Willis, Nathaniel. 1846. The Madhouse of Palermo (1836). In: *The complete works of N. P. Willis*, S. 457–460. New York: J. S. Redfield, Clinton Hall.

Paul, Jean. 2000. Dr. Katzenbergers Badereise. In: *Sämtliche Werke. Abteilung I.* 6., korr. Aufl., Bd. 6, hrsg. von Norbert Miller, S. 77–363. Darmstadt: Wissenschaftliche Buchgesellschaft.

Paul, Jean. 2000. Komischer Anhang zum Titan [1800–1803]. In: *Sämtliche Werke. Abteilung I.* 6., korr. Aufl., Bd. 6, hrsg. von Norbert Miller, S. 830–1010. Darmstadt: Wissenschaftliche Buchgesellschaft.

Paul, Jean. 2000. *Sämtliche Werke. Abteilung I.* Hrsg. von Norbert Miller. 6., korr. Aufl. Bd. 6. Darmstadt: Wissenschaftliche Buchgesellschaft.

Plath, Sylvia. 1982. *Die Glasglocke*. Übers. von Christian Grothe. Frankfurt am Main: Suhrkamp. [Engl. Orig., *The Bell Jar*, 1963]

Proust, Marcel. 1975. *Auf der Suche nach der verlorenen Zeit*. Bd. 5. Übers. von Eva Rechel-Mertens. Frankfurt am Main: Rütten und Loenig. [Franz. Orig., *A la recherche du temps perdu*, 1913–27]

Rhys, Jean. 1985. *Adieu Marcus, adieu Rose. Erzählungen*. Bd. 3. Übers. von Grete Felten und Benjamin Schwarz. München: Rogner und Bernhard.

Rhys, Jean. 1985. Außerhalb der Maschine. In *Adieu Marcus, adieu Rose. Erzählungen*.
Bd. 3, übers. von Grete Felten und Benjamin Schwarz, S. 228–259. München: Rogner
und Bernhard. [Engl. Orig., *Out of the Machine*, 1960]

Sartre, Jean-Paul. 1982. *Der Ekel. Die Wand. Fünf Erzählungen*. Übers. von Uli Aumüller.
Berlin: Aufbau.

Sartre, Jean-Paul. 1982. Das Zimmer. In: *Der Ekel. Die Wand. Fünf Erzählungen*,
übers. von Uli Aumüller, S. 334–365. Berlin: Aufbau. [Franz. Orig., *La chambre*, 1939]

Söderberg, Hjalmar. 1966. *Doktor Glas*. Übers. von Günter Dallmann. Frankfurt am Main:
Suhrkamp. [Schwed. Orig., *Doktor Glas*, 1905]

Sologub, Fjodor. 1960. *Meisternovellen*. Übers. von Alexander Eliasberg. Zürich: Manesse.

Sologub, Fjodor. 1960. Schatten. In: *Meisternovellen*, übers. von Alexander Eliasberg,
S. 24–66. Zürich: Manesse. [Russ. Orig., *Teni*, 1896]

Solschenizyn, Alexander. 1968. *Krebsstation*. Bd. 2. Übers. von Christiane Auras,
Agathe Jais u.a. Reinbek bei Hamburg: Rowohlt. [Russ. Orig., *Rakovyj Korpus*, 1968]

Storm, Theodor. 1988. Ein Bekenntnis. In: *Sämtliche Werke. Novellen, 1881–1888*,
hrsg. von Karl Ernst Laage, S. 580–633. Frankfurt am Main: Deutscher Klassiker Verlag.

Storm, Theodor. 1988. *Sämtliche Werke. Novellen 1881–1888*. Hrsg. von Karl Ernst Laage.
Frankfurt am Main: Deutscher Klassiker Verlag.

Tobino, Mario. 1990. *Le libere donne di magliano*. Milano: Mondadori. [1953]

Tolstoj, Lev Nikolaevič. 1961. *Sämtliche Erzählungen*. Hrsg. von Gisela Drohla. Frankfurt
am Main: Insel.

Tolstoj, Lev Nikolaevič. 1961. Der Tod des Iwan Iljitsch. In: *Sämtliche Erzählungen*,
hrsg. von Gisela Drohla, S. 603–678. Frankfurt am Main: Insel. [Russ. Orig., *Smert
Iwana Iljitscha*, 1886]

Tschechow, Anton P. 1976. *Krankenzimmer Nr. 6*. Übers. von Ada Knipper und Gerhard
Dick. Hrsg. und mit Anm. versehen von Peter Urban. Zürich: Diogenes. [Russ. Orig.,
Palata No. 6, 1892]

Wallace, Lewis. 1981. *Ben Hur*. Übers. von Alfred Moeller. München: Goldman.
[Engl. Orig., *Ben-Hur. A Tale of the Christ*, 1880]

Warren, Samuel. 1831. *Affecting Scenes. Being Passages from the Diary of a Physician*.
New York: J & J. Harper.

Warren, Samuel. 1831. Cancer. *Affecting Scenes. Being Passages from the Diary of a
Physician*, S. 44–50. New York: J & J. Harper.

Wieland, Christoph Martin. 1984. Euthanasia. Drey Gespräche über das Leben nach
dem Tod [1805]. In: *Sämtliche Werke*. Bd. 12, hrsg. von der *Hamburger Stiftung zur
Förderung von Wissenschaft und Kultur* Jan Philipp Reemtsma, in Zusammenarbeit mit
dem *Wieland-Archiv*, Biberach a.d. Riß und Dr. Hans Radspieler, S. 1–264.
Nördlingen: Creno.

Wieland, Christoph Martin. 1984. *Sämtliche Werke*. Bd. 12. Hrsg. von der *Hamburger
Stiftung zur Förderung von Wissenschaft und Kultur* Jan Philipp Reemtsma, in
Zusammenarbeit mit dem *Wieland-Archiv*, Biberach a.d. Riß und Dr. Hans Radspieler,
Neu-Ulm. Nördlingen: Creno.

Woolf, Virginia. 1964. *Mrs. Dalloway*. Übers. von Herberth Herlitschka und Marlys
Herlitschka. Frankfurt am Main: S. Fischer. [Engl. Orig., *Mrs. Dalloway*, 1925]

Zola, Émile. 1970. *Doktor Pascal Roman*. Übers. von Trude Fein. Zürich: Manesse.
[Franz. Orig., *Docteur Pascal*, 1893]

Narrative Medizin. Für mehr Menschlichkeit in der Medizin*

Florian Steger

Auf den ersten Blick mag man meinen, Literatur und Medizin hätten einander wenig zu sagen. Die moderne Medizin ist in erster Linie ein biowissenschaftliches und hochtechnisiertes Unterfangen, das wenig Nähe zu einem künstlerischen Schaffen aufweist. Sieht man aber genauer hin, zeigt sich, dass der Medizin ein narratives Element innewohnt. In der Kommunikation zwischen Patientin oder Patient und Behandelnden spielen Erzählungen eine zentrale Rolle. Zugleich geht es in der Medizin um Fragen, die das Menschsein als solches berühren: Geburt, Gesundheit, Krankheit, Leiden, Schmerz, und Tod. Hierbei handelt es sich um alltagsweltliche Erfahrungen, die auch in der Literatur thematisiert werden. Zudem werden auch Erlebnisse und Erfahrungen mit der Medizin als gesellschaftlichem Teilbereich, also die Begegnung mit den Akteuren und Institutionen, literarisch wie künstlerisch thematisiert und bearbeitet.[1] Seit der Antike gab es Ärztinnen und Ärzte, die sich literarisch betätigten und Schriftstellerinnen wie Schriftsteller, die sich mit medizinischen Themen befassten.[2] Diesen Berührungspunkten und Wechselwirkungen zwischen Medizin und Literatur wird im Folgenden nachgegangen: Zunächst wird ein Blick auf die moderne, naturwissenschaftlich fundierte Medizin geworfen, aber auch die anthropologische Kritik an dieser thematisiert. In einem weiteren Schritt ist das Konzept der *Medical Humanities* Gegenstand. Anschließend wird anhand von ausgewählten literarischen Beispielen die Funktion von Literatur und Medizin beschrieben. In weiterer

© Der/die Autor(en), exklusiv lizenziert an
Springer-Verlag GmbH, DE, ein Teil von Springer Nature 2024
M. B. Wagner-Pischel (Hrsg.), *Heilkraft der Literatur*,
https://doi.org/10.1007/978-3-662-70039-6_6

Folge wird der Frage nachgegangen, wer die Literatur in diesem Wechsel-verhältnis schafft. Abschließend wird für eine Stärkung der so verstandenen Medical Humanities in Deutschland plädiert.

Naturwissenschaftliche Medizin

In der griechischen Antike werden mit dem Corpus Hippocraticum nicht mehr göttliche Gesundheits- und Krankheitskonzepte verfolgt, sondern es wird nach natürlichen Ursachen für die Wahrung von Gesundheit und die Entstehung von Krankheit gefahndet.[3] Die Natur bringt respektive natürliche Ursachen sorgen für Gesundheit und Krankheit. Es waren dies Naturanalogien, die von kosmologischen und anthropologischen Vorstellungen gleichermaßen geprägt waren. Mit der naturwissenschaftlichen Revolution vollzog sich dann ein pa-radigmatischer Schritt, der sich als eine Abwendung von der Humoralpatho-logie und eine Hinwendung zum Experiment und damit zu einem naturwis-senschaftlichen Verstehen beschreiben lässt. Seit den 1830er Jahren kann man *cum grano salis* davon ausgehen, dass in der Medizin ein naturwissenschaftliches Gesundheits- und Krankheitskonzept bestimmend war. Dieser auf Zell-Zell-Kontakte, in der Folge dann molekular ausgerichteter Blick prägt bis heute die moderne Medizin. Man denke nur an die umfangreichen Forschungen zu Signaltransduktionsmechanismen in der Molekularen Medizin.

In der Vormoderne bestand ein umfassendes, an der Diätetik orientiertes und von der Humoralpathologie geprägtes Verständnis von Gesundheit und Krankheit. Diätetik ist hier als *modus vivendi* (life style) anzusehen.[4] Galens Schrift *De sanitate tuenda* ist hier zentral.[5] Es wurde großer Wert auf die Umwelt gelegt, so gibt es in der Schriftengruppe des Corpus Hippocraticum mit „De aere, aquis, locis" eine eigene Abhandlung, die diesen Zusammen-hang zum Gegenstand hat. Dieser Gedanke, die Umweltbeziehungen in das Verständnis von Gesundheit und Krankheit einzubeziehen, hat in den mo-dernen Biowissenschaften im Grunde im Konzept der Epigenetik wieder Einzug gehalten. In einem solchen umfassenden Verständnis von Gesundheit und Krankheit war der beste Arzt zugleich Philosoph, wofür der griechische Begriff *iatrophilosophos* (ιατροφιλόσοφος) steht. Galen hat hierzu nähere Ausführungen in seiner Abhandlung *Quod optimus medicus* gemacht, die gerade auch für die Medical Humanities von zentraler Bedeutung sind.[6] Vielfach wird heute wieder nach einem philosophischen Grundlagenstudium (Philosophicum) der Medizin verlangt.[7]

Philosophie meinte vor allem auch epikureische Lebenswirklichkeit. Die in der griechischen Antike begründete und in der Geschichte weiter entwickelte Humoralpathologie wird dann schließlich von der Solidarpathologie zu verdrängen gesucht, allerdings ohne Erfolg. Zu komplex und facettenreich waren die Ansätze. Erinnert sei schlaglichtartig an die wesentlichen Konzeptionen des 17. Jahrhunderts und deren prominente Vertreter: Iatrochemie (Thomas Willis, 1621–1675), Iatrophysik (Friedrich Hoffmann, 1660–1742), Iatrodynamik (Georg E. Stahl, 1659–1734) und Iatromorphologie (Giovanni Morgagni, 1682–1771). Um 1800 greift dann Christoph Wilhelm Hufeland (1762–1836) die Diätetik in seiner *Makrobiotik oder Die Kunst das menschliche Leben zu verlängern* [1795] wieder auf, wenn er Gesundheit, Fitness und Diät als zeitlose Trias herausstellt. Hufeland ist bekanntlich für die Literaturgeschichte prägend gewesen. Abgelöst wird diese auf Säften beruhende Konzeption (Humoralpathologie) nach mehr als 2000 Jahren kulturhistorischem Bestand durch die vollzogene naturwissenschaftliche Wende in der Medizin, welche mit dem Berliner Pathologen und Sozialpolitiker Rudolf Virchow (1821–1902) und seiner *Cellularpathologie* [1858] als durchgesetzt anzusehen ist. In der naturwissenschaftlich ausgerichteten Medizin wurden quantifizierte Befunde erhoben, und kranke Menschen wurden anhand ihrer Messwerte verglichen. Damit einher ging ein reduktionistisches Verständnis von Mensch, das nach einer holistischen Erweiterung verlangte. Das Experiment wurde eingeführt, und natürliche Prozesse im Körper wurden als kausal erklär- und vorhersagbar verstanden. Zugleich kamen Fragen auf, wie mit dem dann unerklärbar Bleibendem künftig umzugehen sei.[8]

Kritik an naturwissenschaftlicher Medizin

Diese Ausrichtung auf die Zelle und später auf die molekularen Strukturen bedeutete zugleich, dass immer stärker fokussiert und reduziert wurde. Zellularstrukturebenen und Molekularstrukturen traten in den Vordergrund. Letztlich gerät der Mensch in Gefahr, wenn das Ganze aus dem Blick verloren wird. Im Fokus standen künftig und stehen bis heute zum großen Teil biowissenschaftliche Mechanismen, die weniger auf die sozialen Dimensionen des Menschseins abheben: Das Anthropologische droht so auf der Strecke zu bleiben. Individuelles Leiden kann nun einmal nicht vollumfänglich durch Messwerte erfasst werden. So fehlen die persönlichen Wertvorstellungen und Wahrnehmungen, nicht zuletzt die Erzählungen von Krankheitserfahrungen. Es fehlt eine anthropologische Dimension der Medizin. Diese Entwicklung weg vom Ganzen hin zum Speziellen, stark Fokussiertem und damit auch Reduktionistischem hat sich mit der Wende zur Zellularpathologie vollzogen. In diesem Zusammenhang wird daher oft von einer individualisierten Medizin gesprochen.[9] Gemeint ist eine biologisch stratifizierte Medizin, die durch Kohortenbildung beziehungsweise Zuordnung definiert ist. Diese Form der individualisierten Medizin setzte spätestens Mitte des 19. Jahrhunderts ein. Aber auch heute wird die individualisierte Medizin thematisiert. Große Erwartungen werden durch die Präzisionsmedizin geschürt. So versteht man darunter in erster Linie eine pharmakogenetische Forschungsrichtung, die auf individuell maßgeschneiderte Therapieansätze oder auf die prognostische Ermittlung eines individuellen Risikoprofils zielt. Eine an den individuellen Bedürfnissen des einzelnen Patienten ausgerichtete Handlungswissenschaft ist damit nicht gemeint. Zu einer Individualität im vollen Sinn gehört auch der Aspekt der Personalität. Dieser wird von der angesprochenen individualisierten Medizin aber nicht erfasst.

Die Tendenz zu einer stets zunehmenden Spezialisierung ist auch im 19. Jahrhundert nicht unwidersprochen geblieben. Ernst Schweninger (1850–1924), der Leibarzt Otto von Bismarcks (1815–1898), bringt es mit folgenden

Worten auf den Punkt: „Die Wissenschaft des Arztes tötet seine Humanität" (Schweninger 1906, S. 45–46). In diesem Zusammenhang nimmt es nicht wunder, dass die Anthropologische Schule Heidelbergs – um zwei prominente Namen zu nennen: Viktor von Weizsäcker (1886–1957) und Karl Jaspers (1883–1969) – in gewisser Weise als Antipode zur spezialisierten Medizin – oder verbindlicher ausgedrückt als notwendige Erweiterung und Ergänzung – hierzu die anthropologische Medizin entwickelt hat. In der Heidelberger anthropologischen Tradition stehen subjektives Erleben und Erfahren (pathisches Moment) und die soziale Dimension von Krankheit (Technikkritik) im Mittelpunkt.[10] Karl Jaspers widmet diesem Thema in seiner *Allgemeinen Psychopathologie* ein eigenständiges Kapitel: „Stellungnahme des Kranken zur Krankheit" (Jaspers 1913, S. 345–356). Am Beispiel der psychischen Erkrankung untersucht Jaspers das jeweils unterschiedliche Erleben von Krankheit für den Patienten und den Arzt. Jaspers sieht in der Fähigkeit des Arztes, die Perspektive des Patienten einnehmen zu können, den Schlüssel zu einer verstehenden Medizin. Eine der Ulmer Gründungsprofessoren Thure von Uexküll (1908–2004) hat dann von einer integrierten Medizin gesprochen.[11]

Es braucht noch viele Jahre, bis es schließlich 1977 zu der wichtigen Arbeit in der Zeitschrift *Science* von George L. Engel (1913–1999) kommt, in welcher für das Verstehen von Gesundheit und Krankheit ein biopsychosoziales Modell eingefordert wird.[12] Auch wenn diese Arbeit und das Plädoyer für ein biopsychosoziales Modell Einlass in viele Vorlesungen und Bücher gefunden hat, sollte dies nicht über die tatsächliche Handlungspraxis in der modernen Medizin hinwegtäuschen: *De facto* sind wir heute (noch) weit von einer Integration verstehender Ansätze in beschreibende biowissenschaftliche Konzeptionen entfernt. Bis zu einer tatsächlichen Integration dürfte es noch ein langer und mühsamer Weg sein. Dabei wird auch das Verhältnis von Literatur und Medizin interessant, wobei hier Literatur in einem weiten Sinn (*life writing*) verstanden wird.[13] Besondere Ansprüche an Ästhetik sind damit nicht verbunden, aber auch nicht ausgeschlossen. Narrative können naturwissenschaftliche beziehungsweise sozialwissenschaftlich quantifizierende Medizin in sinnvoller Weise erweitern, insofern das Erleben des Menschen, die Innenperspektive und damit auch ein Einblick in die prägenden Werte, eingeholt werden. Ästhetisierte Literatur vermag freilich auch einen wichtigen Beitrag zu leisten, und damit können diese Schreibverfahren an die Seite der quantifizierenden Bestrebungen treten – ganz im Sinne einer individualisierten Medizin.

Anthropologie in Literatur

Die Literatur kann mit ihrem Potential des künstlerischen Ausdrucks einen wesentlichen Beitrag dazu leisten, Gesundheit und Krankheit in ihrer Relativität zu begreifen[14] und damit für ein biopsychosoziales Modell einzutreten. Gemeint ist das international etablierte Feld der „Medical Humanities", das in Deutschland völlig unbegründet ein Schattendasein fristet.[15] Medizin und Biowissenschaften auf der einen Seite, messen und beschreiben nüchtern. Literatur und Künste auf der anderen Seite suchen kreativ und schöpferisch Individualität sichtbar zu machen. Macht man literarisches Fassen von Phänomenen fruchtbar für Medizin, könnte einem die so notwendige Erweiterung naturwissenschaftlichen Beschreibens und Verstehens im Sinne eines Holismus ein Stück weit gelingen. Dabei stehen existentielle Fragen im Vordergrund, die in der Medizin vorkommen.[16] Mithilfe der Medical Humanities lässt sich eine objektiv-wissenschaftliche Sicht durch einen mehr geistigen, integrativen Zugang zu Krankheit, Schmerz, Tod und Gesundheit erweitern.[17] In diesem Zusammenhang gilt es thesenhaft festzuhalten: Die Literatur hat für die Medizin ein Potential im Sinn der sprechenden Medizin, indem Erzählungen von Krankheitserfahrungen (*illness narratives*) beziehungsweise besser Welterfahrungen den Blick ergänzen, die Relativität der Medizin als Teil der Welt und der Menschheit vor Augen zu führen.

So lässt sich rasch fragen, was an der Medizin faszinierend für die Literatur ist. Dabei geht es vor allem um die Grenzfragen des Seins und generell die anthropologischen Fragen, welche in der Medizin aufgeworfen werden. Zu klären ist auch, welchen Nutzen beziehungsweise welches Potential Literatur beziehungsweise Schreiben je an sich für die Betroffenen, aber auch für die professionellen Akteure im Gesundheitswesen hat. Hieran schließt sich sogleich die Frage an, ob man solches überhaupt fordern darf. Es dürfte relativ unstrittig sein, die Literatur als eine Erweiterung der biowissenschaftlichen Perspektive zu verstehen. So haben etwa *illness narratives* ein Potential im Sinn der sprechenden Medizin. Darüber hinaus kommt es durch und mit Literatur zu einer Vergewisserung. Es wird eine Reflexion eingeleitet, welche Zeit benötigt. Individualität wird an den Schnittstellen des Lebens von Gesundheit und Krankheit modellhaft vor Augen geführt.[18] Sogleich können Gesundheit und Krankheit in ihrer Relativität erkannt werden.

Funktionen von Literatur und Medizin

Literatur und Medizin haben verschiedene Funktionen.[19] Sie haben das Potential anzuhalten sowie zu entschleunigen. Man kommt zum Nachdenken und erkennt manche Alltäglichkeit, aber auch manchen Missstand. Schließlich kann Literatur auch aufklären, wenn man nur an die Funktion von Kinder- und Jugendbüchern im Umgang mit Gesundheit und Krankheit denkt. Literatur hat ganz im Sinn von Siegfried Kracauers (1889–1966) seismographische Funktion, nimmt also die Wogen und Wellen des Alltags regelrecht auf und bildet diese in ihrer eigenen Form respektive Sprache wieder ab. Der Psychiater und Medizinethnologe Arthur Kleinman (geb. 1941) hat 1988 darauf hingewiesen, dass Gesundheit und Krankheit abhängig vom jeweiligen Bezugsrahmen sind, also abhängig von einem theurgischen, naturwissenschaftlichen oder indigenen Bezugssystem.[20] Eben diese Abhängigkeiten sind in reicher Vielfalt in der Literatur entsprechend geborgen.[21] Insofern ist Literatur geeignet für interkulturelle Sensibilität einzutreten. Hierfür gibt es zahlreiche

Beispiele. Ein besonderer Text sei an dieser Stelle hervorgehoben, da er belegt, inwieweit das Verständnis von Gesundheit und Krankheit kulturell bedingt ist: *The Spirit Catches You and You Fall Down* von Anne Fadiman. Es geht um eine Flüchtlingsfamilie aus Laos und deren kleine Tochter Lia Lee. Sie leidet an einem ernsten Anfallsleiden (Epilepsie). Die Hmong-Familie trifft nun in einem Bezirkskrankenhaus in Kalifornien auf ein modernes naturwissenschaftlich geprägtes Verständnis dieses Anfallsleidens. Dabei bringt die Hmong-Familie ein traditionelles Verständnis aus ihrem Bezugsrahmen mit. Erinnert sei in diesem Zusammenhang daran, dass das Verstehen dieses Anfallsleidens auch im europäischen Raum eine reiche kulturhistorische Tradition hat. Die dem Corpus Hippocraticum zuzuschreibende Schrift *De morbo sacro* stellt hier einen Meilenstein dar, insofern als hier gegen den populären Glauben des göttlichen, dämonischen Eingreifens und für das Fahnden nach natürlichen Ursachen argumentiert wird. Wenn auch beide Parteien das Beste für das Mädchen wollen, bleibt doch ein interkulturell bedingtes Unverständnis. Dieses Buch ist ein vieldiskutiertes Zeugnis medizinischer Anthropologie, das für ein größeres Verständnis verschiedener kultureller Einflussräume wirbt. Ein kurzes Textzeugnis hieraus:

> „[…] symptoms as *qaug dab peg*, which means 'the spirit catches you and you fall down.' […] In Hmong-English dictionaries, *qaug dab peg* is generally translated as epilepsy. […] On the one hand, it is acknowledged to be a serious and potentially dangerous condition. […] On the other hand, the Hmong consider *qaug dab peg* to be an illness of some distinction. (fit for divine office. Hmong epileptics often became shamans. […] they have the power to perceive things other people cannot see, as well as facilitating their entry into trances, a prerequisite for their journeys into the realm of the unseen. " (Fadiman 1997, S. 20–21)

In der Literatur ist vieles geborgen.[22] Diese Reichhaltigkeit soll im Folgenden an Textbeispielen aus unterschiedlichen Kontexten deutlich werden.

Man kann aus der Literatur viel lernen; beispielsweise hat der Psychiater Hans-Jürgen Möller (geb. 1945) gemeinsam mit dem Literaturwissenschaftler Gerhard Köpf (geb. 1948) die *ICD-10 literarisch* herausgebracht,[23] die Psychopathologie der ICD-10 in der Literatur nachvollzogen und dabei das Potential aufgezeigt, wie Studierende und auch Assistenzärztinnen und -ärzte über literarische Texte Psychopathologie – oder weiter gefasst –, Sensibilität für Werte und Einstellungen, studieren können.[24] Demnach sei der Nutzen von Literatur für Ärztinnen und Ärzte klar:

„[…] dass er sich mit der zum Teil subtilen bzw. sensiblen Darstellung psychiatrischer Symptome bzw. der möglichen Ursachen psychiatrischer Erkrankungen in der Literatur beschäftigt und dadurch seine eigene Sensibilität für die psychischen Veränderungen seiner Patienten und sein Einfühlungsvermögen im Hinblick auf mögliche Verursachungen verbessert." (Köpf und Möller, Hrsg., 2006, S.19)

Und in der Tat gibt es durchaus empirische Bestätigungen dieser These. In diesem Zusammenhang ist an psychopathologische Schreibweisen zu denken, wie diese beispielsweise bei Italo Calvino (1923–1985) in *Se una notte d'inverno un viaggiatore* [1979], deutsch: *Wenn ein Reisender in einer Winternacht* (1983) erhalten sind. Calvino schildert, wie sich ein amerikanischer Professor auf einer Feier einer Studentin annähert. Seitdem hat er das Gefühl, dass andere davon wissen und sein Verhalten missbilligen. Vor dem Hintergrund solider Psychopathologiekenntnisse beschreibt Calvino mit der Figur des Professors eine Erkrankung aus dem schizophrenen Formenkreis, welche man an diesem literarischen Textstück meisterhaft studieren kann:

„Als ersten Eindruck müßte das Buch vermitteln, was ich empfinde, wenn ich ein Telefon klingeln höre. Ich sage ,müßte', weil ich bezweifle, daß geschriebene Worte auch nur einen Bruchteil davon wiedergeben können: Es genügt keineswegs zu erklären, daß meine Reaktion eine Ablehnung ist, eine Flucht vor diesem aggressiven und bedrohlichen Rufen, aber auch ein Gefühl von Dringlichkeit, von unerträglichem Druck, ja von Nötigung, das mich drängt, dem Befehl des Klingeltons zu gehorchen und hinzustürzen, um zu antworten, selbst wenn ich sicher bin, dadurch nichts als Unannehmlichkeiten und Ärger zu bekommen. [...] Oder auch auf der Straße, wenn ich unterwegs bin und höre Telefone in fremden Häusern klingeln; sogar wenn ich in fremden Städten bin, in Städten, wo niemand von meiner Anwesenheit weiß, sogar dann denke ich, wenn ich's irgendwo klingeln höre, für den Bruchteil einer Sekunde, der Anruf könnte für mich sein [...], und dauernd höre ich irgendwo ein Telefon klingeln [...] und denke: ,Da ist ein Anruf, der mich verfolgt, da sucht sich jemand im Straßenverzeichnis alle Nummern der Chestnut Lane raus und ruft ein Haus nach dem anderen an, um zu sehen, wo er mich erreicht'" (Calvino 1983, S.157, S.159–160).

Oder man denke an verschiedene psychopathologische Schreibweisen für Suchterkrankungen:[25] Hans Fallada (1893–1947) bietet in *Der Trinker* ein Studienobjekt für die Alkoholerkrankung:

„Ich habe natürlich nicht immer getrunken, es ist sogar nicht sehr lange her, dass ich mit Trinken angefangen habe. Früher ekelte ich mich vor Alkohol; allenfalls trank ich mal ein Glas Bier. Wein schmeckte mir sauer, und der Geruch von Schnaps machte mich krank. Aber dann kam eine Zeit, da es mir schlecht zu gehen anfing." (Fallada 1950, S.5)

Stefan Zweig (1881–1942) führt uns in der *Schachnovelle* ein Beispiel für die Spielsucht vor:

„,Aber jetzt müssen Sie allein gegen ihn spielen!' [...] Der Fremde, der merkwürdigerweise noch immer angestrengt auf das schon abgeräumte Schachbrett starrte, schrak auf, da er alle Blicke auf sich gerichtet und sich so begeistert angesprochen fühlte. [...] ,Auf keinen Fall, meine Herren', stammelte er sichtlich betroffen. ,Das ist völlig ausgeschlossen [...].'" (Zweig 1974, S. 42–43)

Irvine Welsh (geb. 1957) gibt einen drastischen Einblick in die Welt der stoffgebundenen Süchte, der Drogen:

> „Ja, aber das ist doch n Scheißleben, Mann. Is doch eigentlich überhaupt kein Leben, oder? Wenn de krank bis, Mann […] das ist doch das letzte vom letzten […] die Knochen tun einem weh […] das Gift, Mann, das reine Gift […] Erzähl mir bloß nich, das willste alles wiederhaben, das is doch totaler Blödsinn." (Welsh 1999, S.153)

Wer sich mit literarischen Texten, aber auch mit anderen Künsten, auseinandersetzt, gewinnt ein Gefühl für die subtilen, oft sensiblen Darstellungen, die meistens in den Zwischentönen enthalten sind.[26] Ein prominentes Beispiel ist hier auch das literarische Verhandeln des existentiellen Organmangels.[27] Von literaturwissenschaftlicher Seite ist an dieser Stelle oft der Hinweis zu hören, Literatur müsse bestimmten ästhetischen Ansprüchen genügen, um eben diese Funktion erfüllen zu können: So habe sie eine eigene Sprache für Tod und Trauer.[28] Bemerkenswert umgesetzt ist dies in dem Gedicht Death be not proud [nach 1631] von John Donne (1572–1631):[29]

> „Death be not proud […] nor yet canst thou kill me. […] death thou shalt die." (Matheikal 2007, S.7)

Eindrucksvoll ist diese eigene Sprache auch in der Demenz-Literatur, vor allem in J. Bernlefs (1937–2012) fiktiven Roman *Hersenschimmen* [1984], deutsch: *Hirngespinste* (= *Bis es wieder hell wird*, 1989), in welchem er aus der Ich-Perspektive von der Demenzerfahrung berichtet, also völlig anders, als dies in Arno Geiger (geb. 1968): *Der alte König in seinem Exil* [2011], in einem Erlebnisbericht eines Angehörigen in seiner Beziehung zum Vater möglich werden kann. Bei Bernlef können freilich Demenzerfahrungen wesentlich freier und eindrücklicher dargestellt werden, da der Betroffene selbst inszeniert wird. Und dennoch lässt sich bezweifeln, dass die Ästhetik eine Bedingung für die Literatur sein muss, welche im

---

Rahmen einer Ausbildung von Ärztinnen und Ärzten nötig ist. Es ist fraglich, ob Genrefragen und vertiefte Kenntnisse der Historizität wirklich im Vordergrund didaktischer Überlegungen stehen sollen, oder ob es nicht vielmehr um die Bezüge zur Lebenswelt in solchen Texten geht.

Wer schreibt?

Wer schreibt in diesem reichen Wechselverhältnis von Literatur und Medizin? Wer schafft diese Literatur? Es sind zahlreiche Schriftstellerinnen und Schriftsteller zu nennen, die sich intensiv mit den Grenzerfahrungen des Lebens und damit mit Gesundheit und Krankheit beschäftigt haben. Man kann hier regelrecht von einer Polyphonie sprechen. Dies umso mehr, bedenkt man welche unterschiedliche Sozialisation die einzelnen Akteure haben. Entsprechend verschieden sind Inhalte und Formen und entsprechend unterschiedlich sind auch Lebenswelt und Ästhetik ausgeprägt.[30] Solche Literatur, die zur Ausbildung von Ärzten eingesetzt wird, kann einen Teil zu einer humanen Medizin beitragen. Wer hier allerdings grundsätzlich ein hohes ästhetisches Vermögen als Bedingung setzt, verkennt die Ziele, welche mit dem Einsatz dieser Literatur in der Medizin verbunden sind. Denn es geht freilich primär um lebensweltliche Dichte und damit um Werte. Es geht um Innenperspektive und Reichtum an Erfahrungen. Schließlich geht es auch um Kritik und Distanz, also das Vermögen, einen Schritt zurückzutreten vom Geschehen, um über die Alltäglichkeit der medizinischen Handlungspraxis nachzudenken. Hierzu kann ästhetisch anmutende Literatur hilf- und lehrreich sein; die Ästhetik ist aber nicht Bedingung, um diese Lernziele zu erreichen. Es wird auch hier um die Vielstimmigkeit solcher Literatur gehen, die einmal ästhetisch aufgeladener und einmal reicher an Alltagserfahrungen daherkommt und schließlich auch beides miteinander verbinden kann.

Literaten mit medizinischem Interesse

Zuerst sind in diesem reichen Betätigungsfeld Literaten zu nennen, die mit Medizin an sich im Grunde nichts zu tun haben, die dieses Feld von Gesundheit und Krankheit aber thematisieren. Zu denken ist hier an Ingeborg Bachmann (1926–1973) und ihr Werk *Malina*, Ulrike Draesner (geb. 1962) und an ihren Gedichtband *gedächtnis-schleifen*[31] oder an Thomas Mann (1875–1955) und seinen Roman *Der Zauberberg* [1924] sowie nicht zuletzt an die Literaturnobelpreisträgerin Doris Lessing (1919–2013).[32]

Ärzteliteraten

Dann ist die große Gruppe der Ärzteliteraten zu nennen, welche ästhetisch anspruchsvolle und ebenso erfahrungs- beziehungsweise lebensweltlich satte Literatur hinterlassen haben, die auf der einen Seite Medizin explizit (Gottfried Benn, 1886–1956 oder Hans Carossa, 1878–1956) und auf der anderen Seite nicht einmal implizit (Marie Frischauf, 1882–1966 oder Jens Petersen, geb. 1976) verhandeln. Natürlich sind zahlreiche prominente Namen zu nennen, spricht beziehungsweise schreibt man über Literatur von Ärzten: Friedrich Schiller (1759–1805), Justinus Kerner (1786–1862), Georg Büchner (1813–1837), Arthur Schnitzler (1862–1931), Alfred Döblin (1878–1957) oder Gottfried Benn (1886–1956), all diese sind schreibende Ärzte oder Literaten mit ärztlicher Sozialisation.[33] Zumindest ein literarischer Eindruck sei an dieser Stelle gestattet, und zwar von Kerner aus seinen zwölf Gedichten für Singstimme und Klavier, die sich im *op.35* von Robert Schumann (1810–1856) wiederfinden. Ein Gedicht aus dem Jahr 1840 verdient eine ausführliche Wiedergabe. Es wird hier deutlich, dass Gesundheit und Krankheit in ihrer jeweiligen Bestimmung auch eine Frage der Perspektive umfasst:

> *Wer machte dich so krank?*
> *Daß du so krank geworden,*
> *Wer hat es denn gemacht? –*

Kein kühler Hauch aus Norden,
Und keine Sternennacht.

Kein Schatten unter Bäumen,
Nicht Glut des Sonnenstrahls,
Kein Schlummern und kein Träumen
Im Blüthenbett' des Thals.

Kein Trunk vom Felsensteine,
Kein Wein aus vollem Glas,
Der Baumesfrüchte keine,
Nicht Blume und nicht Gras.

Daß ich trag' Todeswunden,
Das ist der Menschen Thun;
Natur ließ mich gesunden,
Sie lassen mich nicht ruhn.

(Kerner 1841, S. 35)

Bei der Ärzteliteratur ist auch zu denken an Richard von Volkmann (1830–1889), der 1872 die Listersche antiseptische Methode in Deutschland einführte und von dem unter dem Pseudonym Richard Leander die Sammlung von Kunstmärchen *Träumereien an französischen Kaminen* [1871] als Bestseller erschienen ist.[34] Auch Zahnärzte schreiben Literatur; so ist beispielsweise Josef Winkler (1881–1966) zu erwähnen, der mit *Der tolle Bomberg* [1923] seinen Durchbruch hatte.

Die Literatur von Ärzten ist reichlich und trifft nicht immer jeden ästhetischen Anspruch, aber häufig ist literarisches Schaffen nah am Menschen, gesättigt von Erfahrungen in der Auseinandersetzung mit Menschen. Ein gutes Beispiel hierfür sind die Arbeiten von Jörg Pönnighaus (geb. 1947).

25 Jahre war er Krankenhausarzt, dann Leiter einer großen Abteilung in Afrika (Sambia, Malawi, Tansania), und schließlich ist er wieder nach Plauen zurück ins Vogtlandklinikum gekehrt. In seiner Zeit in Deutschland hat Pönnighaus ein Gedicht geschrieben, das sich in dem Gedichtband *Skizzen einer Zeit* befindet; dieses Beispiel zeigt gut, was Literatur vermag und warum es sinnvoll ist, diese seismographische Funktion immer wieder in Erinnerung zu rufen:[35]

Ihr Mann ist 95

‚Wie die Menschen / mit ihren Partnern umgehen, /

wenn die alt und vergesslich / und störrisch werden …

wie es den Alten / in den Pflegeheimen ergeht …

nein‘, / sagt Frau K, / ‚unsere Zivilisation ist gnadenlos geworden.

Wir wissen noch gar nicht, / wie wir / mit diesem Übermaß /

an alten Menschen / umgehen sollen.

Nein, / biblisches Alter/ ist kein Segen mehr!‘

(Pönnighaus 2013, S.111)

Zudem hat Pönnighaus tagebuchartig von seiner Arbeit als Arzt in Tansania erzählt,[36] so dass man hier tiefe Einblicke aus dieser ihn prägenden Zeit gewinnen kann. Durch die Beschäftigung mit seiner Arbeit lässt sich interkulturelle Sensibilität entwickeln, auch durch ein Verständnis für die humanitäre Arbeit in einem erschwerenden Umfeld, für Verantwortung und Menschlichkeit. Es handelt sich hier um individuelle, erfahrungsgesättigte Geschichten im Umgang mit Menschen – und dies aus der Feder eines Arztes (*life writing*). Insofern sind seine Arbeiten in Bezug auf Fragen interkultureller Sensibilität von großem Wert.

Schließlich ist zu denken an den Ärzteliteraten Uwe Tellkamp (geb. 1968), der, 2004 durch den Ingeborg Bachmann-Preis ausgezeichnet, nicht zuletzt durch den großen Wenderoman *Der Turm* (2008) hervorgetreten ist. Generell

---

kann man festhalten, dass die Gruppe der Ärztinnen und Ärzte mit der Literatur, aber auch mit den anderen Künsten eng vergesellschaftet ist. Bisher sind nur männliche Namen gefallen, wenn es um Ärzte ging, welche literarisch aktiv waren. Dies hat primär seinen Grund im späten Zugang der Frauen zum Studium der Medizin.[37] Eine der wenigen Ärztinnen, die Literatur geschaffen haben, ist Annemarie Wettley (1913–1996). Sie hat 1947 mit *Vertauschbares Dasein* einen Roman vorgelegt, in welchem sie über ihre Erfahrungen als Ärztin in der Psychiatrie nachdenkt.[38] Ferner ist die Zahnärztin Maria van Look (1909–1994) zu nennen, welche dem Freiburger Schriftsteller Reinhold Schneider (1909–1958) nahestand. Diese Freundschaft verarbeitete sie in den beiden Monographien *Jahre der Freundschaft mit Reinhold Schneider* (1965) und *Franz Anton Mesmer/Reinhold Schneider* (1969).[39] Und schließlich ist zu erwähnen die vielfach ausgezeichnete österreichisch-schweizerische Intellektuelle Melitta Breznik (geb. 1961), die als Leitende Ärztin für Psychiatrie und Psychotherapie in einer Schweizer Klinik arbeitet und von der mittlerweile mehrere literarische Meisterwerke bei Luchterhand publiziert wurden.[40] Alle thematisieren Medizin, wenn überhaupt, nur indirekt beziehungsweise implizit, vielmehr geht es um grundsätzliche Fragen des Menschseins vom Suchen, Verabschieden und Sich-Erinnern, es werden zentrale Fragen der Normierung und des Verhältnisses von Individuum und Gesellschaft gestellt. Die Familie mit ihren positiven und freudvollen Aspekten, aber auch mit ihren Schattenseiten beschäftigt Breznik immer wieder. Erinnerungen werden sichtbar, an die Eltern und auch an den Krieg, wenn der Vater stirbt (*Nachtdienst*, 1995); gefühl- und kraftvolle Physiognomien von acht Frauen und Männern werden gezeichnet (*Figuren*, 1999); die aus der Familiengeschichte verschwundene schizophrenen Großmutter wird gesucht (*Das Umstellformat*, 2002); zwei Frauen begegnen sich auf den Lofoten und erinnern ihre Biographien (*Nordlicht*, 2009); eine ältere Frau kehrt an den Ort ihrer Kindheit zurück und erinnert ihre Familiengeschichte (*Der Sommer hat lange auf sich warten lassen*, 2013).

Jüngst hat sie ein Kammerspiel mit ernstem, wenngleich tagtäglichem Inhalt vorgelegt (*Mutter. Chronik eines Abschieds.* 2020). Es geht um das Abschiednehmen einer Tochter von ihrer Mutter. Als pflegende Tochter und Ärztin begleitet sie ihre sterbende Mutter. In einer Familiengeschichte gibt Breznik berührende Einblicke in das Erleben von Veränderungen, wenn konkret Abschied genommen wird. Dabei geht es auch um eine Innenschau, was der eine dem anderen noch vorzuhalten hat und wie dem möglicherweise abgeholfen werden kann. Die Tochter begleitet die kranke Mutter beim diagnostischen Gang in das Krankenhaus. Danach ist alles anders. Die Chronik des Abschiednehmens nimmt seinen Lauf und Erinnerungen kommen hoch. Hier verbinden sich existentielle mit emotionalen Momenten. Die Erzählung macht das Sterben nahe, als natürlicher Teil unseres Menschseins.[41]

In einem eigenen Forschungsprojekt wurde von uns die Historische Bibliothek des Bundesverbandes deutscher Schriftstellerärzte e.V. in Bad Nauheim (1985) erschlossen.[42] Es handelt sich mit 2.500 Büchern um die größte Spezialbibliothek von Ärzteliteratur, die Bestände seit dem 18. Jahrhundert mit einem Schwerpunkt in der Mitte des 20. Jahrhunderts umfasst; sie wird fortlaufend erweitert. In dem Erschließungsprojekt wurden 730 Autoren gesichtet, von denen 488 Ärzte sind, dabei überwiegt der männliche Anteil mit 435. Als häufigste Fachgruppen sind Innere Medizin, Chirurgie und Allgemeinmedizin zu nennen. Es begegnen Lyrik, Prosa (Kurzgeschichten, Erzählungen), aber kaum das Drama als Genre. Thematisch kreist viel um den ärztlichen Alltag (fiktional, faktual, autobiographisch), und es geht um Spiritualität (Krankheit, Sterben, Tod). Was bewegt gerade Ärzte dazu, literarisch kreativ zu sein? Diese Frage berührt sicherlich die grundsätzliche, warum der Mensch schreibt. Eine erste Antwortnäherung an diese Frage: Die tagtägliche Auseinandersetzung mit ontologischen Fragen führt bei Ärzten zu einer Innerlichkeit, welche regelrecht nach Expressivität und Ausdruck verlangt.

Sodann stellen sich weitere Fragen, beschäftigt man sich mit Ärzteliteraten: Lässt sich an seinem Werk erkennen, ob hier ärztliche Erfahrungen bearbeitet werden? So ist das Werk von Hans Carossa stark von seiner ärztlichen Sozialisation geprägt. Oder drückt sich hierdurch eine Ambivalenz zwischen ärztlicher und schriftstellerischer Identität aus? Wie sind die Leben dieser Ärzteliteraten verlaufen? Hans Carossa, Anton Noder (1864–1936) und Alfred Döblin sind parallel zum ärztlichen Beruf literarisch tätig. Carossa gelingt die reine Konzentration auf die Schriftstellerei erst sehr spät in seinem Leben (1941). Beschäftigen Ärzteliteraten bestimmte Identitätsfragen? Aus der Gruppe dieser Ärzteliteraten hervorzuheben ist noch Max Mohr (1891–1937), in Würzburg geboren, seit 1920 als Arzt tätig, der 1934 als Jude Deutschland verlassen musste und nach Shanghai emigrierte.[43] Zuvor hatte er in den 1920er Jahren großen Erfolg als Bühnenromancier. 1922 hatte er seinen literarischen Durchbruch mit dem Bühnenstück *Improvisationen im Juni*, stand mit den künstlerischen Größen der Zeit in intensivem Kontakt, so mit Bruno Frank (1887–1945), Heinrich George (1893–1946), D.H. Lawrence (1885–1930), Max Reinhardt (1873–1943) oder Paul Wegener (1874–1948). Im Exil versuchte Mohr, Verbindungen zu Intellektuellen und Künstlern zu halten, so auch zu Thomas Mann. Mohr tat sich nicht leicht damit, Bindungen einzugehen, aufzubauen und diese dann auch noch zu pflegen. Er war geprägt von einem steten Drang auszubrechen: Er suchte nach Freiheit von seinem ärztlichen Beruf, Freiheit von seiner Familie, um literarisch arbeiten zu können und um sein Leben in Ungebundenheit gestalten zu können. Freiheit war ihm die liebste Muse. Mit seinen gesellschafts- sowie zivilisationskritischen Themen lag er ganz im Trend der Zeit. Als Ärzteliterat hat Mohr ein beachtliches internationales intellektuelles Netzwerk aufgebaut, von dem dessen Korrespondenz Zeugnis ablegt.[44]

Abschließend ist noch Hermann Lingg (1820–1905) zu erwähnen, der immerhin in einem dreibändigen Epos *Die Völkerwanderung* Gründe für den Niedergang einer Kultur angeführt hat. Ärzteliteraten schreiben meist kurze Formen, ein Epos ist äußerst selten.[45] Schon dieser kurze Einblick kann die Reichhaltigkeit und auch die Vielseitigkeit zeigen, wenn es um Literatur und Medizin, wenn es um die Frage geht, wer hier in diesem Bereich schreibt. Es gibt also reichlich Möglichkeiten, Texte auszuwählen – und dies sowohl in ästhetisch anmutender wie in lebensweltlich satter Form.

Betroffene

Schließlich und drittens ist die Gruppe der Betroffenen (Patienten, Angehörige) zu erwähnen, welche Medizin an sich erfahren (haben). Besonders eindrücklich ist hier Wolfgang Herrndorf (1965–2013) hervorzuheben, der 2010 an einem Glioblastom erkrankt ist und seine Erfahrungen und Erlebnisse nahezu täglich in einem Blog veröffentlicht hat. Aus der Gruppe der Betroffenen sind, um zwei Beispiele zu nennen, Arno Geiger mit *Der alte König in seinem Exil* und David Rieff (geb. 1952) mit *Tod einer Untröstlichen* zu nennen. Der Sohn Susan Sontags (1933–2004) schildert hier, wie seine Mutter, die nach einer frühen Erkrankung an Brustkrebs, nach einem Gebärmuttersarkom, 2004 an den Folgen einer Leukämie starb, diese Zeit erlebte – und dies in eindrücklicher Weise „[…] am Übergang vom autonomen Erwachsenen zum infantilisierten Patienten […]". (Rieff 2009, S. 75) Hervorzuheben ist sicherlich auch Charlotte Link (geb. 1963) mit ihrem Tatsachenbericht *Sechs Jahre. Der Abschied von meiner Schwester* über die schwere Erkrankung ihrer Schwester. Link reflektiert darin ihre Erlebnisse und Erfahrungen, welche sie beziehungsweise ihre Schwester mit der Medizin machen musste.[46]

Für mehr Literatur – für einen literarischen Kanon in der Medizin

In Deutschland gibt es keinen ausgeprägten Bereich der Medical Humanities. Es gibt keine Narrative Medicine Courses. Es gibt bisher kein Konzept der Narrativen Medizin (Rita Charon),[47] das im Curriculum etabliert wäre. Hier besteht dringender Nachholbedarf. In den USA ist es üblich, dass sich Studierende mit diesen Konzepten näher auseinandersetzen.[48] Warum? Weil genau in diesen literarischen Formen diese Normierungsfragen mit lebensweltlicher Erfahrung angereichert werden. Narrative führen Individualität an den Schnittstellen des Lebens vor Augen und vermitteln Einblick in die Innenperspektive der Betroffenen.[49] Es wird dezidiert eine subjektive Perspektive eingenommen, in welcher Normierungsfragen mit lebensweltlicher Erfahrung diskutiert werden. So erfolgen ein Einblick in den Wertehorizont sowie eine Sensibilisierung für Historizität und Kontingenz.[50]

Das kann man beispielsweise auch an den Texten von David Rieff zeigen. Ein Beispiel aus *Tod einer Untröstlichen* kann dies dokumentieren. Diese Zeilen berühren einen einmal mehr, da hier in Literatur geborgen ist, was sich jeden Tag in den Praxen und auf Station ereignet, wofür aber nur schwer Worte zu finden sind. Denn wir haben eine andere quantifizierte Sprache, und alles, das nicht in diese Quantifizierung passt, kann man nur schwerlich formulieren:

„Von niemandem, nicht einmal von jemandem, der die Vernunft so liebte (und die Berufung auf das Subjektive so verabscheute) wie meine Mutter, kann man erwarten, dass er bis zum Äußersten rational bleibt. (Rieff 2009, S. 41)

Doch auch wenn sie wusste, dass sie an einer tödlichen Krankheit litt, und trotz ihrer zweifellos sorgfältigen Recherchen, verirrte auch sie sich, wie fast alle Patienten, im dichten Nebel der medizinischen und biologischen Terminologie und dem noch dichteren Nebel am Übergang vom autonomen Erwachsenen zum infantilisierten Patienten, der nur noch aus Bedürftigkeit, Angst und Schmerz besteht. (Ebd., S. 75)

Wie viele Ärzte sprach er [Dr. A, Anm. d. Verf.] mit uns, als hätte er Kinder vor sich, aber ohne die Behutsamkeit, mit der ein verständiger Erwachsener im Umgang mit Kindern seine Worte wählt. Statt dessen hielt er uns eine Vorlesung. Weder meine Mutter noch ich unterbrachen ihn." (Ebd., S. 15)

Wer Szenen dieser Art in Erinnerung hat, ob als Betroffener, Angehöriger, praktizierende Ärztin oder als Angehöriger einer anderen Berufsgruppe, die damit viel zu tun hat, weiß genau, worum es hier geht. Einen Schritt weiter ist Wolfgang Herrndorf mit seinem Blog gegangen. Nachzulesen ist seine Form der Auseinandersetzung nun in Buchform.[51] Was ist passiert? Wolfgang Herrndorf ist schwer an einem Glioblastom erkrankt. Herrndorf weiß, es bleiben ihm jetzt ein bis eineinhalb Jahre Zeit, länger sicher nicht, und er entwickelt einen Blog. Darin kommuniziert er jeden Tag seine Erlebnisse, seine Erfahrungen und lässt damit Gesundheit sowie Krankheit und sein Erleben sowie seine Erfahrungen in das Wohnzimmer des Nächsten hinein. Überall dort, wo man einen Internetzugang hat, konnte man sein Leid und sein Glück miterleben. Medizin für alle, Medizin in der Mitte der Gesellschaft, persönlich und voll der Werte – wie auf der Opernbühne, in der Kunstsammlung oder im Konzert. Erschütternd ist vielleicht schon, dass, wenn man das Nachwort liest, auf expliziten Wunsch von Herrndorf, genau beschrieben ist, wie er sich suizidiert hat. Aber das ist eben auch ein Teil, der zur *Ars moriendi* gehört.

Die Auseinandersetzung mit Literatur kann zu mehr Empathie und zu mehr Menschlichkeit in der Medizin beitragen. Prozesshaftes Lesen wie Schreiben kann durch Anteilnahme an der Erfahrungsperspektive der Akteure die Introspektionsfähigkeit, die emotionale Anteilnahme am Gegenüber fördern. Es geht auch um eine Sensibilisierung für die Herausforderungen in der Auseinandersetzung mit dem sozialen Umfeld, nicht zuletzt um eine Sensibilisierung für Fragen der Interkulturalität. So kann im Prozess des auseinandersetzenden Lesens beziehungsweise vielleicht auch Schreibens Erkenntnis gestiftet, Autonomie und letztlich Sinn gefördert werden. Von dieser prozesshaften Auseinandersetzung im Lesen beziehungsweise Schreiben gleich auf therapeutische Konzepte zu schließen, sehe ich kritisch. So bedürfen in diesem Zusammenhang angeführte Begriffe wie Bibliotherapie, Graphotherapie oder Poesietherapie, die man mittlerweile auch als Titel von Büchern liest, erst einmal eines wissenschaftstheoretischen Fundamentes, bevor von einer Theorie die Rede sein kann. Hier ist Zurückhaltung eine Tugend.

Der Nutzen der Humanities in der medizinischen Ausbildung versteht sich vor allem in der Entwicklung und Verbesserung von Kernkompetenzen (Kommunikationsfähigkeit, Einfühlungsvermögen, Selbstreflexion), wie sie auch Rita Charon – Pionierin des Forschungsfeldes der Narrativen Medizin – hervorhebt:

> „Literary texts have been found to be rich resources in helping medical students
> and doctors understand pain and suffering; literary methods of close reading
> have been helpful in training doctors and doctors-to-be in the fundamental skills
> of interpreting clinical stories […].“ (Charon 2000, S. 23)

Insofern ist ein literarischer Kanon in der Medizin dringend wünschenswert, der verbindlich wird für die medizinische Ausbildung.[52] Leitendes Moment der Textauswahl sollte hierbei die lebensweltliche Dichte der Texte sein, nicht so sehr die Ästhetik (*life writing*). Je mehr Menschliches in den Texten enthalten ist, die alle Grenzfragen unseres Seins aufwerfen, desto besser ist ein solcher Text für einen Einsatz im Sinn der Narrative Medicine geeignet. Lebenswelt pur transportiert in literarischer Form zeigt in besonderer Weise Handlungsmodelle für gutes und richtiges Leben, an dem man sich orientieren kann – als Mensch in der Welt. Hier kann man durchaus darüber nachdenken, ob eine enge Begrenzung auf Literatur sinnvoll ist oder vielleicht eine Erweiterung angemessen ist hin zu einem Kanon der Künste in der Medizin. Denn neben literarischen Texten ist auch an das Sprech- und Musiktheater und auch an die Performance-Kunst zu denken, bietet die tagtägliche Medizin doch reichlich Bühnenstoff; generell ist auch an die Musik selbst und schließlich an die Malerei beziehungsweise die bildenden Künste zu erinnern – oder auch an die „Medizin als Medienereignis".

Am Ende

Das Wechselverhältnis von Literatur und Medizin ist für beide Seiten produktiv. Die Medizin bietet der Literatur ein reiches Feld an existentiellen Themen und lebensweltlichen Erfahrungen. Die Literatur bietet vor allem einen auf das Subjekt zentrierten Blick. Somit ermöglicht sie es, den Menschen in seiner Personalität zu erfassen. Dieser Aspekt ist für die moderne Medizin von besonderer Bedeutung. Als biowissenschaftliche, naturwissenschaftliche und hochtechnisierte Medizin läuft sie Gefahr, den ganzen Menschen aus dem Blick zu verlieren. Ihre Methodik führt dazu, den Patienten primär über seine biomedizinischen Daten zu definieren. Mithilfe der Medical Humanities lässt sich dieser Entindividualisierung ein Stück weit entgegenwirken. Eine vermehrte Verwendung von Narrativen ergänzt die naturwissenschaftliche Methodik und erfasst das subjektive Erleben des Patienten, seine Werte und Wünsche. Es geht um narrative Medizin, die an die Seite der evidenzbasierten Medizin treten muss, um dem Menschen gerecht zu werden. Wie ein Mensch Medizin erlebt und erfährt, bleibt bei einer rein naturwissenschaftlichen Herangehensweise auf der Strecke. Das darf nicht sein. Zweifelsohne lohnt es sich für Auszubildende und Professionals sich mit Literatur beziehungsweise Künsten auseinanderzusetzen, um Raum zu schaffen für das Gegenüber, um in die Rollen zu schlüpfen, Gefühle zu erleben und nachzuempfinden, wie es dem anderen gehen mag. Hier können die Künste, vor allem die Literatur, einen sehr großen und wichtigen Beitrag leisten, auch zur Förderung von Empathie und nicht zuletzt um zu mehr Menschlichkeit in der Medizin beizutragen.

Endnoten

* Dieser Aufsatz wurde unter dem Titel „Für mehr Literatur im Sinne einer verstehenden Medizin!" zuerst in Jahrbuch *Literatur und Medizin* VIII (2016), S.213-233 veröffentlicht. Für die wiederholte Veröffentlichung hier habe ich den Beitrag erneut durchgesehen und in Teilen ergänzt.

1 von Engelhardt (2005), S.1–6.

2 Vgl. die Beiträge im 14. Band des Jahrbuchs Literatur und Medizin, das den Schwerpunkt „Words of Illness, Words of Healing in Graeco-Roman Anitquity" hat und 2023 erschienen ist (Damiani und Steger, Hrsg., 2023).

3 Vgl. die von Brodersen neu hrsg. Kapferer-Ausgabe von Hippokrates: Hippokrates (2022); vgl. hier in Bd. 1 meinen einführenden Beitrag: Hippokrates (2022), S.13–39.

4 Bergdolt (1999). Vgl. auch Hoefert und Klotter, Hrsg. (2011).

5 Steger (2021), S.7–40.

6 Vgl. die Ausgabe und Übers. nebst einer Reihe von Beiträgen von Aileen R: Aileen, R., Hrsg. (2023); auf den S. 47–66 auch mein Beitrag mit dem Titel „Galen's Plea for an „Understanding of Medicine": Ancient Lessons for Today's Practice.": Steger (2023), S.47–66.

7 Krause (2016). Vgl. hierzu auch die beispielhafte Freiburger Initiative der Thales-Akademie für angewandte Philosophie: https://www.thales-akademie.de/. Zugegriffen am 12.08.2024.

8 Goschler (2002); Hess (2000).

9 Vgl. Steger (2013), S.89–103.

10 Stepke (2015), S.9–28.

11 Steger (2015), S.159–165; S.173–177 und S.223–227.

12 Engel (1977), S.129–136.

13 Banerjee (2021).

14 Steger, Hrsg. (2017).

15 Vgl. auch meine Antrittsvorlesung als Leibniz-Professor 2014 (Titel: „Braucht die Medizin Künste, und brauchen Künste Medizin?"): Steger (2016), S.26–46.

16 Vgl. Wohlmann (2016), S. 181–204.

17 Wohlmann, Teufel und Berberat, Hrsg. (2022).

18 Fürholzer (2019).

19 von Engelhardt (2018); von Jagow und Steger (2009). Vgl. darüber hinaus die Beiträge in von Jagow und Steger, Hrsg., (2005).

20 Kleinman (1988).

21 Bendheim und Pavlik, Hrsg. (2021).

22 Vgl. die Beiträge in dem seit 2007 fortlaufend von Florian Steger (bis 2012 gemeinsam mit Bettina von Jagow, 2016 gemeinsam mit Christa Jansohn und ab 2017 allein) herausgegebenen Jahrbuch *Literatur und Medizin*. Heidelberg 2007ff. Wertvoll ist auch: Wübben und Zelle, Hrsg. (2013).

23 Köpf und Möller, Hrsg. (2006).

24 Arntfield u.a. (2013), S.280–286.

25 Steger (2003), S.53–57.

26 Charon (2000), S.23–27.

27 Vogel (2023).

28 Goodwin und Bronfen, Hrsg. (1993).

29 Vgl. Birkle (2016), S. 125–144.

30 Steger und Fürholzer, Hrsg. (2019).

31 Vgl. von Jagow und Steger (2004), S. 51–65.

32 Stolte (2023).

33 Salfellner, Hrsg. (2014); Steger, Hrsg. (2018). Vgl. auch weiterführend: Fürholzer (2019), S. 85–104.

34 Vgl. Schochow und Steger (2015), S. 113–134.

35 Weiterführend auch Pönnighaus (2014).

36 Pönnighaus (2013).

37 Steger (2009), S. 175–183.

38 Steger (2009), S. 187–219.

39 Gerne verweise ich hier auf die von mir betreute Dissertation von Schröder (2021). http://dx.doi.org/10.18725/OPARU-38925

40 Steiner (2024).

41 Vgl. generell zu Sterben und Tod die beiden Beiträge: Caduff (2020); S. 165–176. Seidel (2020), S. 177–192.

42 Albrecht und Steger (2012), S. 221–239; Albrecht (2016). http://dx.doi.org/10.25673/1811

43 Steger (2020).

44 Steger (2013) [unter Mitarbeit von Beer und Cronen]; Cronen (2017); Beer (2016).

45 Steger (2014), S. 167–179 [unter Mitarbeit von Brummer].

46 Link (2014).

47 Charon (2008).

48 Arntfield u. a. (2013), S. 280–286.

49 Steger (2008), S. 185–198.

50 Vgl. den interessanten Vorschlag: Mildorf (2017), S. 67–88.

51 Herrndorf (2013).

52 Kern-Stähler, Schöne-Seifert und Thiemann, Hrsg. (2013).

Literatur

Aileen, R., Hrsg., 2023. Galen's Humanistic Medicine. The Essay *Quod Optimus Medicus. Sapere*. Bd. XLIII. Tübingen: Mohr Siebeck.

Albrecht, Silke. 2016. *Der Bundesverband deutscher Schriftstellerärzte e.V., seine Bibliothek und seine Autoren.* Diss. med. Halle (Saale). http://dx.doi.org/10.25673/1811

Albrecht, Silke und Florian Steger. 2012. Albrecht von Haller bis Gottfried Benn – Drei Jahrhunderte Medizin und Literatur. Die Bibliothek des Bundesverbandes deutscher Schriftstellerärzte e.V. In: *Jahrbuch Literatur und Medizin*. Bd. V, hrsg. von Bettina von Jagow und Florian Steger, S. 221–239. Heidelberg: Winter.

Arntfield, Shannon L. u. a. 2013. Narrative medicine as a means of training medical students toward residency competencies. *Patient Education and Counselling* 91(3): S. 280–286.

Bachmann, Ingeborg. 1980. *Malina*. Frankfurt am Main: Suhrkamp.

Banerjee, Mita. 2021. *Biologische Geisteswissenschaften. Von den Medical Humanities zur Narrativen Medizin. Eine Einführung.* Heidelberg: Winter.

Beer, Ralf. 2016. *Max Ludwig Mohr (1891–1937): Biographische Rekonstruktion.* Diss. med. Halle (Saale).

Bendheim, Amelie und Jennifer Pavlik, Hrsg., 2021. *Gesundheit als Metapher.* Heidelberg: Winter.

Bergdolt, Klaus. 1999. *Leib und Seele. Eine Kulturgeschichte des gesunden Lebens.* München: Beck.

Bernlef, J. 1989. *Hirngespinste*. Übers. von Maria Csollány. München und Zürich: Piper. [*Niederl. Orig., Hersenschimmen*, 1984]

Birkle, Carmen. 2016. „How Are You Feeling Today?" Sprache und Kommunikation in der Medizin am Beispiel von Margaret Edsons W;t (1999). In: *Jahrbuch Literatur und Medizin*. Bd. VIII, hrsg. von Christa Jansohn und Florian Steger, S. 125–144. Heidelberg: Winter.

Breznik, Melitta. 1999. *Figuren*. Darmstadt: Luchterhand.

Breznik, Melitta. 2020. *Mutter. Chronik eines Abschieds*. Darmstadt: Luchterhand.

Breznik, Melitta. 1995. *Nachtdienst*. Darmstadt: Luchterhand.

Breznik, Melitta. 2009. *Nordlicht*. Darmstadt: Luchterhand.

Breznik, Melitta. 2013. *Der Sommer hat lange auf sich warten lassen.* Darmstadt: Luchterhand.

Breznik, Melitta. 2002. *Das Umstellformat*. Darmstadt: Luchterhand.

Caduff, Corinna. 2020. Autobiographische Sterbeliteratur. In: *Jahrbuch Literatur und Medizin*. Bd. XII, hrsg. von Florian Steger, S. 165–176. Heidelberg: Winter.

Calvino, Italo. 1983. *Wenn ein Reisender in einer Winternacht*. Übers. von Burkhart Kroeber. München und Wien: Hanser. [Ital. Orig., *Se una notte d'inverno viaggiatore*, 1979]

Charon, Rita. 2000. Literature and Medicine. Origins and Destinies. *Academic Medicine* 75(1): S. 23–27.

Charon, Rita. 2008. *Narrative Medicine. Honoring the stories of illness*. Oxford: Oxford University Press.

Cronen, Thomas. 2017. *Max Mohr (1891–1937). Rezeption seines literarischen Werks.* (Jahrbuch Literatur und Medizin, Beiheft 3). Heidelberg: Winter.

Damiani, Vincenzo und Florian Steger, Hrsg., 2023. *Jahrbuch Literatur und Medizin*. Bd. XIV. Heidelberg: Winter.

Draesner, Ulrike. 1995. *gedächtnis-schleifen. Gedichte*. Frankfurt am Main: Suhrkamp.

Engel, George L. 1977. The need for a new medical model: a challenge for biomedicine. *Science* 196(4286): S.129–136.

Engelhardt, Dietrich von: Geleitwort. In: *Literatur und Medizin. Ein Lexikon*, hrsg. von Bettina von Jagow und Florian Steger, S. 1–6. Göttingen: Vandenhoeck und Ruprecht.

Engelhardt, Dietrich von. 2018. *Medizin in der Literatur der Neuzeit*. Bd.1–5. Heidelberg: Mattes.

Geiger, Arnold. *Der alte König in seinem Exil*. München: Hanser.

Goodwin, Sarah McKim Webster und Elizabeth Bronfen, Hrsg., 1993. *Death and Representation*. Baltimore: Johns Hopkins University Press.

Goschler, Constantin. 2002. *Rudolf Virchow. Mediziner – Anthropologe – Politiker*. Köln, Weimar und Wien: Böhlau.

Fadiman, Anne. 1997. *The Spirit Catches You and You Fall Down. A Hmong Child, Her American Doctors, and the Collision of Two Cultures*. New York: Farrar, Straus und Giroux.

Fallada, Hans. *Der Trinker*. Berlin 1950: Rowohlt.

Fürholzer, Katharina. 2019. *Das Ethos des Pathographen. Literatur- und medizinethische Dimensionen von Krankenbiographien*. (Jahrbuch Literatur und Medizin, Beiheft 5). Heidelberg: Winter.

Fürholzer, Katharina. 2019. Schwedische Ärzteliteraten. In: *Jahrbuch Literatur und Medizin*. Bd. XI, hrsg. von Florian Steger, S. 85–104. Heidelberg: Winter.

Herrndorf, Wolfgang. 2013. *Arbeit und Struktur*. 2. Aufl. Berlin: Rowohlt.

Hess, Volker. 2000. *Der wohltemperierte Mensch. Wissenschaft und Alltag des Fiebermessens (1850–1900)*. Frankfurt am Main und New York: Campus.

Hippokrates. 2022. *Hippokrates. Sämtliche Werke*. In der Übers. von Richard Kapferer u. a. neu hrsg. von Kai Brodersen. Bde. 1-3. Darmstadt: wbg Edition.

Hoefert, Hans-Wolfgang und Christoph Klotter, Hrsg., 2011. *„Gesunde Lebensführung" – kritische Analyse eines populären Konzeptes*. Bern: Huber.

Hufeland, Christoph Wilhelm. 1978. *Makrobiotik oder Die Kunst das menschliche Leben zu verlängern. Mit einem Brief Immanuel Kants an den Autor sowie einem modernen Nachwort von Rolf Brück* (Gekürzte Fassung). München: Matthes und Seitz. [1795]

Jagow, Bettina von und Florian Steger. 2004. Bilder des Menschen zwischen Selbstbestimmung und Fremdsteuerung: Ulrike Draesners autopilot-Gedichte In: *Repräsentationen. Medizin und Ethik in Literatur und Kunst der Moderne*, hrsg. von Bettina von Jagow und Florian Steger, S. 51–65. Heidelberg: Winter.

Jagow, Bettina von und Florian Steger, Hrsg., 2007–2012. *Jahrbuch Literatur und Medizin*. Bd. I–V. Heidelberg: Winter.

Jagow, Bettina von und Florian Steger. 2009. *Was treibt die Literatur zur Medizin?* Göttingen: Vandenhoeck und Ruprecht.

Jansohn, Christa und Florian Steger, Hrsg., 2016. *Jahrbuch Literatur und Medizin*. Bd. VIII. Heidelberg: Winter.

Jaspers, Karl. 1913. *Allgemeine Psychopathologie. Ein Leitfaden für Studierende, Ärzte und Psychologen*. Berlin: Springer.

Kerner, Justinus. 1841. *Die Dichtungen des Justinus Kerner*. Stuttgart und Tübingen: Cotta. [1834]

Kern-Stähler, Anette, Bettina Schöne-Seifert und Anna Thiemann, Hrsg., 2013. *Ethik in der Medizin – Literarische Texte für den neuen Querschnittsbereich GTE*. Münster: mentis.

Kleinman, Arthur. 1988. *The illness narratives: suffering, healing, and the human condition*. New York: Basic Books.

Köpf, Gerhard und Hans-Jürgen Möller. 2006. *ICD-10 literarisch. Ein Lesebuch für die Psychiatrie*. Wiesbaden: Springer.

Krause, Walter Hubertus. 2016. *Philosophikum für Mediziner*. Würzburg: Königshausen und Neumann.

Lingg, Herrmann. 2021. *Die Völkerwanderung. Epische Dichtung*. Bd. 1–3. Frankfurt am Main: Outlook (Salzwasser Verlag). [1867]

Link, Charlotte. 2014. *Sechs Jahre. Der Abschied von meiner Schwester*. München: blanvalet.

Look, Maria van. 1969. *Franz Anton Mesmer/Reinhold Schneider*. Freiburg im Breisgau: Eckhard Beckersmann.

Look, Maria van. 1965. *Jahre der Freundschaft mit Reinhold Schneider. Aus Tagebuchblättern*. Weilheim: O. W. Barth.

Mann, Thomas. *Der Zauberberg*. Frankfurt am Main: S. Fischer. [1924]

Matheikal, Tomichan. 2007. *English Poetry. From John Donne To Ted Hughes*. New Dehli: Atlantic Publishers and Distributors.

Mildorf, Jarmila. 2017. Lyrik in der medizinischen Ausbildung. In: *Jahrbuch Literatur und Medizin*. Bd. IX, hrsg. von Florian Steger, S. 67–88. Heidelberg: Winter.

Mohr, Max. 1923. *Improvisationen im Juni. Komödie in drei Akten*. München: Müller. [1922]

Pönnighaus, Jörg M. 2013. *Bei abnehmendem Mond. Aufzeichnungen aus dem Lugala-Krankenhaus in Tansania*. Oberhausen: Athena.

Pönnighaus, Jörg M. 2014. *Reisen zum Ende der Welt. Gespräche mit Sterbenden*. Oberhausen: Athena.

Pönnighaus, Jörg M. 2013. *Skizzen einer Zeit. Gedichte*. Oberhausen: Athena.

Rieff, David. 2009. *Tod einer Untröstlichen. Die letzten Tage von Susan Sontag*. Übers. von Reinhard Kaiser. München: Hanser. [Engl. Orig., *Swimming in a sea of death*, 2008]

Salfellner, Harald, Hrsg., 2014. *Mit Feder und Skalpell. Grenzgänger zwischen Medizin und Literatur*. Prag:Vitalis.

Schochow, Maximilian und Florian Steger. 2015. Zwischen Traum und Wirklichkeit. Der Literat und Chirurg Richard von Volkmann-Leander (1830–1889). In: *Jahrbuch Literatur und Medizin*. Bd. VII, hrsg. von Florian Steger, S.113–134. Heidelberg: Winter.

Schröder, Caroline. *Maria van Look (1909-1994) – Leben und Werk einer Zahnärztin und Literatin*. Diss. med. Ulm 2021; http://dx.doi.org/10.18725/OPARU-38925

Schweninger, Ernst. 1906. *Der Arzt*. Frankfurt am Main: Rütten und Loening.

Seidel, Sarah. 2020. Über den Tod sprechen und vom Sterben erzählen. In: *Jahrbuch Literatur und Medizin*. Bd. XII, hrsg. von Florian Steger, S. 177–192. Heidelberg: Winter.

Steger, Florian. 2009. Ärztinnen als Literatinnen. In: *Jahrbuch Literatur und Medizin*. Bd. III, hrsg. von Bettina von Jagow und Florian Steger, S. 175–183. Heidelberg: Winter.

Steger, Florian. 2009. Annemarie Wettleys (1913–1996) Werk als Schriftsteller-Ärztin. In: *Jahrbuch Literatur und Medizin*. Bd. III, hrsg. von Bettina von Jagow und Florian Steger, S.187–219. Heidelberg: Winter.

Steger, Florian. 2016. Braucht die Medizin Künste, und brauchen Künste Medizin? In:

Leibniz-Lectures-Leipzig. Jahrbuch 2015, hrsg. von Friederike Buchholz und Martin Schlegel, S. 26–46. Leipzig: Leipziger Universitätsverlag.

Steger, Florian. 2014. Hermann Lingg: „Das Krokodil von Singapur" und Münchens „Krokodile". In: *Mit Feder und Skalpell. Grenzgänger zwischen Medizin und Literatur,* hrsg. von Harald Salfellner, S. 167–179. Prag: Vitalis [unter Mitarbeit von Nicole Brummer].

Steger, Florian. 2022. Einführung in das Corpus Hippocraticum. In: *Hippokrates. Sämtliche Werke.* In der Übers. von Richard Kapferer u. a. neu hrsg. von Kai Brodersen. 3 Bde. Bd. 1, S. 13–39. Darmstadt: wbg Edition.

Steger, Florian. Einführung. In: *Galenos. Arzt und Philosoph. Fünf autobiographische Schriften. Zweisprachige Ausgabe.* Corpus Galenicum. Bd. 2, hrsg. von Kai Brodersen, S. 7–40. Stuttgart: Hiersemann (= Bibliothek der griechischen Literatur, Bd. 92).

Steger, Florian. 2016. Für mehr Literatur im Sinne einer verstehenden Medizin. In: *Jahrbuch Literatur und Medizin.* Bd. VIII, hrsg. von Christa Jansohn und Florian Steger, S. 213–233. Heidelberg: Winter.

Steger, Florian. 2023. Galen's Plea for an „Understanding of Medicine": Ancient Lessons for Today's Practice. In: Galen's Humanistic Medicine. The Essay *Quod Optimus Medicus.* Sapere. Bd. XLIII, hrsg. von R. Aileen, S. 47–66. Tübingen: Mohr Siebeck.

Steger, Florian. 2013. Individualisierte Medizin. Einige Anmerkungen aus medizinethischer Perspektive. In: *Medizin und Technik. Risiken und Folgen technologischen Fortschritts,* hrsg. von Florian Steger, S. 89–103. Münster: Mentis.

Steger, Florian, Hrsg., 2013–2015. *Jahrbuch Literatur und Medizin.* Bd. VI–VII. Heidelberg: Winter.

Steger, Florian, Hrsg., 2017–2023. *Jahrbuch Literatur und Medizin.* Bd. IX–XIII. Heidelberg: Winter.

Steger, Florian. 2013. *Max Mohr (1891–1937). Korrespondenzen* (Jahrbuch Literatur und Medizin, Beiheft 1). Heidelberg: Winter [unter Mitarbeit von Ralf Beer und Thomas Cronen].

Steger, Florian. 2003. Medien, Sucht und Kultur. Das Potential medialer Repräsentationen von Sucht für das Verständnis psychopathologischer Phänomene. *Fundamenta Psychiatrica* 17, S. 53–57.

Steger, Florian, Hrsg., 2017. *Die Medizin von heute ist der Irrtum von morgen. Scharfzüngige Gedanken zur Medizin.* Wiesbaden: marix.

Steger, Florian. 2014. *Prägende Persönlichkeiten in Psychiatrie und Psychotherapie.* Berlin: Medizinisch Wissenschaftliche Verlagsgesellschaft [unter Mitarbeit von Katharina Fürholzer und Maximilian Schochow].

Steger, Florian, Hrsg., 2018. *Am Skalpell war noch Tinte. Literarische Medizin.* Wiesbaden: marix.

Steger, Florian. 2008. Wozu narrative Ethik in der Medizin? In: *Jahrbuch Literatur und Medizin.* Bd. II, hrsg. von Bettina von Jagow und Florian Steger, S. 185–198. Heidelberg: Winter.

Steger, Florian und Katharina Fürholzer, Hrsg., 2019. *Lyrik und Medizin.* (Jahrbuch Literatur und . Medizin, Beiheft 7). Heidelberg: Winter.

Steiner, Jutta. 2024. *Der vererbte Krieg. Transgenerationale Traumaspuren in Melitta Brezniks Werk.* Marburg: Büchner.

Stepke, Fernando Lolas. 2015. The medizinische Anthropologie of the Heidelberg School. Implications for bioethics. *Journal of Bioethics* 6(1): S. 9–28.

Stolte, Frederik. 2023. *Krankheit und Heilung in den Werken Doris Lessings.* (Jahrbuch Literatur und Medizin, Beiheft 11). Heidelberg: Winter.

Tellkamp, Uwe. 2008. *Der Turm. Geschichte aus einem versunkenen Land.* Frankfurt am Main: Suhrkamp.

Thales Akademie. https://www.thales-akademie.de/. Zugegriffen am 12.08.2024.

Virchow, Rudolf. *Die Cellularpathologie in ihrer Begründung auf physiologische und pathologische Gewebelehre.* Berlin: Verlag von August Hirschwald. [1858]

Vogel, Christiane. 2023. *Not macht erfinderisch – Organmangel in den Medical Humanities.* (Jahrbuch Literatur und Medizin, Beiheft 10). Heidelberg: Winter.

Volkmann, Richard von. 1871. *Träumereien an französischen Kaminen. Märchen.* Dachau: Einhorn.

Welsh, Irvine. 1999. *Trainspotting.* Berlin: Goldmann.

Wettley, Annemarie. 1947. *Vertauschbares Dasein.* Heidelberg: Lambert Schneider.

Winkler, Josef. 1959. *Der tolle Bomberg.* Berlin, Darmstadt und Wien: Deutsche Buchgemeinschaft. [1923]

Wohlmann, Anita. 2016. Narrative Medizin: Theorie und Praxis in den USA und Deutschland. In: *Jahrbuch Literatur und Medizin.* Bd. VIII, hrsg. von Christa Jansohn und Florian Steger, S.181–204. Heidelberg: Winter.

Wohlmann, Anita, Daniel Teufel und Pascal O. Berberat, Hrsg., 2022. *Narrative Medizin. Praxisbeispiele auf dem deutschsprachigen Raum.* Wien und Köln: Böhlau.

Wübben, Yvonne und Carsten Zelle, Hrsg., 2013. *Krankheit schreiben. Aufzeichnungsverfahren in Medizin und Literatur.* Göttingen: Wallstein.

Zweig, Stefan. 1974. *Schachnovelle.* Frankfurt am Main: Fischer.

Das Verhältnis von Medizin und Literatur

Thomas Anz

S eit einem halben Jahrhundert expandiert das Interesse an den Beziehungen zwischen Medizin und Literatur erheblich – in der Medizin und Literatur selbst, aber auch in den Kulturwissenschaften und in der Literaturkritik. Der bekannteste Literaturkritiker Marcel Reich-Ranicki veröffentlichte 1986 in der *Frankfurter Allgemeinen Zeitung* einen ausführlichen Artikel mit dem Titel „Fachleute für menschliche Leiden. Anmerkungen zu einem Thema ohne Grenzen: Der Arzt und die Literatur oder Die Rebellion gegen die Vergänglichkeit". Zusammen mit einem zweiten Aufsatz erschien er im Jahr darauf in seinem Band *Herz, Arzt und Literatur*. Der Artikel mit zahlreichen Beispielen aus mehreren Jahrhunderten für zum Teil höchst kontroverse Beziehungen zwischen Medizin und Literatur endet mit den versöhnlichen Sätzen:

> „Der Arzt und der Schriftsteller – sie rebellieren gegen die Vergänglichkeit.
> Sie haben stets das gleiche Ziel vor Augen: die Verteidigung des Lebens.
> Und einen gemeinsamen Feind: den Tod. So darf man denn sagen, dass sie
> Geschwister sind – die Medizin und die Literatur." (Reich-Ranicki 1987, S. 33)

Schon seit den 1970er Jahren war die Literatur in Deutschland, an der sich auch etliche Ärzte beteiligten, wieder besonders stark geprägt durch ihre Auseinandersetzungen mit Krankheiten, vor allem psychischen oder psychosomatischen. Medizin, Literaturwissenschaft und Literaturkritik wurden davon mit beeinflusst. Das betraf aber nicht nur Deutschland. Das Interesse daran erhielt eine internationale Reichweite. 1978 erschien in Amerika und schon im selben Jahr in deutscher Übersetzung mit dem Titel *Krankheit als Metapher* eine viel beachtete Aufsatzsammlung der Schriftstellerin Susan Sontag zur Kulturgeschichte von Krankheiten seit der Antike. (Sontag 1978) Sie zeigte dort u. a., dass sich die mit der Tuberkulose einst verbundenen Vorstellungen zum Teil auf den Wahnsinn, zum Teil auf Krebs verschoben haben. Obwohl die Autorin offensichtlich die jüngste deutschsprachige Literatur nicht kannte und die Intentionen ihrer Schrift sich zu dieser zum Teil völlig konträr verhielten, traf die Amerikanerin hierzulande ins Zentrum aktueller literarischer Bedürfnisse. Denn in den beiden Jahren zuvor, so lässt sich rückblickend konstatieren, erreichte das Interesse der Autoren und ihrer Leser an literarischen Krankheitsmetaphern, gegen die Susan Sontag kritische Einwände erhob, ein nachgerade modisches Ausmaß. Das von der Kritik überwiegend gelobte Buch, das sich u. a. gegen Krebs als Metapher für das tödlich Böse wendete, wurde ein internationales Standardwerk auch für Krebspatienten und deren Ärzte.

1973 erschienen zwei literarische Texte, die zu Recht als charakteristisch für jene Veränderungen in der westdeutschen Literatur der siebziger Jahre gelten, die wenig später mit dem Etikett „Neue Subjektivität" versehen wurden. Und es hatte einen programmatischen Sinn, dass beide Georg Büchners 1839 erschienene Krankheitsgeschichte *Lenz* über den 1792 gestorbenen Sturm-und-Drang-Dichter Jakob Michael Reinhold Lenz vergegenwärtigten: Peter Schneiders Erzählung *Lenz* (Schneider 1973) schon mit dem Titel, Karin Strucks tagebuchartiger Roman *Klassenliebe* (Struck 1973) mit mehrfachen Erwähnungen, Zitaten und Anspielungen. Als ein Autor, in dessen Leben und Werk soziales Bewußtsein, revolutionäres Engagement und Sensibilität für das Leiden des einzelnen Subjekts eine Einheit bilden, wurde ihnen Büchner, der Medizin studiert hatte, zu einer Art Korrektiv in der selbstkritischen Auseinandersetzung mit der eigenen politischen Vergangenheit.

Peter Schneider, Ende der sechziger Jahre einer der Wortführer der Außerparlamentarischen Opposition, begann die Erzählung über den bürgerlichen Intellektuellen Lenz mit einer ketzerischen Bemerkung über den Theoretiker, dessen Werke damals in seinen Kreisen wie die Bibel zitiert und bald durch ‚heilige Schriften' anderer Autoren ersetzt wurden:

„Schon seit einiger Zeit konnte er das weise Marxgesicht über seinem Bett nicht mehr ausstehen. Er hatte es schon einmal verkehrt herum aufgehängt. Um den Verstand abtropfen zu lassen, hatte er einem Freund erklärt. Er sah Marx in die Augen: ‚Was waren deine Träume, alter Besserwisser, nachts meine ich? Warst du eigentlich glücklich?'" (Schneider 1973, S. 5)

Im Ungenügen an abstrakten Sozialtheorien und einer politischen Praxis, die die existentielle Befindlichkeit des Subjekts ignorierte, wendet sich Lenz, und mit ihm der Autor, seinen Träumen und Phantasien zu, den Erfahrungen mit dem eigenen Körper und den Schwierigkeiten in privaten Beziehungen. Von seiner „kranke[n] Phantasie" (Ebd., S. 57) ist später die Rede, und mit Anspielung auf Büchners *Lenz* (der hiermit seinerseits Goethe zitierte) heißt es: „er ging mit sich um wie mit einem kranken Kind." (Ebd., S. 59)

Wie Schneiders Erzählung artikulierte auch Karin Strucks einige Monate vorher erschienener Roman, mit dem die kämpferische Intellektuelle, zeitweilig aktives Mitglied der DKP, ebenfalls den Weg zu einer autobiographischen Literatur dezidierter Ichbezogenheit einschlug, das Unbehagen an der zu Formeln erstarrten Theoriesprache der Linken und an der Sinnen- und Phantasiefeindlichkeit der organisierten Arbeiterbewegung. Und wie Schneider wollte Struck ihre Selbsterfahrungs- und Selbstäußerungsbereitschaft nicht als Rückzug in eine unpolitische, nur private Innerlichkeit verstanden wissen, sondern als Erweiterung des kritischen Bewußtseins und sozialen Engagements auf bislang vernachlässigte Bereiche. Sie berief sich dabei unter anderem auf die im April 1972 in deutscher Übersetzung erschienene Schrift *Der Tod der Familie* des englischen Psychiaters und

Psychiatriekritikers David Cooper, die in der linken Szene begeistert gelesen wurde:

> „[...] vielmehr überlege ich immerzu, wie ich wahnsinnig werden könnte, richtig
> wahnsinnig, daß es jeder sieht, nicht nur ich selber, aber nicht um es den anderen
> zu zeigen, sondern um herauszukommen aus einer Hülle, die immer noch an mir
> klebt, wenn sie auch schon ganz zerrissen ist, Cooper hat, glaube ich, völlig recht,
> in seinem Buch Der ‚Tod der Familie‘, nach volkstümlicher Auffassung sei der
> Schizophrene der Verrückte, der sich über die Gesunden lustig macht, er
> grimassiert, er ist ein Clown, er zieht sich auf subtile Arten zurück, er sei der
> Unlogische, dessen Logik krank ist, verbirgt sich nicht hinter dieser Verrücktheit
> eine geheime Gesundheit? Die Hülle zerreißen." (Struck 1973, S.22)[1]

Es folgen programmatische Sätze zum politischen Stellenwert derart subjekt-
bezogener Überlegungen:

> „Du denkst bestimmt, wenn ich so rede, ich bin unpolitisch, aber sollen
> verkrüppelte Menschen die Revolution machen? Das wird eine verkrüppelte
> Revolution. Nur Menschen, die gegen ihre Verkrüppelung schon vor und
> während der Revolution wahnsinnig werden, können Revolution machen,
> gegen Verkrüppelung in jeder Hinsicht". (Ebd., S.22–23)

Krankheiten verschiedenster Art, Medizin, Psychiatrie, Antipsychiatrie und
Psychoanalyse sind durchgehende und zentrale Themen in Karin Strucks
Aufzeichnungen. Und wiederholt insistiert die Autorin auf der „politischen"
Bedeutung dieser Themen:

> „Dietger fragt, was für ‚politische Aktivitäten‘ ich in Rehringhausen vorhabe.
> Ich bin erstaunt. Ist der Plan, eine Gruppe mit Ärzten, Psychiatern,
> Schriftstellern, Bauern ... aufzubauen, die gemeinsam nach den Ursachen der
> Krankheiten forschen und die Patienten als ganze, nicht als Wesen mit Kopf, als
> Wesen mit Beinen, als Wesen mit Geschlechtsteilen, als Wesen mit einer Psyche,
> als essende Wesen ... behandeln ... ist dieser Plan ‚unpolitisch‘?" (Ebd., S.124)

Die Allianz von Dicht- und Heilkunst, von Literatur und Medizin gehört zu den „utopischen Vorstellungen" (Ebd., S.141), für die sich das Buch begeistert. Sie gehen Hand in Hand mit den privaten Wünschen der Autorin, die Germanistik, Romanistik und Psychologie studiert hatte: „ich will Ärztin werden, ich will Psychiater werden" (Ebd.). Als Ärztin und zugleich Schriftstellerin „mit schreibenden Patienten arbeite[n]" (Ebd., S.139), das erscheint ihr als verlockende Perspektive für die persönliche Zukunft.

> „Und dann immer diese aufgeschnappten Sätze, diese faszinierenden
> aufgeschnappten Sätze: ‚In der griechischen Kultur arbeiteten der Athlet, der
> Künstler und der Arzt eng zusammen, was unter anderem dazu führte, daß sich
> die Heilkunde mehr mit der Gesundheit als mit der Krankheit beschäftigte.'
> Könnte ich also Ärztin sein, könnte ich Psychiater sein, und gleichzeitig
> Schriftstellerin, und alles könnte sich gegenseitig beeinflussen, aufeinander
> einwirken, ich schriebe und würde den Patienten zum Schreiben helfen?"
> (Ebd., S.141)[2]

Das literarische Interesse an Krankheit, Gesundheit und damit auch an der Medizin nahm in den 1970er und 1980er Jahre erheblich zu[3] und erzeugte eine Mischung von literarischen, medizinischen und kulturwissenschaftlichen Diskursen, die sich auch noch im folgenden Jahrhundert fortsetzte. Etliche Schriftsteller, die sich daran beteiligten, waren Ärzte oder Psychoanalytiker. Heinar Kipphardt, der 1976 einen im selben Jahr auch verfilmten und 1980 zudem als Schauspiel inszenierten Roman über das Leben des schizophrenen Dichters Alexander März veröffentlichte (Kipphardt 1978) [1976] und dabei an den realen Fall des schizophrenen Dichters Ernst Herbeck anknüpfte, arbeitete als Psychiater unter anderem an der Universitätsnervenklinik der Charité in Ostberlin. Ernst Augustin, der 1976 den Roman *Raumlicht. Der Fall Evelyne B.* über die unorthodoxe Beziehung zwischen einem Therapeuten und seiner schizophrenen Patientin veröffentlichte (Augustin 1981) [1976], war Facharzt für Psychiatrie und Neurologie, leitete von 1958 bis 1961 ein

amerikanisches Wüstenhospital in Afghanistan und war danach als Stationsarzt an einer Münchener Nervenklinik tätig. Rainald Goetz, der 1983 mit
dem Roman *Irre* resonanzreich debütierte (Goetz 1983), hatte vorher Medizin
studiert und in der Psychiatrie praktiziert.

Der schizophrene Dichter Ernst Herbeck, dem innerhalb der Literatur
nicht allein Kipphardt sympathetisches Interesse entgegenbrachte[4], steht zusammen mit Jakob Michael Reinhold Lenz, Friedrich Hölderlin, Heinrich
von Kleist, Robert Walser und etlichen anderen Schriftstellern der Vergangenheit in einer Reihe „kranker", angefochtener Dichterexistenzen, die seit
den siebziger Jahren zu bevorzugten Figuren eines beliebten Genres avan-
cierten: des biographischen Erzählens nicht nur in der Literatur, sondern
auch in der Literaturwissenschaft. Ein exemplarisches Beispiel dafür lieferte
in den 1970er Jahren der renommierte Literaturwissenschaftler Walter Müller-Seidel. Im Hölderlin-Jahrbuch 1971/72 veröffentlichte Müller-Seidel
eine Art Forschungsbericht mit dem Titel „Hölderlins Dichtung und das
Ereignis der Französischen Revolution" (Müller-Seidel 1971–72, S.119–125),
1978 dann einen dreißigseitigen Aufsatz über „Hölderlins Dichtung und
Wahnsinn im Verständnis der Wissenschaft" (Müller-Seidel 1978, S.11–41),
1981 einen über „Hölderlin in Homburg. Sein Spätwerk im Kontext seiner
Krankheit" (Müller-Seidel 1981, S.161–188). Symptomatisch für diese Interes-
senverschiebungen waren auch Beiträge anderer Wissenschaftler. Debattierte
man Ende der sechziger Jahre mit Vorliebe über Hölderlin als den wirklichen
oder angeblichen Jakobiner, so in den siebziger Jahren über den angeblich
oder wirklich Kranken. Ging es zunächst vor allem um „Hölderlin und die
Französische Revolution" (Bertaux 1969), so wenig später unter anderem um
die „Psychiatrie zur Zeit Hölderlins" (Titel einer Ausstellung in Tübingen).
Dabei wurde das eine Thema durch das andere nicht einfach ersetzt, sondern
vielmehr in ihm aufgehoben und fortgeführt, insofern sich das existentielle
Leiden Hölderlins auch als ein Leiden an den politischen Verhältnissen seiner Zeit verstehen ließ.

Der Lebensphilosophie Wilhelm Diltheys und seiner der Naturwissenschaft im 19. Jahrhundert entgegengesetzten Geisteswissenschaft, so erläuterte Müller-Seidel in diesem Zusammenhang, komme bei seiner Beschäftigung mit Hölderlin nicht nur das Verdienst zu, das von der späteren Hölderlin-Forschung lange verdrängte Interesse des Dichters an den Ideen der Französischen Revolution thematisiert zu haben, sondern vor allem auch, die Nicht-Achtung des Dichters aufgrund seiner Krankheit unterlaufen zu haben. Es „zeigte sich rasch", so Müller-Seidel im Rückblick auf seine eigenen rezeptions- und wissenschaftsgeschichtlich orientierten Hölderlin-Forschungen,

> „daß Hölderlins Krankheit als das herausragende Problem seiner Rezeption in der zweiten Hälfte des 19. Jahrhundert anzusehen war; denn es handelte sich hier nicht um irgendeine, sondern um psychische Krankheit als ein vielfach von Vorurteilen belastetes Geschehen. Hölderlins Wahnsinn, wie man sagte, wurde in Literaturkritik, Literatur, Geschichte und Philosophie zum eigentlichen Stein des Anstoßes, der das dichterische Werk im ganzen überschattete und vollends das Spätwerk als wertlos erscheinen ließ." (Müller-Seidel 2022 [1995], S.178–179)[5]

Die Psychiatrie des 19. Jahrhunderts war an den Abwertungen Hölderlins maßgeblich beteiligt. Der diskriminierende Umgang mit Kranken und mit Krankheiten in der Geschichte der Ästhetik und Poetik, Medizin und Psychiatrie des 19. und auch noch 20. Jahrhunderts wurde zu einem dominanten Thema und Gegenstand der Kritik in Müller-Seidels zahlreichen Publikationen der achtziger und neunziger Jahre darüber. Er plante dazu ein Buch, das aber mit seinen gesammelten Aufsätzen erst 2018 etliche Jahre nach seinem Tod digital und 2022 gedruckt erschien.[6]

Ein Jahr davor ist unter dem Titel *Medizin in der Literatur der Neuzeit* das fünfbändige Werk des Medizin- und Wissenschaftshistorikers Dietrich von Engelhardt, der seit den 1970er Jahren wohl die meisten Publikationen zu dem Themenbereich geschrieben hat, in zweiter Auflage erschienen. Der erste Band

---

wurde 1991 veröffentlicht, der zweite im Jahr 2000. Auf beide verweist die Einleitung des 2008 von Nicolas Pethes und Sandra Richter herausgegebenen Buches *Medizinische Schreibweisen. Ausdifferenzierung und Transfer zwischen Medizin und Literatur (1600–1900)*. Die Einleitung der Herausgeber beginnt mit dem Satz: „Die Aufmerksamkeit für die Nähe zwischen Medizin und Literatur ist in den letzten Jahren in beiden betroffenen Fachdisziplinen beständig gewachsen." (Pethes und Richter 2008, S.1)[7] Das an die 1000 Seiten umfassende Lexikon beginnt mit einem „Geleitwort" von Dietrich von Engelhardt, das für eine vielfältige Kooperation von Medizin, Literatur und Literaturwissenschaft plädiert. Genauere Untersuchungen dazu enthielt der 2013 erschienene, von Yvonne Wübben und Carsten Zelle herausgegebene Band *Krankheit schreiben. Aufzeichnungsverfahren in Medizin und Literatur*.[8]

Die Beziehungen zwischen Medizin, Literatur, Literaturkritik und Literaturwissenschaft waren vor den 1970er Jahren weniger kooperativ, sondern von starken Kontroversen geprägt. 1925 erschien der erste Band einer später in zahllosen Auflagen nachgedruckten Kampfschrift, deren kulturkritische Rhetorik im Dienste der Diffamierung ihrer Gegner und der Durchsetzung eigener Wertvorstellungen exzessiv und militant mit dem Begriffspaar „gesund" und „krank" operierte. Der Autor der Schrift gehörte zumindest dem Alter nach der ‚expressionistischen' Generation an. Ein erfolgloser Künstler attackierte hier die erfolgreichere Kunst der Moderne, in der damals Krankheiten wie später wieder seit den 1970er Jahren einen dominanten Stellenwert hatten. Im Expressionismus identifizierte man sich schreibend vorrangig mit ‚angefochtenen', ‚gescheiterten', ‚kranken' Dichterexistenzen: mit Lenz, Hölderlin und Kleist vor allem, auch mit Schriftstellerinnen der Romantik oder mit Büchner. „Ich liebe alle, die in sich ein zerrissenes Herz haben, ich liebe Kleist, Grabbe, Hölderlin, Büchner" (Heym 1960, S.128), schrieb Georg Heym 1909 in sein Tagebuch und nannte damit einige Namen, die in der literarischen Moderne höchstes Ansehen genossen. In diesen

Vorlieben zeigte sich die Literatur in und nach den 1970er Jahren den Anfängen dieser Moderne verbunden. Und auch da gehörten Ärzte zu den renommiertesten Autoren dieser Zeit: Arthur Schnitzler, Alfred Döblin und Gottfried Benn.

Ihr Gegner schrieb in dem genannten Band von den „krankhaften Auswüchsen irrsinniger und verkommener Menschen, die wir unter dem Sammelbegriff des Kubismus und Dadaismus seit der Jahrhundertwende kennenlernten", von „Wucherungen", „geistigen Degeneraten", „Halluzinationen von Geisteskranken oder Verbrechern" und von der Aufgabe „der Staatsleitung, zu verhindern, daß ein Volk dem geistigen Wahnsinn in die Arme getrieben wird." Die Krankheit der modernen Kunst seit der Jahrhundertwende galt dem Kulturkritiker freilich nur als Zeichen einer weit umfassenderen Zeitkrankheit – wie die Syphilis, der die vorangehenden Passagen des Buches den Kampf ansagten. Auch sie sei nur ein Symptom, „nur das Ergebnis einer Erkrankung der sittlichen, sozialen und rassischen Instinkte". Und wer sich solchen Erkrankungen überlasse, habe sein Lebensrecht verwirkt. „Wenn die Kraft zum Kampfe um die eigene Gesundheit", heißt es durch Sperrdruck hervorgehoben, „nicht mehr vorhanden ist, endet das Recht zum Leben in dieser Welt des Kampfes."

Es mag beruhigen, solches in Adolf Hitlers *Mein Kampf* zu lesen.[9] Denn man weiß sich einig im Urteil über dieses Buch und über seine Konsequenzen, die mit Stichworten wie ‚Vernichtung unwerten Lebens', ‚Bücherverbrennung' oder ‚Entartete Kunst' nur angedeutet sind. Irritierender ist es indes, in der Geschichte kultur- und kunstkritischer Diskurse zwischen dem 18. und 20. Jahrhundert auf ungleich angesehenere Autoren zu treffen, die sich medizinischer Kategorien in normativ abwertender Absicht ganz ungehemmt bedienten. Zu den vielfältigen Irritationen, die einem die Rekonstruktion der Geschichte des normsetzenden Umgangs mit den Begriffen ‚gesund' und ‚krank' bereiten kann, gehört auch, dass der psychiatrische

Terminus ‚Entartung‘, auf den sich die nationalsozialistische Liquidierung der ästhetischen Moderne mit Vorliebe stützte, seine kunstkritische Karriere ausgerechnet einem Juden verdankte, nämlich dem zionistischen Arzt und Schriftsteller Max Nordau, der 1892/93 seine Ressentiments gegen die damals jüngste Literatur in zwei umfang- und resonanzreichen Bänden unter dem Titel *Entartung* (Nordau 1892–1893) veröffentlichte.

In alten und neuen Kontroversen um jeweils zentrale Normen und Werte unserer Kultur sind die Begriffe ‚gesund‘ und ‚krank‘, zumal seit der Gesundheitsbewegung der Aufklärung, von ähnlich herausragender Bedeutung wie ‚gut‘ und ‚böse‘, ‚wahr‘ und ‚falsch‘, ‚schön‘ und ‚hässlich‘. Mit ihnen werden die Grenzen zwischen gesellschaftlich Zugelassenem und Ausgeschlossenem, zwischen Normentsprechendem und Normwidrigem gezogen, auch in literarischen und literaturkritischen Diskursen. Michel Foucault hat in einflussreichen Arbeiten auf das Potential sozialer Macht und Kontrolle aufmerksam gemacht, das der Verwendung der Begriffe psychischer Gesundheit und Krankheit eigen ist, und dabei vor allem auch auf ihre Funktion verwiesen, die Normen bürgerlich-zivilisierter Rationalität durch die soziale Ausgrenzung aller Formen sogenannter Unvernunft zu stabilisieren.[10] Er steht damit in der Tradition einer romantischen Rationalitätskritik, wie sie beispielsweise August Wilhelm Schlegel gegen die empirische Psychologie der Aufklärung so formuliert hat:

> „Mit dieser glaubten sich die Aufgeklärten dann berechtigt, alle Erscheinungen, die über die Grenze der Empfänglichkeit ihres Sinnes hinauslagen, als Krankheitssymptome zu betrachten, und freigiebig mit den Namen Schwärmerei und Wahnsinn bei der Hand zu sein." (Schlegel 1964 [1802], S. 67)

Die rhetorische Wirksamkeit des Attributs ‚krank‘ in normativen Diskursen basiert, wo es allein pejorativ gemeint ist, vor allem auf dem Angstpotential, das es zu mobilisieren vermag: Es droht mit sozialer Isolation und dem

Stigma der Minderwertigkeit, und es warnt vor Verhaltensweisen oder Verhältnissen, die als pathogen gelten. Mit den Begriffen und um die Begriffe ‚gesund' und ‚krank' wird verstärkt seit dem 18. Jahrhundert nicht zuletzt deshalb so heftig gerungen, weil es dabei um höchste Werte säkularisierter Kulturen geht: um das diesseitige Heil und Glück einzelner, sozialer Gruppen oder der ganzen Gattung Mensch, und weil die kulturellen Vorstellungen über die Genese, die Symptomatik und die Therapie von Krankheiten über individuelle Verhaltensnormen und gesellschaftliche Verhältnisse bestimmen, die dem Heil und Glück förderlich oder abträglich sind. Die normvermittelnde Argumentation beruft sich meist auf die Natur, an deren Geboten man sich nicht straflos versündigen dürfe. Die rhetorische Strategie zielt, vor allem wo sie mit psychischen Krankheiten operiert, darüber hinaus auf einen vorzeitigen Abbruch der Kommunikation mit denen, gegen die sich das Krankheitsverdikt richtet.

Die rhetorische Strategie, der Hitlers Verwendung der Begriffe ‚gesund' und ‚krank' folgt, unterscheidet sich von der anderer Autoren zwischen Goethezeit und Gegenwart nur wenig. Doch die Norminhalte, die dabei jeweils durchgesetzt werden wollen, variieren in diesem Zeitraum beträchtlich. Dennoch lassen sich, zumal im Bereich ästhetischer und poetologischer Normen, Konstanten erkennen: Seit der rapiden Modernisierung der Literaturgesellschaft im letzten Drittel des 18. Jahrhunderts waren die Innovationsschübe vonseiten der jeweils jüngsten Generation einem permanenten Pathologieverdacht ausgesetzt. Die Pathologisierung der Gegner im literarischen Kräftefeld kulminierte im Kampf gegen die Moderne und Avantgarde um und nach 1900, den die nationalsozialistische Kulturpolitik mit militanter Konsequenz fortführte. Die Pathologisierung gegnerischer Werke und Autoren legitimierte sich dabei durch Theorien unterschiedlicher Provenienz, bevorzugt jedoch durch die Normen klassizistischer Ästhetik.

Den pathologisierenden Abwertungen ‚kranker' Kunst korrespondierte eine zumindest partielle Aufwertung des Krankheitsbegriffs aufseiten der davon Betroffenen. Sie behaupteten in ihrer Ablehnung vorgegebener poetologischer Regeln im späten 18. Jahrhundert respektvoll die Affinität von Genie und Wahnsinn, nobilitierten um 1800 die Melancholie des Künstlers, erklärten hundert Jahre später die nervöse Schwäche des Dekadenten zur Disposition und zum Ausweis ästhetischer Sensibilität oder machten sich in den Avantgardebewegungen seit 1910 den Geisteskranken zur Identifikationsfigur. Zuweilen übernahm man ausdrücklich die diffamierende Etikettierung der eigenen Kunst als ‚krank' und verkehrte ihre Wertigkeit ins Positive. Ein 1912 in der expressionistischen Zeitschrift *Der Sturm* abgedrucktes Manifest erklärte, „daß man es als Ehre ansehen muß, ‚verrückt' genannt zu werden; denn damit bemüht man sich, die Neuerer zu knebeln."[11] In solchem Selbstbewusstsein konnte sich die Moderne nicht zuletzt auch durch Nietzsche bestärken lassen, der wiederholt die innovatorische Kraft der Krankheit hervorgehoben hatte. In dem moralphilosophischen Werk *Morgenröthe* von 1881 beispielsweise heißt es über die „Bedeutung des Wahnsinns in der Geschichte der Moralität":

„[…] allen jenen überlegenen Menschen, welche es unwiderstehlich dahin zog, das Joch irgend einer Sittlichkeit zu brechen und neue Gesetze zu geben, blieb, wenn sie nicht wirklich wahnsinnig waren, Nichts übrig, als sich wahnsinnig zu machen oder zu stellen – und zwar gilt dies für die Neuerer auf allen Gebieten" (KSA 3, S. 27).

Die maßgeblich von Goethes berühmt-berüchtigten Verdikten gegen die Romantik angeregte Identifikation des Klassischen mit dem Gesunden und des Modernen mit dem Kranken trifft bei all ihrer Fragwürdigkeit immerhin das Faktum einer literaturhistorischen und -kritischen Stereotypenbildung, die sich bis zum 20. Jahrhundert wirksam zeigte. Goethe vornehmlich wird in alten und neuen Kontroversen um gesunde und kranke Kunst zur

Berufungsinstanz, auf die man sich zustimmend oder ablehnend bezieht. „Wie wäre Schiller aufgeflammt, wie würde sich Goethe abgewendet haben!" (Hitler 1935, S. 284) heißt es in Hitlers Schmähungen der Moderne. Auf Goethe hatte sich auch Max Nordau berufen. Der Weimarer Klassiker diente ihm als willkommener Beleg dafür, dass das wahre Genie nicht krank, sondern kerngesund sei.[12]

Auch noch in der Literatur und den ästhetischen Debatten nach 1945 blieben die Gegenüberstellungen von gesunder und kranker Kunst präsent. Weiterhin galt hier: Wer an den Normen der klassischen Ästhetik orientiert ist, beruft sich gerne auf die Gesundheit, die ästhetische Moderne hingegen ist durch ihre Sympathie für das Pathologische gekennzeichnet. Als der marxistische Philosoph, Literaturwissenschaftler und Literaturkritiker Georg Lukács 1952 in Wien einen Vortrag mit dem Titel „Gesunde oder kranke Kunst?" hielt, bemühte er sich zwar, Distanz zum Biologismus nationalsozialistischer Provenienz zu zeigen, doch an dem Wert der Begriffe „Gesundheit" und „Krankheit" für die ästhetische Urteilsbildung hielt er fest: „Krankheit oder Gesundheit sind hier nicht biologisch, sondern in allererster Linie sozialhistorisch gemeint. Von dieser Grundlage aus erweisen sie sich als wichtige Bestimmungen der allgemeinen ästhetischen Prinzipien." (Lukács 1955, S. 243) Wo Lukács von ästhetischen Prinzipien sprach, meinte er immer auch ethische. Es ging ihm um die „geistig-moralische Grundlage der Kunst" (Ebd., S. 243), und hierbei sah er die „Gesundheit auf der Seite des Fortschritts, Krankheit auf der Seite der Reaktion" (Ebd., S. 249). Jener Biologismus, der dem Kranken im Kampf ums Dasein und um den evolutionären Fortschritt die Fähigkeit zum Überleben absprach, prägte auch noch die Argumentation und das Vokabular dessen, der ihn zugunsten eines sozialhistorischen Gesundheitsbegriffes zu umgehen meinte. Die Autoren der „modernen Dekadenz"(Ebd., S. 244), so Lukács, ruhen auf dem Massenfriedhof der Literaturgeschichte in verdienter Vergessenheit, „weil sie im Lebenskampf der

Menschheit zwischen Gesundung und Verwesung sich nicht auf die richtige Seite gestellt haben." (Ebd., S. 252)[13]

Als Lukács die Aburteilungen des kranken, dekadenten „Avantgardeismus" 1958 mit der Schrift *Wider den mißverstandenen Realismus* (Lukács 1958) in ausgeweiteter Form vorlegte, fand er noch im gleichen Jahr in Adorno seinen scharfsichtigsten Gegner. Der nannte den Versuch, die Begriffe gesunder und kranker Kunst vom Biologischen ins Soziale zu wenden, „krampfhaft" und lehnte ihn grundsätzlich ab:

> „wenn es sich schon um historische Verhältnisse handelt, wären Worte wie gesund und krank überhaupt zu vermeiden. Mit der Dimension Fortschritt/ Reaktion haben sie nichts zu tun, sie werden mitgeschleppt einzig um ihres demagogischen Appells willen. Überdies ist die Dichotomie von gesund und krank so undialektisch wie die vom auf- und absteigenden Bürgertum" (Adorno 1974, S. 257).

Goethe war freilich in seinen literarischen und literaturkritischen Äußerungen mit den Attributen ‚gesund' und ‚krank' ungleich vielschichtiger umgegangen als die meisten, die sich später auf ihn beriefen. Die schroffe, immer wieder zitierte Gegenüberstellung von gesunder Klassik und kranker Romantik, die Goethes Gesprächspartner Johann Peter Eckermann unter dem Datum des 2. April 1829 festhielt, ist zwar, wie der entsprechende Satz in den „Maximen und Reflexionen" bestätigt, ihrem Sinn nach authentisch.[14] Doch schon die zentrale Bedeutung pathologischer Motive in seinem Werk und die lange Reihe kranker Figuren, denen der Autor ein erhebliches Maß an Sympathie entgegenbringt (Werther, Tasso, Orest, Mignon, der Harfner, Ottilie usw.) hätten den antimodernen Klassizisten, die sich der Autorität seiner Urteile bedienten, zu denken geben müssen. Es ließe sich zeigen, dass Goethes Krankheitsbegriff, wie er aus dem Werk und einer Vielzahl verstreuter Äußerungen rekonstruiert werden kann, dem seiner romantischen Zeitgenossen überraschend nahesteht. Denn wie sie wertete er Krankheiten positiv auf, indem er sie zur Bedingung einer höheren Form der Gesundheit erklärte. Individuelle Bildungs- und kulturelle Evolutionsprozesse werden aus seiner Sicht durch Krisen und Krankheiten entscheidend gefördert. „Krankheiten, wenn sie glücklich vorübergehen, bringen mehr Nutzen als Schaden" , schreibt er 1813 in einem Brief, und gegenüber Eckermann äußert er sich am 14. März 1830 nach einer Kritik der „allerneusten ultraromantischen Richtung" in der französischen Literatur in einer Weise, die mit den späteren Polemiken gegen die kranke Romantik und Moderne kaum etwas gemein hat:

> „[…] zuletzt wird der sehr große Vorteil bleiben, daß man neben einer freieren Form auch einen reicheren verschiedenartigeren Inhalt wird erreicht haben und man keinen Gegenstand mehr wird ausschließen. Ich vergleiche die jetzige literarische Epoche dem Zustande eines heftigen Fiebers, das zwar an sich nicht gut und wünschenswert ist, aber eine bessere Gesundheit als heitere Folge hat."
> (Eckermann 1981, S. 676)

Solche Äußerungen haben in vielen Werken Goethes ihre literarische Entsprechung. Krankengeschichten erzählen sie in großer Zahl. Dabei sind diejenigen, die, wie etwa Werther, an ihrer Krankheit zugrunde gehen, von denen, die geheilt werden, deutlich unterschieden. Der Krankheit zum Tode setzte Goethe immer wieder Beispiele geglückter Krankheitsüberwindung entgegen, und er verweist dabei wiederholt auch auf seine eigene Lebensgeschichte. „Daß Pathologisches nicht immer nur Zerstörung heißt, sondern ein Schritt zur Stärkung des psychischen Apparates sein kann" (Eissler 1983, S. 71), wie der Psychoanalytiker Kurt R. Eissler mit Blick auf Goethe meinte, entspricht ganz Goethes Konstruktionen der eigenen Lebensgeschichte und der Geschichte etlicher literarischer Figuren. Geheilt wird ebenfalls der wahnsinnige Orest in dem *Iphigenie*-Drama. Und auch die Titelfigur selbst, die, getrennt von der Heimat, in der Fremde leben muss und dabei (gleich in den ersten Auftritten) etliche Symptome der Melancholie zeigt, bedarf der Heilung.

„Das ist's warum mein blutend Herz nicht heilt." (HA 5, S. 9) Dem triadischen Schema Einheit – Entzweiung – Neue Einheit und einer entsprechenden topographischen Modellierung folgt auch dieses klassische Drama und führt an seinen Protagonisten vor, dass der Zustand der Entzweiung ein pathologischer ist und die am Ende neu gewonnene Einheit mit Gesundheit und individueller Autonomie einhergeht. In Goethes Bildungsroman *Wilhelm Meister* steht der Satz: „Alle Übergänge sind Krisen, und ist eine Krise nicht Krankheit?" (HA 7, S. 505) Das Konzept der Bildung, das diesem Roman zugrunde liegt, setzt das Durchlaufen von Krisen bzw. Krankheiten voraus. Und so muss Wilhelm, der so fasziniert ist von dem Bild des „kranken Königssohns", der sich mit dem schwermütigen Prinzen Hamlet identifiziert und seine eigenen Gefährdungen in Figuren wie dem Harfner und Mignon gespiegelt findet, von körperlichen Krankheiten und psychischen Krisen geheilt werden, bevor er selbst zum Wundarzt wird.

Mit den sich derart artikulierenden Wertvorstellungen über Krankheit und Gesundheit steht Goethe den Vorstellungen seiner romantischen Zeitgenossen sehr viel näher, als es seine pathologisierenden Angriffe gegen sie zunächst vermuten lassen. Novalis hat in zahllosen Fragmenten eine bruchstückhafte Philosophie der Krankheit entwickelt, die in ihren Grundzügen um 1800 durchaus zeittypisch war. „Fängt nicht überall das Beste mit *Kranckheit* an?" (HKA 3, S. 389) fragt eines seiner Fragmente, das mit „Poetik des Übels" (Ebd.) überschrieben ist. Die Krankheit ist nicht das Beste, aber sie ist eine notwendige Bedingung dafür. „Könnte *Kranckheit* nicht ein Mittel höherer Synthesis seyn?!" (Ebd., S. 389) Die dialektische Denkfigur, die dahinter steht und die um 1800 eine universale, alle medizinischen, literarischen und philosophischen Diskurse formierende Kraft entfaltet, zeigt sich besonders deutlich im folgenden Satz: „Der Übergang von Monotonie zur Harmonie wird freylich durch Disharmonie gehen – und nur am Ende wird eine Harmonie entstehn." (HKA 2, S. 546) Der Begriff der „Disharmonie" ist um 1800 mit dem der „Krankheit" so eng assoziiert, dass beide austauschbar werden. Substituiert werden können sie weiterhin durch Begriffe wie „Entzweiung", „Spaltung", „Entfremdung" oder auch „Krise". So fungiert „Krankheit" denn auch als metaphorisches Element in den Beschreibungen jenes damals so überaus beliebten triadischen Geschichtsmodells, das die Entwicklung der Gattung Mensch nach dem Schema Ursprüngliche Einheit (wie im Paradies) – Gegenwärtige Entzweiung (wie nach dem Sündenfall) – Neu zu gewinnende Einheit auf höherem Niveau (im goldenen Zeitalter) beschreibt. Die derartige Aufwertung der Krankheit bzw. krisenhaften Entzweiung bezieht sich auf kulturelle Evolutionsprozesse und individuelle Bildungsprozesse gleichermaßen. Bei Novalis wird die Krankheitsphilosophie so auch zur Revolutionsphilosophie. Die Revolution vergleicht er mit einem krisenhaften Fieberzustand, und den bewertet er so:

„Würde es nicht Unsinn seyn eine Krisis permanent zu machen, und zu glauben, der Fieberzustand sey der ächte, gesunde Zustand, an dessen Erhaltung dem Menschen alles gelegen seyn mußte? Wer möchte übrigens an seiner Notwendigkeit, an seiner wohlthätigen Wirksamkeit zweifeln." (Ebd., S. 490)

Von derart dialektischen Denkformen hat sich zwei Jahrzehnte später der programmatische Realismus entschieden entfernt, als er im Rückgriff auf rationalistische Traditionen, genuin bürgerliche Wertvorstellungen und die Normen klassizistischer Ästhetik vor allem die romantische Schule und die „Weltschmerzdichter" der Restaurationszeit mit dem Stigma der Krankhaftigkeit belegte. „Wie krankhaft all unsere moderne Poesie ist, wird die Nachwelt noch lebhafter empfinden, als wir, an deren eigenem Innern sie zehrt." (Schmidt 1850, S. 382) Das steht in dem Nachruf auf Nikolaus Lenau, den Julian Schmidt in den *Grenzboten* veröffentlichte. Vor allem diese Zeitschrift und in ihr besonders rigoros diese Kritiker haben sich mit Aburteilungen hervorgetan, die mit grobschlächtigen Grenzziehungen zwischen dem Gesunden und dem Kranken alles, was den eigenen Normsetzungen nicht entsprach, bedenkenlos pathologisierte. Mit den „modernen Dichtern" zusammen verurteilte Julian Schmidt auch die „modernen Kunstkritiker", die „von der Idee erfüllt sind, das Genie sei etwas Abnormes [...] und daher dem Wahnsinn verwandt", könne er doch „in dem Genie nichts anderes sehen als die höchste Concentrierung der Kraft und Gesundheit" (Schmidt 1853, S.243). In kaum einer literaturkritischen Abhandlung versäumte Julian Schmidt es, die ‚Gesundheit' des Verstandes, der Moral und des Geschmacks als eine der ranghöchsten Maßstäbe realistischer Wertung zur Geltung zu bringen, doch selten hat er seine programmatische Regel von der Unvereinbarkeit des Poetischen und des Pathologischen so deutlich und aufschlussreich formuliert wie in der Kritik an Büchners *Lenz*:

> „Ich halte den Versuch, den Wahnsinn darzustellen, [...] für den Einfall einer
> krankhaften Natur. Die Darstellung des Wahnsinns ist eine unkünstlerische
> Aufgabe, denn der Wahnsinn, als die Negativität des Geistes, folgt keinem
> geistigen Gesetz; die Willkür hat einen unermeßlichen Spielraum, und die
> hervorzurufenden Stimmungen contrastieren so gewaltsam miteinander, daß ein
> lebendiger Eindruck nicht möglich ist. [...] Der Wahnsinn als solcher gehört in
> das Gebiet der Pathologie, und hat ebensowenig das Recht, poetisch behandelt
> zu werden, als das Lazareth und die Folter." (Schmidt 1851, S.122)

Das Krankheitsverdikt trifft hier potentiell überall, wo man ihm begegnet, mehreres zugleich: Es wertet kranke Figuren im Text ab, die mit ihrer Darstellung verbundene unklassische Form (Gesetzlosigkeit, Willkür, gewaltsame Kontraste statt Stimmigkeit und Harmonie) und die Person des Autors. Jeder Autor, der ohne unmissverständliche formale und moralische Distanz kranke Figuren in den Mittelpunkt seiner Texte rückte, musste damit rechnen, von den realistischen Programmatikern als unpoetisch und krank abqualifiziert zu werden. Ob Autor oder literarische Figur, gefordert wurde die kräftige, heitere, sittlich gefestigte, anpassungsfähige, tüchtige und erfolgreiche Persönlichkeit, der gesunde Bürger also, der sich nicht durch individualistische Exklusivität und Exzentrik separiert, der Gemeinschafts- und Eigensinn zeigt, „gesunden

Menschenverstand" vor hochgeschraubte Intellektualität stellt und sich nicht aus der gegebenen Wirklichkeit in irrationalistische Sehnsüchte flüchtet.

Nicht von Goethe, sondern von der Gesundheitsideologie des bürgerlichen Realismus im Umkreis Julian Schmidts und Gustav Freytags führt der gerade Weg zum Kampf gegen die Moderne um und nach 1900. Das sympathetische Interesse vor allem an psychischen und psychisch bedingten Krankheiten ist für die Moderne thematisch und ästhetisch konstitutiv. Autoren wie Kleist, Hölderlin oder Büchner und Texte wie *Lenz* fanden erst durch sie die Anerkennung, die ihnen im 19. Jahrhundert weitgehend versagt blieb. Auch die Forschung über die Zusammenhänge zwischen Medizin, Literatur und Kulturwissenschaften ist inzwischen friedlicher und konstruktiver geworden.

Endnoten

1 Die Autorin bezieht sich hier nicht nur auf Coopers *Der Tod der Familie* (Cooper 1972), sondern auch, zum Teil wörtlich, auf Coopers 1971 erschienenes Buch *Psychiatrie und Anti-Psychiatrie* (Cooper 1971).

2 Vgl. auch ebd., S.139; S.266.

3 S. dazu ausführlich Anz (1989).

4 Vgl. die Beiträge von Ernst Jandl, Friederike Mayröcker und Gerhard Roth in dem von Leo Navratil herausgegebenen Band *Alexanders poetische Texte*: Jandl (1977), S.180; Mayröcker (1977), S.181–183; Roth (1977), S.193–199.

5 S. hierzu den Beitrag von Müller-Seidel in dem 2022 erschienenen Band Walter Müller-Seidel: *Literatur und Medizin in Deutschland. Zur Geschichte des humanen Denkens im wissenschaftlichen Zeitalter* (1795-1945): Müller-Seidel (2022) [1995], S.177–224.

6 S. Müller-Seidel (2022).

7 Die Fußnote dazu lautet: „Vgl. zur Bestandsaufnahme Bettina von Jagow, Florian Steger (Hg.): *Literatur und Medizin. Ein Lexikon*. Göttingen 2005." (Pethes und Richter 2008, S.1)

8 S. Wübben und Zelle, Hrsg. (2013).

9 Hitler (1935), S.282–288.

10 S. u.a. Foucault (1973a); (1973b); (1977).

11 Zit. nach Pörtner (1961), S.46.

12 Vgl. Nordau (1892–1893), S.44.

13 Ebd., S.249, 244, 252.

14 S. Eckermann (1981), S.310. – HA 12, S.487.

15 Zit. nach Hager (1955), S.20.

Literatur

Abusch, Alexander, Hrsg. 1955. *Georg Lukács zum siebzigsten Geburtstag*. Berlin: Aufbau.

Anz, Thomas. 1989. *Gesund oder krank? Medizin, Moral und Ästhetik in der deutschen Gegenwartsliteratur*. Stuttgart: Metzler.

Augustin, Ernst. 1981. *Raumlicht. Der Fall Evelyne B. Roman*. Frankfurt am Main: Suhrkamp. [1976]

Bertaux, Pierre. 1969. *Hölderlin und die Französische Revolution*. Frankfurt am Main: Suhrkamp.

Cooper, David. 1971. *Psychiatrie und Anti-Psychiatrie*. Frankfurt am Main: Suhrkamp.

Cooper, David. 1972. *Der Tod der Familie*. Übers. von Edwin Ortmann. Reinbek bei Hamburg: Rowohlt.

Eckermann, Johann Peter. 1981. Gespräche mit Goethe in den letzten Jahren seines Lebens. Hrsg. von Fritz Bergemann. Frankfurt am Main: Insel.

Eissler, Kurt R. 1983. *Goethe. Eine psychoanalytische Studie. 1775–1786*. Bd.1. Übers. von Peter Fischer. Basel und Frankfurt am Main: Stroemfeld.

Foucault, Michel. 1973a. *Die Geburt der Klinik. Eine Archäologie des ärztlichen Blicks*. München: Hanser.

Foucault, Michel. 1977. *Die Ordnung des Diskurses. Inauguralvorlesung am Collége de France – 2. Dezember 1970*. Frankfurt, Berlin und Wien: Ullstein.

Foucault, Michel. 1973b. *Wahnsinn und Gesellschaft. Eine Geschichte des Wahns im Zeitalter der Vernunft*. Frankfurt am Main: Suhrkamp.

Goethe, Johann Wolfgang von. 1981. *Goethes Werke*. Hamburger Ausgabe (HA) in 14 Bänden. Hrsg. von Erich Trunz. 9. Aufl. München: Beck.

Goetz, Rainald. 1983. *Irre. Roman*. 2. Aufl. Frankfurt am Main: Suhrkamp.

Hager, Gertrud. 1955. *Gesund bei Goethe. Eine Wortmonographie*. Berlin: Akademie Verlag.

Heym, Georg. 1960. *Dichtungen und Schriften*. Bd. 3. Hrsg. von Karl Ludwig Schneider. Hamburg und München: Ellermann.

Hitler, Adolf. 1938. *Mein Kampf*. Bd. 1. München: Zentralverlag der NSDAP.

Jagow, Bettina von und Florian Steger, Hrsg. 2005. *Literatur und Medizin. Ein Lexikon*. Göttingen: Vandenhoeck und Ruprecht.

Jandl, Ernst. 1977. roß und reiter. In: *Alexanders poetische Texte. Mit Beiträgen von Otto Breicha, Roger Cardinal, Andre Heller, Ernst Jandl, Friederike Mayröcker, Reinhard Priessnitz, Gerhard Roth*, hrsg. von Leo Navratil, S.180. München: dtv.

Kipphardt, Heinar. 1978. *März. Roman*. Reinbek bei Hamburg: Rowohlt. [1976]

Lukács, Georg. 1955. Gesunde oder kranke Kunst? In: *Georg Lukács zum siebzigsten Geburtstag*, hrsg. von Alexander Abusch, S.243–252. Berlin: Aufbau.

Lukács, Georg. 1958. *Wider den mißverstandenen Realismus*. Hamburg: Claassen.

Mayröcker, Friederike. 1977. UMNACHT (Ahn) (Ahnung) (hierluft): ALEXANDER-COLLAGE. In: *Alexanders poetische Texte. Mit Beiträgen von Otto Breicha, Roger Cardinal, Andre Heller, Ernst Jandl, Friederike Mayröcker, Reinhard Priessnitz, Gerhard Roth*, hrsg. von Leo Navratil, S.181–183. München: dtv.

Müller-Seidel, Walter. 2022. Diltheys Rehabilitierung Hölderlins. Eine wissenschafts-geschichtliche Betrachtung [1995]. In: *Walter Müller-Seidel: Literatur und Medizin in Deutschland. Zur Geschichte des humanen Denkens im wissenschaftlichen Zeitalter (1795-1945)*, hrsg. von Thomas Anz, S.177–224. Marburg: Verlag LiteraturWissen-schaft.de.

Müller-Seidel, Walter. 1971–1972. Hölderlins Dichtung und das Ereignis der Französischen Revolution. Zur Problemlage. In: *Hölderlin Jahrbuch* 17, hrsg. von Bernhard Böschenstein und Alfred Kelletat, S.119–125. Tübingen: Mohr.

Müller-Seidel, Walter. 1978. Hölderlins Dichtung und Wahnsinn im Verständnis der Wissenschaft. In: *Wahn, Wirklichkeit, Religion*, hrsg. von Wolfgang Böhme, S.11–41. Karlsruhe: Selbstverlag Dr. Böhme.

Müller-Seidel, Walter. 1981. Hölderlin in Homburg. Sein Spätwerk im Kontext seiner Krankheit. In: *Homburg vor der Höhe in der deutschen Geistesgeschichte. Studien zum Freundeskreis um Hegel und Hölderlin*, hrsg. von Christoph Jamme und Otto Pöggeler, S.161–188. Stuttgart: Klett-Cotta.

Navratil, Leo, Hrsg. 1977. *Alexanders poetische Texte. Mit Beiträgen von Otto Breicha, Roger Cardinal, Andre Heller, Ernst Jandl, Friederike Mayröcker, Reinhard Priessnitz, Gerhard Roth*. München: dtv.

Nietzsche, Friedrich. 1980. *Sämtliche Werke*. Kritische Studienausgabe (KSA) in 15 Bänden. Hrsg. von Mazzino Montinari und Giorgio Colli. München, Berlin und New York: de Gruyter.

Nordau, Max. 1892–1893. *Entartung*. Zwei Bände. 2. Aufl. Berlin: Duncker.

Novalis. 1960–2006. *Die Werke Friedrich von Hardenbergs*. Historisch-kritische Ausgabe (HKA) in vier Bänden. Hrsg. von Paul Kluckhohn und Richard Samuel. 2. Aufl. Stuttgart: Kohlhammer.

Pörtner, Paul. 1961. Literaturrevolution 1910–1925. Dokumente, Manifeste, Programme. Bd. 2. Neuwied und Berlin: Luchterhand.

Reich-Ranicki, Marcel. 1987. Herz, Arzt und Literatur. Zwei Aufsätze. Zürich: Ammann.

Roth, Gerhard. 1977. Langsam scheiden. Ein Besuch bei Alexander. In: *Alexanders poetische Texte. Mit Beiträgen von Otto Breicha, Roger Cardinal, Andre Heller, Ernst Jandl, Friederike Mayröcker, Reinhard Priessnitz, Gerhard Roth*, hrsg. von Leo Navratil, S.193–199. München: dtv.

Schlegel, August Wilhelm von. 1964. Allgemeine Übersicht des gegenwärtigen Zustandes der deutschen Literatur [1802]. In: *Kritische Schriften und Briefe*. Bd. 3, hrsg. von Edgar Lohner, S.22–85. Stuttgart: Kohlhammer.

Schmidt, Julian. 1851. *Georg Büchner. Die Grenzboten. Zeitschrift für Politik und Literatur* 10 (1), S.121–128.

Schmidt, Julian. 1853. *Geschichte der deutschen Literatur seit Lessings Tod*. Bd. 1. 4. Aufl. Leipzig: Grunow.

Schmidt, Julian. 1850. *Nicolaus Lenau. Die Grenzboten. Zeitschrift für Politik und Literatur* 9 (1): S.381–385.

Schneider, Peter. 1973. *Lenz. Eine Erzählung*. Berlin: Rotbuch.

Sontag, Susan. 1978. *Krankheit als Metapher*. Übers. von Karin Kersten und Caroline Neubaur. München und Wien: Hanser.

Struck, Karin. 1973. *Klassenliebe*. Frankfurt am Main: Suhrkamp.

Wübben, Yvonne und Carsten Zelle, Hrsg. 2013. *Krankheit schreiben. Aufzeichnungsverfahren in Medizin und Literatur*. Göttingen: Wallstein.

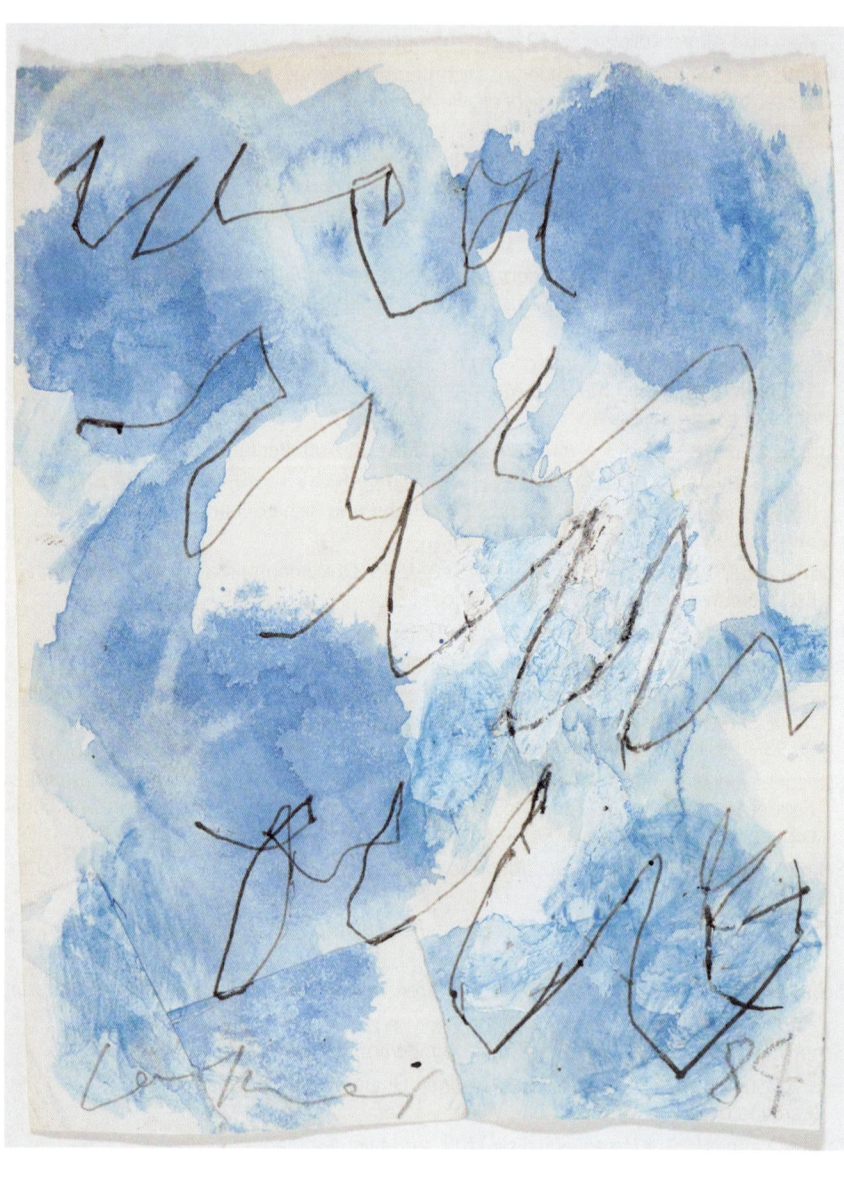

László Lakner
Ohne Titel, 1987
Mischtechnik auf Papier, 12×9 cm

Der Mensch in seiner ganzen Schwäche

Gedanken zum Verhältnis von Literatur und Medizin*

Klara Obermüller

Wer heutzutage einen Blick ins Fernsehprogramm wirft, der wird feststellen, dass sich ein ganz bestimmtes Genre beharrlich durch sämtliche Kanäle zieht: die Arzt- beziehungsweise die Spitalserie. Mit Dr. Brinkmann und seiner „Schwarzwaldklinik" hatte der Boom vor Jahren begonnen. Mittlerweile reicht das Angebot vom „Bergdoktor" im Tirol über die Sachsenklinik in Leipzig bis hin zu exotisch angehauchten Formaten wie „Klinik unter Palmen" oder „Praxis mit Meerblick", um nur einige dieser Sendereihen zu nennen.

Was diese Produktionen beim Publikum so beliebt macht, ist zweifellos dies: Krankenhäuser und Arztpraxen sind Schicksalsorte. Hier konzentriert sich, hier entlädt sich alles, was das menschliche Leben an Konfliktpotential auf Lager hat. Und die Ärzte sind die heimlichen Drahtzieher, die die Fäden in Händen halten und die Entscheide über Leben und Tod fällen. Die „Götter in Weiß" gehören zwar der Vergangenheit oder den Groschenheftchen im Kioskverkauf an, einen Rest ihres einstigen Nimbus hat sich jedoch in die allseits beliebten Fernsehproduktionen hinübergerettet.

Über dieses mediale Phänomen kann man spotten, darf dabei aber nicht vergessen, dass dahinter eine große Tradition steckt, die hier ihre letzten, stark trivialisierten Ausläufer gefunden hat. Seit der Antike ist der Arzt eine Figur, die aus der Literatur – dem Drama, der Komödie vor allem – nicht wegzudenken ist. Er hat im Verlaufe der Jahrhunderte viele Wandlungen durchgemacht, war mal der aufgeblasene Quacksalber, über den man sich lustig machen konnte, mal der heroisch überzeichnete Lebensretter, zu dem man bewundernd aufschaute. Immer aber diente er den Dichtern dazu, ihre Kritik an der Gesellschaft oder ihre Einsichten in das Wesen des Menschen zur Sprache zu bringen. Denn nirgendwo sind wir dem Menschen, seiner Würde und auch seiner Erbärmlichkeit, näher als dort, wo es um Krankheit und deren Heilung, um Verletzlichkeit und Tod geht. In der Auffassung des Arztes von seinem Beruf, im Verhältnis zu seinen Patienten und der Patienten zu ihm, in den schicksalhaften Konstellationen, die sich am Krankenbett ergeben, liegt so viel Stoff im literarischen Sinn des Wortes, dass ein Schriftsteller mit Sinn für Dramatik ihn sich eigentlich nicht entgehen lassen sollte. Krankheit stellt überdies eine Metapher dar, in der existentielle Aussagen über das Menschsein enthalten sind.

Das ist die eine Seite des Themas. Die andere ist die, dass es auffallend viele Schriftsteller gibt, die ursprünglich Ärzte waren oder es weiterhin sind: Ärzte, die ihr Wissen um den Menschen und ihre Erfahrungen im Kampf um Leben und Tod nutzen, um daraus gute Literatur zu machen. Das Phänomen ist so weit verbreitet, dass es Wikipedia einen eigenen Eintrag – „Dichterärzte" – wert ist. Unter diesen Dichterärzten finden sich so bedeutende Namen wie Friedrich Schiller und Georg Büchner, Anton Schnitzler, Alfred Döblin und Gottfried Benn, Anton Tschechow und Somerset Maugham oder, aus neuerer Zeit, Rainald Goetz und Uwe Tellkamp.

Das Thema „Literatur und Medizin" lässt sich deshalb von zwei Seiten her angehen: Da ist einmal der Arzt als literarische Figur, und da ist auf der anderen Seite Literatur, die von Ärzten geschrieben wurde. Nicht selten fällt auch beides zusammen.

Der Arzt in der Literatur

Von der Antike über Shakespeare und die Commedia dell'Arte bis hin zu den Dramen und Prosawerken der Moderne gehört die Figur des Arztes zum eisernen Bestand der Weltliteratur. Er ist ein Typus, an dem sich sowohl die Geschichte der Medizin als auch das Verhältnis der jeweiligen Gesellschaft zu derselben ablesen lässt. Wie er dargestellt wird, sagt etwas aus über das Menschenbild des Autors und seiner ganzen Epoche. Die ältesten Spuren von Ärzten und Heilkundigen finden sich bei Homer, Sophokles und Aristophanes, aber auch in verschiedenen Büchern der Bibel. Entsprechend dem damaligen Stand der Medizin schwankt ihr Bild zwischen Schamane und Scharlatan, die Haltung ihnen gegenüber reicht von Verachtung und Spott bis hin zu fast religiöser Verehrung.

Ein prominentes Zeugnis ärztlicher Kunst weist das fünfte Kapitel des Markusevangeliums auf. Dort wird von einer Frau berichtet, die bei Jesus Heilung sucht. Von ihr heißt es, dass sie „schon zwölf Jahre an Blutfluss litt und viel gequält worden war von vielen Ärzten und ihr ganzes Vermögen aufgewendet, aber keinen Erfolg gehabt hatte, sondern nur noch elender geworden war" (Mk 5, 25–26). Erst bei Jesus hatte die Frau dann Heilung und Heil – zwei Begriffe, die in der Bibel eng zusammengehören – gefunden. Im später entstandenen Lukasevangelium begegnen wir der blutflüssigen Frau noch einmal. Nur ist hier die Aussage auf die dürre Mitteilung reduziert, die Frau habe ihr ganzes Vermögen aufgewendet, aber niemand habe ihr helfen können. (Lk 8, 43–48) Von quälenden Ärzten keine Spur mehr – Zufall oder ein frühes Beispiel dafür, dass schon zur Zeit der ersten Christen Ärzte nur ungern Kritik am Verhalten ihrer Kollegen übten? Vom Evangelisten Lukas ist bekannt, dass er Arzt war.

Das Bild des Arztes, der die eigenen Wissensdefizite hinter Geschwafel und aufgeblasenem Getue verbirgt, den Leuten mit pseudowissenschaftlichem Brimborium das Geld aus der Tasche zieht oder sie mit fragwürdigen Heilmethoden unter den Boden bringt, gehörte über Jahrhunderte hinweg zum festen Bestand der abendländischen Schwank- und Komödienliteratur. Berühmtestes Beispiel: *Der eingebildete Kranke* von Molière (Molière 1886) [1673], uraufgeführt im Jahr 1673, ein Stück, in dem gezeigt wird, wie wunderbar und gewinnbringend Scharlatanerie und Hypochondrie miteinander korrespondieren. Molière selbst spielte die Rolle des in seine Krankheiten vernarrten Argan. Während der vierten Aufführung des Stücks ist er auf offener Bühne zusammengebrochen und anschließend gestorben.

Die Szene, in der sich seine eigene Dienstmagd Toinette, als Arzt verkleidet, bei Argan einfindet und durch ihre maßlosen Übertreibungen schließlich Krankheit und Heilkunst gleichermaßen ad absurdum führt, gehört zu den brillantesten Karikaturen ärztlicher Kunst. „Ich will Patienten finden" (Molière 1886, S. 55), heißt es da,

> „die fähig sind, die großen und schönen Geheimnisse, die ich für die Medizin entdeckt habe, am eigenen Leib zu erfahren. Ich verachte es, mich mit diesem Kleinkram von gewöhnlichen Krankheiten abzugeben, mit diesen Bagatellen von Rheumatismus und Durchfall, diesen Fieberchen, Nervenleiden und Migränen. Ich verlange bedeutende Krankheiten: anhaltendes Fieber mit Gehirnentzündung, ordentliches Scharlachfieber, eine ordentliche Pest, eine ordentlich ausgebildete Wassersucht, eine ordentliche Rippenfellentzündung mit Brustentzündung – so etwas gefällt mir. Da kann ich meine Triumphe feiern." (Ebd., S. 55)

In Anbetracht der Tatsache, dass Ende des 17. Jahrhunderts keine der genannten Krankheiten auch nur annähernd geheilt werden konnte, eine wahrhaft hybride Rede! Dass Molière solcherart über Ärzte schreiben konnte, lässt eigentlich nur einen Schluss zu: Obwohl in jener Zeit der Medizin als Wissenschaft noch sehr enge Grenzen gesetzt waren und bei schweren Erkrankungen nur geringe Heilungschancen bestanden, scheinen manche Ärzte sich schon damals aufgeführt zu haben, als ob sie allmächtig wären. Und ihre Patienten ließen sich in ihrer Not offenbar nur allzu gerne hinters Licht führen.

An dieser Einstellung änderte sich, glaubt man der Literatur, auch dann nichts, als die Wissenschaft Fortschritte machte, die Ausbildung institutionalisiert wurde und der Arztberuf seriöse Formen anzunehmen begann. Im Gegenteil: Je mehr die Ärzte konnten oder zu können glaubten, desto anmaßender wurden sie und pfuschten an ihren Patienten herum, dass es ein Graus war. In Jean Pauls 1809 erschienenem Roman *Doktor Katzenbergers Badereise* (SW I, 6) etwa begegnen wir einem Mediziner, genau genommen einem Anatomen, der alles im Leben nur noch seinem Spezialgebiet unterordnet und statt am Menschen nur noch an Missgeburten und Monstrositäten interessiert ist. Knapp dreißig Jahre später schildert Georg Büchner in seinem Drama *Woyzeck* (Büchner 2005) [1879] einen Arzt, für den sein Patientengut nichts anderes als Versuchsmaterial darstellt, an dem er seine menschenverachtenden Experimente durchführen kann. Beide, Jean Pauls Roman und Georg Büchners Stück, stellen düstere Vorahnungen einer Entwicklung dar, die im 20. Jahrhundert zur unheilvollen Verquickung von wissenschaftlicher Überheblichkeit und menschlichem Zynismus und letztlich in die Kriminalität führen sollte.

Interessanterweise hält aber fast zeitgleich mit Büchners selbstherrlich agierendem Mediziner eine völlig entgegengesetzte Arztfigur Einzug in die deutschsprachige Literatur. Zwischen 1844 und 1847 publizierte der Berner Pfarrer und Schriftsteller Jeremias Gotthelf zwei Romane, in denen Ärzte eine zentrale Rolle spielen: *Anne Bäbi Jowäger* (HKG A, 4) und *Uli, der Pächter* (HKG A, 8).

Das Buch *Wie Anne Bäbi Jowäger haushaltet und wie es ihm mit dem Doktern geht* hat Gotthelf im Auftrag der bernischen Sanitätskommission geschrieben, die damit ein Zeichen setzen wollte gegen die im Kanton grassierende Quacksalberei. Am Beispiel eines an den „rechten Blattern" (HKG A, 4, S. 30), das heißt an Pocken, erkrankten Kindes wird hier zum einen für rechtzeitiges Impfen plädiert und zum andern gewettert gegen eigenmächtiges Doktern von Leuten, die wahllos jeden Trank verabreichen und jede Salbe auftragen, die irgendein Kräuterweib oder ein Wunderdoktor ihnen empfohlen hat. Aus aufklärerischem Impetus heraus ist ein von bäuerlicher

Unvernunft strotzendes Buch entstanden, in dem weit über die Kritik an der zeitgenössischen Kurpfuscherei hinaus daran erinnert wird, dass jegliche Heilkunst immer nur so viel vermag, wie die Natur – und das heißt bei Gotthelf immer auch: Gott – zulässt.

Im Vorwort zum *Anne Bäbi Jowäger* stehen deshalb die Worte:

> „Wie wäre es, wenn die, welche den Leib, und die, welche die Seele doktern sollten, den Andern ein Beispiel gäben und wieder einig würden, Hand in Hand dokterten? Die Hand dazu wäre geboten!" (Ebd., S. 9)

Wenn Gotthelf hier von Leib und Seele spricht, dann hat er natürlich noch nicht die moderne psychosomatische Medizin im Auge. Aus diesem Satz spricht vielmehr der Seelsorger, der sich gemeinsam mit dem Arzt des Menschen in seinem Wohl und Wehe annehmen möchte. Die Ärzte bei Gotthelf haben deshalb immer auch etwas von Pfarrern an sich. Sie sehen nicht nur den kranken Körper, sondern immer auch die leidende Seele. Die Begriffe „Heil" und „Heilen" liegen im Sinne des Evangeliums für sie sehr nahe beisammen.

Besonders schön kommt dies in der Figur des Arztes im Roman *Uli, der Pächter* zum Ausdruck. Uli ist krank geworden, weil er Unrecht getan und Schuld auf sich geladen hat. Er hat einem armen Bäuerlein eine kranke Kuh angedreht und ihn beim anschließenden Prozess noch einmal über den Tisch gezogen. Das liegt ihm nun schwer auf der Seele. Seit Tagen schon hat er hohes Fieber – Nervenfieber nannte man das damals wohl –, ist kaum noch bei Bewusstsein, redet wirr und wird von bösen Träumen heimgesucht. Seine Frau Vreneli wacht an seinem Bett, Tag und Nacht.

Und dann heißt es:

> „Eines Abends war's, als ob der Arzt nicht fort könnte vom Bette; er nahm eine Prise nach der andern, endlich kehrte er sich um, stäubte den Schnupftaback von den Kleidern und sagte: 'Fraueli, wenn es was geben sollte in der Nacht, so laß mich rufen!' ‚Mein Gott, Doktor, was meint Ihr! Stirbt er mir, stirbt er?' wimmerte Vreneli. ‚Kann es Dir nicht sagen', antwortete der Arzt; ‚aber endlich

muss es einen Weg gehen, den oder diesen, so kann es nicht bleiben, die Zeit ist um, wo es sich entscheiden soll, vielleicht, daß es diese Nacht geschieht, und schaden thut es nichts, wenn der Arzt nicht weit ist, manchmal kann man helfen, manchmal nicht, manchmal kann man Diener der Natur sein, manchmal muß man es nehmen, wie Gott es will.'" (HKG A, 8, S. 271–272)

„Manchmal kann man helfen, manchmal nicht" – es sind nicht nur die Ärzte, die Mühe haben, diese Einsicht zu akzeptieren; es sind nur allzu oft auch die Patienten und ihre Angehörigen selbst, die nicht wahrhaben wollen, dass der Medizin Grenzen gesetzt sind. Der Weg zum Quacksalber, Kurpfuscher und Scharlatan erscheint dann, wie im *Anne Bäbi Jowäger* nachzulesen ist, nicht selten als die letzte Rettung.

In der zweiten Hälfte des 19. und zu Beginn des 20. Jahrhunderts hat die Medizin bekanntlich große Fortschritte gemacht. Herausragende Arztfiguren wie Virchow, Koch und Sauerbruch, Charcot, Freud und andere revolutionierten mit ihren Entdeckungen die Wissenschaft und beschäftigten mit ihrer Aura die Gemüter. In der Aufbruchstimmung der Gründerzeit standen die Ärzte an vorderster Front derer, die den Fortschritt verkörperten und in einer seltenen Verbindung von Vernunft und Menschlichkeit, von Kompetenz und Autorität der Gesellschaft als Leitfiguren dienten. Ähnlich wie dem Seelsorger war auch ihnen nichts Menschliches fremd. Sie sahen tiefer in die Abgründe der Seele, waren näher vertraut mit den Schwächen, aber auch der Würde des Menschen und eigneten sich daher besser als andere, ihren Zeitgenossen den Spiegel vorzuhalten – ein Phänomen, das in der überaus erfolgreichen Fernsehproduktion über die Berliner „Charité" seinen medialen Niederschlag gefunden hat.

Das alles mögen Gründe sein, warum Ärzte in den Romanen und Dramen dieser Zeit eine so wichtige Rolle spielen. Ob bei Balzac oder Zola, bei Storm oder Fontane, bei Ibsen, Strindberg, Schnitzler oder Tschechow – überall treten Ärzte auf und nehmen auf das Geschehen in der Erzählung, im Roman oder im Drama nachhaltig Einfluss. Sie sind die treuen Begleiter ihrer Patienten wie etwa Geheimrat Rummschüttel in Theodor Fontanes Roman *Effi Briest* (Fontane 1983) [1895]. Sie sind – wie Dr. Stockmann in Ibsens Stück *Der Volksfeind* (Ibsen 1890) [1882] – moralische Instanzen, die Missstände aufdecken und die Gesellschaft damit vor Unheil bewahren. Und sie sind die tragischen Helden, die tagtäglich und immer wieder von neuem in der Entscheidung stehen. „Der Arzt am Scheideweg" (Shaw 1973) [1906] ist nicht nur der Titel eines Stücks von Bernard Shaw; er stellt auch einen Topos dar, der sich in der dramatischen Literatur größter Beliebtheit erfreut.

In Bernard Shaws Stück geht es um die Frage, welcher von zwei Patienten in den Genuss einer neuen Heilmethode kommen soll, wenn in der Klinik nur noch ein einziges Bett frei ist – eine plakative und in dieser Form wenig realistische Situation, aber, gemessen am Erfolg auf Bühne und Leinwand, offensichtlich genau der Stoff, den die Leute lieben. Der Arzt, der als eine Art Stellvertreter Gottes auf Erden über Leben und Tod gebietet, und wir, die Zuschauer, die für einmal dabei sein und mitverfolgen dürfen, wie die Entscheide gefällt werden – die Quoten der eingangs erwähnten Fernsehserien zeigen, dass dieses Modell bis heute funktioniert.

Nicht weniger dramatisch, aber gedanklich sehr viel differenzierter geht es in einem anderen berühmten Ärzte-Stück zu und her: in *Professor Bernhardi* von Arthur Schnitzler (Schnitzler 1912). Hier verweigert ein Klinikdirektor dem katholischen Geistlichen den Zutritt zum Zimmer einer jungen Frau, die nach einer Abtreibung mit anschließender Sepsis im Sterben liegt, sich jedoch im Zustand der Euphorie für genesen hält. Der Arzt widersetzt sich dem Priester, weil er ihr diese Hoffnung nicht zerstören möchte. Er riskiert den Konflikt, weil er den kurzen Augenblick irdischen Glücks über die religiösen Heilsversprechen stellt. Die Patientin stirbt getröstet, allerdings nicht durch die Sterbesakramente der katholischen Kirche, sondern durch die Zuwendung des Arztes. Professor Bernhardi kostet der Vorfall die Stelle. Er kommt nach einem beispiellosen Kesseltreiben seitens seiner Kollegen wegen

Religionsstörung ins Gefängnis, verliert Ehre und ärztliche Approbation und bleibt ein Geächteter, auch als er längst wieder auf freiem Fuß ist.

Wie Schnitzler selbst das Vorgehen seines Professor Bernhardi beurteilt, lässt er einen von dessen Assistenten in einem glühenden Plädoyer von der Bühne herab verkünden: „Sie dürfen Bernhardi nicht gehen lassen" (Schnitzler 1912, S.163), heißt es da.

> „Werfen Sie doch einen Blick zurück, denken Sie, wie diese ganze
> unglückselige Geschichte angefangen hat – und Sie müssen zur Besinnung
> kommen. Ein junges Geschöpf, das das bisschen Jugend und Glück und Sünde,
> wenn Sie wollen, teuer genug mit Todesangst und Qual und mit dem Leben
> selbst bezahlt. In den letzten Stunden kommt es zur Euphorie. Sie fühlt sich
> wohl, sie ist wieder glücklich, sie ahnt nicht den nahen Tod. Genesen glaubt sie
> sich! Sie träumt davon, dass ihr Geliebter kommen wird, sie abzuholen, sie
> hinauszuführen aus den Räumen des Elends und des Leids ins Leben und ins
> Glück. Es war vielleicht der schönste Augenblick ihres Lebens, ihr letzter
> Traum. Und aus diesem Traum wollte Bernhardi sie nicht mehr zur furchtbaren
> Wirklichkeit erwachen lassen. Das ist seine Schuld! Dieses Verbrechen hat er
> begangen! Dies und nicht mehr... Welche Verblendung treibt … Sie dazu…,
> aus kleinlichen Rücksichten der Tagespolitik einen Mann im Stich zu lassen,
> der nichts weiter getan hat als das Selbstverständliche!" (Ebd., S. 416)

Das Plädoyer verhallt ungehört – nicht nur auf der Bühne, sondern auch im wirklichen Leben. Am 25. Oktober 1912 wird die Uraufführung des Stücks am Wiener Volkstheater von der Zensur verboten. Auch der Autor hatte an religiöse Gefühle gerührt und soziale Tabus verletzt. Dabei hatte er vermutlich nur geschrieben, was er selbst erlebt hatte: wie es sich an einer Sepsis stirbt, wie Intrigen unter Ärzten funktionieren und was ein Jude zu gewärtigen hat, wenn er sich mit der Kirche anlegt.

„Ich habe einfach in einem ganz speziellen Fall getan, was ich für das Richtige hielt" (ebd., S. 255), lässt Schnitzler seinen Bernhardi in der letzten Szene des Stücks sagen. Tun, was man für das Richtige hält – das heißt für den Arzt und mit ihm für Schnitzler, entgegen jeglicher Ideologie und höheren Instanz radikal und kompromisslos auf der Seite des Lebens zu stehen, auch wenn man nichts mehr für dieses Leben tun kann.

Fast 40 Jahre später betritt ein ferner Verwandter Bernhardis die Bühne der Weltliteratur: Bernard Rieux, der Arzt in Camus' weltberühmtem Roman *Die Pest* (Camus 2015) [1947]. Dieser Bernard Rieux ist weder ein Gipfelstürmer der Wissenschaft noch ein bescheidener Hausarzt. Bernard Rieux ist ein Rebell. Sein Anliegen ist so maßlos wie aussichtslos: Getreu seinem großen literarischen Vorbild Iwan Karamasow hat er sich vorgenommen, „gegen die Schöpfung, so wie sie war" (Camus 2015, S.145), anzukämpfen. So, wie sie ist, das heißt in diesem Fall, dass die Pest wütet unter den Bewohnern seiner Stadt, dass selbst unschuldige kleine Kinder unter Qualen sterben, und kein Gott ist da, der ihnen hilft.

Gefragt, was der Arztberuf für ihn bedeute, antwortet Rieux:

„‚Als ich diesen Beruf ergriffen habe, geschah es gewissermaßen abstrakt, weil ich einen brauchte [...] Vielleicht auch, weil es besonders schwierig für einen Arbeitersohn wie mich war. Und dann musste man sterben sehen. Wissen Sie, dass es Leute gibt, die sich weigern zu sterben? Haben Sie je eine Frau im Sterben ‚Niemals!' schreien hören? Ich schon. Und dann ist mir klargeworden, dass ich mich nicht daran gewöhnen konnte. [...] Mehr weiß ich nicht. Aber schließlich...' [...] ‚da die Weltordnung durch den Tod bestimmt wird, ist es für Gott vielleicht besser, dass man nicht an ihn glaubt und mit aller Kraft gegen den Tod ankämpft, ohne die Augen zu dem Himmel zu erheben, in dem er schweigt.'" (Ebd., S.146)

Das kategorische Nein, das Camus' Arzt hier Gott und seiner vom Tod regierten Schöpfung entgegenschleudert, hat im Denken des 20. Jahrhunderts tiefe Spuren hinterlassen. Nie wurde deutlicher ausgesprochen, dass der Tod bei allem wissenschaftlichen Fortschritt letztlich immer das letzte Wort behält und der Kampf des Arztes gegen Leiden und Krankheit letztlich immer nur eines ist: „„eine Niederlage ohne Ende.‟‟ (Ebd., S.147) Dabei gleichwohl auf der Seite des Lebens zu stehen und den Kampf nicht aufzugeben, ist eine der Aporien, die dem Arztberuf innewohnen.

Der Arzt als Schriftsteller

Was es heißt, auf der Seite des Lebens zu stehen, auch wenn man nichts mehr für dieses Leben tun kann – das wusste niemand besser als jene Schriftsteller, die zugleich Ärzte waren, allen voran der bereits erwähnte Arthur Schnitzler, der zusammen mit Alfred Döblin und Gottfried Benn zu den bedeutendsten Dichterärzten der neueren deutschsprachigen Literatur gehört. Er hat mit seinem *Professor Bernhardi* nicht nur *das* Ärzte-Stück der deutschsprachigen Literatur verfasst, er war auch selbst gut zehn Jahre seines Lebens zunächst als Klinikarzt, später als Inhaber einer Privatpraxis tätig und bekannte, als er sich schon längst der Literatur verschrieben hatte: „Wer je Mediziner war, kann nie aufhören, es zu sein.‟ (Müller-Seidel 1997, S.20)

Nach seiner Promotion und seiner Assistentenzeit bei seinem Vater, einem bekannten Professor für Laryngologie, wurde Schnitzler 1886 Sekundararzt für Psychiatrie bei Theodor Meynert, von dem auch Sigmund Freud nachweislich viel gelernt hatte. 1893 eröffnete er seine eigene Praxis, doch schon zwei Jahre später erlebte sein skandalumwittertes Stück *Liebelei* (HKA, I–II) am Burgtheater seine Uraufführung, und von da an nahm das Schreiben in seinem Leben immer breiteren Raum ein.

Dass er dabei der Seelenarzt blieb, der er einmal gewesen war, davon zeugen Werke wie die Novelle *Sterben* (Schnitzler 2016) [1894], in der er mit klinisch scharfem Blick die Persönlichkeitsveränderungen eines an Tuberkulose erkrankten Mannes und dessen Geliebter beschreibt, oder auch jenes epochale Stück Prosa, das den Titel „Leutnant Gustl‟ (Schnitzler 2018) [1900] trägt und den ersten inneren Monolog der deutschsprachigen Literatur darstellt. Auf ein paar Dutzend Seiten verdichten sich hier Gewaltphantasien und sexuelle Assoziationen zu einem komplexen Porträt nicht nur eines einzelnen Menschen, sondern der ganzen Gesellschaft am Übergang vom 19. zum 20. Jahrhundert.

Angesichts von Schnitzlers subtilen Analysen menschlichen Verhaltens wundert es nicht, dass ein anderer Wiener, Sigmund Freud, das Schaffen seines Zeitgenossen mit Bewunderung und leisem Neid verfolgte. Zu Schnitzlers 60. Geburtstag im Jahr 1922 schrieb er ihm schließlich einen Brief, in dem es heißt:

„Ihr Ergriffensein von den Wahrheiten des Unbewussten, von der Triebnatur des Menschen, Ihre Zersetzung der kulturell-konventionellen Sicherheiten, das Haften Ihrer Gedanken an der Polarität von Lieben und Sterben, das alles berührte mich mit einer unheimlichen Vertrautheit... So habe ich den Eindruck gewonnen, dass Sie durch Intuition – eigentlich aber in Folge feiner Selbstwahrnehmung – alles das wissen, was ich in mühseliger Arbeit an anderen Menschen aufgedeckt habe. Ja, ich glaube, im Grunde Ihres Wesens sind Sie ein psychologischer Tiefenforscher." (Freud 1960, S. 339)

Die Wesensverwandtschaft, die Freud irritierte – er spricht sogar von einer „Doppelgängerscheu" (ebd., S. 250) –, ist wenig erstaunlich. Denn die Fähigkeit zur feinen Selbstwahrnehmung, der analytische Blick, der Menschen und Gesellschaften gleichermaßen durchdringt, die Vertrautheit im Umgang mit Gedanken und Träumen – das alles sind Voraussetzungen, die sowohl dem Arzt wie dem Schriftsteller zugutekommen.

So ist es gewiss kein Zufall, dass auch der zweite große Dichterarzt des ausgehenden 19. und frühen 20. Jahrhunderts, Alfred Döblin, von der Psychiatrie herkam. Döblin studierte Medizin und Philosophie in Berlin und Freiburg i. Br. und promovierte dort 1905 beim Psychiater Alfred Erich Hoche mit einer Arbeit über „Gedächtnisstörungen bei der Korsakoffschen Psychose". Später wandte er sich der Inneren Medizin zu, um, wie er sagte, tiefere Einsicht in die psycho-physischen Zusammenhänge der menschlichen Natur zu gewinnen. Nach seiner Assistentenzeit an der Städtischen Irrenanstalt Berlin-Buch sowie auf der Inneren Abteilung des Krankenhauses

Am Urban ließ er sich 1911 zunächst als Psychiater und später als praktischer Kassenarzt im armen Osten Berlins nieder. Auf die Frage, warum er Medizin studiert habe, sagte der alte Döblin einmal: „Weil ich Wahrheit wollte, die aber nicht durch Begriffe gelaufen und hierbei verdünnt und zerfasert war." (Döblin 1980, S. 210) [1949]

Je länger Döblin als Armenarzt in Berlin praktizierte, desto klarer wurde ihm, wie nachhaltig diese Wahrheit über den Menschen von den sozialen Umständen, von Hunger, Arbeitslosigkeit und dem Kampf ums Überleben, bestimmt war. In seiner 1927 erschienenen autobiographischen Schrift *Arzt und Dichter* (Döblin 1927) hielt er fest:

> „Die Menschen sind eine wunderbare Gesellschaft; man kann eigentlich nur gut
> zu ihnen sein und sich seines Hochmuts schämen. Ich fand meine Kranken in
> ihren ärmlichen Stuben liegen; sie brachten mir auch ihre Stuben in mein
> Sprechzimmer mit. Ich sah ihre Verhältnisse, ihr Milieu; es ging alles ins Soziale,
> Ethische und Politische über. Ich frage mich da öfter, ob ich einen schlechten
> Tausch gemacht hatte, als ich die klinischen Kurven und die Meerschweinchen
> verließ. Mir schien: nein." (Döblin 1927, S. 1)

Und bekenntnishaft fügte er hinzu:

> „Ich versichere: ich werde, wenn die Umstände mich drängen, eher, lieber und
> von Herzen die Schriftstellerei in einer geistig refraktären und verschmockten
> Zeit aufgeben als den inhaltsvollen, anständigen, wenn auch sehr ärmlichen
> Beruf eines Arztes." (Ebd.)

Das Schicksal hat es dann allerdings anders gewollt: Der Jude Döblin musste 1933 Deutschland verlassen und hat sich in der Emigration erst in Zürich, dann in Paris und schließlich in Hollywood mit Schreiben mehr schlecht als recht durchs Leben geschlagen.

Von der engen Verbindung seiner ärztlichen und seiner schriftstellerischen Tätigkeit zeugen vor allem zwei Werke: die frühe Erzählung *Ermordung einer Butterblume* (Döblin 2013) [1913], in der er aus der Sicht des Erkrankten den Ausbruch einer schweren Schuld-Psychose beschreibt, und sein berühmter, 1929 erschienener Roman *Berlin Alexanderplatz* (Döblin 1996 [1929], in dem er seinen Protagonisten Franz Biberkopf, einen aus allen sozialen Netzen gefallenen armen Teufel, als, wie er sich ausdrückte, „Sonde" (Döblin 1996, S. 448) benutzte, um die gesellschaftlichen und politischen Zusammenhänge seiner Zeit zu erkunden.

Im gleichen Jahr, 1905, da Döblin in Freiburg i. Br. promovierte, nahm sein jüngerer Zeitgenosse Gottfried Benn an der Kaiser-Wilhelm-Akademie für das militär-ärztliche Bildungswesen in Berlin sein Studium auf. Als Pfarrerssohn hatte er es zuerst mit der Theologie versucht, hatte dann aber bald zur Medizin hinübergewechselt und war bis fast an sein Lebensende Arzt geblieben. Nachdem er über die „Ätiologie der Pubertätsepilepsie" [1911] publiziert und mit einer Studie „Über die Häufigkeit des Diabetes melitus im Heer" [1912] promoviert hatte, war Benn eine Zeitlang als Pathologe und Serologe tätig, bevor er sich 1917 als Facharzt für Haut- und Geschlechtskrankheiten in Berlin niederließ.

An Patienten fehlte es dem Dr. Benn nach dem von Krieg, Revolution und Hungersnot verwüsteten Berlin nicht, und doch gehörte auch *seine* Leidenschaft früh schon der Literatur, vor allem der Lyrik. Bereits 1912 war sein erster Gedichtband erschienen. Er trug den Titel *Morgue* und war ein Skandal. Es war der Pathologe Benn, der hier zur Feder gegriffen und den expressionistischen Stil der Epoche ins Extreme gesteigert hatte. Leichenschauhaus und Sektionssaal, den Geruch von Verfall und Verwesung, war man in der deutschen Poesie nicht gewohnt – und schon gar nicht Gedichte, die mit den Worten beginnen: „Die Krone der Schöpfung, das Schwein, der Mensch." (SW VI, S. 70)

Klar, da war ein junger Mann am Werk, der wollte provozieren, Tabus brechen und die Regeln einer auf heile Welt getrimmten Ästhetik aus den Angeln heben. Aber da war gleichzeitig auch einer, der wie Döblin aufbegehrte gegen die Not und das Elend, das so viele Menschen um ihn herum zu erdulden hatten. Zum Beispiel jene bedauernswerten Geschöpfe, denen er im Gedicht „Saal der kreißenden Frauen" (Benn 1912) ein so erschütterndes Denkmal gesetzt hatte. Benn selbst gesteht, er habe die Korrekturen zu seinem Gedichtband *Morgue* nur mit „zahlreichen Apéritifs und Cocktails für Gemüt und Magen" (SW VI, S. 69) lesen können, dann aber „das Ganze als Wurf und Wahnsinn" (ebd.) für gut befunden. In der Tat ist Gottfried Benn als der große Erneuerer der deutschen Lyrik in die Geschichte eingegangen. Er wirkte auf die Lyrik nicht minder revolutionär als Alfred Döblin auf die erzählende Prosa, der dieser mit seinem Roman *Berlin Alexanderplatz* völlig neue Wege gewiesen hatte.

Um einiges leiser, aber deswegen nicht weniger eindringlich setzt ein anderer Dichterarzt sich in einem erzählerischen Werk mit den himmelschreienden Missständen seiner Gesellschaft auseinander: der Russe Anton Tschechow in seiner Erzählung „Krankenzimmer Nr. 6" (Tschechow 1953) [1892]. 1890 hatte der Autor sich auf einer Reise nach Sachalin ein Bild von den dort herrschenden Zuständen in den Arbeitslagern machen können und diese zwei Jahre später in der Geschichte vom Irrenarzt, der unter den Patienten seinen einzigen Gesprächspartner findet und durch den immer enger werdenden Kontakt schließlich selbst zum Insassen seiner Anstalt wird, metaphorisch umgesetzt. Lenin fasste in Worte, was jeder Leser, jede Leserin nach der Lektüre empfinden muss:

„Als ich gestern abend diese Erzählung zu Ende gelesen hatte, wurde mir einfach unheimlich zumute, ich konnte nicht in meinem Zimmer bleiben, ich stand auf, ich ging hinaus. Ich hatte das Gefühl. als ob ich in der Krankenstation Nr. 6 eingesperrt wäre." (Lenin 1960, S. 607)

Wie ein fernes, schrilles Echo auf die Werke seiner berühmten Vorgänger wirkt da der 1983 erschienene Roman *Irre* (Goetz 1983) des jungen Münchner Mediziners Rainald Goetz, der sich in diesem seinem Debut nicht nur explizit auf Benns Gedichtzyklus *Morgue* [1912] bezieht, sondern sich, dem Helden der Tschechowschen Erzählung gleich, auch bis zum psychophysischen

Zusammenbruch dem Irrsinn des psychiatrischen Systems aussetzt. In seiner ätzenden und bis zum Zynismus gesteigerten Kritik sowohl am Medizin- wie gleichzeitig auch am herrschenden Kulturbetrieb hat dieser Roman für das Zusammengehen von Arzt- und Schriftstellersein in der zeitgenössischen Literatur Maßstäbe gesetzt.

Dass so viele der bedeutendsten Autoren der Moderne von Haus aus Mediziner waren, ist sicher kein Zufall. Als Ärzte kannten sie sich mit dem Menschen besser aus als andere und wussten aus eigener Anschauung, was Krisen sind. „Ich kenne", hat Somerset Maugham, auch er ein Dichterarzt, einmal gesagt, „keine bessere Schulung für den Schriftsteller, als einige Jahre den Beruf eines Arztes auszuüben."[1] Und auch Schopenhauer hatte zweifellos recht, als er meinte, der Jurist sehe den Menschen in seiner ganzen Schlechtigkeit, der Theologe in seiner ganzen Dummheit und der Arzt in seiner ganzen Schwäche.[2] Intime Kenntnis zu haben von menschlicher Schwäche und menschlichem Leiden – und von den kurzen Augenblicken menschlichen Glücks – ist nicht die schlechteste Voraussetzung für das Zustandekommen von guter Literatur.

Beide, der Arzt und der Schriftsteller, sind auf ihre Weise Fachleute für menschliches Leiden: der eine, indem er es behandelt, der andere, indem er es beschreibt. Beide haben es im Grunde mit den zentralen Themen sowohl der Literatur als auch der menschlichen Existenz zu tun: mit Leben und Tod. Wer Erlebtes und Erlittenes schreibend festhält, schreibt immer auch gegen die Vergänglichkeit an. Wer Kranke behandelt, versucht immer, dem Sterben einen Schritt voraus zu sein. Und beide, Ärzte und Schriftsteller, sind letztlich Anwälte des Lebens.

Endnoten

* Dieser Aufsatz wurde unter dem Titel „Der Mensch in seiner ganzen Schwäche. Gedanken zum Verhältnis von Literatur und Medizin" zuerst in dem Band *Literatur und Medizin* (2005) veröffentlicht (Obermüller 2005, S. 233–244). Die Literaturangaben wurden für den geringfügig überarbeiteten Wiederabdruck aktualisiert.

1 Zit. nach Ranicki (1987), S. 26.

2 Vgl. SW VI, § 344a.

Literatur

Benn, Gottfried. 2001. *Sämtliche Werke. Stuttgarter Ausgabe*. Bd. VI. In Verbindung mit Ilse Benn hrsg. von Gerhard Schuster und Holger Hof. Stuttgart: Klett-Cotta. (= SW VI).

Büchner, Georg. 2005. *Woyzeck*. Hrsg. von Burghard Dedner. Ditzingen: Reclam. [1879]

Camus, Albert. 2015. *Die Pest*. Übers. von Uli Aumüller. 83. Aufl. Reinbek bei Hamburg: Rowohlt. [1947]

Döblin, Alfred. 1927. Arzt und Dichter. Merkwürdiger Lebenslauf eines Autors. *Die Literarische Welt* 43(3): S. 1–2.

Döblin, Alfred. 1980. Schicksalsreise [1949]. In: *Alfred Döblin. Autobiographische Schriften und letzte Aufzeichnungen*, hrsg. von Edgar Pässler, S.103–426. Olten und Freiburg i. Br.: Walter.

Döblin, Alfred. 1996. *Berlin Alexanderplatz. Die Geschichte vom Franz Biberkopf*. Hrsg. von Werner Stauffacher. Zürich und Düsseldorf: Walter. [1929]

Döblin, Alfred. 2013. *Die Ermordung einer Butterblume. Gesammelte Erzählungen*. Mit einem Nachwort von Heinz Drügh und Christian Metz. Berlin: S. Fischer. [1913]

Fontane, Theodor. 1983. *Effi Briest*. Mit einem Nachwort von Max Rychner. Zürich: Diogenes. [1895]

Freud, Sigmund. 1960. *Briefe 1873–1939*. Hrsg. von Ernst L. Freud. 2., erw.Aufl. Frankfurt am Main: S. Fischer.

Goetz, Rainald. 1983. *Irre. Roman*. Frankfurt am Main: Suhrkamp.

Gotthelf, Jeremias. 2022. *Historisch–kritische Gesamtausgabe. Abteilung A. Romane 8: Uli, der Pächter*. Hrsg. von Barbara Berger, Christian von Zimmermann und Katharina Blank. Hildesheim, Zürich und New York: Georg Olms. (= HKG A, 8).

Gotthelf, Jeremias. 2023. *Historisch–kritische Gesamtausgabe. Abteilung A. Romane 4: Wie Anne Bäbi Jowäger haushaltet und wie es ihm mit dem Doktern geht*. Hrsg. von Katharina Blank und Christian von Zimmermann. Hildesheim, Zürich und New York: Georg Olms. (= HKG A, 4).

Ibsen, Henrik. 1890. *Ein Volksfeind. Schauspiel in fünf Aufzügen*. Übers. von Wilhelm Lange. Leipzig: Reclam. [1882]

Lenin, Vladimir Il'ič. 1960. Erinnerungen an Iljitsch. In: *Über Kultur und Kunst. Eine Sammlung ausgewählter Aufsätze und Reden*, S. 607–608. Berlin: Dietz.

Lenin, Vladimir Il'ič. 1960. *Über Kunst und Kultur. Eine Sammlung ausgewählter Aufsätze und Reden*. Berlin: Dietz.

Molière, Jean-Baptiste. 1886. *Der eingebildete Kranke: Komödie in drei Aufzügen*. Übers. von Demetrius Schrutz. Halle: Hendel. [1673]

Müller-Seidel, Walter. 1997. *Arztbilder im Wandel. Zum literarischen Werk Arthur Schnitzlers*. München: Bayerische Akademie der Wissenschaften.

Obermüller, Klara. 2005. Der Mensch in seiner ganzen Schwäche. Gedanken zum Verhältnis von Literatur und Medizin. In: *Literatur und Medizin*, hrsg. von Peter Stulz, Frank Nager und Peter Schulz, S. 233–244. Zürich: Chronos.

Paul, Jean. 2000. *Sämtliche Werke*. Abteilung I. Bd. 6. Hrsg. von Norbert Miller. 4. korr. Aufl. Darmstadt: Wissenschaftliche Buchgesellschaft. (= SW I, 6).

Reich-Ranicki, Marcel. 1987. *Herz, Arzt und Literatur*. Zürich: Ammann.

Schnitzler, Arthur. 2018. *Leutnant Gustl, Fräulein Else, Traumnovelle*. Hrsg. von Karl-Maria Guth. Berlin: Hofenberg.

Schnitzler, Arthur. 1912. *Professor Bernhardi. Komoedie in 5 Akten*. 3. Aufl. Berlin: S. Fischer.

Schnitzler, Arthur. 2016. *Sterben. Novelle*. Hrsg. von Karl-Maria Guth. Berlin: Hofenberg.

Schnitzler, Arthur. 2014. *Werke in historisch-kritischen Ausgaben*. Bd. I–II. Hrsg. von Peter Michael Braunwarth. Berlin: De Gruyter. (= HKA, I–II). Schopenhauer, Arthur. 1988. *Sämtliche Werke*. Bd. VI. 2.–4. Aufl. [Jubiläumsausg.]. Nach der ersten, von Julius Frauenstädt bes. Gesamtausg. neu bearb. und hrsg. von Arthur Hübscher. Wiesbaden: Brockhaus. (= SW VI).

Shaw, George Bernard. 1973. Der Arzt am Scheideweg. In: *7 Stücke*, übers. von Reinhold Trautmann, S. 241–351. [Engl. Orig., *The doctor's dilemma*, 1906] Berlin und Weimar: Aufbau.

Tschechow, Anton Pawlowitsch. 1953. *Meistererzählungen*. Übers. von Reinhold Trautmann. Leipzig: Dieterich.

Der heilende Logos

Medizin und Literatur im Spiegel der Philosophie Platons

Christoph Quarch

Die Anfänge der Heilkunst

Eines der ältesten und faszinierendsten literarischen Zeugnisse medizinischer Interventionen findet sich im XIX. Gesang der *Odyssee*. Dort erzählt HOMER, der Held Odysseus sei bei einer Eberjagd verletzt worden und habe medizinische Hilfe benötigt:

> „Um ihn waren sogleich Autolykos' Söhne beschäftigt.
>
> Diese verbanden dem edlen, dem göttergleichen Odysseus
>
> Sorgsam die Wund' und stillten das schwarze Blut mit Besprechungen (ἐπαοιδῇ,
>
> *epaiodē*) […]." (Homer, *Odyssee* XIX, 455)[1]

Auffällig an diesem Bericht ist die Verbindung einer *somatischen* mit einer *geistigen* Intervention: Behandlung und Besprechung, Verband und Gesang. Tatsächlich ist dieses doppelte Verfahren charakteristisch für die griechische Heilkunst im Ganzen – nicht nur in der homerischen Zeit, sondern auch dort noch, wo sich unter dem Einfluss des HIPPOKRATES (ca. 460–370 v. Chr.) in der Medizinschule der Asklepiaden auf der Insel Kos eine erste Form medizinischer Wissenschaft entwickelte.[2] So heißt es in einem aus dieser Tradition stammenden Gesang:

> „Λόγος, φάρμακον, ἰατρός
>
> Das Wort ist Heilmittel ist Arzt."
>
> (Howald 1919, S. 187–189)

© Der/die Autor(en), exklusiv lizenziert an
Springer-Verlag GmbH, DE, ein Teil von Springer Nature 2024
M. B. Wagner-Pischel (Hrsg.), *Heilkraft der Literatur*,
https://doi.org/10.1007/978-3-662-70039-6_9

Auch von Hippokrates selbst ist überliefert, er habe empfohlen, vor dem Gebrauch des Skalpells stets das Therapeutikum des Wortes (λόγος, *lógos*) zu erproben. In eben dieser Tradition stand auch der Arzt ANTIPHON VON ATHEN. Von ihm wird berichtet, an der Tür zu seiner Praxis in Korinth habe sich ein Schild befunden, auf dem geschrieben stand: „Ich kann durch Worte (λόγοι, *lógoi*) heilen." Und dazu passend behauptete der seinerzeit berühmte Sophist GORGIAS VON LEONTINOI (ca. 485–395 v. Chr.) in seinem *Lobpreis der Helena*:

> „Der *lógos* ist ein großer Bewirker; mit dem kleinsten und unscheinbarsten Körper vollbringt er göttlichste Taten: vermag er doch Schrecken zu stillen, Schmerz zu beheben, Freude einzugeben und Rührung zu mehren."
>
> (Gorgias von Leontinoi 1989, Abs. 8, S. 9)

Und an anderer Stelle betonte er:

> „Im selben Verhältnis steht die Kraft des Wortes auf die Ordnung der Seele, wie die Kraft der Arzneimittel auf die Ordnung des Körpers."
>
> (Ebd., S. 110)

Dabei unterschied Gorgias zwischen unterschiedlichen Sprachformen, die unterschiedliche Effekte auszulösen vermöchten: Die uns bereits von Homer geläufigen „Besprechungen" (ἐπῳδαί, *epōdaí*) verursachten Freude und verscheuchten den Schmerz (Abs. 10), während eher rationale und argumentative Diskurse die Denkweise der Hörer beeinflussten (Abs. 13–14).

Doch nicht nur ANTIPHON und die Sophisten meinten, durch Worte und Reden heilen zu können. Auch SOKRATES (470–399 v. Chr.) beanspruchte, solches zu tun. Zumindest legt dies eine Szene aus PLATONS (428–348 v. Chr.) Dialog *Charmides* nahe, in der es darum geht, dass der junge Mann, nach dem der Text benannt ist, über Kopfschmerzen klagt. Sokrates berichtet:

> „Als Charmides mich fragte, ob ich ein Heilmittel (φάρμακον, *phármakon*) wider den Kopfschmerz wüsste, brachte ich wohl mit Mühe und Not die Antwort heraus, ich wüsste es. – Was, fragte er, ist es denn? – Ich sagte darauf,

es wäre eigentlich ein Kraut (φύλλον, *phýllon*), aber es gehörte noch eine Besprechung (ἐπῳδή, *epōdē*) zu dem Mittel, wenn man den zugleich spräche, indem man es gebrauchte, mache das Mittel ganz und gar gesund, ohne die Besprechung aber sei das Kraut unnütz." (*Chrm.* 155e)[3]

Bei dem *phármakon* (φάρμακον) des Sokrates handelt es sich demnach um eine Pflanze nebst einer Besprechung, deren Zusammenwirken die Kopfschmerzen verschwinden lassen werde, ohne die es aber wirkungslos bliebe. Man könnte meinen, es handele sich dabei um Zauberei oder Magie, aber so ist es nicht. Sokrates erklärt, die eigentliche Kraft der Besprechung liege darin, dass sie nicht allein den Kopfschmerz heilen werde:

„Vielleicht hast du ja schon einmal von guten Ärzten gehört, die, wenn jemand etwa wegen eines Augenleidens zu ihnen kommt, ihren Patienten sagen, es sei unmöglich, die Augen allein für sich zu heilen, sondern es sei nötig, den ganzen Kopf zu behandeln, wenn man die Augen kurieren wolle; und nicht nur das: es sei auch unsinnig zu glauben, man könne den Kopf heilen, ohne den ganzen Leib im Blick zu haben." (*Chrm.* 156b–e)

Hier bekundet Sokrates ein in der antiken Heilkunst allgegenwärtiges ganzheitliches Verständnis des menschlichen Organismus. Und nicht nur das. Er geht weiter und berichtet, ein heilkundiger Mann aus Thrakien habe ihn gelehrt,

„[…] so wenig wie man wagen dürfe, die Augen ohne den Kopf, oder den Kopf ohne den ganzen Leib zu heilen, so sei es auch vergebens, den Leib ohne die Seele (ψυχή, *psyche*) heilen zu wollen. […] Denn solange es ums Ganze nicht gut bestellt ist, sei es unmöglich, dass es den einzelnen Teilen gut geht. Alles nämlich, was dem Leibe und dem ganzen Menschen wohltut, ebenso wie alles, was ihm schadet, sagte er, habe seinen Ursprung in der **psyche** und ströme ihm von dorther zu – so wie die Augenschmerzen ihren Ursprung im Kopf haben. Jenen Ursprung also müsse man zuerst und am sorgfältigsten behandeln,

ganz gleich, ob es um den Kopf und um den ganzen Leib gutstehen solle."
(*Chrm.* 156e–157a)

Man kann in diesen Sätzen ein frühes Zeugnis psychosomatischer Heilkunde erkennen: der Einsicht, dass physische Leiden häufig auch Symptome psychischer Disharmonien sind; und dass ein Arzt, der der Komplexität des Menschseins Rechnung trägt, entsprechende Therapien anwenden wird. Das aber setzt voraus, dass ein Heilkundiger über die Fertigkeit verfügt, heilend nicht nur auf den Leib, sondern auch auf die *psychē* (ψυχή) seines Patienten einzuwirken. Eben das gehörte zum Professionskonzept der Hippokratischen Ärzte unbedingt dazu. Dies verrät ein Bericht des römischen Medizinhistorikers CELSUS (ca. 25 v. Chr.–50 n. Chr.). In der Vorrede zu seinem Werk *De Medicina* notiert er:

> „Anfangs galt die Heilkunst als ein Teil der Philosophie, so dass die Behandlung von Krankheiten und die Betrachtung der Natur der Dinge durch die gleichen Autoritäten betrieben wurde; offensichtlich deshalb, weil Heilung vor allem von denjenigen benötigt wurde, deren körperliche Kräfte durch ruheloses Denken und nächtliches Wachen geschwächt waren. So kam es, dass viele, die sich zur Philosophie bekannten, sich mit Heilkunde befassten, die berühmtesten unter ihnen waren Pythagoras, Empedokles und Demokrit. Es war jedoch, wie einige annehmen, ein Schüler des Letztgenannten, Hippokrates von Kos, eine Persönlichkeit, die es wert ist, in Erinnerung behalten zu werden und die sich sowohl durch ihre fachliche Kompetenz als auch durch ihre Beredsamkeit auszeichnete, indem er diesen Zweig des Wissens vom Studium der Philosophie trennte." (Celsus, *De Medicina*, Liber I, Prooemium)[4]

Folgt man Celsus, können wir Hippokrates als den eigentlichen Begründer einer wissenschaftlichen Medizin würdigen, der die theoretische Grundierung der Heilkunst aus der Philosophie löste, zugleich aber die Erkenntnisse der Philosophie als Grundlage der selbstständig gewordenen Heilkunst zur

Geltung brachte. Von diesem methodisch-wissenschaftlichen Ansatz wissen wir durch eine Passage aus Platons Dialog *Phaidros*. Wir werden in diesem Dialog Zeuge eines Gespräches zwischen Sokrates und dem jungen Titelhelden. Es geht darin zunächst um die Frage, was eigentlich Sinn und Zweck der Rhetorik ist. Bemerkenswerterweise bedient sich Sokrates zur Klärung dessen eines Vergleiches mit der Heilkunst.

> „Sokrates: In beiden Fällen muss man das Wesen (φύσις, *physis*) analysieren, bei der einen das des Körpers, bei der anderen das der *psyche* (ψυχή), wenn man wissenschaftlich vorgehen will, und nicht bloß durch Erfahrung und Praxis; und zwar bei der einen, um dem Körper Gesundheit und Kraft zu verleihen, indem man Medizin verordnet und Speisepläne aufstellt, und bei der anderen, indem man der *psyche* (ψυχή) durch angemessene Reden und Unterweisungen den erforderlichen Sinn und die nötige Tugend vermittelt.
> Phaidros: Das, Sokrates, ist wahrscheinlich wahr.
>
> Sokrates: Meinst du denn, man könne eine nennenswerte Kenntnis vom Wesen der *psyche* (ψυχή), erlangen ohne das Wesen des Ganzen (φύσις τοῦ ὅλου, *physis tou holou*) zu verstehen?
> Phaidros: Folgt man Hippokrates, dem Asklepiaden, dann kann man nicht einmal das Wesen des Körpers verstehen, ohne auf diese Weise vorzugehen.
>
> Sokrates: Und er hat ganz Recht, mein Freund; aber wir dürfen uns nicht mit der Autorität des Hippokrates begnügen, sondern müssen auch sehen, ob unsere Vernunft mit ihm übereinstimmt, wenn wir ihn auf seine Richtigkeit befragen."
> (*Phdr.* 270b–c)

Zum einen wird hier erkennbar, dass Sokrates (und mit ihm die ganze griechische Tradition) präzise unterscheidet zwischen medizinischem Wissen und medizinischer Erfahrung. Man kann heilend tätig sein auf der Grundlage eines tieferen Wissens, man kann es aber auch auf der Grundlage purer

Erfahrung. Im Ergebnis mag der Unterschied beider Verfahren nicht groß sein, in der Nachhaltigkeit jedoch schon. Denn der wissende Heilkundler kann seinem Patienten erläutern, was zu den Krankheitssymptomen geführt hat und prophylaktisch wirken. Der erfahrene Praktiker hingegen kann wohl die Symptome erfolgreich bekämpfen, sie aber nicht in einen übergeordneten Zusammenhang einzeichnen.[5]

Genau das aber ist es, worin sich medizinisches Wissen bewährt und was – laut Hippokrates und Sokrates – eine wissenschaftliche Medizin begründet. Das bringt uns *zum zweiten Punkt*, der an dieser Passage wichtig ist: Eine wissenschaftlich valide Heilkunst gründet in einer Kenntnis vom „Wesen des Ganzen" beziehungsweise der *physis tou holou* (φύσις τοῦ ὅλου, *Phdr.* 270c2). Und eben diese Kenntnis ist es, aus der sich herleiten lässt, warum im Verständnis der griechischen Medizin das Wort (λόγος, *lógos*) beziehungsweise die Besprechung (ἐπῳδή, *epōdē*) untrennbar zusammengehören.

Das Wesen des Ganzen

Zunächst fällt auf, dass die Kenntnis des *Wesens des Ganzen* sowohl für die Heilkunst als auch für die Redekunst als wesentliches Qualitätsmerkmal genannt wird. Es geht um eine Kenntnis, auf die keine der beiden Disziplinen einen Monopolanspruch erheben könnte. Sie gehört einem anderen Bereich an, bei dem Heilkunst und Redekunst in die Schule gehen müssen, so sie ihrem Anspruch auf „Wissenschaftlichkeit" gerecht werden wollen: die Philosophie. Sie ist griechisch gedacht die Mutter der wissenschaftlichen Medizin, weil sie den Arzt oder Heilkünstler mit dem Wissen um das *Wesen des Ganzen* ausstattet, ohne dass er seinen Anspruch auf Wissenschaftlichkeit nicht einlösen könnte.

Warum das so ist, werden wir besser verstehen, wenn wir uns der Frage zuwenden, was es denn mit dem *Wesen des Ganzen* auf sich hat. Allerdings müssen wir uns darüber im Klaren sein, dass wir damit in das Allerheiligste der alten Philosophie eintreten. Denn die Frage nach dem *Wesen des Ganzen* ist keine Kleinigkeit. Im Gegenteil: Sie ist *die* Frage der frühen griechischen Philosophie der sogenannten Vorsokratiker.

Heute delegieren wir die Frage nach dem *Wesen des Ganzen* – wenn wir sie überhaupt noch stellen – nicht mehr an die Philosophie, sondern an die empirische Wissenschaft. In der Antike hingegen war es die Philosophie, die sich damit befasste. Sie nannte das Wesen des Ganzen „physis" (φύσις) – ein Wort, das wir gemeinhin mit „Natur" übersetzen. Tatsächlich ist die *physis* (φύσις) der griechischen Philosophie aber etwas ganz anderes als die *Natur* der neuzeitlichen Naturwissenschaft. *Physis* (φύσις) ist nicht ein Gegenstandsbereich – nicht die Summe alles dessen, was nicht von Menschenhand geschaffen wurde. So betont der Gräzist WOLFGANG SCHADEWALDT (1900–1974), es sei wichtig,

„dass wir uns im Umgang mit dem Wort von etwas lösen, das erst bei uns hineingekommen ist – bei den Römern auch noch nicht –, nämlich dass die Natur etwas Gegebenes, Objektives, Festes, Statisches sei, von dem man im Alltag spricht als von der ‚Natur da draußen', als Kollektiv von allem, was es da gibt". (Schadewaldt 1978, S. 202)

Dem gegenüber stehe die ganz andere Bedeutung des Wortes *physis* (φύσις), „das schon durch sein Ende „-sis" niemals solch objektiven Bereich umfassen kann, sondern ein Walten und Wesen darstellt, ein ganz umfassendes Walten und Wesen im Sinne eines Hervortreibens und Wachsenlassens" (Ebd., S. 202). *Physis* (φύσις) müsse gedeutet werden als „eine einzige, zusammenhängende, große, lebendige Form des Waltens" (Ebd., S. 203), das Wort sei aus dem „pflanzlichen Bereich zu verstehen, wo ja ständig Wachstumsvorgänge gesetzlicher Art sich vollziehen, wo aus einem Keim sich etwas Lebendiges entfaltet." (Ebd., S. 203) *Physis* (φύσις) bezeichne demnach das ins Licht kommende Sich-Entfalten einer Pflanze; das Keimen, Wachsen,

Blühen, Reifen, Fruchttragen, Welken und Sterben; das zum Vorschein-Kommen aus dem Dunkel des Erdreichs in die Helle des Erscheinens.

Dem entspricht die älteste bezeugte Verwendung des Wortes *physis* (φύσις) in den Homerischen Epen. Man findet sie im X. Gesang der *Odyssee*, wo Odysseus berichtet, ihm sei bei der Suche nach seinen durch die Zauberin Kirke in Schweine verwandelten Gefährten der Gott Hermes begegnet, um ihm ein Kraut zu zeigen, das er als Gegengift gegen den Zauber Kirkes ein-setzen solle.

> „Also sprach Hermes und gab mir die heilsame Pflanze,
>
> Die er dem Boden entriss, und zeigte mir ihre Natur (*φύσις, physis*) an:
>
> Ihre Wurzel war schwarz, und milchweiß blühte die Blume;
>
> Moly wird sie genannt von den Göttern. Sterblichen Menschen
>
> Ist schwer sie zu graben; doch alles vermögen die Götter."
>
> (Homer, *Odyssee* X, 302–306)

Schadewaldt kommentiert diese Szene mit folgenden Worten:

> „Entscheidend ist, dass auch hier mit dem Wort *physis* die Grundbedeutung
>
> des Gewachsenseins gemeint ist […]. Man könnte es zugleich mit ‚Wesen‘
>
> nd ‚Gewachsenheit‘ wiedergeben." (Schadewaldt 1978, S.205)

Physis (φύσις) erweist sich so als *das Wesen* – verbal verstanden – des Erschei-nenden; und zwar nicht nur das Wesen eines bestimmten Phänomens, son-dern darüber hinaus als das Wesen dessen, was die Griechen „kósmos" (κόσμος) nannten: des Großen und Ganzen, der schönen und sinnvollen Weltordnung. Mit einem Worte: *Physis* (φύσις) ist griechisch gedacht das Wesen des *kósmos* (κόσμος). Der *kósmos* (κόσμος) west als *physis* (φύσις). Dazu noch einmal Wolfgang Schadedwalt:

> „Für den Griechen ist alles, was sich um ihn her vollzieht, im kleinsten
>
> Wölkchen wie im großen Weltmeer, Kosmos, ‚Ordnung‘ und zugleich *physis*.

Überall sieht er dieses lebendige Walten, das sich zeigt in gesetzmäßigen Formen." (Ebd., S. 204)

Dieses lebendige Wesen und Walten allen Werdens ist geheimnisvoll. An der Oberfläche des Gewordenen ist es nicht ohne weiteres sichtbar. Klar erkannt hat das der Philosoph HERAKLIT (545–475 v. Chr.). In seinem *Fragment 123* lesen wir:

„*Φύσις κρύπτεσθει φιλεῖ* - *physis krytesthai philei*

Die *Physis* mag es, sich zu verbergen." (DK 22 B 123)[6]

Tatsächlich ist die *physis* (φύσις) ein verborgenes Geschehen. Man sieht sie nie selbst, sondern immer nur ihre Wirkung. Das macht sie noch geheimnisvoller. In Anlehnung an MARTIN HEIDEGGER könnte man sagen: Sie ist das *abwesende Wesen* des Kosmos, das sich in einem endlosen Kreis des Anwesens und Verwesens vollzieht. Wie geht das zu? Was trägt und hält dieses wunderliche Wesensspiel?

Das Prinzip der Lebendigkeit

Physis (φύσις) ist das Wesen des *kósmos* (κόσμος). Aber *wie* west die *physis* (φύσις)? Mit dieser Frage beginnt die griechische Philosophie – und die medizinische Wissenschaft. Alle sogenannten Vorsokratiker fragten nach dem Wesen der *physis* (φύσις): Wie geht es zu, dass etwas in Erscheinung tritt? Was ist der Grund dafür, dass etwas da ist, das wir sehen, hören, fühlen und verstehen können? Wieso erscheint überhaupt etwas und nicht vielmehr nichts? Oder auch: Was ist der Ursprung, die *archē* (ἀρχή), der *physis* (φύσις)? Was durchwirkt das Wesen des *kósmos* (κόσμος)? Was trägt und hält die *physis* (φύσις)? Um Antworten auf diese Fragen zu finden, beschritten die griechischen Philosophen unterschiedliche Wege. Sie im Einzelnen zu verfolgen, würde hier zu weit führen. Wir beschränken uns darauf, diejenige Antwort zu betrachten, die für die Herausbildung der

Hippokratischen Medizin richtungsweisend wurde. In ihrer reifsten Form finden wir sie im Werk Platons.

Auch Platon ist ein Denker der *physis* (φύσις). Er greift das Denken seiner Vorgänger auf und arbeitet sich daran ab. Sein Ehrgeiz ist es, eine Art Synthese herzustellen – eine Summe der Vorsokratischen Philosophie. Auch er fragt, was die *physis* (φύσις) im Innersten zusammenhält beziehungsweise was ihre Ordnung und ihren Sinn verbürgt. Seine Antwort hat er sich für seinen letzten Dialog *Die Gesetze* beziehungsweise *Nomoi* aufgehoben. Sie lautete: *psyche* (ψυχή) . Von ihr sagt die Hauptfigur dieses Dialogs, ein namenloser Athener, in dem viele Interpreten die *vox originalis* Platons vermuten:

„Die *psyche* (ψυχή), mein Freund, scheinen fast alle darin verkannt zu haben, was sie eigentlich ist und welches Vermögen sie hat; und das sowohl im Blick auf alles, was mit ihr zusammenhängt als auch auf ihr Werden, dass sie nämlich in den Prinzipien wirkt und vor allen Körpern entstanden ist, und dass sie mehr als alles sowohl den Umschlag als auch die schöne Ordnung von allem verursacht." (*Lg.* 892a)

Daran schließt sich ein faszinierender Dialog über das Wesen der *physis* an. Der Athener sagt weiter:

„Mit dem Worte physis wollen sie ja gerade bezeichnen, dass dies das Ursprüngliche sei. Wenn sich nun aber ergibt, dass die *psyche* (ψυχή) [...] noch ursprünglicher ist, so wird man doch wohl mit dem vollsten Recht sagen dürfen, dass gerade sie vorzugsweise das Wesen der *physis* sei. So steht also die Sache, sobald nur der Nachweis geführt ist, dass *psyche* ursprünglicher sei als das Materielle, sonst freilich nicht." (*Lg.* 892c)

Psyche (ψυχή), so erfahren wir hier, ist Grund, Ursprung und Wesen der Natur – der *physis* (φύσις). Das wirft die Frage auf, was genau *psyche* (ψυχή) bedeutet. Gemeinhin wird das Wort übersetzt mit Seele. Das ist auch nicht falsch, solange man sich dabei von allen Vorstellungen frei macht, die wir gemeinhin mit Seele verbinden: *Psychē* (ψυχή) ist nicht die unsterbliche Essenz des Menschen – nicht dasjenige, was nach seinem Ableben ins Paradies wandert oder sich in einem anderen Leib inkarniert. *Psychē* (ψυχή) ist auch nicht der Gegenstandsbereich der Psychologie. Sondern *psychē* (ψυχή) ist die wesenhafte Lebendigkeit des Kosmos und des ihm zugehörigen Menschen: Das Wesen des *kósmos* (κόσμος) ist – wenn wir Platon folgen – nichts anderes als Lebendigkeit[7]; und zwar Lebendigkeit im Sinne dessen, was für das Leben ursächlich ist und dessen volle Entfaltung das Leben zur höchsten Schönheit und Gesundheit befähigt. Deutlich wird dies in zwei Passagen aus Platons Dialog *Kratylos*. Dort sagt Sokrates:

> „Diejenigen, die den Namen *psychē* (ψυχή) gegeben haben, haben sich dabei etwa Folgendes gedacht: dass sie, wenn sie dem Leibe beiwohnt, dasjenige ist, was für sein Leben die Ursache ist, da sie ihm das Vermögen zu atmen bereithält und ihn erfrischt (ἀναψῦχον, *anapsychon*), wobei zugleich mit dem Ende dieses Erfrischens (ἀναψύχοντος, *anapsýchontos*) der Leib vernichtet wird und stirbt. Deshalb scheinen sie es mir Lebendigkeit[7] (ψυχήν, *psychēn*) zu nennen."
> (*Cr.* 399d–e)

> „Das Wesen (φύσις, *physis*) des ganzen Leibes, so dass er lebt und umhergeht – was meinst du, würde etwas anderes es halten und hegen (ἔχειν τε καὶ ὀχεῖν, *échein te kai ocheîn*) als Lebendigkeit (ψυχή, *psychē*)? – Nichts anderes! – […] Schön also ist es, dieses Wort zu haben und das Vermögen, welches das Wesen hegt und hält (φύσιν ὀχεῖ καὶ ἔχει, *phýsin ocheî kai échei*), *Wesenshalter* (φυσέχην, *physéchēn*) zu nennen. Das aber kann man etwas eleganter dann auch *Lebendigkeit* (ψυχήν, *psychēn*) nennen." (*Cr.* 400b)

Psychē (ψυχή) erscheint hier als dasjenige, was ein Lebewesen belebt und am Leben hält. Auch eine Passage aus dem Dialog *Phaidon* weist in diese Richtung. Dort fragt Sokrates seinen Freund Kebes:

„Antworte mir, dadurch dass was im Leib zugegen ist, wird er lebendig sein?
– Durch *psyche* (ψυχή), antwortete Kebes. – Und das verhält sich immer so? –
Wie sollte es nicht? – Was auch immer sie umfasst: stets wird *psyche* (ψυχή),
wenn sie sich etwas naht, ihm das Leben (ζωήν, *zōēn*) mitbringen? – Das wird
sie!" *(Phd. 105c–d)*

Inwiefern aber ist *psyche* (ψυχή) als Lebendigkeit das Grundprinzip des Lebens?
Platons Antwort lautet: *Psyche* (ψυχή) ist das Grundprinzip des Lebens, sofern
sie es ist, die dafür Sorge trägt, dass Lebendes sich aus sich selbst heraus bewegen, wachsen, verändern kann. So bemerkt Platon im Dialog *Phaidros*:

> „Ein Körper, der nur von außen und nicht aus sich heraus bewegt wird, ist
> nicht lebendig, der aber, der von innen heraus bewegt wird, ist lebendig, wie
> denn dieses das Wesen der *Psyche* ist." *(Phdr. 245e)*

Und dies gilt – wie Platon in den *Nomoi* deutlich macht – nicht allein für
den Körper eines einzelnen Lebewesens, sondern ebenso von der Gesamtheit
aller Phänomene im Ganzen: vom *kósmos* (κόσμος), den Platon an anderer
Stelle als das größte und schönste aller Lebewesen beschrieben hat. So heißt
es am Ende seines Dialogs *Timaios*:

> „Dieser unser *Kosmos* (κόσμος), ist ein sinnlich wahrnehmbares göttliches
> Lebewesen, das größte und beste, schönste und vollendetste." *(Tim. 92c)*

Angesichts dessen dürfte verständlich sein, inwiefern Platon sagen konnte:

> „*Psyche* (ψυχή) im Ganzen waltet über alles, indem sie sich verschiedentlich in
> verschiedenen Gestalten zeigt." *(Phdr. 246b)*

Psyche (ψυχή) erweist sich somit als das kosmische Prinzip der Bewegung.
Sie zeigt sich im Kosmos im Ganzen, ebenso wie in jedem einzelnen lebendigen Wesen als das allgegenwärtige Grundprinzip der allgegenwärtigen *physis* (φύσις). Auf den Punkt bringt dies einmal mehr der namenlose Athener,
wenn Platon ihn in den *Nomoi* abschließend feststellen lässt,

„[…], dass *psychē* (ψυχή) nichts anderes ist als das Prinzip der Entstehung und Bewegung aller gegenwärtigen, vergangenen und zukünftigen Dinge – und ebenso auch alles dessen was ihnen entgegengesetzt ist, da sie sich ja als die Ursache aller Veränderungen erwiesen hat." (*Lg.* 896a–b)

Halten wir fest: *Psychē* (ψυχή) erscheint bei Platon als der Ursprung des lebendigen Seins und Werdens des *kósmos* (κόσμος) . Sie trägt und hält alle *physis* (φύσις). Sie ist das Prinzip des Werdens und Vergehens, das den *kósmos* (κόσμος) im Innersten zusammenhält und ihn zu einem stimmigen Ganzen fügt. *Psychē* (ψυχή) ist der Ursprung aller *physis* (φύσις). Das Wesen des *kósmos* (κόσμος) – die *physis* (φύσις) – ist Lebendigkeit.

Und Lebendigkeit – *psychē* (ψυχή) – ist zugleich die im menschlichen Körper waltende Vitalenergie, die sich vorwiegend dann zeigt, wenn wir uns ganz lebendig fühlen beziehungsweise ganz bei uns sind: in unseren Emotionen, in unseren Leidenschaften, in unserer Lebendigkeit. Diese Vitalenergie der *psychē* (ψυχή) zu stimulieren und zu wecken, galt der Hippokratischen Medizin als die eigentliche Aufgabe ärztlicher Intervention. Anders, so waren die Hippokratischen Ärzte überzeugt, können deren Ziele nicht erreicht werden: die Wiederherstellung beziehungsweise Bewahrung der Gesundheit.

Das Wunder der Gesundheit

Die von der griechischen Medizin erprobte Deutung der Gesundheit hat ihren Ursprung in der philosophischen Reflexion der frühen griechischen Denker auf das Geheimnis der *physis* (φύσις) . Bei ihrer geistigen Betrachtung (θεωρία, *theōría*) des *kósmos* (κόσμος) stellten sie bald fest, dass die in ihm waltende kosmische *psychē* (ψυχή) nicht nur die *physis* (φύσις) trägt und hält, sondern dabei zudem eine bestimmte Tendenz verfolgt: die Tendenz, mit sich und der Welt im Einklang zu sein. Zum ersten Mal zur

Sprache gebracht hat diesen Umstand der schon erwähnte Heraklit, wenn er das Grundprinzip der *psyche* wie folgt auf die Formel bringt:

> „Das Widereinander-Stehende zusammenstimmend und aus dem Unstimmigen die schönste Harmonie (*Tὸ ἀντίξουν συμφέρον... ἐκ τῶν διαφερόντων καλλίστην ἁρμονίην*)" (DK 22 B 8)[8].

Die *psyche* (ψυχή) organisiert die *physis* (φύσις) dahingehend, dass alles natürliche Werden und Wachsen auf Zustände der Harmonie beziehungsweise des Gleichgewichts ausgerichtet sind. Harmonisch ist dabei ein Arrangement, bei dem alles so zueinander ins Verhältnis gesetzt ist, dass ein jedes Teil seine individuellen Potenziale im Einklang mit den anderen entfalten kann; und zwar so, dass dabei aus den vielen ein in sich stimmiges Ganzes entsteht. Um diesen Gedanken zu verstehen, können wir an einen Chor denken: Jeder Sänger erhebt seine persönliche Stimme und stimmt sie dabei auf das Ganze ein beziehungsweise mit dem Ganzen ab, so dass ein stimmiges Ganzes entsteht, das mehr ist als die Summe der einzelnen Stimmen. Jeder Teil des Ganzen ist ganz er selbst und trägt auf diese Weise dazu bei, dass aus den Vielen ein Ganzes wird. Eben dieses Harmonieprinzip brachte erst Heraklit und nach ihm Platon als richtungsgebendes Maß aller lebendigen Wachstumsprozesse zur Geltung: Harmonie, so ihrer beider Überzeugung, ist für alles, was von Natur aus wächst und lebt, maßgeblich. Und das Leben gelingt in dem Maße, in dem es einem Lebewesen gelingt, nach Innen mit sich und nach Außen mit der Welt in harmonischem Einklang zu sein.

Diese Denkweise setzt sich fort in der Heilkunst des Hippokrates und seiner Anhänger. Ihre ärztliche Kunst beruht auf der Grundannahme, Gesundheit sei nichts anderes als die Harmonie des Leibes: das dynamische Gleichgewicht eines Organismus. Und die Anhänger der Hippokratischen Medizin folgern daraus, es sei die Aufgabe und Meisterschaft des Arztes, die im Leibe waltende Vitalenergie der *psyche* (ψυχή) so zu stärken, dass der Leib sein gesundes Gleichgewicht neuerlich finden kann. Davon zeugt ein bemerkenswerter Bericht über den Arzt ALKMAION VON KROTON, der am Übergang vom sechsten zum fünften Jahrhundert vor Christus lebte. Er lehrt:

> „Für die Gesundheit sei das Gleichgewicht (ἰσονονομία, *isonomía*) der Kräfte entscheidend: des Feuchten, Trockenen, Kalten, Warmen, Bitteren, Süßen und der übrigen; aber eine Alleinherrschaft (μοναρχία, *monarchía*) unter ihnen bewirke Krankheit. Denn die Alleinherrschaft von nur einem sei verderblich. Krankheit treten der Ursache nach durch das Übergewicht an Wärme oder Kälte auf, […] Gesundheit aber beruhe auf der ausgeglichenen Mischung (σύμμετρον κρᾶσιν, *sýmmetron krâsin*) der Eigenschaften." (DK 24 B 4)[9]

Bei Hippokrates finden wir ein ähnliches Verständnis. In dem auf ihn oder seine Medizinschule zurückgehenden Text *Über die Natur des Menschen* heißt es:

> „Der Körper des Menschen hat in sich Blut und Schleim und gelbe und schwarze Galle, und das ist die Natur seines Körpers, und dadurch hat er Schmerzen und ist gesund. Am gesundesten ist er, wenn die Säfte im richtigen Verhältnis ihrer Kraft und ihrer Qualität zueinanderstehen und am besten gemischt sind." (Hippokrates, *De Nat. Hom.* VI.40)

In der Hippokratischen Medizin geht es also darum, die *psyche* (ψυχή) – die Vitalenergie des Menschen – für die Harmonisierung und Ordnung des Leibes zu aktivieren. Dieses kosmische Grundprinzip der Harmonie zu verstehen und anzuwenden, zeichnet folglich den Heilkünstler der Antike aus und er bindet die ärztliche Kunst zurück an die *physis* (φύσις). Er weiß, dass in der *physis* (φύσις) beziehungsweise in allem Lebendigen die schwer fassbare Kraft der *psyche* (ψυχή) wirkt. Er sieht seinen Auftrag darin, die *psyche* (ψυχή) seiner Patienten darin zu unterstützen, dass sie ihr gestörtes Gleichgewicht

wiederfinden und den harmonischen Gleichgewichtszustand der psychosomatischen Gesundheit wiederherstellen können. So haben wir es bei Hippokrates mit einer Heilkunst zu tun, die in einem systemischen Verständnis
der Natur gründet: Sie vertraut auf die Grundprinzipien einer als sinnvoll
erlebten und gedeuteten *physis* (φύσις). Sie maßt sich nicht an, durch tech-
nische Intervention die *physis* (φύσις) zu verbessern, optimieren oder mani-
pulieren zu wollen. Vielmehr bleibt die traditionelle griechische Heilkunst
auf dem Boden der systemischen Naturphilosophie von Heraklit und Platon.
Und vor diesem Hintergrund können wir nun verstehen, inwiefern und
warum der *lógos* (λόγος) beziehungsweise die *Besprechung* (ἐπῳδή, *epōdē*)
in der Hippokratischen Medizin eine so prominente Rolle einnehmen konnten. Vernehmen wir dazu noch einmal die Worte, die Platon seinen Sokrates
im Dialog *Charmides* sprechen lässt:

> „Die *psychē* (ψυχή) aber, mein Guter, sagte er, wird durch Besprechungen
> (ἐπῳδαῖς, *epōdais*) geheilt, und diese Besprechungen sind schöne Reden
> (λόγους, *lógous*). Denn durch schöne Reden entsteht in den *psychai*
> Besonnenheit, und wenn diese erst entstanden ist, dann ist es auch ein leichtes,
> den Kopf und den übrigen Leib gesunden zu lassen." (*Chrm.* 157a-b)

Reden und Worte – *lógoi* (λόγοι) – sind demnach ein Heilmittel der *psychē*
(ψυχή) . Weil aber ohne die Heilung der *psychē* (ψυχή) auch der Leib nicht
gesunden kann, sind sie zugleich ein Therapeutikum für den menschlichen
Organismus im Ganzen. Deshalb kann Sokrates sich als Arzt und Heilkundiger präsentieren: als einer, der sich darauf versteht, die *psychē* (ψυχή) eines
Menschen so zu „besprechen", dass die *psychē* (ψυχή) dabei gut, gesund und
heil wird beziehungsweise, dass sie *aretē* erlangt: die Tugend beziehungsweise
Bestheit, die ein gutes Leben auszeichnet. In diesem Sinne kann Sokrates
den Anspruch erheben, eine *epimeleía tēs psychēs* (ἐπιμέλεια τῆς ψυχῆς) zu
betreiben: eine Sorge für die Seele. Er sieht sich als „Geburtshelfer", der
Menschen darin beisteht, in allen Dimensionen des Lebens zu gesunden.

Wie Sokrates dabei vorgeht, zeigt Platon in zahlreichen seiner Dialoge: Darin befreit Sokrates die Menschen durch kontinuierliches Fragen von starren Konzepten oder angelernten Glaubenssätzen, die sie energetisch schwächen, aus dem Gleichgewicht bringen, Unwuchten der Vitalität verursachen oder emotionale und geistige Disharmonien erzeugen. Mit diesem Verfahren wurde Sokrates zum Vorreiter dessen, was man heute als *Therapeutische Kommunikation* bezeichnet. Denn in seinem Verständnis braucht es für die menschliche Heilung nicht so sehr die monologische *Besprechung*, sondern sehr viel mehr das dialogische *Gespräch*.

Die Medizin der Musen

Platons Fokussierung auf das dialogische Gespräch als angemessenes Medium medizinischer Kommunikation bedeutet aber nicht, dass er sich nicht auch Gedanken über den therapeutischen Effekt monologischer Literatur gemacht hätte. Ganz im Gegenteil: Immer wieder geht er der Frage nach, wie sich geschriebene oder gesprochene Texte auf die *psychē* (ψυχή) der Menschen auswirken. Dabei leitet ihn eine gehörige Skepsis, die ihren stärksten Ausdruck in einem langen Gesprächsgang im zweiten und dritten Buch seiner *Politeia* (*Der Staat*) findet, in dem Sokrates seine Sorge über die Einflussmöglichkeiten von Dichtung und Literatur auf die politische Öffentlichkeit eines Gemeinwesens zum Ausdruck bringt. In dieser als „Dichterkritik" bekannt gewordenen Passage schlägt Platon vor, die Regenten eines Gemeinwesens sollten sorgsam darüber wachen, welche literarischen Werke in der von ihnen verantworteten Polis in Umlauf gebracht werden dürfen und welche nicht; wobei er die Regierenden mit Ärzten vergleicht, die aufgrund ihrer spezifischen Kompetenz zu beurteilen vermögen, welche *phármaka* (φάρμακα) der Gesundheit des Patienten förderlich sind – und welche ihm eher schaden. (*Rp.* 389b). Ebenso obliege es den Regierenden, die Mythendichter (μυθοποίοι, *mythopoíoi*; *Rp.*377b) zu beaufsichtigen, um zu gewährleisten, dass Ammen und Mütter ihren Kindern nur solche Geschichten erzählen, „die ihre Seelen (ψυχάς, *psychás*) mehr bilden, als sie mit ihren Händen für deren körperliches Wohl tun könnten" (*Rp.* 377b-c).

Eine Durchsicht der literarischen Werke der damaligen Zeit führt Sokrates freilich zu dem Ergebnis, dass die Beschäftigung mit den Werken der Dichtkunst – ganz gleich ob es sich um Epen oder Tragödien handelt – den Seelen und dem Denken der Menschen schädlich ist, sofern sie nicht über das Gegengift (φάρμακον, *phármakon*) des klaren Denkens beziehungsweise der Philosophie verfügen (*Rp.* 595b). Dies gelte vor allem für die darstellenden Künste (μιμητικούς, *mimētikous*), die aufgrund ihrer mangelnden Kenntnis von der ganzheitlich gedachten, systemischen Gesundheit des Menschen häufig der Gefahr erliegen, die Harmonie der *psychē* (ψυχή) zu beeinträchtigen und die Resilienz der Menschen zu schwächen. So gesehen nimmt es nicht Wunder, dass Sokrates und Platon – durchaus im Sinne der Hippokratischen Tradition – die heilende Kraft des *lógos* (λόγος) vornehmlich im gesprochenen Wort des Dialogs verorten und nicht in den literarischen Werken der Dichtkunst; und warum sie als Erbin der alten, schon bei Homer bezeugten Methode der Besprechung die dialogische Konversation und nicht die monologische Literatur zur Geltung bringen. Damit scheint Platon jedem therapeutischen Nutzen literarischer Werke eine Abfuhr erteilt zu haben; und nicht nur das: Er scheint sich auch zu Recht den zweifelhaften Ruf eines nachgerade reaktionären Kunstzensors verdient zu haben, den KARL POPPER ihm im ersten Teil seines Buches *Die offene Gesellschaft und ihre Feinde* angehängt hat.[11]

Dieses Urteil verkennt jedoch, dass Platon Literatur und Poesie durchaus nicht unisono als unheilvoll für die menschliche *psychē* (ψυχή) kritisiert hat. Bei einer näheren Betrachtung seiner Ausführungen zur Dichtung wird man feststellen, dass er zwischen unterschiedlichen Spielarten der Literatur zu unterscheiden wusste und seine Kritik lediglich auf diejenigen Werke bezog, deren Autoren sich als Meister einer darstellenden Fertigkeit (μιμητική τέχνη, *mimētikē technē*) verstehen. Ihnen stellt er die Werke derer gegenüber, die ganz im Sinne einer archaischen Deutung des Kunstschaffens die Autorenschaft ihrer Werke nicht für sich selbst beanspruchen, sondern auf die Einwirkung göttlicher Eingebung zurückführen. So lässt Platon seinen Sokrates in einer langen Passage in seinem Dialog *Ion* sagen:

„Alle guten epischen Dichter singen jene ihre schönen Gedichte nicht vermöge bewusster Kunst (εκ τεχνής, *ek technēs*), sondern als Begeisterte und Verzückte, und ebenso steht es mit den guten lyrischen Dichtern: gerade wie die vom Korybantentaumel Befallenen nicht mit klarer Besinnung ihre Tänze und Sprünge machen, so dichten auch sie nicht im nüchternen Zustand ihre schönen Lieder; sondern wenn die Gewalt der Harmonie und des Rhythmus über sie kommt, so geraten sie gleichsam in einen bacchantischen Taumel. [...] Denn ein Dichter ist ein luftiges, leichtbeschwingtes und heiliges Wesen und nicht eher imstande zu dichten, als bis er in Begeisterung gekommen und außer sich geraten ist und die klare Vernunft nicht mehr in ihm wohnt: solange er aber diese klare Besinnung noch besitzt, ist jeder Mensch unfähig zu dichten und zu weissagen. Indem die Dichter also nicht vermöge menschlicher Fertigkeit dichten und viel Schönes über die von ihnen behandelten Gegenstände sagen, [...] so vermag ein jeder das schön zu dichten, wozu die Muse ihn antrieb, der eine bloß Dithyramben, der andere Lobgesänge, der dritte Tanzlieder, der vierte Epen, der fünfte Iamben; zu allem anderen aber ist er untüchtig. Oder wäre dies etwa nicht ein Zeichen dafür, dass nicht menschliche Kunst (τέχνη, *technē*), sondern göttliche Kraft (θεία δυνάμει, *theía dynámei*) sie zu ihren Schöpfungen befähigt? Wenn sie vermöge bewusster Kunst über einen Gegenstand schön zu reden wüssten, so müssten sie es doch wohl ebenso gut auch wohl über alle anderen können. Deswegen vielmehr bedient sich der Gott, indem er ihnen die klare Besinnung raubt, ihrer sowie auch der göttlichen Wahrsager und Seher als seiner Diener und Werkzeuge, damit wir, die wir sie hören, wissen, dass nicht sie selbst, denen ja ein klares Bewusstsein nicht innewohnt, es sind, welche so Wertvolles zu uns reden, sondern dass der Gott selber es ist, der da redet und durch sie zu uns spricht.

Den stärksten Beweis für diese meine Behauptung gibt Tynnichos aus Chalkis, der nie irgendein anderes Lied verfasste, das jemand für der Erwähnung wert halten möchte, außer jenen einen Paian, den jedermann singt, fast von allen Liedern das schönste, geradezu, wie er selbst sagt, eine Erfindung der Musen. Eben an ihm vor allen scheint mir der Gott gezeigt zu haben, dass wir gar nicht daran zweifeln können, dass alle schönen Dichtungen nicht menschlicher Art noch Menschenwerk sind, sondern göttlicher Art und Götterwerk; und dass die Dichter nichts anderes als Dolmetscher der Götter sind, willenlose Werkzeuge des Gottes, der in ihm Sitz genommen. Um dies zu zeigen, sang der Gott absichtlich durch den schlechtesten Dichter das schönste Lied. Oder scheine ich dir nicht recht zu haben, Ion?" (*Ion* 533d-535a)

Diese Passage verweist auf das ursprüngliche Verständnis nicht nur der Dichtung, sondern aller Kunst. Sie verweist uns auf die Muse beziehungsweise die Musen als den originären Ursprung der Literatur. Und wir dürfen, ohne dass Platon es eigens erwähnen würde, daraus den Schluss ziehen, dass er jener geistgewirkten, aus der Quelle musischer Inspiration schöpfenden Literatur eine ähnliche therapeutische Kraft beimessen dürfte wie dem dialogischen Wort der Philosophie; und dass auch für ihn eine gottbegeisterte Dichtung nichts anderes ist als eine heilsame Besprechung, die es vermag, die menschliche *psyche* (ψυχή) so zu harmonisieren und zu energetisieren, dass unter ihrer Einwirkung physische Heilungsprozesse beschleunigt werden können.

Aus der Perspektive des medizinischen Denkens des griechischen Geistes im Allgemeinen und der Platonischen Philosophie im Besonderen haben Poesie und Dichtkunst folglich einen festen Platz im Arsenal der Mittel therapeutischer Intervention – jedoch nur, wenn sie der Reinheit künstlerischer Intuition entwachsen sind und nicht dem Kalkül technischer Effekthascherei. Es könnte sein, dass eine avancierte, ganzheitliche Heilkunst der Zukunft, daran Maß zu nehmen hat.

Endnoten

1 Homer wird zitiert nach der von Peter von der Mühl herausgegebenen Ausgabe in der Übersetzung von Johann Heinrich Voß (Homer 1965).

2 S. Quarch und Schröder (2018), S. 93–109.

3 Platon wird zitiert nach der von Gunther Eigler besorgten Werkausgabe (Platon 1990).

4 Übers. d. Verf. auf der Grundlage der englischen Übers. von W. G. Spencer (Celsus 1971).

5 Vgl. dazu die Passage über den „Sklavenarzt" und den „freien Arzt" in Platons *Gesetzen* (*Lg*.720a–720e).

6 Griechischer Text zit. nach der von Bruno Snell herausgegebenen Übersetzung (Heraclitus 1940, S. 36); Übers. d. Verf. auf Grundlage der Übers. von B.S.

7 Vgl. dazu Quarch (2019); ders. (1998).

8 Griechischer Text zit. nach der von Bruno Snell herausgegebenen Übersetzung (Heraclitus 1940, S. 8); Übers. d. Verf. auf Grundlage der Übers. von B.S.

9 Zit. nach Kirk u. a. (1994), S. 286.

10 Autor der Schrift ist vermutlich der Schwiegersohn des Hippokrates Polybos v. Kos. Zit. nach Hippocrates (1994), S. 199–209.

11 S. Popper (1992).

Literatur

Celsus, Aulus Cornelius. 1971. *De Medicina*. Hrsg. und übers. von W. G. Spencer. Cambridge und Massachusetts: Harvard University Press.

Diels, Hermann und Walther Kranz (Hrsg.). 1951/52. *Die Fragmente der Vorsokratiker*. 3 Bände. 6. Aufl. Berlin: Weidmann.

Gorgias von Leontinoi. 1989. *Reden, Fragmente und Testimonien. Griechisch-deutsch. Gorgias von Leontinoi*. Hrsg. und übers. von Thomas Buchheim. Hamburg: Meiner.

Heraclitus. 1940. *Fragmente. Griechisch und deutsch*. Hrsg. und übers. von Bruno Snell. 2. verb. Aufl. München: Heimeran.

Hippocrates. 1994. *Ausgewählte Schriften*. Hrsg. und übers. von Hans Diller. Stuttgart: Reclam.

Homer. 1965. *Odyssee*. Hrsg. von Peter von der Mühll, übers. von Johann Heinrich Voß. Wiesbaden: Löwit.

Howald, Ernst. 1919. Eine vorplatonische Kunsttheorie. *Hermes* 54(2): S.187–207.

Kirk, Geoffrey S., u. a. 1994. *Die vorsokratischen Philosophen. Einführung, Texte und Kommentare*. Stuttgart und Weimar: Metzler.

Platon. 1990. *Werke in acht Bänden. Griechisch-deutsch*. Hrsg. von Gunther Eigler. Darmstadt: Wissenschaftliche Buchgesellschaft.

Popper, Karl R. 1992. *Die offene Gesellschaft und ihre Feinde. Der Zauber Platons*. 7. Aufl. Tübingen: Mohr.

Quarch, Christoph und Hartmut Schröder. 2018. Heilende Worte: Therapeutische Kommunikation in Antike und Gegenwart. *Rhetorik* 37(1): S.93–109.

Quarch, Christoph. 2019. *Platon und die Folgen*. Stuttgart: Metzler.

Quarch, Christoph. 1998. *Sein und Seele. Platons Ideenphilosophie als Metaphysik der Lebendigkeit. Interpretationen zu PHAIDON und POLITEIA*. Münster: Lit.

Schadewaldt, Wolfgang. 1978. *Tübinger Vorlesungen. Die Anfänge der Philosophie bei den Griechen: die Vorsokratiker und ihre Voraussetzungen*. Frankfurt am Main: Suhrkamp

Salutogenese durch Kunst?

Friedrich Schillers Konzeption des ‚ganzen Menschen' im Horizont der zeitgenössischen Anthropologie

Ralph Köhnen

Es ist der Geist, der sich den Körper baut

(*Wallensteins Tod*, III/13 (Schiller 2004 [1799], HA II, S. 472))

… war es der Körper, der die Seele in diese Erstarrung versetzte?

(*Versuch über den Zusammenhang…*, (Schiller 2004 [1780c], HA V, S. 312))

Die Suche nach pointierten (Gegen-)Sätzen, auf die sich das Problem der Psychosomatik bringen ließe, wird im 18. Jahrhundert auf reichhaltige Funde stoßen. Der erste Satz ist ein indirektes Zitat, das Schiller beim Seelenmediziner Georg Ernst Stahl entlehnt und gelegentlich in verschiedenen Texten eingesetzt, etwa seiner Wallenstein-Figur in den Mund gelegt hat – hier als fatale Einbildung des Feldherrn genutzt, sich mithilfe guter Einfälle aus seiner verzweifelten manifesten Situation lösen zu können.[1] Der zweite ist einem der medizinischen Versuche Schillers entnommen und nimmt eine zentrale Frage aus der anderen, der materialistischen Sicht in den Blick – ebenfalls eine starke Denkrichtung, die Einbildungskraft, Seele, Emotionen oder Glaubensdinge nur als Funktionen des Körperlichen sah und den Menschen insgesamt als fabrizierbares Wesen betrachtete, das mit einem transhumanen Ersatzteillager immer reparabel oder auch optimierbar sei.

Schiller verfolgt diese Debatten auf tages- und studienaktueller Höhe – und prägt sie dann auch maßgeblich mit. Fragen der Körpersäfte, ihres

M. B. Wagner-Pischel (Hrsg.), *Heilkraft der Literatur*,
https://doi.org/10.1007/978-3-662-70039-6_10

Gleichgewichts wie auch zunehmend der Nervenreizübermittlung, die das Paradigma der antiken Humoralpathologie langsam verdrängt, beherrschen sein medizinisches, dramat(urg)isches und erzählerisches Frühwerk, dessen Pointen letztlich im Bereich der jungen Psychologie liegen. Er folgt damit einem Impuls, der von den ‚vernünftigen Ärzten‘ um 1750 ausgeht und dann über Ernst Platner in die Psychologie mündet. Dessen *Anthropologie für Aerzte und Weltweise* [1771] hatte rasch auch Kant rezipiert, diskutiert und in der erst viel später gedruckten *Anthropologie in pragmatischer Hinsicht* (1798) in eben jener Verhaltensdimension bedacht, wie der Mensch als „freihandelndes Wesen“ (Kant 1998, S. 399) [1798] nicht lediglich Zuschauer seines Denkens und Handelns, sondern Gestalter seiner Haltungen und seines Lebens ist.[2] Womöglich liegt das lange Verzögern Kants dieser Publikation auch darin, dass in den 1770er Jahren die Probleme eines konsequent gedachten Leib-Seele-Zusammenhanges noch nicht absehbar waren – sozusagen gut abgehangen wollte er erst viel später die Summe ziehen, um die Autonomie des (sich) selber denkenden Menschen gut zu begründen.

Mit Schillers Namen wird meistens derselbe Impetus verbunden – was allerdings sogleich dahin zu revidieren ist, dass es Schiller stets um das Aufzeigen der menschlichen Bedingungen dieser Freiheit in seinen körperlichen Seiten ging, um seine widersprüchlichen und konflikthaften Dispositionen zu markieren. Lösungswege sieht er letztlich nicht im unmittelbar medizinischen Bereich. Die Hoffnungen gehen vielmehr in Richtung Literatur und Theater, die ästhetische Perspektiven anbieten und erarbeiten sollten. In diesem Sinne lassen sich auch Vorarbeiten erkennen für diejenigen Ansätze, die seit den 1970er Jahren von der Salutogenese ausgearbeitet werden – jenseits einer Pathogenese, die immer mit dem Risiko der verzögerten Verbesserung aufgrund aggravierter Krankheitszustände oder überhaupt des Zuspätkommens konfrontiert ist. Leichter als die Intervention im Krankheitsfall ist zweifellos die Prävention als Suche nach Möglichkeiten für eine Erhaltung des

Gesundheitszustandes im andauernden Prozess. Namentlich Aaron Antonovsky, der Möglichkeiten einer günstigen Persönlichkeitsentwicklung auch unter extrem schlechten Bedingungen (berichteten Erfahrungen im Konzentrationslager) beobachtete, hat hierfür folgende Bedingungen ausgemacht: das Verstehen von Sinnzusammenhängen des Lebens, daraus abgeleitet dessen Gestaltbarkeit und das Gefühl, dort lenkend eingreifen zu können (Selbstwirksamkeitserfahrung nach Bandura[3]). Das Selbstvertrauen auf das Gelingen eigener Handlungen stellt demnach eine Bedingung für seelische und körperliche Gesundheit dar, die mit dem Begriff der Kohärenz erfasst wird:

> „The sense of coherence is a global orientation that expresses the extent to
> which one has a pervasive, enduring though dynamic feeling of confidence that
> one's internal and external environments are predictable and that there is a high
> probability that things will work out as well as can reasonably be expected."
>
> (Antonovsky 1985, S.123)[4] [1979]

Solche Sinnzusammenhänge können nicht ausschließlich, aber zu guten Teilen aus Erzählungen, literarischen oder theatralen Darstellungen gewonnen werden. Aber auch Aspekte des Auslebens von Gefühlen oder des Ausagierens von Situationen in einem ästhetischen Möglichkeitsraum sind zu bedenken. Es liegt insgesamt eine hartnäckig sich haltende Wunschperspektive von Kunst- und Bibliotherapeuten, Theaterpädagogen und gelegentlich sogar Medizinern darin, dass Kunst, Musik, Theater und Literatur auf die Gesundheit des Menschen wirken könnten. Sutermeister hat dies 1955 in der wohl ersten prominenten Beschäftigung mit Schillers medizinischer Anthropologie bereits angesprochen:

> „Auch zieht, wie wir sahen, die moderne Psychotherapie und Psychohygiene,
> ähnlich wie schon die pythagoräische Ethoslehre, mehr und mehr Dichtung
> und Musik als Adjuvanten zur Behandlung und Vorbeugung seelischer
> Zivilisationsschäden heran (Roubakins ‚Bibliotherapie' Morenos ‚Psychodrama',
> Altschulers ‚Musiktherapie'). Insofern verlangt also die moderne

‚psychosomatische Medizin' auch vom Arzt eine umfassendere Bildung und einen entsprechend ganzheitlichen Einsatz." (Sutermeister 1955, S. 54)

Diese Forderung ist ihrerseits siebzig Jahre alt – und hat doch immer noch und wieder einen umfassenden Möglichkeitssinn. Wenn man nicht geradewegs verlangt, dass sich die Vorstellungen Schillers eins zu eins in unsere medizinische Gegenwart übertragen lassen, sondern akzeptiert, dass dort Grundbegriffe des Menschen entwickelt werden, um dann aus ästhetischen Wegen erste Behandlungsperspektiven für psychische und somatische Fragen zu gewinnen, lassen sich hier manche Anregungen gewinnen. Als Grundannahmen können dabei die folgenden gelten:

- Ästhetische Welten schaffen symbolische Denkräume und ermöglichen damit Perspektivwechsel und Rollenübernahmen.
- Sie bauen emotional besetzte Erfahrungsräume auf und bieten eine Sinnesschulung, können aber auch extreme Emotionen aktivieren, die nach dem *katharsis*-Modell (oder dessen sublimierten Abstufungen) ermöglichen, solche Zustände auszuagieren.
- Im künstlerischen (literarischen, theatralen) Spiel können Ereignisse und Zustände erprobt werden, die im Vergleich zur Wirklichkeit gefahrlos sind, aber durch Ausagieren entlasten.
- Dadurch können personale und soziale Identitäten als Rollenmöglichkeiten durchdacht, erlebt, diskutiert und ausgebildet werden zu einem kohärenten Zusammenhang.
- Ausbildung einer verlässlichen Identitätsgrundlage mit Spielräumen bietet eine Möglichkeit, psychosomatisch induzierten Krankheiten im Vorfeld zu begegnen.

Denkt man all dies in Richtung einer Salutogenese, ist wiederum als Grundannahme nötig, dass überhaupt seelische Vorgänge mit körperlichen Zuständen in einem Zusammenhang stehen. In Anknüpfung an Antonovsky sind dabei auch neurobiologische Grundlagen berücksichtigt worden, bei denen sich Vorgänge von eigener und sozialer Zustimmung oder Ablehnung in verschiedenen Hirnrealen zeigen lassen (so etwa durch Petzold[5]).

Als ein Ansatz hierfür wird dabei der Leib-Seele-Influxionismus in Schillers Umgebung zu betrachten sein: Die Energieflüsse zwischen Leib und Seele werden hier als Grundtatbestand genommen, der therapeutisch relevant wird an der Stelle, wo die gestörte Verbindung der kommunizierenden Teile wieder hergestellt werden und in ein ausgeglichenes Verhältnis gebracht werden soll.[6] Die Eukrasie als Aufhebung von Missverhältnissen (Dyskrasie) ist dabei ein Ziel, das aus der antiken Säftelehre weitergedacht und überführt wird in ein neues Bezugssystem der Nervenlehren des späten 18. Jahrhunderts.

Wolfgang Riedel hat hier die Körperseite, an die Schiller nämlich die seelisch-künstlerische Vorgänge gebunden sieht, und deren Eingebundensein „in die Funktionskreise physiologischer Prozesse" wieder stark gemacht – um auch dem geläufigen Bild von Schiller als haltlosem Idealisten zu begegnen und vielmehr zu zeigen, dass dieser gegen jede Einäugigkeit immun war und stets auf Rückkopplungseffekte zwischen Körper und Psyche geachtet hat. Mit anderen Worten: Die angestrebte Balance ist „nicht mehr nur als innermentale" (Riedel 2006, S.159) gefasst, sondern nur durch die doppelte Optik möglich, die auf das „Verhältnis von Geist und Körper" (ebd.) schaut und also immer beide im Blick behält. Anthropologie als Interdiskurs und Leitwissenschaft im späten 18. Jahrhundert tut genau dies: Philosophie bzw. Künste mit Medizin in engste Beziehung zu setzen und wechselseitige Wirkungen von Leib und Seele zu erforschen.

Hierbei spielt wiederum der zeitgenössisch modische Begriff der ‚Mittelkraft' eine Rolle, den Schiller so spekulativ wie spannend aufbaut, und zunächst bezieht er sich auf die Übermittlung von Nervenreizen. Mittelkraft wird dann allgemein zu einer Denkfigur des Mittelwegs, des Ausgleichs und der Synthese von Ansprüchen des Leibes und der Seele, des Individuums und der Gesellschaft. So hat man das individuelle „Programm der Lebensführung" (Bösmann 2005, S. 37) im Verhältnis des kranken Individuums zur Gesellschaft gesehen, die Krankheit als abzuwehrende Störung begreift, und insofern von notwendigen „sozialen Kompetenzen" (Ebd., S. 34) auf beiden Seiten gesprochen, die durch Kunst ermöglicht werden könne. Die in letzter Zeit stärker werdenden Diskussionen um die Salutogenese könnten hierdurch bereichert werden: Sie sind hier vor allem auf die individuelle Körper-Geist-Balance bezogen, letztlich aber auch einer sozial orientierten Ethik verpflichtet. Durchaus im Sinne des Kantschen kategorischen Imperativs ist in der Selbstachtsamkeit eben auch inkludiert, dass sie als verallgemeinerbare Maxime, also in einer gesellschaftlichen Umgebung lebbar zu denken ist.

Das Denkmodell stammt aus Zeiten vor aller systemischen Differenzierungen der Moderne: Kunst wirke auf den Seelenhaushalt und greife damit in Körperzonen ein, so wie umgekehrt diese erst einen Bedarf an Kunst wecken. Gerade am Scheitelpunkt der Moderne ab 1750 sind besonders intensive Bemühungen zu verzeichnen, das Gleichgewicht von Leib und Seele, Körper und Geist neu zu begründen. Denn wenn die materialistische Schule in der Tradition von Descartes und (in der radikalisierten Variante) de La Mettries dazu übergeht, den Menschen aufzuschreiben, ihn in Daten, Reize und Reaktionen zu zerlegen und zu systematisieren, ist es nun das Prärogativ philosophisch gebildeter Ärzte, die psychosomatische Einheit neu zu erweisen und zu plausibilisieren. Darin liegt auch ein neoklassischer Impuls: Bei allen ästhetischen Rückwendungen zur Antike im 18. Jahrhundert gerät die medizinische Frage nach *psyche* und *soma* in den Blick, für deren Verhältnis Literatur und andere Künste als verbindende dritte Kraft wirksam werden können. Es ist zu zeigen, wie Schiller als wohl erster Autor, der in der Medizin und in den Künsten gleichermaßen zuhause ist, ein Modell entwirft, das hier moderne Synthesen anbietet, allerdings nicht in Form fixierbarer Rezepte, sondern als Denk- und Erfahrungsprozess durch Kunst.

Nach abgebrochenen Versuchen mit der Jurisprudenz an der Schule des Herzogs Carl Eugen von Württemberg wechselt Schiller in das medizinische Fach, um dort schließlich als promovierter Wundarzt aus den Diensten des herzöglichen Regiments nicht nur räumlich dessen Herrschaftsbereich zu entkommen, sondern auch in die Kunst hinein zu flüchten. Dass aus diesen Zusammenhängen wiederum Vorstellungen von Gesundheit entwickelt werden, und zwar schließlich in ästhetischen Bereichen, ist im Kontext zeitgenössischer Medizinkonzepte des Menschen darzustellen.

Die Bedeutung Schillers liegt zwar weniger auf der Seite der originären medizinischen Forschung – zu deutlich ist etwa der Bezug auf Ernst Platners *Anthropologie für Ärzte und Weltweise* [1772], ermuntert durch Schillers Lehrer Jakob Friedrich Abel; unübersehbar sind auch die Varianten eines Maschinenbegriffes vom Menschen, die über Descartes ins 18. Jahrhundert gekommen sind und zusammen mit Resten der antiken Säftelehre bzw. des humoralpathologischen Menschenkonzeptes fortwirken. Diese mit den Einflüssen der modernen Konzeption des Menschen als Nervenwesen, also der entstehenden Neurophysiologie bzw. Neuropathologie, zu verknüpfen war eine der theoretischen Herausforderungen der Medizin seit etwa 1750, wie sie wesentlich Albrecht von Haller aufgegriffen und weitergedacht hatte. Interessant sind aber Schillers Konzeptionen in all diesen Aspekten und zwischen ihnen, und zwar auch deswegen, weil sie sich genau an einer Wundstelle des medizinischen Diskurses einschreiben, welcher aus zwei kontroversen Perspektiven die Debatten um Gesundheit und Krankheit Ende des 18. Jahrhunderts prägte und von dort aus wegweisende Wirkung entfaltete.

Einerseits macht die animistische Position ihren Einfluss geltend, die insbesondere von Georg Ernst Stahl vertreten wurde, indem er einen vorrangigen Einfluss des Seelischen auf das Körperliche annahm. Andererseits reklamiert zunehmend ein materialistischer Begriff des Menschen Geltung, wobei dessen Körperfunktionen das seelische und geistige Leben bestimmen (etwa die Position Hallers oder Boerhaaves, eines Lehrers des berüchtigten Hartmaterialisten de La Mettrie).

Dazwischen werden die Positionen diskutiert, insbesondere in den Leib-Seele-Konzepten, die ab 1750 im Hallenser Wissenschaftlerkreis entstehen.[7] Auch der zeitgenössisch bekannte Autor Christian F. Gellert hat in einer moralphilosophischen Vorlesung eine Definition von Gesundheit gegeben, die sich an folgenden Merkmalen erkennen lasse:

> „ein richtiger Umlauf des Blutes und der Lebensgeister, eine fühlbare Stärke der
> Nerven und eine Leichtigkeit, unsre Glieder nach dem Willen unsrer
> Bedürfnisse zu bewegen, ein uns einladender Hunger zu dem Genusse auch der
> einfältigsten Speisen, ein wiliger [sic] und stärkender Schlaf" (Gellert 1856
> [1769–1774], Bd. VI, S. 268).

Zwischen den Mechanisten und Animisten bezieht Schiller eine vermittelnde Stellung, aus der heraus er eigene Wege entwirft. Denn alle fachkundige medizinische Diskussion hat ihren Fluchtpunkt für ihn – wegweisend auch für Goethe – schließlich in der Kunst, namentlich im Theater und in den Programmdebatten der Ästhetik, wo die medizinischen Begriffe eine deutliche Nachwirkung zeigen. Am Leitbegriff der Anthropologie des ‚ganzen Menschen'[8] ist zu zeigen, dass das ästhetische Programm der Klassik[9] zwar weniger die kurativen Ansätze verfolgen wird – bei harten Symptomatiken ist es schwierig, die Effekte von Kunst zu kalkulieren. Deutlicher könnte sie ihre Wirkungen in der Prävention entfalten, und zwar darin, dass eine Schieflage der Seelenkräfte und der körperlichen Spannungen durch Kunst im ästhetischen Erlebnis für den Einzelnen zunächst erkennbar und dann auch steuerbar wird.

Um Schillers Weg in die Ästhetik aufzuzeigen, sollen zunächst seine Positionen in der Medizingeschichte dargestellt werden.[10] Stilistik und Rhetorik werden dabei eine eigene Rolle spielen, um den Zitaten dasjenige abzugewinnen, was Schiller als Autor auszeichnet: Prägnanz, Bildkraft und Pointiertheit, die schließlich zum ästhetischen Konzept selbst gehören.

Kleine Geschichte des mechanistischen Menschenbildes

Oftmals wird für die Einseitigkeiten einer mechanischen Medizin das Konzept von René Descartes (1596–1650) verantwortlich gemacht, der den Menschen in eine *res cogitans* (erkennendes, denkendes, zweifelndes Bewusstsein) und eine *res extensa* (Körper) einteilte. Das mechanisch-hydraulische Menschenbild, wie es etwa in dem Essay *Über den Menschen* [1632] formuliert wird, trug einiges dazu bei, um die apparatistische Auffassung zu verfestigen:

> „Und tatsächlich kann man die Nerven der Maschine, die ich beschreibe, sehr
> gut mit den Röhren der Maschine bei diesen Fontänen vergleichen, ihre
> Muskeln und Sehnen mit den verschiedenen Vorrichtungen und Triebwerken,
> die dazu dienen, sie in Bewegung zu setzen, ihre Spiritus animales mit dem
> Wasser, das sie bewegt, wobei das Herz ihre Quelle ist und die Kammern des
> Gehirns ihre Verteilung bewirken." (Descartes 1969 [1632], S. 56–57)[11]

Offenbar hat Descartes Kenntnis von William Harveys Entdeckung des großen Blutkreislaufs, den dieser in seinem *Essay on the Motion of the Heart and the Blood* 1628 publiziert hatte. Es ist nun das optische Medium des Mikroskops, das insbesondere Robert Hooke wissenschaftsfähig gemacht hatte, der in seiner *Micrographia* [1667] den großen Eigenreiz des entdeckenden Tiefenblicks und das Entstehen neuer Kategorien von Lebewesen gepriesen hatte. Dies wird zum Dispositiv einer Medizin, die sich mit größter Entdeckerfreude der neuen Apparate bedient. Herman Boerhaave (1668–1738) etwa, der sich besonders für die Fließeigenschaften des Blutes, das Zusammenwirken der Säfte, ihrer Farbe und Temperatur interessierte, erneuerte in diesem experimentellen Sinn die antike Humoralpathologie und begründete die moderne Physiologie, indem er der Faser als entscheidendem Körperstoff entscheidenden Rang einräumte, deren Substanz und Spannung über Krankheit oder Gesundheit entscheide.[12] Beteiligt ist aber ebenso die fortgeschrittene Sektionstechnik, mit der seine Schüler Albrecht von Haller und Julien Offray de La Mettrie Mitte des 18. Jahrhunderts den Menschen als Nervenwesen bzw. Automaten erforschen. In einer extremen Richtung können sich dann materialistische Konzeptionen geltend machen, die die antike Wechselwirkung von Körper und Seele aufkündigen und eine einseitige Wirkrichtung des Körpers auf Psyche und Gedanken annehmen. Die folgende Beschreibung de La Mettries ist so legendär wie berüchtigt geworden:

> „Der menschliche Körper ist eine Uhr, aber eine gewaltige, die mit so viel Kunstfertigkeit und Geschicklichkeit konstruiert ist, daß sogar dann, wenn das Sekundenrad stillsteht, das Minutenrad sich weiterdreht und seinen Weg immer fortsetzt, so wie das Viertelstundenrad und andere sich weiterbewegen, wenn die ersteren, entweder verrostet oder durch irgendeine Ursache gestört, ihren Gang unterbrochen haben." (La Mettrie 1984 [1748], S.123)[13]

Der Mensch im Materialtausch – das wird die neue reizvolle, aber auch bequeme Idee, die die Trägheit der psychosomatischen Regelkreise unterlaufen will und bekanntlich weite Teile des heutigen medizinischen Selbstverständnisses insbesondere der Transplantationsmedizin prägt. Dass de La Mettrie seine berüchtigte Schrift über den *L'homme machine* [1748] in einer polemischen Geste ausgerechnet dem Kollegen Haller widmet, zeigt im Übrigen, wie eng die Frontlinie zwischen Materialismus und Animismus verläuft. Denn Haller, als Anatom in ganz Europa berühmt, hatte mit seinen Sektionen insbesondere den Menschen als Nervenwesen erforscht und dabei eigentlich das Zusammenwirken von mechanischen Impulsen und seelischen Befindlichkeiten erweisen wollen (*Elementa physiologiae corporis humanae*, 1757–1766). Nervenbahnen werden dort mikroskopisch untersucht, Zellstrukturen beschrieben oder die Verhältnisse von sinnlichem Reiz und ausgelösten Reaktionen experimentell gemessen – also speziell auf lokale Körperpartien bezogen. So seziert Haller zunächst Tiere, dann

---

gelegentlich kranke oder teilweise betäubte Menschen, wobei er die frei-
gelegten Muskelpartien auf verschiedene Einflüsse wie Wärme oder Kälte,
chemische Stoffe oder elektrische Spannung reagieren lässt. Dabei gelangt
er zu der fundamentalen Einsicht, dass Körperteile durch Nervenbahnen
zum einen reizbar, also sensibel sind und im Reizzustand deutlich ausgeprägte Reaktionen zeigen. Sofern sie innerviert sind, werden Muskeln aber
durch Reize verändert – sie sind also auch irritabel, weil sie ihre Form
wechseln, kontrahieren und expandieren. *Sensibilität* und *Irritabilität* sind
insofern die neuen Paradigmen, die in die Experimentalphysiologie Einzug
halten. [14] Indem nun nicht mehr das Säftegleichgewicht, sondern die normale Reizfähigkeit als Maßstab von Gesundheit angelegt wird bzw. deren
Steigerung oder Herabminderung als mögliches Krankheitsübel erscheint,
wird das Paradigma der Humoralpathologie zunehmend abgelöst.

,Vernünftige Ärzte'[15]: Leib und Seele

Haller war zweifellos das Uhrenmodell de La Mettries wenig willkommen.
Und doch haben seine äußerst präzisen Arbeitstechniken und das genaue
Aufzeichnen der Ergebnisse als statistische Sicherung eine methodische Eigendynamik entfaltet, die die Vorstellung der Machbarkeit, der Planbarkeit
des Menschen als Ersatzteillager immer wieder beflügelt hat. Dabei hat es,
insbesondere in Reaktion auf den Materialismus, seit 1700 auch deutliche
Versuche gegeben, das Geistig-Seelische zu priorisieren. Motiviert ist dies
zunächst aus einer religiös-pietistischen Umgebung, wo die an Beliebtheit
zunehmenden materialistischen Auffassungen, die Religion schließlich nur als
körperliches Epiphänomen sehen, als Zumutung ankommen mussten. Es ist
anfänglich besonders der Hallenser Arzt Georg Ernst Stahl (1659–1734), der
von einer intensiven Verbindung zwischen Körper und Seele ausgeht bzw.
diese erweisen will.[16] In seiner Nachfolge arbeitet Johann Gottlob Krüger
(1715–1759), der einen zeittypischen Lehrstuhl für Arzneikunde und Philosophie an der Universität Helmstedt innehatte, an einer Psychophysiologie

mit dem wegweisenden *Versuch einer Experimental-Seelenlehre* [1756], die zum Ausgangspunkt der modernen Psychologie wird, indem sie nicht nur das Innenleben der Probanden, sondern auch dessen somatische Bedingungen erforscht. In seiner vierbändigen Naturlehre[17] fasst er ebenfalls den Menschen als wunderbaren Maschinenbau auf, hält aber deutlich den Ansatz dagegen, dass es die Denkfähigkeit sei, die den Menschen über alles andere erhebe.[18] Empfindungen sind dann „Vorstellungen, welche in den Gliedmaßen des Leibes ihren hinreichenden Grund haben" (Krüger [1745], Bd. II, S. 538) und über die Nerven vermittelt sind, doch gelte ebenso, dass „alle Bewegungen in dem Leibe von der Seele herkommen" (Ebd., S. 547). Immer wieder wird betont, dass Körperzustände die Affekte und Nervenspannungen die Temperamente verändern. In der Terminologie ist bemerkenswert, dass diese Themen der alten Humoralpathologie hier zwar auch flüssig-mechanisch, aber ebenso bereits in Nervenkonzepten gefasst werden, freilich im Sinne einer proportionalen Übertragung von Eindruck und Wahrnehmungsinhalt. Im Sinne dieser Affektenlehre vertritt auch Krügers Schüler Johann August Unzer (1727–1799) die Meinung, dass man die Funktionsweise des Körpers als ein Bündel von psychischen und somatischen Erscheinungen beschreiben könne. Die Reizübertragung in den Nervenfasern (wobei Unzer in Bewegungsnerven und Empfindungsnerven unterteilt[20]) wird dabei wieder als Flüssigkeitsbewegung des Nervensaftes beschrieben, die entscheidend von mechanischen Faktoren wie der Masse des Drucks auf die Empfindung und der Geschwindigkeit der Weiterleitung abhängt. Diese beruht wiederum auf Beschaffenheit und Umfang des Nervs, ferner auf der Beweglichkeit des Saftes und der Grundspannung bzw. des Tonus. Die Verhältnisse zwischen Affekten sowie Körperbewegungen und Nervenbewegung oder -trägheit werden analog-proportional gedacht – je stärker der Affekt, um so heftiger die Nervenbewegung wie auch der Blutumlauf. Denn der Blutkreislauf treibe die Lebensgeister durch die verschiedenen Körperzonen – ein Umstand, der wiederum die Nervenlehre mit den Temperamenten in Verbindung bringt.[21]

Die Nerven sind Begleiterscheinung der Temperamente, doch gilt auch, dass sich „die Temperamente nach denen [sic] Nerven richten" (Unzer 1995 [1746], S. 62), also von den somatischen Bedingungen abhängig sind. Die Seele wiederum könne mit ihren Gedanken den Nervensaft dirigieren.[22]

Solche Formulierungen einer Wechselwirkung lassen sich zeitgenössisch reichlich finden – Unzers Syntheseposition steht an den Schnittstellen verschiedener medizinischer Grundkonzeptionen, erkennbar an den oftmaligen Anwendungen mechanischer Gesetze auf Gemütsbewegungen (die auch nach Hebelgesetzen beschrieben werden) sowie an den Einflüssen der Humoralpathologie, die hier am Übergang zu einer modernen Nervenlehre dargestellt sind und auch noch mit Affekten- und Temperamentenlehren verknüpft werden. Der Mensch erscheint hier, im Kreis der Hallenser philosophischen Ärzte um 1750, als Netz von Wirkungen und Regelkreisläufen, wobei der Diskursort, von dem aus dies behauptet wird, vor allem als philosophischer markiert wird im folgenden Grundsatz:

„Die Harmonie des Leibes und der Seelen [sic], welche wechselweise in einander einfliessen, heist ihre Gemeinschaft, deren Erklärungsarten in der Metaphysik vorgetragen und überprüft werden." (Unzer 1750, IV, § 148, S.155–156)

Ansätze der Anthropologie nach 1770

All dieses Menschenwissen, das die neue Leitwissenschaft der Anthropologie in verschiedenen Disziplinen wie Jurisprudenz, Medizin, Psychologie, Philosophie und den entstehenden Kunstwissenschaften unter einem Dach zu vereinen suchte, ist entscheidend auch für die Gesundheitskonzepte, die man ihnen entnehmen kann. Dass die Grundpositionen des Animismus in Hochburgen des Pietismus (Württemberg oder das sächsische Halle) einflussreich waren, ist nachvollziehbar, wobei sich auch Bedingungen einer modernen, mechanisch kundigen Medizin geltend machen, wie sie eben maßgeblich durch Haller auf den Weg gebracht worden ist.[23] Es ist dann besonders Ernst

Platner (1744–1818), der um 1770 antritt, um in seiner prominenten und viel diskutierten Schrift *Anthropologie für Ärzte und Weltweise* ein Konzept für „philosophische Ärzte" (Platner [1772], S. XXIV) zu entwickeln,[24] um damit die beiden großen Schulen von Materialismus/Mechanismus und Animismus zu synthetisieren. Er treibt den Gedanken eines Zusammenwirkens von Leib und Seele in vielfachen Variationen weiter: „Der Mensch ist weder Körper, noch Seele allein; er ist die Harmonie von beyden, und der Arzt darf sich, wie mir dünkt, ebenso wenig auf jene einschränken, als der Moralist auf diese." (Ebd., S. IV) Untersucht man diese „Gemeinschaft der Seele mit dem Körper" (Ebd., S. X), so sei darauf zu achten, „wie aus Bewegungen der Materie in der Seele Ideen, und aus den Ideen der Seele Bewegungen in der Materie entstehen" (Ebd., S. X). Auch wenn er die cartesianische Spaltung von wahrnehmender Substanz und Körper kennt und offenkundig auf sie anspielt, beschreibt Platner immer wieder die Kontinuität von inneren, seelischen bzw. geistigen Verhältnissen und sie umgebenden Faktoren. Neben den Aspekten der Anatomie oder Physiologie sowie der Psychologie sucht Platner ein drittes: Es sei das Paradigma des Anthropologen, „Körper und Seele in ihren gegenseitigen Verhältnissen, Einschränkungen und Beziehungen zusammen [zu] betrachten" (Ebd., S. XVII).

Die Beschreibung des mechanischen Lebens zeigt bereits Anhaltspunkte für den Diskurs der Gesundheit:

„Das mechanische Leben der Pflanzen, Thiere und Menschen ist eine regelmäßige Bewegung der flüssigen Materien in angemessenen Kanälen. Dadurch werden die flüssigen Materien in den Kanälen der Maschine aufgenommen, herumgetrieben, verändert, vermischt, in feste Theile verwandelt und zum Theil ausgeführt." (Platner 1998 [1772], § 4, S. 4)

Wie aber am Maschinenbegriff schon deutlich wird, formuliert Platner dies durchaus in jenen prominenten Bildbereichen, die noch in der Tradition

Descartes' stehen und unter Medizinern im 18. Jahrhundert diskursgängig waren. Frappant ist in diesem Zusammenhang die Übernahme der hydraulischen Metaphorik, die Descartes und nach ihm Boerhaave bis Krüger gebraucht hatten: Dass die Strömungsverhältnisse stimmen, ist in dieser Sicht eine Grundvoraussetzung organischer und seelischer Gesundheit – dies bewirke „Wohlstand, Vollkommenheit, Schönheit, Erhaltung der Maschine im Ganzen und in einzelnen Theilen." (Ebd., § 5, S. 4) Soweit wirkt also noch die Humoralpathologie nach, deren entscheidender Gesundheitsgrundsatz das Gleichgewicht der Säfte war. Ein wichtiger Faktor kommt aber hinzu: Das Nervensystem wird nun endgültig zum Leitaspekt, mithin die Nervensäfte, die in normaler, verdickter oder verdünnter Form durch die Kanäle kriechen, fließen oder jagen.

Im Körper pulst der große Blutkreislauf durch ein Kanalsystem,[25] das sich im Gehirn in feinste Röhrchen verästelt und schließlich im Gehirnmark ankommt, welches gleichermaßen ein Kanalgewebe ist.[26] Auch hier schwingt oder oszilliert der Nervensaft, den Platner mit den ‚Lebensgeistern' gleichsetzt,[27] welcher die afferenten und efferenten Impulse zwischen Körper und Geist wie folgt leitet:

„Die Lebensgeister bewegen sich theils in den markichten Kanälen des Gehirns, theils in den Nerven; bey der Empfindung von dem sinnlichen Werkzeuge rückwärts nach dem Gehirn, bey der Bewegung von dem Gehirn nach dem zu bewegenden Theile. Die Bewegung des Nervensafts in den markichten Kanälen des Gehirns, ist zu der innern Empfindung und allen Geschäften der Seele unentbehrlich." (Ebd., § 155, S. 441)

Voraussetzung für Gesundheit sind günstige Durchflusseigenschaften, denn Verstopfung oder Läsionen sind Hindernisse für die Empfindung.[28] Der freie Fluss hingegen ermöglicht, dass die Lebensgeister sich durch den Nervensaft bewegen und ins Gehirn wandern, zum Herzen strömen und insgesamt den

Blutkreislauf anregen.[29] Umgekehrt formuliert Platner die Krankheitsdarstellung: „Erschöpfung der Lebensgeister durch starke Muskelbewegungen, Convulsionen, heftige Paroxysmen, anhaltendes Nachdenken" (Ebd., § 257, S. 74) usf. sind durch Ungleichgewicht von Säften, Austrocknung, Verstopfungen oder Verhärtungen, also unstimmige Strömungsverhältnisse, sodann Erschöpfung, Abspannung als Reaktion auf Überdruck (Hydraulik) oder durch „unordentliche Bewegung der Lebensgeister" (Ebd., § 263, S. 76) verursacht.

Wenn Herzschlag, Blutumlauf und Geistesanstrengung zusammenwirken, werden Durchflussverhältnisse und Reizbarkeit des Gehirnmarks schließlich sogar als wichtig für den Genietypus bezeichnet,[30] dessen körperliche Bedingungen also gleichfalls günstig sein müssen. Auch genialische Verbindungen regeln sich also nach der lebhaften und fein verteilten Bewegung des Nervensaftes, und sie werden ausschlaggebend für die Urteilskraft – denn im „Zufluss der Ideen" (Ebd., § 637, S. 219) besorgt die Vernunft eine Auswahl durch Vergleich. Diese Fähigkeit zum „Empfinden, Erkennen und Wählen" (Ebd., § 17, S. 7) spricht Platner dem bloßen Körpermechanismus ab und schreibt sie den seelischen Vermögen zu, jener „Herrschaft der Seele" (Ebd., § 20, S. 8), die über der „Gewalt des blinden absichtslosen Mechanismus" (Ebd.) steht. Bei Schiller wird dies eine Schlüsselstelle sein, die den Grenzbereich von Körper und Seele, von Wahrnehmung, Denken und Handeln markiert. Denn Platner hebt auch die „Kraft der Phantasie" (Ebd., § 663, S. 228) als Eigentätigkeit der Seele hervor, die die Bewegung des Nervensaftes aufnimmt. Hier verschränken sich die Impulse von außen und von innen, deren Kontinuum im Zusammenklang erst eine zuverlässige Betrachtung der Verhältnisse ermögliche. Platner bezeichnet nämlich als Ideenursprung die Empfindung[31] und bereitet damit die Auffassung eines Kontinuums von Außenwelt, Sinneswahrnehmung und Geist vor: Objekte wirken in die Sinne und dann in die Organe als Impression oder Stoß über Lebensgeister in die Empfindungsnerven hinein.[32] Konsequent ist es dann, dass Platner die Aufmerksamkeit behandelt,[33] jene aufklärerische Reiz-Stabilisatorgröße zur Fokussierung der Wahrnehmung, die auch bei Schiller zur Instanz der bewussten Lenkung bzw. zur Willenssache erklärt wird. Aufmerksamkeit kann durch Bewegung der Lebensgeister aktiviert werden – an Medikamentierung (heute ist Ritalin die modische Indikation) wird hier gerade nicht gedacht, sondern an Aktivierung eines körperlich-ästhetischen Wirkzusammenhangs, der bei der Willens- und Denkbildung auch in moralische Kontexte gesetzt wird. Damit ist das Medium der Wahrnehmung nicht als passive Wachsplatte gedacht, in der sich bloß Sinneseindrücke festsetzen, sondern als eigenaktives Organ.

Schillers Standort in der medizinisch-anthropologischen Diskussion

Was hat diese physiologische Wahrnehmungstheorie der Medizin mit Gesundheitskonzepten zu tun? Es wird sich zeigen, dass hier eine Schnittstelle von Körper und Seele liegt, an der auch pathogene und salutogene Wirkungen beobachtet werden können, die sich aus der Annahme eines Influxus physicus ergeben. Für Schiller ergab sich der wichtige Einfluss Platners aus der optimistischen Rezeption durch Jakob Friedrich Abel, der am Institut des Baden-Württembergischen Herzogs Carl Eugen Schillers wichtigster Lehrer war. Mit den zweiseitigen physiologischen und psychologischen Aspekten verknüpfte Abel auch ästhetische Perspektiven,[34] was für Schiller bedeutsam wird. Denn Folgen werden sich bei ihm vor allem in der Kunst abzeichnen, die zum Handlungsort der Freiheit wird, aus der schließlich der ‚ganze Mensch' gewonnen werden könne. Dazu ist eine Herleitung nötig, die auch Schillers schrittweise Weiterentwicklung zeigen soll.

Schiller ist in den Einzelheiten seiner wissenschaftlichen Arbeit zwar zunächst kein originärer Denker. Er erweist sich auch als Schüler Consbruchs aus der Karlsschulzeit, der etwa mit seiner Festrede *Von dem Einfluß der physikalischen Erziehung auf die Bildung der Seelenkräfte* 1779 die

Zusammenarbeit von Leib und Seele im Nervensystem herausgestellt hatte – Gedanken des Influxionismus hat Schiller also auch am Studienort kennengelernt.[35] Während aber Platner und auch Abel den ästhetischen Bereich eher theoretisch der Medizin angliederten, arbeitet Schiller intensiv an Modellen der Wahrnehmungs- bzw. Reizleitung des Menschen, womit sich vor allem sein erster Dissertationsversuch beschäftigt, nämlich die *Philosophie der Physiologie* (1779).

Reizleitung stellt Schiller dort als „Kettensystem" vor zwischen Sinnesorganen, Nervenleitungen und Denkorgan. Er fasst diesen Weg der Wahrnehmung wiederum mit einer Kunstmetapher: Ein Klavier gibt über die Schwingung einer angeschlagenen Saite diesen Impuls auf ein nebenstehendes Klavier weiter. Aus diesem Bild ergibt sich für die Leitung der Wahrnehmungsimpulse:

> „Die Stelle des ersten Klaviers vertritt die Welt, so wie sie sich in den sinnlichen Organen befindet, die Stelle der Luft der Nervengeist. Die Stelle des zweiten Klaviers das Denkorgan. […] Es sollten also gewisse Saiten in den sinnlichen Organismus zittern. Dieses Zittern pflanzt der Nervengeist bis in das Denkorgan fort."[37]

Die Klaviermetapher ist ganz zeitgemäß der höfischen Musikwelt entnommen, sie findet sich in de La Mettries Maschinenmensch ebenso wie in Krügers *Naturlehre* als wechselseitiges Anstimmen von Körper und Seele.[38] Impulse bzw. Sinnesreize werden also durch Sinnesorgane und Nervenbahnen via Nervengeister ins Gehirn gelenkt, erscheinen dort als materielle Ideen und werden vom Verstand in nicht-sinnliche Gedanken bzw. Vorstellungen umgewandelt.

Es ist zu Schillers Zeiten an die Messung der Nervenreizleitung oder deren mikroskopische Darstellung schlicht noch nicht zu denken – weshalb das, was auf diesem Übertragungsweg passiert, zum Gegenstand durchaus poetischer Spekulationen werden kann. Schillers Ausweichen auf die ,Nervengeister'-Metapher als Medium entspricht einem zeitgenössischen Beschreibungsnotstand – die neuronalen Vorgänge konnte man biochemisch noch nicht bestimmen, und so denkt er sie sich in Form von winzigen Kügelchen, die sich anstoßen. Dabei ist Schillers Konzeption einer Mittelkraft beileibe nicht originär.[39] Deutlich wird indessen, dass er als Treffpunkt von Leib und Seele das nervale System und nicht etwa den Geist bzw. das Gehirnmark annimmt wie noch Platner. Aus heutiger Sicht ermöglicht die Terminologie damit einen wichtigen Forschungsschritt,[40] wenn sich in der Mittelkraft ein Äquivalent zum vegetativen Nervensystem sehen lässt.[41] Die allgemein erörterte (und bis heute aktuelle) Frage war dabei, wie eine materielle Wirkkraft etwas Immaterielles wie Ideen oder Gedanken oder Vorstellungen hervorbringen könne.

Schillers Position lässt sich in Abgrenzung zu ähnlichen Formulierungen verstehen.[42] Gegen Hallers Meinung, dass Reize nach mechanischen Gesetzen einen Eindruck im Nervengeist hinterließen, wendet er ein, dass der Nervengeist nicht als etwas Verformbares, Materielles zu denken sei. Sodann kursierte seit Le Cats Akademiepreisschrift 1753 eine Theorie des Nervensaftes, der sich analog zu den Eindrücken verhält und sich in den mechanischen Bewegungen fortsetzt, wobei auch Elektrizität beteiligt ist. Obwohl damit ein autonomer Nervensaft/eine autonome Mittelkraft angenommen wurde, war dies für Schiller noch zu stark materiell gedacht (auch von hier aus ist die Metapher des Klaviers verständlich). Man hat darin einen konzeptionellen Widerspruch gesehen, weil der Nervengeist keine mechanische Elastizität besitzen dürfte, somit für Schwingungsübertragung untauglich wäre und im Übrigen dann noch nicht klar sei, wie aus den Saitenschwingungen Gedanken werden. In diesem komplizierten psychosomatischen Gang der Wahrnehmung liegen tatsächlich mehr Fragen als Antworten – und die

Gutachter Schillers lehnten denn auch seinen Entwurf als spekulativ ab.[43] Wie aber, wenn Schiller damit eine moderne Lösung bereitgestellt hätte, die die Nervenleitung als Material und Medium gleichzeitig begreift? Und warum sollten sich der materielle Übertragungsweg und immaterielle Ideen ausschließen? Eine genaue biochemische Klärung stand auch der experimentellen Medizin um 1780 noch nicht zur Verfügung – erst um 1900 (namentlich ein Verdienst des spanischen Anatomen Ramón y Cajal) wird man Axonen, Dendriten und dann Neurotransmittern auf die Spur kommen. Auch wenn aber Schillers Nervengeistmetapher für Mediziner und Philosophen gleichermaßen unbefriedigend war und sie nicht als exakte Beschreibung dienen konnte, stellte sie ein Erklärungsmodell dar, aus dem Schiller weitreichende Konsequenzen ziehen konnte.

Die Mittelkraft moderiert die Wirkrichtungen von Seele und Verstand

Interessant ist zunächst der Begriff der ‚materiellen Assoziation‘, die über die Körpermaterie vermittelt wird und am Ende der Reizleitung zum „Leitfaden des schaffenden Verstands" (Schiller 2004, [1779], HA V, S. 265) wird. Denn dieser ist auf die Assoziationen angewiesen, um Vorstellungsreihen zu bilden – er kann „Ideen zusammensetzen und sondern, vergleichen, schließen und den Willen entweder zum Wollen oder zum Verwerfen leiten." (Ebd.) Warum dieses Konzept folgenreich für den philosophischen Idealismus sein wird, geht aus den angefügten Sätzen hervor, womit Schiller auch Platner weiterdenkt: „Die Seele hat einen tätigen Einfluss auf das Denkorgan. Sie kann die materiellen Ideen stärker machen und nach Willkür darauf haften, und somit macht sie auch die geistigen Ideen stärker." (Ebd., S. 266) Die Aufmerksamkeit, die bereits im Konzept der Frühaufklärer einen wichtigen Standort hat, ist es, die diesen voluntaristischen Akt vollbringt – und darin zeigt sich insgesamt eine doppelt gerichtete Aktivität der Wahrnehmung: So wie die Sinnesreize von außen eindringen, werden sie von der Seele –

die einen Sammelbegriff für Verstand, Ratio, aber auch Willenskräfte darstellt – empfangen und moduliert.

Darin zeigt sich zunächst ein Abschied vom vormaligen, in der Frühaufklärung noch geläufigen einfachen Wahrnehmungsmodell der Wachsplatte, in die sich ein Sinnesreiz eindrücke – Wahrnehmung ist vielmehr ein aktiver Vorgang mit individuellen Abweichungen, denn die Reize werden seit David Hartley[44] nicht mehr als Stellvertreter der Dinge gedacht, sondern als Zeichen, die im Wahrnehmungsvorgang interpretiert werden (ein Vorbild des Konstruktivismus). Insgesamt wird, wie etwa Koschorke ausführlich gezeigt hat, zu dieser Zeit bereits das Nervensystem als eigenständige Instanz dargestellt und der moderne Begriff des Menschen als in sich geschlossenes, eigenständig arbeitendes und ausdifferenziertes Nervenfunktionssystem fundiert, das nach eigenen Regeln agiert.[45] Hier kommt wieder Schillers Modell zweier Saiteninstrumente ins Spiel, das das Verhältnis von Umweltreiz und körperinterner Verarbeitung illustriert: Die Schwingung des einen Instrumentes weckt in dem benachbarten Instrument die nämlichen Töne.[46] Auch darin zeigt sich eine Variante des Mittelbegriffs: Das Nervensystem ist selbst ein Medium, durch das hindurch Impulse gehen, und es wird in der Version der modernen Physiologen dann in zunehmend dichter, eigendynamischer Form gedacht.

Aufmerksamkeit und aktive Seelenleistung werden bei Schiller zur Instanz des Willens, die wiederum einen „tätigen Einfluß der Seele auf die materiellen Ideen im Denkorgan" (Schiller 2004 [1779], HA V, S. 266) ausübt. Darin ist eine Grundlage der Freiheitsidee zu sehen. Diese äußert sich nicht darin, dass das Ich zwischen Erkenntnissen wählen könnte, vielmehr kann es wählen, durch was es sich bestimmen lassen will. Auf dieses Argument ist zurückzukommen, zuvor sind aber noch ein paar weitere Anhaltspunkte für Schillers Medizinbegriffe nötig.

Der Influxus physicus in
weiteren medizinischen Schriften Schillers

Den Zusammenhang von körperlichem und seelischem Verfall demonstriert Schiller in seinem *Bericht über den Zögling Grammont*,[47] welchen man als Melancholiker einschätzte – eine Temperamentbezeichnung, die hier ins Psychosomatische abgewandelt wird. In dieser Fallschilderung arbeitet Schiller eine psychologische, genauer: eine proto-psychoanalytische Perspektive aus, insofern sie auf Gesprächen beruht, die dem Herzog gegenüber in Berichten zusammengefasst werden. Sutermeister hat insofern vom Blick eines Psychikers gesprochen,[48] was tatsächlich vorrangig ist – dass Schiller bei seinen Diagnosevorschlägen aber zwischen Unterleibsbeschwerden und Hypochondrie schwankt, macht wiederum seinen Doppelblick auf somatische und psychische Aspekte deutlich, der prägend bleiben wird. Ausdrücklich psychologisch ist aber die Methode, die das Gesprächssetting zeigt. So gibt der ‚Eleve' Schiller starke Anhaltspunkte dafür, dass Aussprachetechniken, Fragen und geschickte Ansprache zur Heilung dienen könnten; er nutzt gute Gelegenheiten und Gestimmtheiten zu seinen Gesprächen und bevorzugt eine „nachgebende Methode" (Schiller 2004 [1780b], HA V, S. 279) statt einer „forcierten" (Ebd.). Dazu gehört es, das Vertrauen des kranken Freundes immer wieder neu zu gewinnen, ein wenig List auszuüben, Umstände einzubeziehen (und nicht etwa feste Fragekataloge), oder die Gespräche geschickt auf Themen zu lenken. ‚Nachgebend' ist die Untersuchung aber auch darin, dass sie die Bild- und Sprachwelt des Patienten als reale nimmt:

> „[…] jener Tolle, der sich einbildete, er habe zwei Köpfe, war nicht durch ein diktatorisches Nein überwiesen, sondern man setzte ihm einen künstlichen auf, und diesen schlug man ihm ab. Das Vertrauen eines Kranken kann nur dadurch erschlichen werden, wenn man seine eigene Sprache gebraucht, und diese Generalregel war auch die Richtschnur unserer Behandlung." (Ebd.)

Ein solches Vorgehen ist vorbildlich für die moderne Analyse, und wenn Alfred Lorenzer 1970 schreibt, dass der Therapeut in das Symbolsystem des Patienten einsteigen muss, um ihm dieses zu entdecken und es am allgemeinen Sprachgebrauch verhandelbar zu machen, so stehen Schillers studentische Versuche in einem sehr modernen Licht. Betrieben wird hier eine regelrechte Tiefenhermeneutik des Kranken, indem der Analytiker Schiller sich ausdrücklich auf den Sprach- und Phantasiehorizont des Patienten einlässt. Damit erweist er sich nicht nur als Beobachter von oben herab, sondern begibt sich in eine intersubjektive, dialogartige Beziehung zum Patienten, womit das psychoanalytische Setting von Arzt- und Patienten als geteilter Symbolwelt vorgeprägt wird.[49] Im doppelten Sinne geht es hier um den Einstieg in Sprachspiele, doch zielt Schillers Beispiel der zwei Köpfe eigentlich auf einen theatralen Akt der Vorstellung. Auch dies ist Teil des psychoanalytischen Settings, wenn Lorenzer schreibt:

> „Motor des psychoanalytischen Erkenntnisprozesses ist daher nicht das Interesse an Selbstreflexion, sondern sinnlich erfahrbares Leiden, das nach Aufhebung verlangt. […] Psychoanalyse als kritisch-hermeneutisches Verfahren bezieht ihren Impuls aus der unerträglichen realen Lage der Subjekte, sie lebt vom ‚Widerspruch' und zielt auch auf nichts anderes […] als darauf, blind erfahrene Widerspruchskonsequenzen in bewußte Erfahrung zu verwandeln." (Lorenzer 1973, S.142/146)

Dies kann exakt so geschehen, wie Schiller es in seiner Hermeneutik vorgeschlagen und im Übrigen ohne weitere Anleitung eigenständig angewendet hat. Bei den vorherigen Rapporten, die der ganz junge Schiller 1774 über Mitschüler verfasste, waren noch einzig charakterologische und hygienologische Elemente leitend,[50] die aber ganz von den vorgegebenen Fragestellungen geprägt waren, die der Herzog für solcherart Versuchsbeobachtungen fixiert hatte – sie fielen entsprechend schematisch-knapp aus. Nun, um 1780, kann Schiller zum Protagonisten der jungen Psychologie werden, die kongenial zu dem großen empirischen Unternehmen von Karl Philipp Moritz' *Magazin zur Erfahrungsseelenkunde* (1783–1793) steht, dort dann aber systematisch und in zehn Jahresbänden zu einem großen Archiv von Selbsterzählungen ausgebaut wird.

Medizinisch wichtig werden dann zwei Schriften, zunächst ein weiterer gescheiterter Dissertationsversuch: In seiner *Abhandlung über die Fieberarten* [1780][51] zeigt Schiller Reflexe auf die Humoralpathologie, indem er bei seiner Unterscheidung von entzündlichem und fauligem Fieber vor allem den Blutkreislauf, dessen hydraulische Druckverhältnisse und Störungen im Gleichgewicht untersucht. Ferner wird ein Missverhältnis zwischen Innen und Außen erörtert mit der Beobachtung, dass es eine Art Überreaktion des Körpers auf eindringende Kräfte, Keime oder Fremdes gebe: Die Lebensgeister eilen an den Erregungsort und veranlassen die reizbaren Fasern zu heftigen Kontraktionen.[52] Ein derartiges Ungleichgewicht erzeugt dann durch übersteigerten Widerstand eine Selbstentzündung, bei der nicht der Erreger selbst feindlich sei, sondern die dadurch in Verwirrung gebrachten „Seelenkräfte" (Schiller (2004) [1774], HA V, S.1063) – ein klarer Hinweis wiederum auf den Influxus physicus zwischen Körper und Seele.

In dieser Schrift stellt er auch klar, dass seine Position „fern ab von allen Stahlschen Träumereien über die wirksame Bestrebung der erkennenden Seele, die Krankheiten zu überwinden" (Ebd., S.1061) liegt und dass vielmehr „sorgsamer festgelegt werden muß, was unter dem heilsamen Versuch der Natur zu verstehen sei." (Ebd.) Dies ist dann der „Kreislauf der Säfte" (Ebd., S.1073), was der vielfachen Rede von der „Körpermaschine" (Ebd., S.1063) entspricht. Das entzündliche Fieber, welches Blutstau mit sich bringt, sei dann durch Aderlass zu kurieren, mit dem auch die Fieberträume, wirren Zustände und Delirien weichen würden; dem Ungleichgewicht sei abzuhelfen durch Blutableitung, die eine Abkühlung des Körpers bringe. Bei fauligem Fieber führe die „Unordnung der Nerven" (Ebd., S.1101) ebenfalls zu Stoffwechselproblemen – dort erscheine das Blut ganz dünnflüssig und sei Aderlass kontraindiziert, vielmehr mit Vitriolgeist und Chinarinde als Abführmitteln zur Entleerung von Magen und Darm zu kurieren. Auch wenn dies erkennbar alte Verfahren sind, ist als Denkfigur doch die Ausgleichsbemühung entscheidend, die auf die „enge Verbindung zwischen Körper und Geist" (Ebd., S.1111) wirken soll, und der dadurch beruhigte Schlaf tue ein Übriges, das „Ganze zum natürlichen Gleichmaß der Gesundheit" (Ebd., S.1093) zurück zu bringen.

Das Seitenstück zu Schillers Fieberschrift, nämlich der wieder stärker philosophisch gelagerte *Versuch über den Zusammenhang der tierischen Natur des Menschen mit seiner geistigen* [1780],[53] ist eigentlich seine Hauptstudie, die Schiller im akademischen Finassieren geschickt durch die Institutionen schleust und zur Anerkennung bringt. Er verzichtet dabei auf sein spekulatives Theorem des Mittelkraft, das später auf anderen Ebenen als Denkfigur des Dritten oder der Synthese wieder auftauchen wird. Der physische Bereich, zu dem „die Empfindlichkeit der Nerven und die Reizbarkeit des Muskels" (Schiller (2004) [1780c], HA V, S. 293) gehört, wird nun ganz folgsam in Anlehnung an Haller beschrieben. Auch hier wird der animalische und der menschliche Organismus als Kontinuum dargestellt. Beide funktionieren auf Grundlage der Nervenkanäle, die ein Fluidum führen könnten, das an Geschwindigkeit Äther und Elektrizität übertreffe – Lebensgeister also, deren Reizleitung als wahrhaft (nerven-) geisterhafte Kommunikation vorzustellen sei. (Ebd.) Die tierische Empfindung setzt dann im nächsten Schritt das „innere Uhrwerk des Geistes" (Ebd., S.299) in Gang. Nerven und Seelenwirkungen, Empfindungen haben umgekehrt einen Nachhall in physischen Zuständen; die Systeme der Ernährung und der Zeugung bilden ferner die materiellen Instanzen des Menschen. Schiller baut auf dieser Grundlage seine Affektenlehre aus, die nun bereits an einem Scheitelpunkt steht, und zwar zwischen medizinischem und theatralem Diskurs. Den Ausgangspunkt bildet die Empfindung, die auf den Körper wirkt:

> „Also eine Empfindung, die das ganze Seelenwesen einnimmt, erschüttert in
> eben dem Grade den ganzen Bau des organischen Körpers. Herz, Adern und
> Blut, Muskelfasern und Nerven, von jenen mächtigen wichtigen, die dem
> Herzen den lebendigen Schwung der Bewegung geben, bis hinaus zu jenen
> unbedeutenden geringen, die die Härchen der Haut spannen, nehmen daran
> teil. Alles gerät in heftigere Bewegung. War die Empfindung angenehm, so
> werden alle jene Teile einen höhern Grad harmonischer Tätigkeit haben, das
> Herz wird frei, lebhaft und gleichförmig schlagen, das Blut wird ungehemmt,
> mild, oder feurig rasch, je nachdem der Affekt von der sanften oder heftigen Art
> ist, durch die weichen Kanäle fließen, Koktion, Sekretion und Exkretion wird
> frei und ungehindert vonstatten gehen, die reizbaren Fasern werden im milden
> Dampfbad geschmeidig spielen, so Reizbarkeit als Empfindlichkeit wird
> durchaus erhöht sein [sic]. Darum ist der Zustand der größten augenblicklichen
> Seelenlust augenblicklich auch der Zustand des größten körperlichen Wohls."
> (Ebd., S. 306–307)

Die Beschreibung umfasst insgesamt Bestimmungen von Gesundheit: Es geht um eine Art seelische Bewegungstherapie. Als ausgemacht gilt nämlich für Schiller, dass „die Freude das Nervensystem in lebhaftere Wirksamkeit setzen kann als alle Herzstärkungen, die man aus Apotheken holen muß" (Ebd., S. 308). Umgekehrt wirken übertrieben intensive Affekte unangenehm, sie erzeugen „Konvulsionen" der Seele, die sich durch den Nervenbau ziehen; dadurch werde eine Missstimmung erzeugt, die „alle Aktionen der Maschine aus dem Gleichgewicht bringt" (Ebd.).

Mit dem Versuch werden wiederum stärker die emotionalen Einflüsse angesprochen als in der Fieberschrift – offenbar, um auch in der Theorie das gesunde Gleichgewicht noch einmal abzuspiegeln. Es ist das Äquilibrium, der „Konsens der Maschine mit der Seele" (Ebd., S. 310), der nun in die ästheti-sche Programmatik Schillers abstrahlt.

Von der Medizin zur heilenden Kunst: Schillers ästhetischer Weg

Die synthetische Denkfigur, die sich zunächst am Modell der Mittelkraft erwies, lässt sich weiterverfolgen, und zwar vor allem an einem Gesund-heitsprinzip, das von einer umfassenden Ausgleichsstruktur geprägt ist. Der Mensch erscheint in den Dichtungsprogrammen Schillers als zusammenge-setztes Wesen, das auch nur als solches in der Balance der Kräfte im vollen Sinne Mensch ist. Verstand und Herz, Ratio und Einbildungskraft, Leib und Seele, Körper und Psyche – das sind solche Ausgleichsstrukturen, die im Prinzip noch dem Gedanken der klassisch antiken Medizin und Ethik verpflichtet sind, namentlich Aristoteles' *Nikomachischer Ethik*, die ein Abwägen der Leidenschaften empfiehlt. Es sind „wohl temperirte Menschen" (Wezel 1179 [1777], S. 234),[54] die zum Bildungs- und Gesundheitsideal erhoben werden – von vielen Denkern der Spätaufklärung, bei Schiller aber aus-drücklich medizinisch fundiert.

Das Programm steht zweifellos im Kontext der „metriopathischen Diäte-tik der anthropologischen Ärzte" (Zelle 2005, S. 355), die um Spannungsausgleich und Maßhalten bemüht ist und sich mit ästhetischen Perspektiven gut über-führen lässt, so Carsten Zelle.[55] Bemerkenswert ist bei Schiller jedoch, dass seine Medizin einen ästhetischen Weg nehmen wird – denn dort, wo von Ausgleich die Rede ist, wird sich zunehmend die Rede über das Schöne anlagern, das im späteren Programm der *Ästhetischen Briefe*[56] als ‚ästhetischer Zustand' erscheint.

Auch wenn Schiller das *commercium corporis et mentis* nicht weniger spe-kulativ als vor ihm Platner oder Krüger beschreibt, wird der Zusammenhang der medizinischen Begriffe sich letztlich in vieldiskutierten künstlerischen Wirkungskonzepten niederschlagen. Der ‚ganze Mensch' ist in dieser Perspektive zweierlei: Er ist ein analytisches Paradigma bzw. die Vorschrift, Befunde in ganzheitlichen Zusammenhängen von Leib und Seele zu erheben, des Weiteren nimmt er bei Schiller zunehmend den Status eines Gesundheitsideals ein, welches vor allem über Kunst angestrebt werden kann. Die Mittelkraft ist dabei die Gelenkstelle, an der Kunst eingreifen kann.

Seine abgelehnte Dissertation erweist sich also letztlich als fruchtbarer Keim in einem Feld, das Schiller dann in ästhetisch-poetische Praxis ausdehnt – trotz gelegentlicher Skepsis, was die praktischen Zustände der deutschen Theaterbühne angeht.[57] Sein erstes vollendetes Drama *Die Räuber* [1781][58] ist nicht nur auf der Wachstation des Hospitals geschrieben, wo Schiller seinen Dienst versah, sondern es thematisiert ausdrücklich leib-seelische Zusammenhänge und zeigt immer wieder seinen anthropologisch-medizinischen Entstehungskontext. Dies wird etwa an der opulenten Gestik und Physiognomik, insgesamt einer Gebärdensprache deutlich, die die Figuren charakterisiert und ihr Inneres nach außen kehrt – in der Körperlichkeit bekommt das Innere der Figuren mit allen Zweifeln, Empörungen und Wünschen eine eigene Sprache. Zunächst wird dies an der Figurenpsychologie erkennbar und mit einem Eingangsmotto des Hippokrates verdeutlicht: „Quae medicamenta non sanant, ferrum sanat, quae ferrum non sanat, ignis sanat." (Schiller 2004 [1781], HA I, S. 491)[60] In der Vorrede gibt Schiller als Ziel und Vorzug der „dramatischen Methode" (Ebd., S. 484) (die sich mit dieser Formulierung unversehens dem medizinischen Experiment annähert), außerordentliche Seelen zu beobachten und sie „bei ihren geheimsten Operationen zu ertappen" (Ebd.), Figuren analytisch zu zerlegen, deren Handeln „von vielleicht tausend Räderchen abhängt" (Ebd., S. 485), damit deren lasterhafte Motivation „mitsamt seinem ganzen innern Räderwerk entfaltet" (Ebd., S. 485) werden kann. Darin zeigt sich nicht nur ein Kompromiss an die Mechano-Metaphern der kurrenten Wissenschaftskommunikation, sondern es liegt ein dokumentarischer Anspruch Schillers, der auch an den Figuren exemplifiziert wird, die sich wiederum als Kompositfälle auf der Bühne erweisen – ein viel zitiertes Motto, aber eben auch ein zentrales Anliegen Schillers kennzeichnend, das sich fast durch sein gesamtes Œuvre zieht. So zeigt sich auch in der Vorrede zur *Verbrecher*-Novelle [1785][61], dass die Extremsituation von größtem Erkenntniswert für den Menschen ist, insofern bei großen Verbrechen analog eine große Kraftbeteiligung anzunehmen sei und anders als im „geheime[n] Spiel der Begehrungskraft" (Schiller (2004) [1785], HA V, S.13) dies „im Zustand gewaltsamer Leidenschaften desto hervorspringender, kolossalischer, lauter" (Ebd.) werde – und also für die Diagnostik ein gutes Mittel darstellt.

Franz Moor macht sich nun das ärztliche Wissen zunutze:

„Philosophen und Mediziner lehren mich, wie treffend die Stimmungen des Geists mit den Bewegungen der Maschine zusammen lauten. Gichtrische Empfindungen werden jederzeit von einer Dissonanz der mechanischen Schwingungen begleitet – Leidenschaften mißhandeln die Lebenskraft – der überladene Geist drückt sein Gehäuse zu Boden." (Schiller 2004 [1781], HA I, S.522)

In dieser medizinischen Kleinvorlesung (einzigartig übrigens für einen Dramentext) tut er auch seine Überzeugung kund, die für den späten Schiller stehen kann, wenn er den ‚hochfliegenden Geist' auf keinen Fall an den „Schneckengang der Materie" (Ebd., S.521) gekettet sehen will. Aus diesen Überlegungen leitet Moor sogar einen Mordplan gegen seinen Vater ab:

„Wer es verstünde, dem Tod diesen ungebahnten Weg in das Schloß des Lebens zu ebenen? Den Körper vom Geist aus zu verderben – ha! Ein Originalwerk! Wer das zustand brächte! – Ein Werk ohnegleichen! – Sinne nach, Moor! Das wäre eine Kunst, dies verdiente, dich zum Erfinder zu haben." (Ebd., S.522)

Auch wenn der alte Moor seinen Sohn knapp überlebt, wird ihm letztlich die Familientragödie zum letalen Verhängnis – die psychischen Attacken seines Sohnes zeigen deutliche Wirkung.

Immer wieder tauchen Körpersignale und Körpermetaphern auf – Eindrücke prägen sich in das Hirnmark, oder die Fasern des Leibes zittern vor Emotionen, die Phantasien erzeugen, wie Franz selbst äußert: „Und Krankheit verstöret das Gehirn, und brütet tolle und wunderliche Träume aus." (Ebd., S.600) Ausgewogenheit ist also auch hier ein Gebot, das sich darin äußert, „ganze Menschen hinzustellen" (Ebd., S.487) in der Vollständigkeit ihrer Extreme. Im schurkischen Versuch Franz Moors, seinen Vater durch seelische Pein umzubringen, zeichnet sich erst ex negativo ein Bild von Gesundheit ab – einen Sanierungsplan gibt Schiller hier noch nicht, der ‚ganze Mensch' soll vielmehr in seinen Extremen gezeigt werden, die bei einseitiger Verteilung der Leidenschaften und Verstandesanteile in die Katastrophe führen. Daraus ergibt sich eine indirekte Wirkungsästhetik, die noch Reste des antiken und über Lessing vermittelten und variierten kathartischen Ansatzes mit sich führen. Bereits in seinem *Versuch über den Zusammenhang* hatte Schiller anlässlich von Lady Macbeths Wahnträumen die Theaterwirkung betont: „Auch die Illusion des Zuschauers, die Sympathie mit künstlichen Leidenschaften hat Schauer, Gichter und Ohnmachten gewirkt." (Schiller 2004 [1780c], HA V, S.310) Ein paar Jahre später wird Schiller in einer berühmten Programmschrift, dem *Schaubühnen*-Aufsatz [1785],[62] für den Zuschauer die positiven Wirkungsmöglichkeiten aufzeigen, ja darin sogar Gesundheitsrezepte formulieren. Dabei zieht er eine Zwischensumme der medizinischen Perspektiven:

„Die Schaubühne ist die Stiftung, wo sich Vergnügen mit Unterricht, Ruhe mit Anstrengung, Kurzweil mit Bildung gattet, wo keine Kraft der Seele zum Nachteil der andern gespannt, kein Vergnügen auf Unkosten des Ganzen genossen wird. Wenn Gram an dem Herzen nagt, wenn trübe Laune unsre einsamen Stunden vergiftet, wenn uns Welt und Geschäfte anekeln, wenn tausend Lasten unsre Seele drücken und unsre Reizbarkeit unter Arbeiten des Berufs zu ersticken droht, so empfängt uns die Bühne – in dieser künstlichen Welt träumen wir die wirkliche hinweg, wir werden uns selbst wiedergegeben, unsre Empfindung erwacht, heilsame Leidenschaften erschüttern unsre schlummernde Natur und treiben das Blut in frischeren Wallungen." (Schiller 2004 [1784], HA V, S. 831)

Damit führt Schiller alle nur denkbaren Funktionen von Kunst an, wie sie seit der Antike diskutiert werden, vor allem aber benennt er dazu Oppositionspaare, für die wiederum eine Äquilibristik angestrebt wird. Aus der Denkfigur der Mittelkraft bei der Reizleitung wird nun die Idee eines gesamten ‚mittleren Zustandes', den die Schaubühne ermöglichen soll:

„Unsre Natur, gleich unfähig, länger im Zustand des Tiers fortzudauren, als die feinern Arbeiten des Verstands fortzusetzen, verlangte einen mittleren Zustand, der beide widersprechenden Enden vereinigte, die harte Spannung zu sanfter Harmonie herabstimmte, und den wechselweisen Übergang eines Zustands in den anderen erleichterte. Diesen Nutzen leistet überhaupt nun der ästhetische Sinn, oder das Gefühl für das Schöne." (Ebd., S. 821)

Es geht um die Bildung nicht nur des Verstandes, sondern auch des Herzens und deren Übereinkunft in der „edelsten Unterhaltung" (Ebd.) – der ästhetische Begriff des Schönen wird zur Leitkategorie. Ein starkes Herz, das gegen Schwächen zu schützen sei,[63] ist also mithin Bildungsziel des Theaters, insofern die Empathiefähigkeit den Besucher zur ganzheitlichen Bildung befähigt – und ganz wörtlich bemisst Schiller diese Fähigkeit in thermischen Begriffen von Kälte und Wärme.[64] Der Gedanke der durch Kunst erneuerten Kraft wird vielfach variiert, so etwa in *Über Anmut und Würde* [1793][65]:

„Ein abgespannter Mensch kann sich nicht durch innre Kraft in Bewegung setzen, sondern muß Stoff von außen empfangen und durch leichte Übungen der

Phantasie und schnelle Übergänge vom Empfinden zum Handeln seine verlorene Schnellkraft wiederherzustellen suchen." (Schiller 2004 [1793], HA V, S. 485)

Gedankliche, ethische und auch körperliche Bildung im Verbund durch Kunst zu ermöglichen, wird hier zum Fundamentalkonzept. Bedeutsam ist dies nicht zuletzt deswegen, weil darin eine Perspektive für Gesundheit zu erkennen ist, die vor allem für den Bereich der Prävention reklamiert werden kann. Denn härtere somatische Befunde traut sich Schiller nicht zu kurieren – wohl aber lassen sich in der Kunst für Künstler und Rezipienten beginnende Übelstände oder akute Missverhältnisse erkennen und beheben, die, einmal in chronifizierter Form verhärtet, dann wohl vermittels Kunst kaum mehr behandelt werden könnten. Alles kommt darauf an, wie exakt mit Kunst die Schnittstelle zwischen Psyche und Körper affektiv und rational angesprochen werden kann.

Darüber wird denn auch die Utopie eines gesellschaftlichen Ganzen denkbar, die Schiller gegen die Entfremdung der Sphären, Bereiche und Subsysteme im *Schaubühnen*-Aufsatz schon andeutet – die Tendenz zu einer Gesellschaft, in der individuelle und allgemeine Ansprüche koevoluieren, wird hier aus dem medizinischen Kontext entwickelt. Das Herz als Leitkategorie, die positive Spannung der Nerven, die in die subjektive Empfindung umgesetzt werden kann, die funktionierende Blutzirkulation – all dies sind Faktoren, die individuell gelten und durch Kunst katalysiert werden, woraus dann alle möglichen Überspannungen wie auch Erschlaffungen gesteuert werden können. Im derartigen subjektiven Wohlbefinden kann Schiller wiederum eine unabdingbare Voraussetzung für das Allgemeinwohl sehen, wie nun im Schlusskapitel zu zeigen ist.

Der ganze Mensch im ‚ästhetischen Zustand‘

Wie sich Schiller den ‚ganzen Menschen‘ ästhetisch denkt, bereitet er zumal in Auseinandersetzung mit einem in Weimarer Zirkeln bekannten Dichter, nämlich Gottfried August Bürger vor. Da er 1789 das Theater bereits fest als gesellschaftliche Institution etabliert sieht, ist er nun bemüht, für die Lyrik einen gesellschaftsweiten Anspruch zu reklamieren:

„Bei der Vereinzelung und getrennten Wirksamkeit unsrer Geisteskräfte, die der erweiterte Kreis des Wissens und die Absonderung der Berufsgeschäfte notwendig macht, ist es die Dichtkunst beinah allein, welche die getrennten Kräfte der Seele wieder in Vereinigung bringt, welche Kopf und Herz, Scharfsinn und Witz, Vernunft und Einbildungskraft in harmonischem Bunde beschäftigt, welche gleichsam den ganzen Menschen in uns wieder herstellt.“ (Schiller 2004 [1789], HA V, S. 971)[66]

Dies ist die auf Dichtung gewendete anthropologische Summe, die Schiller nun auf ein weites gesellschaftliches Feld führen wird. Wenn er nämlich in der *Bürger*-Kritik schon als Anspruch erhoben hatte, „mit idealisierender Kunst aus dem Jahrhundert selbst ein Muster für das Jahrhundert [zu] schaffen,“ (Ebd., S. 971) wird er sein Denken nun geradezu staatstheoretisch erweitern. Dies ist in einer letzten Station mit den Briefen *Über die ästhetische Erziehung des Menschen* [1795][67] zu zeigen.

Es handelt sich dabei um ein historisches Makromodell, das im Gegenentwurf zu den Brutalitäten der Französischen Revolution nun die Evolution der Gesellschaft aus dem Geist der Kunst inauguriert. Über den rohen Naturzustand archaischer Gesellschaften und ferner den neueren Staat der Gesetze (gemeint ist vor allem das zeitgenössische Frankreich) sei an einem ästhetischen Staat zu arbeiten, der nicht nur den Einzelnen mit dem gesellschaftlichen Gesamt versöhne, sondern auch die widersprüchlichen Dispositionen des Individuums aufhebe, und zwar letztlich in einen sogenannten ästhetischen

Zustand. Dieser ist ganz vom künstlerischen Spiel bestimmt: Freies Spiel der Einbildungskraft und der Assoziationen im Verbund mit dem Verstand, und all dies in Versöhnung mit dem Triebleben – das ist der Möglichkeitsraum von Kunst, den Schiller ins gesellschaftliche Leben auszuweiten trachtet. Der ästhetische Zustand ist freilich nicht statisch gedacht, sondern als Wechselkreis von Vorstellung, Imagination und Verstand, die in der Kunstwelt sublimiert sind – eigentlich ein andauernder Prozess.

Was Schiller in seiner Theatertheorie von 1795 entwirft, ist eine Denkfigur des Dritten, in dem die Gegensätze zur Synthese kommen – diese aber nicht als fester, sondern als dynamischer Zustand, der den Weg zwischen Tier- und Engeldasein, Körper und Seele, Gefühl und Ratio erlebbar und anschaulich macht. Dafür sind aber die zeitgenössisch so genannten Seelenzergliederungen oder Vermittlungen von ethisch-moralischen Inhalten, die Schiller anfangs emsig betreibt, nur erste Anhaltspunkte. Denn erstens hält Schiller eine solche psychologische und medizinische Wissensvermittlung vor allem durch Literatur und Theater für möglich, insofern Erkenntnis durch Bildreichtum, Konkretion, Präsenz, rhetorische Figuren (Personifikation nur eine von vielen) und Rhythmisierung gefördert werden und sinnlich vermittelt werden kann. Im „*Wie* der Vertextung" (Mertens 2014, S. 543) wird zum Beispiel durch starke Kontrastverfahren der Bildbereiche auch die Opposition von Leib und Seele aufbereitet, gespiegelt und diskutierbar gemacht (thermische oder optische Unterschiede, antithetisch-dialektisches Prinzip). Da aber, und hierin liegt der entscheidende Impuls, die literarische Kommunikation eine spezifisch menschliche Leistung ist, liegt ihre Kraft darin, in ihren *Formen* auch Verständigung und Wahrnehmungserweiterung zu leisten. Dies hat etwa Marina Mertens in einer umfassenden Studie gezeigt und darauf hingewiesen, dass die ästhetische Wahrnehmung mit allen Kontrasten und Prozessen nicht auf einen fixierten Gleichgewichtszustand hinauslaufen kann, den der einzelne ein für alle Mal erreicht hätte. Es geht vielmehr darum, im Erkenntnisverlauf wie auch in der persönlichen Entwicklung die unterschiedlichen Energiezustände fruchtbar zu machen, Gegensätze zur Geltung zu bringen und sie als Motor einer Weiterentwicklung zu nehmen. Dafür scheint Literatur prädestiniert, wie Schiller im 22. seiner *Ästhetischen Briefe* formuliert:

> „In einem wahrhaft schönen Kunstwerk soll der Inhalt nichts, die Form aber alles tun; denn durch die Form allein wird auf das Ganze des Menschen, durch den Inhalt hingegen nur auf einzelne Kräfte gewirkt." (Schiller 2004 [1795], HA V, S. 639)

Die künstlerische Form ist es dann, die Mäßigung, Suche nach Mitte und Ausgleich in Gang bringt, Affektregie ermöglicht[69] und Extreme auszupendeln vermag. Und so finden sich die praktischen Forderungen einer Therapie neu formuliert, die auf Intervention, zunehmend in Schillers Theaterprogrammen auf Prävention und schließlich Perfektibilität zielt.

Daraus erwächst eine ethisch-moralische Dimension. Hatte Schiller im Essay über das *Vergnügen an tragischen Gegenständen* (1792)[70] geäußert, dass die Kunst sich des Reizes bediene, um „eine zweckmäßige Bewegung des Bluts und der Lebensgeister in einzelnen Organen oder in der ganzen Maschine" (Schiller 2004 [1792], HA V, S. 361) zu bewirken, und zwar durch „das Medium der angenehmen Empfindung" (Ebd.), so ist damit bereits das ästhetische Wirkmittel angesprochen. Dieses wird nun in seinen ethischen Perspektiven diskutiert, wie etwa an der Wirkung des Mitleids in der tragischen Kunst:

> „Je lebhafter die Vorstellungen, desto mehr wird das Gemüt zur Tätigkeit eingeladen, desto mehr wird seine Sinnlichkeit gereizt, desto mehr also auch sein sittliches Vermögen zum Widerstand aufgefordert." (Ebd., S. 383)

Es lässt sich zweifellos einwenden, dass diese Wirkungskette allzu schnell geschlossen wird – das Mitleid könnte auch in Gefühlsseligkeit münden und in den Sachen zu jeweils ganz anderen Urteilen führen. Emotion ist aber der notwendige Ausgangspunkt, ohne den keine Diskussion über ethische, d. h. soziale Standpunkte denkbar ist.

Insofern wird in den *Ästhetischen Briefen* der Kunst eine weitreichende sozialökologische Funktion zugestanden. Wie Kunst dies eigentlich leisten könne, ist berechtigterweise vielfach gefragt worden. Schiller entwickelt ein duplexes Konzept von Katharsis und Sublimation im Spiel bzw. Schein der Kunst, bei dem Schönheit schließlich als Problemlösungsfigur erscheint.[71] Dies kann für das Schaffen wie auch die Rezeption von Kunst gelten: auch der theatrale *katharsis*-Effekt ist an die Form gebunden (und kann auf Literatur angewandt werden). Es ist dann das Schreiben oder das Spielen selbst, das einerseits durch Ausagieren für einen emotionalen Ausgleich sorgen, andererseits durch Rollenbewusstheit auch symbolische Interaktion ermöglichen und dadurch Verständigung schaffen kann.

Aus der Aufmerksamkeit, der von den Aufklärern propagierten Willensanstrengung der Seele, wird das ästhetische Motiv der Gestaltung entwickelt, der Veredelung der Passionen oder, mit einem heutigen Ausdruck, der Sublimierung von Furcht und Mitleid – und zwar im Bereich des ästhetischen Spiels, das dann mit milden Affekten betrieben werden kann. Der Gedanke ist bereits in Aristoteles' *Poetik* (Kap. 4) nachzulesen und trifft den Kern des Sublimationskonzepts: Das Kunstspiel ist es nämlich hier schon, welches das Schreckliche und die kathartische Erfahrung, die sympathetisch miterlebt wird, überhaupt erst verhandelbar macht, insofern es wirkliche Vorgänge in zeichenhaftes Spiel übersetzt. Schiller fundiert den antiken Katharsis-Gedanken mit modernen medizinischen Konzepten. Die daraus resultierenden Optionen der Wahlfreiheit des Handelns und der moralischen Positionen, der Seelenstärke, der Kontrolle über die Leidenschaften und zugleich der spielerisch sich betätigenden Einbildungskraft – sie werden bei Schiller neu fundiert und zum Bestandteil einer ästhetischen Theorie, bei der die Ausgleichsfigur der Medizin eine sublimierte Rolle spielt. Anspannung und Abspannung spielen als Reste der medizinischen Konzepte eine Rolle, um den Wert der Schönheit zu betonen (*Ästhetische Briefe* 17/18). Im Spieltrieb werden schließlich der Stofftrieb, der die Sinne anspannt und den Geist abspannt, sowie der Formtrieb, der die Sinne abspannen lässt und den Geist anspannt, miteinander verschränkt – wiederum ein Ausgleichsbemühen in medizinischen Begriffen. Das Schöne des Spiels liegt dabei in der ruhigen Zweckfreiheit – wenn man nicht das Sanierungsinteresse, das Schiller damit zweifellos verknüpft, wieder als Zweck begreifen will.

Es ist also weniger der handfeste Vorbildcharakter, der hier einzelnen Kunstwerken oder Figuren zugetraut wird. Vielmehr ist an eine ästhetische Wirkung generell gedacht. Dass man der Kunst im Übrigen zu viel aufbürdet, wenn man ihr die Gestaltung des gesellschaftlichen Lebens zumutet, ist in vielen Diskussionen betont worden. Dass sie auf den einzelnen Menschen wirken kann, ist womöglich die nachhaltigere Perspektive.

Fazit

Bevor der Mainstream der Medizin ab 1800 zu den Apparaten führt, Menschen in Stromkreise steckt (Johann Wilhelm Ritter), sie vermittels Drehmaschinen in Schwindel versetzt (Johann Christian Reil), in ernährungsphysiologische Experimente einspannt (Justus von Liebig) und schließlich mit Prothesen und fortgeschrittener Chemie versorgt, bevor sie den Menschen in Speichersysteme einschreibt und mit dieser Datenpolitik lauter ‚Fälle' produziert, unternimmt Schiller noch einmal den großangelegten Versuch einer Synthese von mechanistischen und animistischen Schulen. Mit dem Grundgedanken des ganzen Menschen hat er sich aber nicht nur umfassend medizinisch auseinandergesetzt, sondern vielmehr ästhetische Hybridlösungen im Auge gehabt: Die Denkfigur des Ganzen wird in Kunstbegriffe gefasst, erscheint mit entsprechenden Reflexen zur Antike, aber auch im medizinisch-diätetischen Horizont mit erneuerten Bezügen, nämlich zur Neuropsychologie.

Die Ausgleichsfigur der Mäßigung, die Suche nach Mitte und das Bemühen um Ausgleich zwischen Gegensätzen (vor allem den von Körper und Seele) ist das, was Schiller als medizinisches Ziel denkt – wo man noch konkretere praktische Handlungsvorschläge sucht, kann man Anhaltspunkte in seinen Ästhetikprogrammen finden. Dort wird, in der künstlerischen Tätigkeit und deren Rezeption, der ‚ästhetische Zustand' auch der Inbegriff von Gesundheit sein.

Zwar ließe sich der Verdacht, dass Schillers Modell ein allzu kopfgesteuertes ist und schließlich doch das moralische Wollen einseitig priorisiert, an manchen ausgewählten Einzelstellen erhärten. Überschaut man aber das umfassende Programm, das sich in vielen Texten niedergeschlagen hat, zeichnet sich folgende Erkenntnis ab: Schiller besitzt zunächst hinreichend praktisches medizinisches Wissen, dessen wirksame Probe für ihn weniger darin besteht, dass er für jeden körperlichen Einzelbefund ein Rezept anbietet (ausgenommen die Fieberbefunde). Seine physiologischen Erkenntnisse, die zur Avantgarde seiner Zeit gehören, machte er in einem anderen Gebiet fruchtbar, nämlich der künstlerischen und insbesondere der Theaterarbeit. Bemerkenswert ist insofern, dass genau derjenige Teil seines ersten Dissertationsversuchs, der als spekulativ abgelehnt wurde, sich vielleicht als der ergiebigste erweisen sollte. Wenn nämlich Schiller die Abhängigkeit des Sinneswesens von seinen körperlichen Dispositionen und umgekehrt beschreibt, so spricht er dem Menschen am Ende der Wahrnehmungskette von Reiz, Mittelkraft und Vernunft schließlich ganz in Kants Sinne die Freiheit zu, allerdings immer im Bewusstsein körperlicher (und gesellschaftlicher) Bedingungen. Es sind dann die Künste, nachgerade die theatralen der Schaubühne, bei denen Mittel zur Prävention gesucht werden. Von daher wird die Vielzahl seiner variierten Programmschriften und tastenden Selbstklärungen plausibel, die in allen unterschiedlichen Verästelungen vor allem ein Grundprinzip verfolgen: Balance der Extreme, nämlich der Ausgleich der Säfte, die An- und Entspannung der Nerven sowie die Einstimmung von Herz und Kopf, Leib und Seele. All diese Äquilibrationsbemühungen werden schließlich noch als gesellschaftlicher Ausgleich gedacht. Das gilt für Entfremdungserscheinungen des Individuums, das Schiller zunehmend in seine Berufs-, Standes- und Freizeitrollen zerfallen sieht, wie auch für die Versöhnung der Einzelinteressen mit dem gesellschaftlichen Ganzen.

Endnoten

1 In seiner Theorie *medica vera* von 1707 arbeitet Stahl aus einem pietistischen eingefärbten Denkhorizont die Vorstellung heraus, dass körperliche Prozesse von seelisch-geistigen dominiert bzw. fabriziert seien; vgl. dazu Riedel (2006), S.143–163.

2 Dazu neuerdings auch Willaschek (2024), S.121–123, S.209–219 und passim. Bei Kant wird letztlich der ab den 1770er Jahren zunehmende Einfluss der Psychologia empirica entscheidend, während für Schiller zwar diese Seite ebenso wirkungsvoll ist, allerdings ohne die körperliche Seite nicht denkbar sein wird.

3 S. Bandura (1997).

4 Vgl auch Antonovsky (1997).

5 Vgl. Petzold (2020).

6 Stellvertretend für viele hier der Hinweis auf Bösmann (2005), S.23, 33 und passim.

7 Vgl. dazu den instruktiven Kommentar von Carsten Zelle zu Johann August Unzer: Zelle (1995), S.70–96.

8 S. dazu insgesamt und ausführlich die Beiträge eines DFG-Symposions von 1992: Schings, Hrsg. (1994).

9 Im Folgenden wird der Begriff der Klassik für Grundüberzeugungen einer Kunstepoche benutzt, die sich im Laufe der 1780er Jahre durch Autoren wie Karl Philipp Moritz, Johann Wolfgang Goethe und natürlich Friedrich Schiller bis hin zu Jean Paul ausbilden; in der Neueren deutschen Literaturwissenschaft hat sich zur engeren epochalen Eingrenzung (1789–1805) der Begriff des ‚Klassizismus' eingebürgert.

10 Die Studie von Martin Sutermeister lässt sich als ein erster Versuch bezeichnen, Schiller aus dem Zusammenhang der Anthropologie als klugen Proto-Psychoanalytiker zu erweisen (Sutermeister 1955); weiterhin haben den Kontext der Anthropologie ausführlich aufgearbeitet: Dewhurst und Reeves (1978); Riedel (1985), bes. S.17–37.

11 [Franz. Orig., *Traité de l'homme* 1632]; [Franz. Orig., *La description du corps humaine*, 1648].
Originaltext: „Et véritablement l'on peut fort bien comparer les nerfs de la machine que je vous décris, aux tuyaux des machines de ces fontaines; ses muscles et ses tendons, aux autres divers engins et ressorts qui servent à les mouvoir; ses esprits animaux, à l'eau qui les remuës; dont le cœur est la source, et les concavités du cerveau sont les regards." Descartes (1967), Bd. XI, S.119–215;130–131.

12 Vgl. Boerhaave (1709).

13 [Franz. Orig., *L'homme machine*, 1748]. Originaltext: „le corps humain est une horloge, mais immense, & construite avec tant d'artifice & d'habilité, que si la roüe qui sert à marquer les secondes, vient à s'arrêter; celle des minutes tourne& va toujours son train; comme la roüe des Quarts continüe des se mouvoir; ainsi des autres, quand les premiers roüillées, ou dérangées par quelque cause que soit, ont interrompu leur marche." (La Mettrie 1984, S.122).

14 Dazu umfassend Bierbrodt (2000), S.165–183.

15 Ausführlich zur Begriffs- und Problemgeschichte im Band von Carsten Zelle: Zelle, Hrsg. (2001). In Bezug auf Schiller vgl. auch Darras (2011), S.255–270. Ebenso die Studie des Mediziners Bernd Werner: Werner (2011).

16 Vgl. Stahl (1704); umfassend zu seinem Werk: Geyer-Kordesch (2000); ferner Nowitzki (2003), S.95–106.

17 Krüger, Bd. I–IV [1740/1745/1749/1774]. (Zitate nach dieser Ausgabe).

18 Vgl. etwa Krüger, [1745], Bd. II, S.537.

19 Etwa Krüger, [1749], Bd. III, S. 76–78; S. 376–388.

20 Dem entspricht die neuere Einteilung in efferente und afferente Nervenbahnen; vgl. Unzer (1995) [1746], S. 23–96.

21 Vgl. bes. Unzer (1995) [1746], S. 31–32 bzw. 27–29.

22 Unzer (1995) [1746], S. 67.

23 Zu Platners „mechanistischem Anthropologieentwurf" vgl. Nowitzki (2003), S. 165–249, auch die kurze Zusammenfassung bei Peter-André Alt: Alt (2000), Bd. I, S. 152–153.

24 Ausführlich hat sich mit diesem Konzept das DFG-Projekt ‚Vernünftige Ärzte' unter Leitung von Carsten Zelle an der Ruhr-Universität Bochum befasst.

25 S. Ebd., § 144, S. 39.

26 S. Ebd., § 148 –149, S. 40.

27 S. Ebd., § 158, S. 43.

28 S. Ebd., § 164–166, S. 45.

29 S. Ebd., § 158, S. 43–44.

30 S. Ebd., § 819, S. 285.

31 S. Ebd., § 202, S. 57.

32 S. Ebd., § 223–225, S. 63.

33 S. Ebd., § 240–242, S. 69–70.

34 Vgl. im folgenden Alt (2000), Bd. I, S. 141–143.

35 Vgl. Ebd., S. 152–153; dort auch der Hinweis auf die Forschungen des in der Karlsschule rezipierten schottischen Arztes William Cullen, der in den 1760er Jahren die Lehre entwickelte, dass Nerven bei Erkrankungen eine wichtige Rolle spielten.

36 Schiller (2004) [1779], HA V, S. 263.

37 Ebd.

38 Vgl. La Mettrie (1984) [1748], S. 40; zu Krüger s. Mertens (2014), S. 548.

39 So der Hinweis von Alt (2000), Bd. I, S. 160: Balthasar Haug dokumentiert im Schwäbischen Magazin 1776 eine Debatte über den ‚Mittelding'-Komplex, die Schiller zweifellos rezipierte.

40 Vgl. Ebd., S. 161.

41 Vgl. Sutermeister (1955), S. 14.

42 Vgl. im folgenden Alt (2000), Bd. I, S. 161–162.

43 Wiederum Ebd., S. 164–165.

44 Vgl. Hartley (1966) [Facs. reprod. der Ausg. London/Bath 1749]; deutsche Übers. (1772–1773).

45 Vgl. Koschorke (1999a); knapp zusammengefasst in: ders. (1999b), S. 19–52.

46 Noch bei Johann Gottlob Krüger und Johann August Unzer wurde die Reizübertragung aber in Nervenfäden angegeben, die selber als Saiten schwingen und direkt bzw. proportional die Impulse weiterleiten (vgl. Krüger [1745], Bd. II, S. 585–587: Die Nervenhäute leiten mit einer zitternden Bewegung die Reize weiter, wobei die „Gewalt" der Einwirkung und „Elasticität" der Nervenhäute über die Lebendigkeit und Intensität eines Eindrucks entscheiden – mithin also noch mechanische Größen. Schillers Modell ist zweistellig, insofern es den Impuls bzw. Außenreiz vom Wahrgenommenen trennt, womit sich ein grundlegender Tendenzwechsel in der Reizforschung andeutet.

47 Schiller (2004) [1780b], HA V, S. 268–280.

48 Sutermeister (1955), S. 41–43.

49 Schiller (2004) [1780b], HA V, S. 279; vgl. Alfred Lorenzer, der als zentral für den psychoanalytischen Prozess das Mitvollziehen der Symbolwelt bzw. des Sprachsystems des Patienten durch den Analytiker bezeichnet hat (Lorenzer (1970)); nur dann könne es gelingen, den subjektiv-privaten Symbolgebrauch wieder mit dem allgemeinen Horizont in Beziehung zu bringen.

50 Schiller (2004) [1774], HA V, S. 227–241.

51 Schiller (2004) [1780a], HA V, S. 1055–1147.

52 S. Ebd., S. 1063.

53 Schiller (2004) [1780c], HA V, S. 287–324.

54 Gemeint ist dort der Ausgleich von Verstand und Einbildungskraft. Vgl. insgesamt Nowitzki (2003).

55 So Carsten Zelle in seinem Artikel zu Schillers Aufsatz „Was kann eine gute stehende Schaubühne eigentlich wirken?". S. Zelle (2005), S. 343–358; vgl. S. 351.

56 Schiller (2004) [1795], HA V, S. 570–669.

57 Der Aufsatz Über das gegenwärtige teutsche Theater [1782] (Schiller 2004 [1782], HA V, S. 811–818) bietet eine reichlich negative Bestandsaufnahme.

58 Schiller (2004) [1781], HA I, S. 481–618.

59 So Peter-André Alt, der auf den anthropologischen Zusammenhang dieser Dramaturgie hinweist (Alt (2000), Bd. I, S. 284–285).

60 Schiller 2004 [1781], HA I, S. 481–618.

61 Schiller (2004) [1785], HA V, S. 13–35.

62 Schiller (2004) [1784], HA V, S. 818–831.

63 S. Ebd., S. 826.

64 S. Ebd.; vgl. Ebd., S. 13.

65 Schiller (2004) [1793], HA V, S. 422–488.

66 Schiller (2004) [1789], HA V, S. 970–985.

67 Schiller (2004) [1795], HA V, S. 570–679.

68 S. Mertens (2014); es wird dabei aber vor allem auf die diskursive Darstellung des Wissens abgehoben, weniger auf eine Theorie der ästhetischen Erfahrung.

69 Vgl. van Hoorn (2018), S. 554–562.

70 Schiller (2004) [1792], HA V, S. 358–372.

71 Dazu insgesamt auch Carsten Zelle: Zelle (2005), S. 409–445.

Literatur

Alt, Peter-André. 2000. *Schiller. Leben – Werk – Zeit. Eine Biographie.* 2 Bände. München: Beck.

Alt, Peter-André. 2000. *Schiller. Leben – Werk – Zeit.* Bd. I. München: Beck.

Antonovsky, Aaron. 1985. *Health, Stress, and Coping: New Perspectives on Mental and Physical Well-Bein*g. 5. Aufl. San Francisco: Jossey Bass. [1979]

Antonovsky, Aaron.1997. *Salutogenese. Zur Entmystifizierung der Gesundheit.* Tübingen: dgvt.

Bandura, Albert. 1997. *Self-efficacy. The exercise of control.* New York: W.H. Freeman and Company.

Berndt, Frauke und Daniel Fulda, Hrsg. 2018. *Die Erzählung der Aufklärung. Beiträge zur DGEJ-Tagung 2015 in Halle an der Saale.* Hamburg: Meiner.

Bierbrodt, Johannes. 2000. *Naturwissenschaft und Ästhetik 1750–1810.* Würzburg: Königshausen und Neumann.

Boerhaave, Herman. 1709. *Aphorismi de cognoscendis et curandis morbis.* Leiden.

Bösmann, Holger: *Projekt Mensch. Anthropologischer Diskurs und Moderneproblematik bei Friedrich Schiller.* Würzburg: Königshausen und Neumann.

Darras, Gilles. 2011. „Die Kenntnis der Krankheit mußte der Heilung vorangehen". Heilkunst und Literatur im Frühwerk von Friedrich Schiller. In: *Heilkunst und schöne Künste. Wechselwirkungen von Medizin, Literatur und bildender Kunst im 18. Jahrhundert*, hrsg. von Heidi Eisenhut, Anett Lütteken und Carsten Zelle, S. 255–270. Göttingen: Wallstein.

Descartes, René. 1969. Beschreibung des menschlichen Körpers. In: *Über den Menschen*, hrsg. und übers. von Karl Rothschuh. Heidelberg: Schneider. [Franz. Orig., *La description du corps humaine*, 1648]

Descartes, René. 1969. *Über den Menschen.* Hrsg. und übers. von Karl Rothschuh. Heidelberg: Schneider. [Franz. Orig., *Traité de l'homme*, 1632]

Descartes, René. 1967. *Œuvres des Descartes.* Bd. XI. Hrsg. von Charles Adams und Paul Tannery. Paris: Vrin.

Dewhurst, Kenneth und Nigel Reeves. 1978. *Friedrich Schiller. Medicine. Psychology and Literature.* Oxford: Oxford University Press.

Eisenhut, Heidi, Anett Lütteken und Carsten Zelle, Hrsg. 2011. *Heilkunst und schöne Künste. Wechselwirkungen von Medizin, Literatur und bildender Kunst im 18. Jahrhundert.* Göttingen: Wallstein.

Gellert, Christian F. 1856. Moralische Vorlesungen [1769–1774]. In: *C.F. Gellert's sämmtliche Schriften.* Sechster Theil. Leipzig: Hahn.

Geyer-Kordesch, Johanna. 2000. *Pietismus, Medizin und Aufklärung in Preußen im 18. Jahrhundert. Das Leben und Werk Georg Ernst Stahls.* Tübingen: Niemeyer.

Hartley, David. 1772–1773. *Betrachtungen über den Menschen, seine Natur, seine Pflicht und Erwartungen.* Hrsg. und übers. von Hermann A. Pistorius. Rostock und Leipzig: Koppe.

Hartley, David. 1966. *Observations on Man, His Frame, His Duty, and His Expectations.* Gainesville/Florida. [Facs. reprod. der Ausg. London/Bath 1749]

Hinderer, Walter, Hrsg. 2006. *Friedrich Schiller und der Weg in die Moderne.* Würzburg: Königshausen und Neumann.

van Hoorn, Tanja. 2018. Affektregie. Schillers Verbrecher aus Leidenschaft. In: *Die Erzählung der Aufklärung. Beiträge zur DGEJ-Tagung 2015 in Halle an der Saale*, hrsg. von Frauke Berndt und Daniel Fulda, S. 554–562. Hamburg: Meiner.

Kant, Immanuel. 1998. Anthropologie in pragmatischer Hinsicht [1798]. In: *Werke in sechs Bänden*. Bd. VI, hrsg. von Wilhelm Weischedel, S. 395–690. Darmstadt: Wissenschaftliche Buchgesellschaft.

Kant, Immanuel. 1998. *Werke in sechs Bänden*. Bd. VI. Hrsg. von Wilhelm Weischedel. Darmstadt: Wissenschaftliche Buchgesellschaft.

Koschorke, Albrecht. 1999a. *Körperströme und Schriftverkehr. Mediologie des 18. Jahrhunderts*. München: Fink.

Koschorke, Albrecht. 1999b. Wissenschaften des Arbiträren. Die Revolutionierung der Sinnesphysiologie und die Entstehung der modernen Hermeneutik um 1800. In: *Poetologien des Wissens um 1800*, hrsg. von Joseph Vogl, S. 19–52. München: Fink.

Krüger, Johann Gottlob. 1740–1774. *Naturlehre*. 4 Bde. Halle: Hemmerde.

Lorenzer, Alfred. *Über den Gegenstand der Psychoanalyse oder: Sprache und Interaktion*. Frankfurt am Main: Suhrkamp.

Lorenzer, Alfred. 1970. *Sprachzerstörung und Rekonstruktion. Vorarbeiten zu einer Metatheorie der Psychoanalyse*. Frankfurt am Main: Suhrkamp.

Luserke-Jaqui, Matthias, Hrsg. 2005. *Schiller-Handbuch. Leben – Werk – Wirkung*. Stuttgart und Weimar: Metzler.

Mertens, Marina. 2014. *Anthropoetik und Anthropoiesis. Zur Eigenleistung der Darstellungsformen anthropologischen Wissens bei Friedrich Schiller*. Hannover: Wehrhahn.

de La Mettrie, Julien Offray. 1984. *Der Mensch eine Maschine*. Französisch und deutsch. Übers. von Theodor Lücke. Leipzig: Reclam. [Franz. Orig., *L'homme machine*, 1748]

Nowitzki, Hans-Peter. 2003. *Der wohltemperierte Mensch. Aufklärungsanthropologie im Widerstreit*. Berlin und New York: de Gruyter. 2003.

Petzold, Theodor Dierk. 2020. *Gesundheit ist ansteckend. Praxisbuch Salutogenese*. 2. überarb. Aufl. München: Irisiana.

Platner, Ernst. 1772. *Anthropologie für Ärzte und Weltweise*. Leipzig: Dyck.

Platner, Ernst. 1998. *Anthropologie für Ärzte und Weltweise*. Hrsg. von Alexander Košenina. Hildesheim, Zürich und New York: Olms.

Platner, Ernst. 1772. Vorrede. In: *Anthropologie für Ärzte und Weltweise*, S. III–XXVII. Leipzig: Dyck.

Riedel, Wolfgang. 1985. *Die Anthropologie des jungen Schiller. Zur Ideengeschichte der medizinischen Schriften und der 'Philosophischen Briefe'*. Würzburg: Königshausen und Neumann.

Riedel, Wolfgang. 2006. Die anthropologische Wende: Schillers Modernität. In: *Friedrich Schiller und der Weg in die Moderne*, hrsg. von Walter Hinderer, S. 143–163. Würzburg: Königshausen und Neumann.

Schiller, Friedrich. 2004. Abhandlung über die Fieberarten [1780a]. In: *Sämtliche Werke*. Bd. V. Auf der Grundlage der Textedition von Herbert G. Göpfert hrsg. von Peter-André Alt, Albert Meier und Wolfgang Riedel, S. 1055–1147. München und Wien: Hanser. (= HA V).

Schiller, Friedrich. 2004. Über die ästhetische Erziehung des Menschen in einer Reihe von Briefen [1795]. In: *Sämtliche Werke*. Bd. V. Auf der Grundlage der Textedition von Herbert G. Göpfert hrsg. von Peter-André Alt, Albert Meier und Wolfgang Riedel, S. 570–669. München und Wien: Hanser. (= HA V).

Schiller, Friedrich. 2004. Über Anmut und Würde [1793]. In: *Sämtliche Werke*. Bd. V. Auf der Grundlage der Textedition von Herbert G. Göpfert hrsg. von Peter-André Alt, Albert Meier und Wolfgang Riedel, S. 422–488. München und Wien: Hanser. (= HA V).

Schiller, Friedrich. 2004. Bericht über die Mitschüler und sich selbst [1774]. In: *Sämtliche Werke*. Bd. V. Auf der Grundlage der Textedition von Herbert G. Göpfert hrsg. von Peter-André Alt, Albert Meier und Wolfgang Riedel, S. 227-241. München und Wien: Hanser. (= HA V).

Schiller, Friedrich. 2004. Bericht über den Zögling Grammont [1780b]. In: *Sämtliche Werke*. Bd. V. Auf der Grundlage der Textedition von Herbert G. Göpfert hrsg. von Peter-André Alt, Albert Meier und Wolfgang Riedel, S. 268–280. München und Wien: Hanser. (= HA V).

Schiller, Friedrich. 2004. Bürgers Gedichte [1789]. In: *Sämtliche Werke*. Bd. V. Auf der Grundlage der Textedition von Herbert G. Göpfert hrsg. von Peter-André Alt, Albert Meier und Wolfgang Riedel, S. 970–985. München und Wien: Hanser. (= HA V).

Schiller, Friedrich. 2004. Über das gegenwärtige teutsche Theater [1782]. In: *Sämtliche Werke*. Bd. V. Auf der Grundlage der Textedition von Herbert G. Göpfert hrsg. von Peter-André Alt, Albert Meier und Wolfgang Riedel, S. 811–818. München und Wien: Hanser. (= HA V).

Schiller, Friedrich. 2004. Philosophie der Physiologie [1779]. In: *Sämtliche Werke*. Bd. V. Auf der Grundlage der Textedition von Herbert G. Göpfert hrsg. von Peter-André Alt, Albert Meier und Wolfgang Riedel, S. 250–268. München und Wien: Hanser. (= HA V).

Schiller, Friedrich. Die Räuber [1781]. In: *Sämtliche Werke*. Bd. V. Auf der Grundlage der Textedition von Herbert G. Göpfert hrsg. von Peter-André Alt, Albert Meier und Wolfgang Riedel, S. 481–618. München und Wien: Hanser. (= HA V).

Schiller, Friedrich. 2004. Der Verbrecher aus verlorener Ehre [1785]. In: *Sämtliche Werke*. Bd. V. Auf der Grundlage der Textedition von Herbert G. Göpfert hrsg. von Peter-André Alt, Albert Meier und Wolfgang Riedel, S. 13–35. München und Wien: Hanser. (= HA V).

Schiller, Friedrich. 2004. Versuch über den Zusammenhang der tierischen Natur des Menschen mit seiner geistigen [1780c]. In: *Sämtliche Werke*. Bd. V. Auf der Grundlage der Textedition von Herbert G. Göpfert hrsg. von Peter-André Alt, Albert Meier und Wolfgang Riedel, S. 287–324. München und Wien: Hanser. (= HA V).

Schiller, Friedrich. 2004. Wallensteins Tod. In: *Sämtliche Werke*. Bd. II. Auf der Grundlage der Textedition von Herbert G. Göpfert hrsg. von Peter-André Alt, Albert Meier und Wolfgang Riedel, S. 406–547. München und Wien: Hanser. (= HA II).

Schiller, Friedrich. 2004. Was kann eine gute stehende Schaubühne eigentlich wirken? [1784]. In: *Sämtliche Werke*. Bd. V. Auf der Grundlage der Textedition von Herbert G. Göpfert hrsg. von Peter-André Alt, Albert Meier und Wolfgang Riedel, S. 818–831. München und Wien: Hanser. (= HA V).

Schiller, Friedrich. 2004. *Sämtliche Werke*. 5 Bände. Auf der Grundlage der Textedition von Herbert G. Göpfert hrsg. von Peter-André Alt, Albert Meier und Wolfgang Riedel. München und Wien: Hanser. (= HA I–V).

Schings, Hans-Jürgen, Hrsg. 1994. *Der ganze Mensch. Anthropologie und Literatur im 18. Jahrhundert*. Stuttgart: Metzler.

Stahl, Georg Ernst. 1704. *De erroribus medicinae practicae*. Halle: Henckelius.

Sutermeister, Martin. 1955. *Schiller als Arzt. Ein Beitrag zur Geschichte der psychosomatischen Forschung*. Bern: Haupt

Unzer, Johann August. 1995. *Neue Lehre von den Gemüthsbewegungen [1746], mit einer Vorrede vom Gelde begleitet von Johann Gottlob Krügern.* Hrsg. von Carsten Zelle. Halle: Hallescher Verlag.

Unzer, Johann August. 1750. *Philosophische Betrachtungen des menschlichen Körpers überhaupt.* Halle: Hemmerde.

Vogl, Joseph, Hrsg. 1999. *Poetologien des Wissens um 1800.* München: Fink.

Werner, Bernd. 2012. *Der Arzt Schiller, oder, Wie die Medizin den Dichter formte.* Würzburg: Königshausen und Neumann.

Wezel, Johann Karl. 1777. Rezensionen [Vermischtes]. In: Deutsches Museum Bd. I. *Neue Bibliothek der schönen Wissenschaften und der freyen Künste* 23 (1779), S. 217–250.

Willaschek, Marcus. 2024. *Kant. Die Revolution des Denkens.* 2. Aufl. München: Beck.

Zelle, Carsten. 1995. Kommentar zu Johann August Unzer. In: *Neue Lehre von den Gemüthsbewegungen [1746], mit einer Vorrede vom Gelde begleitet von Johann Gottlob Krügern,* hrsg. von Carsten Zelle, S. 70–96. Halle: Hallescher Verlag.

Zelle, Carsten, Hrsg. 1995. *Neue Lehre von den Gemüthsbewegungen [1746], mit einer Vorrede vom Gelde begleitet von Johann Gottlob Krügern.* Halle: Hallescher Verlag.

Zelle, Carsten. 2005. Art. zu Schillers Theoretischer Schrift „Was kann eine gute stehende Schaubühne eigentlich wirken?". In: *Schiller-Handbuch. Leben – Werk – Wirkung,* hrsg. von Matthias Luserke-Jaqui, S. 343–358. Stuttgart und Weimar: Metzler.

Zelle, Carsten. 2005. Art. zu Schillers Theoretischer Schrift „Über die ästhetische Erziehung in einer Reihe von Briefen". In: *Schiller-Handbuch. Leben – Werk – Wirkung,* hrsg. von Matthias Luserke-Jaqui, S. 409–445. Stuttgart und Weimar: Metzler.

Zelle, Carsten, Hrsg. 2001. *„Vernünftige Ärzte" – Hallesche Psychomediziner und die Anfänge der Anthropologie in der deutschsprachigen Frühaufklärung.* Tübingen: Niemeyer.

Lyrik nach Suizid

Gedichte als Enttabuisierung privater und beruflicher Betroffenheit

Katharina Fürholzer

> *Heute, in meinem Kopf, herrscht ein Vakuum,*
> *meine Seele vernarbt, mein Herz voll mit Liebe.*
>
> Anna Bachofner *Keine Worte mehr* (Bachofner 2015, S. 101)

Einführung

Suizid ist eine der häufigsten Todesursachen unserer Zeit – und zugleich eine der am meisten tabuisierten.[1] Wie herausfordernd es sein kann, über Suizid zu sprechen, zeigt sich nicht nur an den Reaktionen all jener, die sich mit der Trauer einer anderen Person konfrontiert sehen, sondern auch an den Schwierigkeiten Hinterbliebener, über ihre Erfahrungen zu sprechen. Die in vorliegendem Band versammelten Beiträge legen beredtes Zeugnis davon ab, in welcher Weise Literatur nun selbst jene Aspekte von Krankheit, Sterben und Tod zum Ausdruck bringen kann, die sich für gemeinhin den Worten entziehen. Auch die Auseinandersetzung mit Suizid bzw. suizidbedingten Verlusterfahrungen stellt in der Literatur kein Tabu dar, wodurch diese nicht zuletzt ein Gegengewicht zum öffentlichen Diskurs zu bieten vermag.[2]

Vor diesem Hintergrund widmet sich folgender Beitrag der Literatur, genauer: Lyrik suizidbetroffener Personen und stellt die Frage, welche Bedeutung entsprechenden Texten gerade auch im Gesundheitswesen zukommen kann. Bei den untersuchten Quellen handelt es sich dabei explizit nicht um Texte, welche die Suizidalität bzw. den Suizid eines lyrischen Ich thematisieren, sondern um poetische Auseinandersetzungen mit suizidbedingten Verlusterfahrungen. Meine Annäherung erfolgt aus zwei Perspektiven: 1) der privaten Betroffenheit von Angehörigen und 2) der beruflichen Betroffenheit von Ärzten und Pflegenden. Wiewohl Fragen des Suizids nahezu alle Bereiche der Humanmedizin betreffen können, steht vorliegender Beitrag mit Blick auf letztere primär in Bezug zu Notfallmedizin und Psychiatrie, sind es doch gerade Personen aus diesen medizinischen Gebieten, die in ihrem Beruf von Suizid berührt werden können, sei es im postventiven Umgang mit Hinterbliebenen oder sei es durch die persönliche Betroffenheit, zu der der Verlust eines Patienten führen kann.

Lyrik im Kontext suizidbedingter Betroffenheit

Die Kraft eines literarischen Textes entfaltet sich nun vor allem dann, wenn dieser in seiner ganzen Komplexität angenommen wird. Bei einem umfassenden Prosawerk wie einem Roman, einer Patho- oder Biographie ist dies mit einem gewissen Zeitaufwand verbunden – einer in der Medizin bekanntermaßen äußerst knappen Ressource. Ein wenig mutet es so wie ein Quijot'scher Kampf gegen Windmühlen an, wenn etwa in der medizinischen Lehre auf Literatur zurückgegriffen wird, die zwar thematisch durchaus ein tieferes Verständnis von beispielsweise psychosozialen Dimensionen der Krankheitserfahrung vermitteln könnte, deren Lektüre aufgrund des Umfangs der herangezogenen Werke aber selbst ein nicht unerhebliches Maß an zeitlichem Aufwand erfordert. Auch wenn die eingehendere Beschäftigung mit einem nur eine oder wenige Strophen umfassenden Gedicht ebenfalls seine Zeit erfordert, bieten literarische Kleinformen wie man sie gerade auch in der Lyrik findet, eine Möglichkeit, literarische Texte trotz dieser systembedingten Herausforderungen für die Medizin sichtbar und nutzbar zu machen.[3]

Neben diesem eher pragmatischen Aspekt relativer Kürze erlaubt es die Gattung der Lyrik zugleich, selbst schwer in Worte fassbare Verlusterfahrungen zum Ausdruck zu bringen:

> „Although this […] desire to put feelings, experiences, and memories
> into poetic language is evident with regard to many forms of trauma, the
> experience of mourning is often associated with a particularly strong desire to
> write poems, perhaps because of the universal need to elegize and memorialize
> lost loved ones […]" (Stepakoff 2009, S. 112).

Dabei vermag ein Gedicht Trauer auf eine Weise zu vermitteln, die wissenschaftlichen Studien nur schwer möglich ist:

> „[S]cientific accounts of the nature of grief […] catalogue and compress
> reactions to the loss of a loved one, all in ways that provide needed
> information about the type and scope of reactions. However, they hardly
> give a sense of what it is like to go through this experience. For understanding
> at the latter level, we can turn to the arts, and in this case, to poetry." (Stroebe
> 2018, S. 75)

Gedichte kommen so auch in therapeutischen Settings zum Einsatz. Die Potenziale, die einer therapeutengestützten Auseinandersetzung mit Lyrik im spezifischen Kontext suizidbedingter Trauerarbeit zukommen kann, beschreibt Shanee Stepakoff wie folgt:

> „With the sensitive support of a trained professional, particularly one who is
> aware of the synergistic effects of ordinary and poetic modes of expression,
> survivors may become better able to cope with the experience of shattering loss.
> Thus, even though the grieving process after suicide is arduous and lifelong, it is
> possible to help survivors move from formless anguish to symbolization, from
> isolation to connection, from destruction to creation, and from silence to
> speech." (Stepakoff 2009, S. 112; H. i. O.)[4]

Wie Ulrike Hoffmann-Richter umgekehrt hervorhebt, versprechen literarische Auseinandersetzungen mit suizidbedingtem Verlust auch für die Medizin einen Erkenntnisgewinn, geben sie doch:

> „Aufschluss über Probleme der Verarbeitung wie Möglichkeiten der Bewältigung und Notwendigkeit fachärztlicher Interventionen. […] Fragen an das Leben stellen sich jedem. Und genau hier könnten uns die Texte der Schriftstellerinnen und Schriftsteller weiterhelfen. Prosa, Lyrik wie Briefe und Tagebücher geben uns Einsicht in subtile Reflexionen, in intime Befindlichkeiten, die wir sonst kaum je zu hören bekommen. Wie sehr öffnen sich unsere Liebsten in existenziellen Fragen? Wie weit geben wir Patientinnen und Patienten die Möglichkeit, sich zu öffnen?" (Hoffmann-Richter 2001, S. 310)

Neben poetischer Rezeption ist schließlich auch an die (therapeutischen) Potenziale zu denken, die sich aus eigenem poetischem Schreiben ergeben, und zwar auch mit Blick auf Personen, die wie Ärzte oder Pflegende durch ihren Beruf mit Suizid konfrontiert werden. So postuliert Rafael Campo:

> „The act of poem-making itself after this traumatic event […] illustrates the utility of what could be considered a form of written expression therapy, a modality increasingly used to treat posttraumatic stress disorder."
> (Campo 2024, S. 889)

Die private Trauer der Angehörigen

Ehe später noch ausführlicher auf die Besonderheiten beruflicher Betroffenheit eingegangen werden soll, sei der Blick zunächst auf Lyrik gelenkt, die einen Einblick darin gibt, in welcher Weise Familie und Freunde den Verlust eines Menschen durch Suizid empfinden. Grundlage meiner Analysen ist der von Jörg Weisshaupt edierte Band „*Darüber reden": Perspektiven nach Suizid. Lyrik und Prosa von Hinterbliebenen* (2015), ein Buch, dessen Texte allesamt von Personen verfasst wurden, die vor kurzer Zeit oder auch nach langen Jahren einen nahestehenden Menschen – einen Elternteil, einen

Partner, einen Freund – durch Suizid verloren haben. Da es sich bei den Texten um als autobiographisch deklarierte Gedichte handelt, nutze ich in meiner Annäherung nicht den Begriff des ‚lyrischen Ich‘, setze das in den Gedichten jeweils zu hörende ‚Ich‘ aber auch nicht mit der Person des Autors synonym, um den emergenten Effekten, die sich aus der Poetisierung des Autobiographischen ergeben können, Rechnung zu tragen. Als Ausdruck dessen verwende ich stattdessen die neutraleren Begriffe des ‚Sprechenden‘ bzw. ‚Hinterbliebenen‘.

Was die in *„Darüber reden"* versammelten Gedichte erkennen lassen, ist die in der Erfahrung von Suizid so dringlich werdende Sehnsucht nach dialogischer Nähe. Angesichts der ungebrochenen Tendenz der öffentlichen Tabuisierung von Suizid ist kommunikativer Halt für Hinterbliebene nach wie vor keine Selbstverständlichkeit – wie die selbst Betroffene Anita Bättig schreibt: „Aber die meisten Leute fragen nichts. Und die Menschen, die Dich kannten, schweigen Dich tot. So tot kannst Du gar nicht sein, wie sie Dich jetzt totschweigen." (Bättig 2015, S. 36) Auch wenn es den Verlust nicht zu ändern vermag, kann ein enttabuisierendes „Darüber reden" die Trauer von Hinterbliebenen dennoch ein Stück weit lindern. So heben die Autoren des Buches hervor, wie tröstend das Wissen sein kann, mit der Erfahrung von Suizid nicht allein zu sein; wie beispielsweise Miriam Frisenda schreibt:

„die Geschichten der anderen halfen ihr zu verstehen, dass sie nicht allein war. Sie erkannte sich wieder in deren Trauer, sie weinte mit ihnen und vor ihnen, sie erzählte ihre Geschichte, ihre Wut und ihren Kampf." (Frisenda 2015, S. 42)

Sind nun die von Weisshaupt versammelten Texte auch für das Gesundheitswesen relevant? Ja, unbedingt, kann der Einblick, den die Texte in das Erleben von Suizid geben, doch zum einen das Verständnis von Ärzten und Pflegenden wie auch ihren Umgang mit Hinterbliebenen stützen. Wie auch Jörg Weisshaupt im Vorwort zu *„Darüber reden"* explizit betont, darf zudem nicht vergessen werden, wie viele Personen auch beruflich von Suizid betroffen werden können: „Auch für die Profis, die bei Feuerwehren, der Polizei oder Sanität arbeiten, die sich in Gesundheitsberufen um Menschen mit psychischen Problemen kümmern, oder das Bahnpersonal sind Selbsttötungen Grenzerfahrungen." (Weisshaupt 2015, S. 8) Die Beschäftigung mit den Perspektiven privat Betroffener vermag so zum anderen nicht zuletzt die Auseinandersetzung mit eigenem Suiziderleben zu unterstützen und auf diese Weise der eigenen Selbstfürsorge Rechnung zu tragen.

Zugehörigkeit als Wunsch und Entscheidung
(Stefan Wenger „Zugehörig" (Wenger 2015, S. 7–10))

Hinterbliebene werden nun (auch in medizinisch-klinischen Kommunikationskontexten) für gemeinhin als Angehörige verstanden und adressiert. Suizid kann diese vermeintliche Selbstverständlichkeit allerdings infrage stellen. Denn Angehörigkeit ergibt sich nun nicht immer durch Zugehörigkeit, sondern teils auch durch ihr Fehlen, durch das Gefühl, nicht zu jemandem zu gehören, zu dem man es eigentlich sollte. Eindringlich zeigt sich dies im Gedicht „Zugehörig" von Stefan Wenger, der als Sechsjähriger seine Mutter durch Suizid verlor. Durch den Titel prominent platziert, zieht sich die Frage der (fehlenden) Zugehörigkeit und ihre Auswirkungen auf das Leben des Hinterbliebenen durch alle Strophen.

> *Eine Frau, eine Mutter,*
> *zu der ich gehöre.*

> *Aber ich gehörte ja nie zu ihr.*
>
> (Wenger 2015, S. 83)

Die Mutter gehört zum Sohn und doch nicht, bedeutet schließlich Suizid zugleich die Beendigung dieser Beziehung, dieses Zu-, dieses Zusammengehörens

---

im Leben. Zugehörigkeit erfordert nun aber zwingend (mindestens) zwei Personen – die Beendigung der (zu Lebzeiten geführten) Beziehung durch den einen kann, muss aber nicht durch den anderen angenommen werden. Entsprechend resümiert der Hinterbliebene entschieden:

> *Meine Geschichte, meine Mutter*
> *gehören zu mir und ich nehme sie an.*
> *Ich schreibe und lebe sie weiter.*

(Ebd., S. 83)

Im Kontext des Suizids wird Zugehörigkeit hier zur Entscheidung. Das, was die Mutter zu Lebzeiten nicht (länger) zu tun vermochte, übernimmt das (nun selbst erwachsene) Kind, das die Zugehörigkeit außer Frage stellt, sie als Aussage, als Fakt, als eine auch durch den Tod unbedingte Beziehung formuliert.

Die Entscheidung für Zugehörigkeit geht im Gedicht einher mit Akzeptanz, wird doch die Mutter mitsamt ihren, sowohl ihre eigene als auch die Geschichte des Hinterbliebenen so prägenden Entscheidungen vom Sprechenden ‚angenommen‘. Mit der nächsten, durch das Pronomen ‚sie‘ mit dem vorherigen Satz weiterhin verbundenen Verszeile geht der Sprechende noch einen Schritt weiter: „Ich schreibe und lebe sie weiter". Auf wen bezieht sich dieses „sie"? Wer oder was wird weitergeschrieben und -gelebt, die eigene Geschichte, die (Geschichte der) Mutter oder beides? Das aufgrund der pronominalen Mehrdeutigkeit ambigue „sie" lässt dies offen. Mutter und Kind, ihre, seine, ihre gemeinsame Geschichte werden untrennbar verschränkt. Weit mehr als nicht-literarische Kommunikationskontexte erlaubt der poetische Rahmen so eine Un- und damit Mehrdeutigkeit des Bezuges, über welchen die unauflösbare Verbindung von Mutter und Kind mittels der Kraft der Sprache über den Tod hinaus konsolidiert wird.

Die Omnipräsenz der offenen Frage

(Josephine G. „Dein Abgang" (G. 2015, S. 27))

In dem Gedicht „Dein Abgang" – verfasst von Josephine G., die im Alter von 24 Jahren alt ihre Mutter durch Suizid verlor – wird der tiefe Schmerz, den ein Suizid den Hinterbliebenen zufügt, der Toten in aller Vehemenz hinterhergerufen. In jeder Zeile wird die Verstorbene direkt adressiert:

> *Hast Du gewusst, was Du mit deinem Abgang anrichtest?*
> *Hast Du gewusst, was Du damit auslöst?*
> *Hast Du gewusst, dass Du mit Deinem Abgang*
> *unsere Leben in Frage stellst?*

(G. 2015, S. 27)

Bereits die stets gleiche, die Versanfänge niederdrückende Wiederholung des zwischen Suche und Anklage changierenden „Hast Du gewusst, was" bzw. „dass" lässt die Schwere nachempfinden, mit welcher der Suizid auf den Hinterbliebenen lastet. Durch die Fragestruktur wird dabei eine direkte Gesprächssituation zwischen der Sprecherin und dem von ihr angesprochenen ‚Du' suggeriert – doch die Suche nach Antworten ist vergebens, jeder Vers des Gedichts, selbst die letzte, durch eine Leerstelle optisch abgehobene Zeile, endet mit einem Fragezeichen, welches die Erkenntnis, dass der einstige Dialog für immer einem Monolog gewichen ist, bitter zementiert.

Die sprachliche Omnipräsenz des ‚Du' führt die realweltliche Absenz der Toten kontrastierend vor Augen. In gewisser Paradoxie verhält sich dazu die absente Präsenz der Hinterbliebenen, welche in diesem monologisch geführten Dialog als einzige spricht, aber dabei doch an keiner Stelle auch selbst, als explizit ausgesprochenes ‚Ich' in Erscheinung tritt. Lediglich indirekt klingt die Sprecherin im Gedicht an, in der Gemeinschaft des hinterbliebenen ‚Wir' bzw. ‚uns', dem das verlorene ‚Du' gegenübergestellt wird. Fast scheint es so, als drohte sich nicht nur das ‚Du', sondern auch das ‚Ich' im Suizid zu verlieren, findet doch außerhalb dieser Gemeinschaft der Hinterbliebenen das ‚Ich' keinen Platz. Das ‚Wir' spiegelt so zugleich die Gemeinschaft – zu welcher einst auch das ‚Du' dazugehört hatte – wie auch die Einsamkeit, Verlassenheit, die selbst der im Kreis anderer aufgehobene Hinterbliebene verspüren kann.

Mit dem letzten, durch eine Leerzeile hervorgehobenen Vers endet das Kreisen der Sprechenden um die Frage, wie bewusst das verlorene ‚Du' die Entscheidung für das eigene Lebensende und die damit verbundenen Konsequenzen für die Hinterbliebenen getroffen hat, in einem durch den Tod unbeantwortbaren Konjunktiv:

> *Hättest du es getan, wenn Du all das gewusst hättest?*
>
> (Ebd., S. 27)

Hätte das Wissen, welche Folgen, welches Leid der Suizid für die Hinterbliebenen bedeuten würde, den Suizid verhindert, hätte es dazu geführt, dass sich das ‚Du' in einer anderen Weise als Teil des ‚Wir' verstanden hätte? Der Tod hat eine Antwort unmöglich gemacht. Was im Suizid so hinterbleibt, ist allzu oft nicht klärende Antwort, sondern ein nach dem schweigenden ‚Du' fragendes ‚Wir' – das durch just dieses beharrliche Weiterfragen die Beziehung zum Verlorenen über den Tod hinaus festzuhalten sucht.

Im Purgatorium unendlichen Wartens
(Silvia Blaser „Wenn der Himmel schweigt" (Blaser 2015, S. 30–31))

Das quälende Warten auf eine doch nie kommende Antwort durchzieht auch ein Gedicht von Silvia Blaser, die als Jugendliche ihre Mutter durch Suizid verlor. Mit dem Suizid vermag sich das Leben von Hinterbliebenen zu wandeln in eine fast schon plötzliche, das eigene Zeitempfinden ins Unerträgliche dehnende Pause, in einen purgatorischen Wartezustand ohne Aussicht auf Erlösung, ohne Möglichkeit einer Rückkehr zu früherer Normalität. In Blasers dreistrophigem Gedicht „Wenn der Himmel schweigt" ist die Zeit dieses Wartens gefüllt mit Fragen:

> *wann kommst Du endlich wieder?*
> *wann werde ich erlöst*
> *von all der Hoffnung und den Fragen?*
> *blicke in den Himmel hinauf*
> *und warte.*

(Blaser 2015, S. 30)

Ebenfalls explizit adressiert an das verstorbene ‚Du', verhallen die Fragen der Hinterbliebenen im Nichts des Suizids. Die Leerstelle, welche die Verstorbene im Leben der Familie hinterlassen hat, spiegelt sich in der wunden Zäsur der bisherigen Kommunikation. Nachdrücklich schreibt sich diese Zäsur in die subtile Dialogizität der drei Verse ein, welche die jeweiligen Strophen beenden: „und frage // […] und warte // […] und schweige". (Ebd., S. 30) Die Kommunikation zwischen Du und Ich ist mit dem Suizid auf ewig durchbrochen: Die Frage führt zu Warten und verhallt in Schweigen, ein Zustand, der, wie an anderer Stelle hervorgeht, nun schon gut ein „Dutzend Jahre" (Ebd., S. 30) andauert. So mächtig ist der Suizid, dass er sogar den Himmel zum Verstummen bringt: „[d]er Himmel schweigt" (Ebd. S. 30) – selbst Gott vermag der Hinterbliebenen keine Antwort zu geben.

Mit diesem Bild eines in bald 12 Jahre währender Stille verharrenden Ich, umgeben von sowohl physischer als auch metaphysischer Einsamkeit, bietet Blasers Gedicht einen ebenso realitätsnahen wie erdrückenden Eindruck der Empfindungswelt eines von Suizid betroffenen Hinterbliebenen. Kaum Worte sind hierfür nötig, und so reicht auch in „Wenn der Himmel schweigt" ein kleines Gestaltungselement, wie die kontrapunktische Reihung von sich kontextualisierenden, zu einer Einheit sich verbindenden Worten am jeweiligen Strophenende und den ihnen nachfolgenden – die realweltliche Leere

---

spiegelnden – Leerzeilen, um den Schmerz des zerrissenen Dialogs zu Gehör und Verständnis zu bringen. Unterstrichen wird dies durch die Interpunktion: Denn die einzigen abschließenden Satzzeichen des Gedichts sind Fragezeichen; Schlusspunkte oder Ausrufezeichen sucht man hingegen vergeblich, wodurch die Frage, das Warten und das Schweigen, das Verhallen im ebenso unbeantworteten wie auch unbeantwortbaren Nichts subtil unterstrichen wird. So ist es in gewisser Weise gerade das Minimale des poetischen Formenspiels, durch welches dem Maximalen des Verlusts Ausdruck verliehen wird.

Die professionelle Trauer des klinischen Teams

Denken wir an Betroffene, dann denken wir in der Regel in erster Linie an Familie und Freunde, an das private Umfeld, das einen nahestehenden Menschen verloren hat. Auf ganz eigene Weise kann Suizid darüber hinaus auch all jene treffen, die durch ihren Beruf mit dem Tod in Berührung kommen. Zu denken ist hier etwa an Rettungskräfte und Notfallmediziner, die zu den häufigsten Berufsgruppen gehören, die Personen, die durch Suizid gestorben sind, finden und bergen. Darüber hinaus können auch Mitarbeiter der klinischen Patientenversorgung durch ihren Beruf mit Suizid konfrontiert werden: Schätzungen zufolge ereignen sich etwa 5–8 Prozent aller Suizide im Krankenhaus.[7] Dies betrifft vor allem die Psychiatrie, in welcher der Suizid, wie Hoffmann-Richter pointiert resümiert, „kein philosophisches", sondern „handfestes […] Problem ist" (Hoffmann-Richter 2001, S. 309) „So sehr wir uns dessen bewusst sind, dass der Suizid als solcher kein Symptom, keine psychische Erkrankung ist; so sehr ist er in unserer klinischen Arbeit eine alltägliche Bedrohung im Hintergrund." (Ebd., S. 310) Der Umgang mit durch Suizid verstorbenen Personen, auch die fürsorgende Auseinandersetzung mit Hinterbliebenen erfordert von Personen des Gesundheitswesens – von Rettungskräften, Notfallmedizinern, Mitarbeitern psychiatrischer, aber auch somatischer Stationen – insofern eine hohe Sensibilität für fremde, aber auch eigene Bedürfnisse.[8]

Fürsorge ohne Selbstfürsorge

(tom fiero „i need to run" (Fiero 2018))

In welcher Weise der Suizid eines Menschen auch das klinische Team zu Betroffenen machen kann, verdeutlicht das 2018 online veröffentlichte Gedicht „i need to run", verfasst von einem – wie auch aus dem begleitenden Kommentar hervorgeht – in den USA klinisch praktizierenden Arztes namens „tom fiero". Fieros als autobiographisch ausgewiesenes Gedicht zeigt sich als unmittelbare Reaktion auf den nur wenige Stunden zuvor erlebten Tod eines Patienten, der aufgrund von Depressionen bereits mehrfach in der Klinik vorstellig geworden („they said he had prior visits / here / for depression" (Fiero 2018)) und nun nach einem Suizidversuch schwerverletzt in der Notaufnahme eingetroffen war („he goes to the nearest ER / us / me / and our team" (Ebd.). Wie das Gedicht suggeriert, verstirbt der Patient letztlich auf dem OP-Tisch, trotz des Bemühens des klinischen Teams, dessen unternommene medizinische Schritte in fieros gedichtbegleitendem Kommentar – in ebenso rechtfertigend wie entschuldigend anmutender Weise – detailliert aufgelistet werden.

i need to run

in the rain

or something I need to run

I need to rest but I need to run, [...] (Ebd.),

so lautet der Beginn von fieros Gedicht. Es reichen nur einige kurze Zeilen, einige wenige, wiederholte, einfache Worte, um die innere Aufwühlung des Arztes zum Ausdruck zu bringen. „I need to rest but I need to run" – die Extreme von Rennen versus Ruhen, das simultane Bedürfnis nach einem Maximum und Minimum an Bewegung spiegeln den Wunsch, der erlebten Situation zu entfliehen, wortwörtlich vor ihr davonzulaufen, bei gleichzeitigem Eingeständnis in die umfassende Erschöpfung, zu welcher der – vergebliche – Versuch ein Menschenleben zu retten, geführt hat.

Während Ärzte im Kontext von Sterben und Tod für gemeinhin primär mit dem Überbringen schlechter Nachrichten assoziiert werden, zeigt fieros Gedicht in schnörkelloser und dennoch, oder gerade dadurch kraftvoller Sprache die unmittelbaren Emotionen und Reaktionen eines Arztes auf den suizidbedingten Verlust seines Patienten und verdeutlicht dadurch, in welcher Weise der Tod eines Menschen auch den soeben noch für ihn Sorgenden treffen kann. Der Verlust des Patienten trifft den Arzt, der gerade noch die Verantwortung für das fremde Leben angenommen hatte, auf ganz eigene Weise, kann eine Suche nach (eigenen) Fehlern, kann Gefühle des Versagens, der Ohnmacht hervorrufen. Wie Hoffmann-Richter mit Blick auf die psychiatrische Disziplin festhält: „Nach Innen und Außen stellt jeder vollendete Suizid die berufliche Kompetenz infrage." (Hoffmann-Richter 2001, S. 310) Das Wissen, dass ein Patient – wie auch in der Darstelung fieros – bereits mehrfach psychiatrische Hilfe gesucht hatte, kann hier etwaige Schuld- oder Unzulänglichkeitsgefühle weiter verstärken. In fieros Gedicht lastet der Verlust des Patienten so schwer auf dem Arzt, dass sich dieser nicht einmal mehr dazu überwinden kann, elementarste eigene Bedürfnisse zu stillen: „i need to rest, and eat, and hydrate but i cant, can i", „i probably should take a shower", „I should eat", „I cant eat or drink", „I want to go running in the rain, but my legs can barely move" (Fiero 2018). Essen, Trinken, Ruhen, Bewegen – das gefühlte Versagen der Fremdfürsorge resultiert in einer Versagung von Selbstfürsorge.

In poetisierter Form berührt fieros „i need to run" damit ein Phänomen, das weiterhin allzu oft in den Marginalien öffentlicher wie auch medizinischer Aufmerksamkeit steht: die Erfahrung von ‚professional grief' bzw. ‚beruflicher Trauer'.[9] Gemeint ist damit eine durch die konstante berufliche Konfrontation mit Grenzsituationen wie Tod und Sterben bedingte Form der Trauer, die sich von privater Trauer, also dem Verlusterleben von Sterbenden, Angehörigen und Hinterbliebenen v. a. durch die „Häufung von Todesfällen und die Mitverantwortung für den Krankheits- und Sterbeprozess"

(Lang 2021, S.1468) unterscheidet. Eine bewusste Auseinandersetzung mit beruflichen Trauererfahrungen scheint nun mit Blick auf Wohlbefinden und Würde der Versorgenden von unerlässlicher Bedeutung. In der Praxis kommen die Bedürfnisse des klinischen Teams allerdings häufig kurz: Zwar werden Ärzte und Pflegende darin geschult, sich im Kontext des Todes fremder Bedürfnisse anzunehmen; die Bedeutung der Selbstfürsorge (Umgang mit Patientenverlust, Sprechen über den Tod, etc.) spielt gerade in der ärztlichen Ausbildung und Praxis aber nach wie vor eine untergeordnete Rolle und wurde erst 2017 durch den Weltärztebund explizit hervorgehoben: „Ich werde auf meine eigene Gesundheit, mein Wohlergehen und meine Fähigkeiten achten, um eine Behandlung auf höchstem Niveau leisten zu können." (Bundesärztekammer 2024) Es erscheint als immenser Gewinn, dass der Aspekt der Selbstfürsorge inzwischen auch in offiziellen Deklarationen und Kodizes aufgenommen wurde. Aber natürlich müssen parallel dazu auch in der Praxis entsprechende Möglichkeiten der Umsetzung geschaffen werden. Die Arbeitsbedingungen und Kulturen des Gesundheitswesens stellen hier teils immense Herausforderungen daran dar, den Umgang mit Tod und Toten so zu gestalten, dass dabei auch den Empfindungen des klinischen Teams Rechnung getragen wird – Empfindungen, die fieros Gedicht in aller Eindringlichkeit zum Ausdruck bringt.

Die Pflicht des Alltags

(Stacy R. Nigliazzo „Aftermath" (Nigliazzo 2024, S. 889))

Welche Bedeutung ein suizidbedingter Patientenverlust auch für Pflegekräfte haben kann, zeigt das 2024 veröffentlichte Gedicht „Aftermath" der US-amerikanischen Krankenschwester und Dichterin Stacy R. Nigliazzo. Zentriert auf die ersten Stunden und Tage nach dem Tod eines Patienten, der sich nach dem Rundgang der Nachtschicht im Patientenzimmer durch Erschießung getötet hat, zeichnet das Gedicht die Reaktionen der Pflegekräfte auf Suizid nach. Ab der ersten Gedichtzeile ist das Motiv des Todes im Text verankert: „Asters reach from paper cups across the nurses' desk." (Nigliazzo 2024, S. 889)[10] Mit dem Bild abfallender Asternblüten als einem in Literatur- und Kulturgeschichte tradierten Vergänglichkeitssymbol deutet das Gedicht den wenige Zeilen später verkündeten Suizidtod des Patienten figurativ voraus. Das Bild des Pappbechers, welcher die nun verwelkten Blumen umfasst, verleiht der Szenerie eine gewisse Profanität, die zugleich einer etwaigen Romantisierung des Todes oder auch des ihm vorausgegangenen Lebens entgegenwirkt. Doch trotz dieser Profanität erfährt dieses Leben, dieser Tod in Nigliazzos Gedicht eine würdevolle Rahmung, wird doch durch die symbolische Engführung des Tods mit verwelkten Astern das Grauen des Suizids mit Schönem konterkariert. Der Umgang des Pflegepersonals mit den verwelkten Blütenblättern verstärkt den Eindruck des Würdevollen. So fegt dieses die Blütenblätter nicht einfach beiseite, sondern sammelt sie ein und platziert sie in einem Buch („fold them in a book" (Nigliazzo 2024, S. 889)). Mit diesem Bild von zwischen Buchseiten gepressten Blumen als Versuch, zumindest eine Erinnerung an das vergangene Leben zu bewahren, wird dem Tod im Gedicht subtil gegenübergetreten. Die Subtilität steht im Kontrast zur Explizitheit, mit welcher die Umstände des Suizids sodann offenbart werden:

This is how we fix it when he
shoots himself in the face after night rounds. (Ebd., S. 889)

Das Enjambement bricht den Satz in zwei Teile: Die menschliche Beziehung zwischen Patient und Pflege wird optisch abgetrennt vom Suizid, der in die nächste Zeile geschoben wird, als solle eine schützende Distanz zum Grauen hergestellt werden. Fast wirkt es hierbei, als verdecke der nüchterne Ton, so Rafael Campo, den Schock „of self-harm happening in the very place devoted to care and healing." (Campo 2024, S. 889) Das klinische Team kann dem Patienten zu Lebzeiten zur Seite stehen, doch der Suizid lässt auch dieses hilflos zurück. Wie die nächste Strophe bedrückend zum Ausdruck bringt, bleibt der Krankenpflegerin nur mehr der ohnmächtige Traum einer anderen Realität: „I dream I draw his pain in into a 10-mL syringe. […] The bullet / blows back inside his gun and his children come–" (Nigliazzo 2024, S. 889). Im Einklang mit dem Fremd- und Selbstverständnis des pflegerischen Berufs wünscht die Sprechende, sie hätte dem Patienten mithilfe der Möglichkeiten und Hilfsmittel, die ihr im klinischen Berufsalltag zur Verfügung stehen („a syringe"), den Schmerz nehmen und zugleich auch das Leid der Familie verhindern können. Die Sorge um andere, der Wunsch nach dem Wohlergehen von Patienten und Angehörigen klingt so unüberhörbar aus dem Gedicht heraus – das eigene Leid, der eigene Schmerz, der durch den Suizid des Patienten hervorgerufen werden kann, tritt dahinter zurück. In voller Brutalität wird dies in der Abschlussstrophe des Gedichts deutlich: Drei Tage sind noch Spuren des Suizids, des vergangenen Lebens zu sehen, dann ist das Zimmer gereinigt („*scrubbed clean*") und bezugsfertig für einen neuen Patienten – und die Pflege vor die Aufgabe gestellt, trotz des erlebten Außergewöhnlichen den klinischen Alltag aufrechtzuerhalten. Wie mit der letzten Verszeile kurz und nüchtern konstatiert wird: „Some of us cry. All of us get back to work." (Nigliazzo 2024, S. 889)

In der kommentarlos für sich selbst sprechenden Einbettung professioneller Trauer in den klinischen Alltag verdeutlicht Nigliazzos Gedicht, wie wenig Raum der pflegerischen oder ärztlichen Auseinandersetzung mit Sterben und Tod mitunter gegeben ist. Die Bedeutung einer entsprechenden Auseinandersetzung ist allerdings nicht zu unterschätzen. So gehören Mitarbeiter des Gesundheitswesens nicht nur zu jenen Berufsgruppen, die sich besonders häufig mit Suizid konfrontiert sehen, sondern fallen auch selbst durch ein erhöhtes Suizidrisiko auf.[11]

Entsprechend eindringlich betont Campo mit Blick auf Niggliazos letzte Verszeile:

„The poem's devastating last line seems a warning to us to do more: the burnout implied in the dispirited ‚Some of us cry. All of us get back to work.' may be itself a risk factor for suicidal ideation and demands care and attention from our colleagues and workplaces, not least the opportunity to speak and write about experiences of powerlessness." (Campo 2024, S. 889)

Schlussgedanken: Wider das nutzlose Potenzial ungenutzter Literatur

Sollte nun ein Beitrag zu einem Buch, das der heilsamen Wirkung der Literatur gewidmet ist, wirklich auf so bedrückende Weise schließen? Ich meine ja. In Zeiten von Tod und Trauer soll und kann Literatur Betroffenen Trost spenden bzw. das Verständnis anderer für ein trauerndes Gegenüber fördern. Aber würde eine solche Fokussierung gerade im Kontext des Suizidtabus nicht ein verharmlosendes Bild der Realität zeichnen? Zwar gehört der Suizid in der allgemeinen Literaturgeschichte zu einem umfassend etablierten und rezipierten Motiv, was auch die Faszination erahnen lässt, die der Suizid als (wohl häufig eher abstrakt erfahrenes) Phänomen in der Öffentlichkeit auslöst. Doch Betroffenenliteratur, also literarische Auseinandersetzungen mit Suizid durch Hinterbliebene oder auch Ärzte und Pflegende, ist demgegenüber deutlich schwerer zu finden.[12] Man kann sich daher fast des Eindrucks nicht erwehren, dass die öffentliche Aufmerksamkeit primär dem Suizid, nicht aber suizidbedingten Trauer- und Verlusterfahrungen gilt. Der Versuch, mittels Betroffenenliteratur zu einer Enttabuisierung oder auch Entstigmatisierung des Suizids beizutragen, erscheint insofern nach wie vor als sehr mühsamer Weg.

Dies heißt nun nicht, dass ich die Potenziale, die Literatur im Umgang mit Suizid zukommen kann, negieren möchte, nicht umsonst habe ich diese bereits in den einführenden Worten zu vorliegendem Beitrag hervorgehoben. Auch in den untersuchten Werken selbst klingt die Bedeutung von Literatur im Kontext suizidbedingter Trauer immer wieder an. Dabei ist es nicht zuletzt das eigene Schreiben über das Erlebte, das dabei helfen kann, im Moment überfordernden Grauens einen ersten Halt zu finden.

In seinem Vorwort zu „*Darüber reden*" betont so auch Herausgeber Jörg Weisshaupt, dass Betroffenenliteratur zum einen „Nichtbetroffene aus einer blockierenden Sprachlosigkeit führen" kann, „indem sie uns Anteil nehmen lassen an ihrem Leben nach einem Suizid", das Schreiben „[ü]ber den Verlust eines geliebten Menschen durch Suizid" zum anderen aber auch „Betroffene selbst entlasten und befreien" (Weisshaupt 2015, S. 8) kann. Was Weisshaupt hier für privat Betroffene postuliert, gilt auch für beruflich vom Suizid betroffene Personen. Auch der Arzt tom fiero wertet die poetische Auseinandersetzung mit dem suizidbedingten Tod seines Patienten so explizit als hilfreich:

> *The 'poem' I wrote as soon as I first got home.*
> *It helps me.*
> *[…]*
> *I've written about 2000 […]* (Fiero 2018).

Krankenschwester Stacy Nigliazzo wiederum versteht Schreiben und Pflege gar als untrennbar verbunden:

> *For me, writing and nursing are inseparable—each informs the other.*
> *[…] I would […] assert that nurses and writers are equally watchful*
> *and precise—always looking for what others perhaps don't see while*
> *anticipating three or four strides down the road. I've been told that my*
> *writing conveys compassion, but with detachment. As a nurse, this*
> *duality is also necessary. While I was comforting the mother of the*
> *previously mentioned boy who died, I was also serving as the primary*
> *nurse for two other patients, one of whom was being admitted for*
> *critical care. Of course, I was emotionally devastated, but there was*
> *work to be done. This is where writing becomes necessary. At the end of*
> *the day, the page is where we pour out our hearts. It is our sanctuary.*[13]
> (Wendel 2020)

Die Potenziale der Literatur für eine Medizin, die der Menschlichkeit aller, die in ihr zusammentreffen – Patienten, Angehörige und Hinterbliebene, wie auch Ärzte und Pflegende –, Rechnung trägt, sind also durchaus da – aber sie verwirklichen sich nicht von selbst. Nur wenn Literatur, sei es in Form selbst verfasster Texte oder in Form literarischer Lektüren, einen Raum bekommt, in dem sie sich gezielt und geführt entfalten kann, wird aus abstraktem Potenzial konkrete Wirkung.

Endnoten

1 Für eine psychiatrische Auseinandersetzung mit dem Tabu des Suizids s. Oexle u. a. (2020), S. 779–784. Zur Bedeutung, den Suizid im öffentlichen Diskurs zu enttabuisieren, s. z.B. Stein (2022), S. 693–717.

2 Aus der Fülle an literaturwissenschaftlicher Forschung zum Motiv des Suizids (nicht so sehr aber der weitaus weniger erforschten Betroffenenliteratur), s. exemplarisch: Tebben (2012), S.1833–1844; Vorjans u. a. (2016); Graefe-Ewald (2017); Kurz (2018), S.105–122. Für ethische Diskussionskontexte sei gesondert hervorgehoben Abbt (2007). Zum Suizid als filmisches Motiv s., aufgrund ihrer primär psychologisch und medizinisch orientierten Annäherung, v.a. Poltrum u. a. (2020). Zum Suizid als dramatisches Motiv s. aus ähnlichem Grund Pfennig (2023).

3 Für eine generelle Auseinandersetzung mit der Bedeutung poetischer Texte für das Gesundheitswesen s. etwa die Beiträge in Steger und Fürholzer (2019).

4 Für weiterführende Auseinandersetzungen mit poesieunterstützter Therapie sei verwiesen auf das *Journal of Poetry Therapy* (1987–2002).

5 Das Gros der in diesem Buch versammelten Texte geht auf eine von Angela von Lerber geleitete Schreibwerkstatt zurück. Alle drei der Autoren, deren Gedichte im Folgenden untersucht werden, verloren im Kindes-, Jugend- oder jungen Erwachsenenalter ihre Mutter durch Suizid. Dass es sich hierbei jeweils um die Mutter handelt, hat für meine Auswahl der Gedichte keine Bedeutung gespielt, sondern ist eine zufällige Koinzidenz.

6 Analog dazu wird im Band auch selbst der explizite Wunsch geäußert, „dass andere Menschen, die in ihrem persönlichen Umfeld mit Suizid konfrontiert werden, sich in den vorliegenden Zeilen wiederfinden und dadurch ein Stück Trost erleben." (Lerber 2015, S.16).

7 Vgl. Schneider u. a. (2018), S. 783. S. zum Kliniksuizid auch Brieger und Menzel (2021).

8 Zu den psychischen Folgen, die die berufsbedingte Konfrontation mit Suizid für Einsatzkräfte und Klinikmitarbeiter nach sich ziehen kann, s. etwa Lyra u. a. (2021); Nelson u. a. (2020), S.1–12.

9 S. hierzu etwa Lang (2021), S.1468–1472.

10 Poetische Auseinandersetzungen mit der pflegerischen Wahrnehmung von Sterben und Tod finden sich auch in Nigliazzos Gedichtband *Sky the Oar* (Nigliazzo 2018).

11 Vgl. z.B. Wicker und Stirn (2011), S. 30–31; Carson u. a. (2023), S. 361–370; Olfson u. a. (2023), S.1161–1166. Für (die wenige) Literatur, die der Bewältigung berufsbedingter Suiziderfahrungen gewidmet ist, s. z.B. Illes (2015).

12 Dies gilt nicht nur für veröffentlichte Literatur. Man denke hier beispielsweise an die ärztliche oder pflegerische Ausbildung und Praxis, in welcher Literatur – gerade auch, wenn es um das Verfassen eigener Texte geht – nach wie vor eine stark untergeordnete Rolle zukommt.

13 Zu den Verbindungen, die Nigliazzo zwischen Pflege und Poesie ausmacht, s. auch Kleinman (2014).

Literatur

Abbt, Christine. 2007. *Der wortlose Suizid: die literarische Gestaltung der Sprachverlassenheit als Herausforderung für die Ethik*. München: Fink.

Bachofner, Anna. 2015. Keine Worte mehr. In: *„Darüber reden": Perspektiven nach Suizid: Lyrik und Prosa von Hinterbliebenen*, hrsg. von Jörg Weisshaupt, S.101. Basel: Joh. Petri.

Bättig, Anita. 2015. Die Leute fragen mich manchmal … In: *„Darüber reden": Perspektiven nach Suizid: Lyrik und Prosa von Hinterbliebenen*, hrsg. von Jörg Weisshaupt, S.36–37. Basel: Johannes Petri.

Blaser, Sylvia. 2015. Wenn der Himmel schweigt. In: *„Darüber reden": Perspektiven nach Suizid: Lyrik und Prosa von Hinterbliebenen*, hrsg. von Jörg Weisshaupt, S.30–31. Basel: Johannes Petri.

Brieger, Peter und Susanne Menzel. 2021. *Umgang mit Suizid in psychiatrischen Einrichtungen*. 1. Aufl. Köln: Psychiatrie Verlag.

Campo, Rafael. 2024. Suicide and Poetry. *JAMA. Journal of the American Medical Association* 331(10): 889. https://doi.org/doi:10.1001/jama.2023.27993.

Carson, Leslie M. u.a. 2023. *An analysis of suicides among first responders. Findings from the National Violent Death Reporting System*, 2015–2017. Journal of Safety Research 85: S.361–370. https://doi.org/doi:10.1016/j.jsr.2023.04.003.

Fiero, Tom. 2018. Physician warriors don't cry. https://www.idealmedicalcare.org/physician-warriors-dont-cry/. Zugegriffen am 10.05.2024.

Frisenda, Miriam. 2015. An einem Suizid gestorben. In: *„Darüber reden": Perspektiven nach Suizid: Lyrik und Prosa von Hinterbliebenen*, hrsg. von Jörg Weisshaupt, S.38–43. Basel: Johannes Petri.

G., Josephine. 2015. Dein Abgang. In: *„Darüber reden": Perspektiven nach Suizid: Lyrik und Prosa von Hinterbliebenen*, hrsg. von Jörg Weisshaupt, S.27. Basel: Johannes Petri.

Graefe-Ewald, Annette. 2017. *Das Suizidmotiv in der deutschsprachigen Literatur*. Düsseldorf: Düsseldorf University Press.

Hoffmann-Richter, Ulrike. 2001. Nach dem Suizid. *Psychiatrische Praxis* 28(7): S.309–313. https://doi.org/doi:10.1055/s-2001-17785.

Illes, Franciska. 2015. *Suizide im beruflichen Kontext: Bewältigungsstrategien für Mitarbeiter im Gesundheitswesen und Rettungsdienst*. Stuttgart: Schattauer.

Kleinman, Loren. 2014. Stacy R. Nigliazzo and the Scissored Moon. https://www.huffpost.com/entry/stacy-r-nigliazzo-and-authors_b_5421448. Zugegriffen am 14.05.2024.

Kurz, Stephan. 2018. Ansteckungen, Spaltungen, Variationen zum Schreiben oder Töten : erzählte Suizide seit „Werther". *Brünner Beiträge zur Germanistik und Nordistik* 32(Supplementum): S.105–122.

Lang, Klaus. 2021. Berufliche Trauer: Zum funktionalen Umgang mit Todesfällen in der Onkologie. *Der Onkologe* 60(11): S.1468–1472. https://doi.org/doi:10.1007/s00761-021-00934-7.

Lerber, Angela von. 2015. Wie dieses Buch entstand. In: *„Darüber reden": Perspektiven nach Suizid: Lyrik und Prosa von Hinterbliebenen*, hrsg. von Jörg Weisshaupt, S.16–17. Basel: Johannes Petri.

Lyra, Renan Lopes de u.a. 2021. Occupational exposure to suicide: A review of research on the experiences of mental health professionals and first responders. *PloS ONE* 16(4): S.1–17.

International Council of Nurses. 2021. Der ICN-Codex für Pflegefachpersonen. https://www.wege-zur-pflege.de/fileadmin/daten/Pflege_Charta/Schulungsmaterial/Modul_5/Weiterführende_Materialien/M5-ICN-Ethikkodex-DBfK.pdf

Nelson, Pauline A. u. a. 2020. 'We're the First Port of Call' – Perspectives of Ambulance Staff on Responding to Deaths by Suicide: A Qualitative Study. *Frontiers in Psychology* 11: S.1–12.

Nigliazzo, Stacy R. 2018. *Sky the Oar*. Winston-Salem NC: Press 53.

Nigliazzo, Stacy R. 2024. Aftermath. *JAMA. Journal of the American Medical Association* 331(10): S.889. https://doi.org/doi:10.1001/jama:2023.27536.

Oexle, Nathalie, Lea Mayer und Nicolas Rüsch. 2020. Suizidstigma und Suizidprävention. *Der Nervenarzt* 91(9): S.779–784. https://doi.org/doi:10.1007/s00115-020-00961-6.

Olfson, Mark u. a. 2023. Suicide Risks of Health Care Workers in the US. *JAMA. Journal of the American Medical Association* 330(12): S.1161–1166. https://doi.org/10.1001/jama.2023.15787.

Pfennig, Ralf. 2023. „In Schönheit" – Suizid auf der Bühne. *Psychologische Pflege Heute* 29(6): S.279–284.

Poltrum, Martin, Bernd Rieken und Otto Teischel, Hrsg. 2020. *Lebensmüde, todestrunken Suizid, Freitod und Selbstmord in Film und Serie*. Berlin und Heidelberg: Springer.

Schneider, Barbara, Manfred Wolfersdorf, Friedrich M. Wurst. 2018. Suizid und Suizidprävention im psychiatrischen Krankenhaus. *Fortschritte in der Neurologie* 86(12): S.778–796.

Steger, Florian und Katharina Fürholzer, Hrsg. 2019. *Lyrik und Medizin*. Heidelberg: Universitätsverlag Winter.

Stein, Stephan. 2022. Öffentliches Sprechen über Suizide zwischen Eindeutigkeit und Uneindeutigkeit. *Zeitschrift für Literaturwissenschaft und Linguistik* 52(4): S.693–717. https://doi.org/10.1007/s41244-022-00275-x.

Stepakoff, Shanee. 2009. From destruction to creation, from silence to speech: Poetry therapy principles and practices for working with suicide grief. *The Arts in Psychotherapy* 36(2): S.105–113.

Stroebe, Margaret. 2018. The Poetry of Grief: Beyond Scientific Portrayal. *OMEGA. Journal of Death and Dying*: S.67–96.

Tebben, Karin. 2012. 4.28 Suizid in der Neueren deutschen Literatur. In: *Handbuch Sterben und Menschenwürde*, hrsg. von Michael Anderheiden und Wolfgang Uwe Eckart, S.1833–1844. Berlin: De Gruyter.

Vorjans, Gerrit, Sabine Kyora und Gunilla Budde. 2016. *Von der Torheit, wählerisch zu sterben: Suizid in der deutschsprachigen Literatur um 1900*. Bielefeld: transcript.

Weisshaupt, Jörg, Hrsg. 2015. *„Darüber reden": Perspektiven nach Suizid: Lyrik und Prosa von Hinterbliebenen*. Basel: Johannes Petri.

Weisshaupt, Jörg. 2015. Vorwort. In: *„Darüber reden": Perspektiven nach Suizid: Lyrik und Prosa von Hinterbliebenen*, hrsg. von Jörg Weisshaupt, S.7-9. Basel: Johannes Petri.

Bundesärztekammer. Deklaration von Genf. Das ärztliche Gelöbnis. 2024. https://www.bundesaerztekammer.de/fileadmin/user_upload/BAEK/Themen/Internationales/Bundesaerztekammer_Deklaration_von_Genf_04.pdf. Zugegriffen am 01.05.2024.

Wendel, Monica. 2020. Nursing & Writing Roundtable: Part I. https://blreview.org/roundtable/nursing-writing-roundtable-part-i/. Zugegriffen am 14.05.2024.

Wenger, Stefan. 2015. Zugehörig. In: *„Darüber reden": Perspektiven nach Suizid: Lyrik und Prosa von Hinterbliebenen*, hrsg. von Jörg Weisshaupt, S.7–10. Basel: Johannes Petri.

Wicker, Sabine und Aglaja Stirn. 2011. Suizid und Arbeitsplatz. *Zentralblatt für Arbeitsmedizin, Arbeitsschutz und Ergonomie*: S.30–31. https://doi.org/doi:10.1007/BF03344979.

Fälle erzählen

Kasuistische Schreibweisen in Medizin und Literatur

Nicolas Pethes

Die Geschichte der Medizin basiert zu einem nicht geringen Anteil auf Geschichten. Seit der Frühen Neuzeit sind Briefe und Tagebücher von Ärzten überliefert, die Krankheitsverläufe nicht nur in ihrer Chronologie dokumentieren, sondern auch gemäß einer narrativen Topik – der Suche nach Ursachen in Familie und Lebenslauf der Kranken, der Zuspitzung von Krisen- und Wendepunkten ihres Leidens oder die Ausrichtung auf Heilung oder Tod am Ende – anordnen und gestalten. Solche Darstellungsformen dokumentieren kein ihnen vorausliegendes oder von ihnen unabhängiges Wissen, sondern bringen dieses beobachtungsbasierte Wissen als eines hervor, das von den Verfahren und Strukturen des Erzählens geprägt ist. So bezeichnet Kathyrn M. Hunter empirische Beobachtungen der Medizin als „narratively organized" (Hunter 1991, S. 51), während Julia Epstein sogar von einem „literary potential of medical narratives" (Epstein 1995, S. 26) spricht.

Es gibt zahlreiche Belege für das damit angedeutete Wechselverhältnis zwischen literarischem Erzählen und medizinischem Wissen. Schon Sigmund Freud bemerkte, „daß die Krankengeschichten, die ich schreibe, wie Novellen zu lesen sind" (Freud 1999, S. 277) und sein Zeitgenosse, der Dramatiker und Novellist Arthur Schnitzler, ein „psychologischer Tiefenforscher" (Freud 1960, S. 250) sei.[1] Man kann solche Annäherungen – zumal unter den Bedingungen einer funktional ausdifferenzierten Gesellschaft und der Aufteilung von Wissenschaft und Literatur in „zwei Kulturen"[2] – als bloße Rhetorik abtun. Wie dieser Beitrag aber zeigen soll, lässt sich im Fall von

Krankengeschichten tatsächlich ein historischer Schnittpunkt identifizieren, an dem die Neuausrichtung des medizinischen Diskurses sich in der gleichen Weise an innovativen Tendenzen innerhalb der literarischen Ästhetik orientiert hat, wie umgekehrt diese Tendenzen in Anlehnung an medizinische Darstellungsformen entwickelt wurden. Dieser Schnittpunkt liegt, so wird zu sehen sein, weniger auf der inhaltlichen Ebene einer konkreten Darstellung von Krankheitsverläufen, sondern in einer gemeinsamen Schreibweise medizinischer und literarischer Texte, die ich als ‚kasuistisch' bezeichnen werde.[3]

Ich werde die Ausbildung dieser Schreibweise im Folgenden anhand ästhetischer Debatten und exemplarischer Texte innerhalb der deutschsprachigen Literatur zwischen 1750 und 1850 nachzeichnen und dabei vier Ebenen unterscheiden, auf denen literarische und medizinische Fallgeschichten korrespondieren: die Bezugnahme auf die empirische Wirklichkeit (anstelle von deren symbolischer Überhöhung), die Aufwertung von Einzelbeobachtungen (im Unterschied zu idealisierenden Verallgemeinerungen), der Fokus auf pathologische Abweichungen (als Grundlage für die Bestimmung von Normalität) und die Sammlung und Serialisierung von Fällen (als Medien- und Wissenstechnik im Umgang mit Einzelfällen).

Die Entdeckung der Wirklichkeit

Der grundlegende Paradigmenwechsel, der mit der Hinwendung zu Fällen in der modernen Medizin einhergeht, besteht in der Ablösung ganzheitlicher systematischer Theoriemodelle durch die Beobachtung empirischer Krankheitsverläufe in der Heilkunde der Aufklärung. Wie Michel Foucault gezeigt hat, geht die Hinwendung der Wissenschaften vom Menschen zu empirischen Beobachtungen aus diesem Grund gerade nicht etwa mit einer Zunahme der Sicherheit des Wissens einher. Vielmehr treten an die Stelle des stabilen Systems der Humoralpathologie bloße Einzelbeobachtungen und der „Ausgang von der aleatorischen Struktur des Falls",[4] das heißt von dem besonderen Einzelereignis beziehungsweise einer einzelnen Person.

Interessanterweise lässt sich dieselbe Verschiebung auch für den Bereich der fiktionalen Literatur feststellen, auch wenn die empirische Wirklichkeit für diese auf den ersten Blick irrelevant zu sein scheint. Wie aber Hans Blumenberg argumentiert hat, geht der Aufstieg des Romans im Laufe des 18. Jahrhunderts mit dem neuen Bewusstsein von der Konstruiertheit nicht nur fiktionaler Welten, sondern auch jeglichen Modells der Wirklichkeit einher. Realitätseffekte sind in der Folge eher von der Konsistenz der diskursiven Konstruktion abhängig als von der tatsächlichen „Wahrheit" (Blumenberg 1983, S. 9). Infolgedessen wird die Vorstellung einer solchen allgemeingültigen Wahrheit durch die Beobachtung einzelner Individuen und Ereignisse ersetzt, anhand derer das Bild der Wirklichkeit konstruiert wird.

Diese weniger realistische als konstruktivistische ‚Wende' der Literatur des 18. Jahrhunderts steht im Gegensatz zu traditionellen Konzepten einer typologischen oder allegorischen Dichtung. Den deutlichsten Beleg für diese Wende stellt im deutschsprachigen Kontext Gotthold Ephraim Lessings *Abhandlung über die Fabel* aus dem Jahr 1759 dar. In diesem Text befasst sich Lessing mit einer Gattung von Tiergeschichten, die menschliches Verhalten in brisanten Konfliktsituationen widerspiegeln und traditionell mit einer lehrreichen Sentenz enden. Während Lessings Vorgänger wie de la Motte, Richer, Batteaux oder Breitinger daher dazu neigten, Fabeln als exemplarische Illustrationen allgemeiner ethischer Prinzipien zu beschreiben, basiert für Lessing die Gattung nicht auf einer einfachen Konstellation zwischen einer Geschichte und ihrer moralischen Botschaft. Vielmehr, so Lessing, beruhe eine Fabel auf einer komplexeren Beziehung zwischen der erzählten Geschichte und der Realität, auf die sie bezogen wird. Um diesen Bezug zu betonen, führt Lessing einen neuen Begriff in die Theorie der Fabel, wenn nicht der Literatur als ganzer, ein:

> „Ich will nicht sagen, die moralische Lehre werde in der Fabel durch eine Handlung ausgedrückt; sondern ich will lieber ein Wort von einem weitern Umfang suchen und sagen, der allgemeine Satz werde durch die Fabel auf einen einzeln Fall zurückgeführet." (Lessing 1968, S. 37)

Anstatt als bloße Illustration allgemeiner Prinzipien zu dienen, betont Lessings Definition der Fabel ihre unmittelbare und autarke Beziehung zur Realität, die nur aus Partikularitäten besteht: „Die Wirklichkeit kömmt nur dem Einzeln, dem Individuo zu; und es läßt sich keine Wirklichkeit ohne die Individualität gedenken." (Lessing 1968, S. 40) Durch diese Partikularität vermeiden Fabeln die verallgemeinernden Abstraktionen moralischer Urteile und gewinnen so an Relevanz: „Der *einzelne Fall*, aus welchem die Fabel bestehet, muß als wirklich vorgestellet werden. Begnüge ich mich an der Möglichkeit desselben, so ist es ein *Beispiel, eine Parabel.*" (Lessing 1968, S. 39)

Es ist also der Begriff des Einzelfalls, der den Unterschied zwischen einem traditionellen und einem modernen Verständnis von literarischen Gattungen markiert. Während Beispiele und Parabeln auf das Allgemeine verweisen, bezieht sich die Fabel auf das Besondere, und Lessing stellt die aristotelische Auffassung auf den Kopf, wenn er postuliert, dass dieser Wirklichkeitsbezug wertvoller sei als die fiktive Konstruktion möglicher Welten.

Obwohl Lessing medizinische Beobachtungen nicht explizit als Referenz für seinen Fallbegriff nennt, und obwohl dieser Begriff in demselben allgemeinen Sinne von ‚Vorkommnis' gelesen werden kann, wie in Wittgensteins berühmter Definition der Welt als „alles, was der Fall ist", korrespondiert diese Neudefinition von Literatur als Bezug auf die Realität mit den Gründen für das Schreiben, Sammeln und Veröffentlichen von Fallgeschichten in der Medizin der Aufklärung: Statt am System der Körpersäfte festzuhalten und daraus Krankheitstypen abzuleiten, stützt sich die empirische Medizin, wie sie in Deutschland von den Hallenser Ärztephilosophen eingeführt wird, auf Beobachtungen, die sich auf jede einzelne Krankheit beziehen, statt auf ein allgemeines Konzept körperlicher oder geistiger Störungen.[5] Auf dieselbe Weise setzt Lessing den Einzelfall, auf den sich eine Fabel bezieht, den allegorischen Strukturen sowie den thematischen Schemata der Handlungsstränge in der frühneuzeitlichen Literatur entgegen. Und entsprechend ersetzt die Individualität des Einzelfalls verallgemeinerte Typologien, so zum Beispiel die ebenfalls aus der klassischen Medizin stammende Klassifizierung melancholischer, phlegmatischer, sanguinischer und cholerischer Charaktere. In beiderlei Hinsicht widerspricht Lessing damit der rhetorischen, didaktischen und anthropologischen Tradition der Literaturästhetik.

Diese Neuausrichtung der literarischen Ästhetik findet ihren Niederschlag in den folgenden Jahrzehnten in Gestalt der Erfolgsgeschichte des Romans und der ersten Theorien dieser vormals als bloße populäre Unterhaltung abgetanen Gattung: Seit der zweiten Hälfte des 18. Jahrhunderts sind Romane auf Geschichten einzelner Individuen ausgerichtet, was sich auch in vielen Titeln widerspiegelt, so im Fall von Henry Fieldings *History of Tom Jones* [1749], Christoph Martin Wielands *Geschichte des Agathon* [1767] oder Sophie von La Roches *Geschichte des Fräuleins von Sternheim* [1771]. Und die erste deutschsprachige Romantheorie, Friedrich Blankenburgs *Versuch über den Roman* von 1774, orientiert sich nicht nur an Wielands *Agathon*, sondern fordert im Sinne Lessings vom Dichter, „daß er das Abstrakte ins Concrete verwandele; daß er uns das, in einem einzeln Fall zeige, was er sagen will." (Blankenburg 1965, S. 498) Blankenburg betont zudem die Tendenz zur Individualisierung der Figuren und definiert den Roman als deren „innere Geschichte." (Ebd. S. 310) Das nachdrückliche Plädoyer für den Shakespeareschen Realismus in der Sturm und Drang-Bewegung der 1770er Jahre wie auch das Aufkommen von Einzelbiographien als grundlegendes Erzählschema für das zentrale Subgenre des Bildungsromans werden diese Forderungen in der Folge weiter unterstützen.

Die Aufwertung des Besonderen

Der erste Beleg für die enge Verbindung zwischen der Gattung der medizinischen Fallgeschichten und der literarischen Erzählung ist also das Wirklichkeitsversprechen des Ausgangs vom Individuellen. Zur ästhetischen Kategorie wird der Einzelfall dabei auch durch seinen ‚Widerstand gegen Theorie'.[6] So jedenfalls definiert Friedrich Schiller – nicht nur einer der

Protagonisten der realistischen Wende des Sturm und Drang, sondern auch ausgebildeter Mediziner sowie Autor von medizinischen Betrachtungen zur Melancholie und der halbfiktionalen psychologischen Fallgeschichte „Der Verbrecher aus verlorener Ehre" von 1786 – in einem Aufsatz von 1795 die Literatur:

> „Indem wir die Gattung durch ein Individuum repräsentieren und einen
> allgemeinen Begriff in einem einzelnen Falle darstellen, nehmen wir der
> Phantasie die Fesseln ab, die der Verstand ihr angelegt hatte, und geben ihr
> Vollmacht, sich schöpferisch zu beweisen." (Schiller 2004, S. 676)

Schiller scheint hier zwischen wissenschaftlichem Denken und literarischem Schreiben zu unterscheiden, wenn er die Unabhängigkeit der Einbildungskraft von wissenschaftlicher Verallgemeinerung betont – und in der Tat befasst sich sein Aufsatz mit den „notwendigen Grenzen beim Gebrauch schöner Formen" (Ebd., S. 675). Doch zugleich überschreitet Schillers Argumentation diese Grenzen, wenn er den Begriff einer „schönen Schreibart" (Ebd.) einführt, die die Kluft zwischen der theoretischen und empirischen Dimension des Wissens überbrücken soll. Damit nimmt Schiller einen Gedanken vorweg, der erst in der Literaturtheorie des 20. Jahrhunderts wieder eine Rolle spielen wird: An die Stelle einer strikten Trennung literarischer und wissenschaftlicher Textgattungen lässt er das Augenmerk auf ihre mitunter ähnliche Machart treten. Das erinnert an Roland Barthes' Kritik an einem normativen Gattungsverständnis, dem er mit seinem Konzept der „Schreibweise" (*écriture*) begegnet: Ähnlich wie Lessing das Konzept des Einzelfalls als Gegensatz zu den traditionellen ästhetischen Theorien einführt und wie Schiller die Freiheit der Phantasie gegenüber den Kategorien der Vernunft betont, führt Barthes eine Theorie der Literatur jenseits theoretischer Verallgemeinerungen oder formaler Definitionen ein. (Barthes 1982) Dies ist für die Frage nach dem Status von Fallgeschichten als gleichermaßen medizinische wie literarische Textsorte deshalb von besonderem Interesse, weil Fälle Gattungsdefinitionen auf grundsätzliche Weise problematisieren: So wie in der Naturgeschichte individuelle Lebewesen klassifiziert werden, ordnet die Literaturtheorie Texte Gattungen zu, zum Beispiel der Fabel. Daher sind literarische Texte seit Lessing in einem doppelten Sinne ‚Fälle‘: Sie erzählen die Geschichte eines individuellen Ereignisses oder einer Biographie, und sie sind Teil einer Reihe ähnlicher Texte, das heißt Fälle einer Gattung. Zugleich lassen sich solche Einzelfälle, insofern sie einzeln sind, aber nie vollständig unter übergeordnete Gattungsnormen subsumieren – wie ja auch die zeitgenössische Naturgeschichte ‚Monster‘ kennt, also einzelne Zwischenwesen, die sich nicht in das Schema der Kategorien fügen wollen. Lessings und Schillers Plädoyers für den Ausgang vom konkreten Einzelfall sind daher immer auch als Hinterfragen des Verhältnisses von Besonderem und Allgemeinem, Wirklichkeit und Theorie sowie individuellem Text und Textgattungen zu lesen.

Dies ist auch der Grund, warum es so schwer ist, Fallgeschichten anhand von Merkmalen zu definieren. John Forrester hat gezeigt, dass die wissenschaftsgeschichtliche Karriere des „thinking in cases" das traditionelle aristotelische Verfahren der Kategorienbildung verabschiedet.[7] Das Denken in Fällen, wie wir es in der moralischen Kasuistik, in Gerichtsverfahren, in der klinischen Dokumentation und in psychoanalytischen Biographien finden, bildet daher keine feste Textsorte aus, sondern ist ein „style of reasoning", wie der Wissenschaftssoziologe Ian Hacking dies in einer durchaus mit Barthes Begriff der Schreibweise kompatiblen Weise genannt hat.[8] Und wenn Fallgeschichten sowohl als Argumentationsstil als auch als Schreibweise beschrieben werden können, insofern sie theoretischen Verallgemeinerungen entgegenstehen, dann wird auch deutlich, auf welche Weise sie die Grenzen zwischen Medizin und Literatur überschreiten können: Sowohl die empirische Medizin als auch die realistische Literatur des 18. Jahrhunderts beziehen sich auf individuelle Ereignisse, ohne sie zu generalisieren oder zu klassifizieren, und wählen daher dieselbe kasuistische Schreibweise.

Der Ausgang vom Pathologischen

Trotz dieses Verständnisses von Fallgeschichten als Schreibweise zwischen Medizin und Literatur sind Unterschiede zwischen den einzelnen Konzeptionen festzuhalten: Während Lessings Ansatz von einem Begriff der Wirklichkeit ausgeht, knüpft Schillers Verständnis des Einzelfalls an die ästhetische Dimension der Kreativität an, die auf den Versuch verzichtet, ihre Produkte unter vorgegebene Gesetze zu subsumieren, und stattdessen mit jeder einzelnen ihrer Schöpfungen ein solches Gesetz in Frage stellt. Dieser Zusammenhang von Kreativität und Individualität zeigt wiederum, wie sehr Fallgeschichten mit dem neuen Literaturverständnis im letzten Drittel des 18. Jahrhunderts in Deutschland zusammenhängen: Die Autoren der Sturm und Drang-Bewegung preisen Shakespeares Genie ja gerade, weil er so realistisch schreibt. Damit bleibt Lessings Postulat nach individueller Wirklichkeit weiter relevant: So wie sich Shakespeares Figuren auf medizinische Fälle seiner Zeit zurückführen lassen,[9] stellt die Literatur der 1770er Jahre auf biographische Erzählungen um, die starke Ähnlichkeit mit den anamnestischen, diagnostischen und therapeutischen Elementen medizinischer Fallgeschichten aufweisen. Und das durchaus im Einklang mit den gesellschaftspolitischen Tendenzen der Strömung: Da das empfindsame Individuum in diesen Texten in Opposition zu gesellschaftlichen Normen und ästhetischen Regeln steht, wird es auch jenseits des Rationalen und Gesunden und also im Bereich des Pathologischen angesiedelt.

So gesehen ist Goethes *Die Leiden des jungen Werthers* von 1774 nicht nur eine Adaption englischer Briefromane über empfindsame Liebe, sondern auch die Fallgeschichte einer „Krankheit zum Tode" (Goethe 1982, S. 48).[10] Es ist bekannt, dass Goethe Teile seiner eigenen Biographie mit Elementen des berüchtigten Falls von Karl Wilhelm Jerusalem vermischt hat, der sich 1772 tatsächlich aus Liebe umgebracht hatte. Und auch sonst sind Selbstmordfälle für die Sturm und Drang-Literatur von großer Bedeutung.[11] Sie werden in der Regel von unverheirateten Müttern begangen, manchmal aber auch von unverheirateten Vätern, wie in Jakob Michael Reinhold Lenz' fiktiver Fallgeschichte *Zerbin* [1776], die sich ausdrücklich auf den *Werther* bezieht. Derselbe Lenz wurde später aufgrund seiner Geisteskrankheit in den späten 1770er Jahren selbst zu einem medizinischen Fall und als solcher fast ein halbes Jahrhundert darauf durch das Novellenfragment von Georg Büchner zudem auch zu einem literarischen.[12] Und auch Schiller entwirft seinen *Verbrecher aus verlorener Ehre* als psychologische Studie eines tatsächlichen Räubers und Mörders, indem er die Demütigung und anschließende Traumatisierung des Täters während seiner Kindheit und Jugend dokumentiert. In der Einleitung zu dieser Erzählung beschreibt Schiller sein Erzählverfahren mit einer anatomischen Metapher als „Leichenöffnung seiner Laster" (Schiller 2004, S.15) und verknüpft das kriminalistische Interesse an dem Fall des Sonnenwirts mit einer psychologischen Perspektive auf die Ursachen von dessen Mordtaten.[13]

Der wissenschaftliche Anspruch solcher Fallgeschichten ist also keineswegs als bloße Metaphorik aus dem Bereich der Medizin abzutun. Vielmehr geht das Programm einer autonomen Literatur am Ende des 18. Jahrhunderts mit dem Selbstverständnis einher, anthropologisch relevantes Anschauungsmaterial zu präsentieren. So betont etwa auch Johann Gottfried Herder, dass Ärzte und Dichter ein gemeinsames Interesse daran haben, für ihre jeweiligen Tätigkeiten von Fallgeschichten auszugehen:

> „Lebensbeschreibungen, Bemerkungen der Ärzte und Freunde, Weissagungen
> der Dichter – sie allein können uns den Stoff zur wahren Seelenlehre schaffen.
> Lebensbeschreibungen, am meisten von sich selbst, wenn sie treu und
> scharfsinnig sind, welche tiefe Besonderheiten würden sie liefern! Sind keine
> zwei Dinge auf der Welt gleich, hat kein Zergliederer noch je zwo gleiche
> Adern, Drüsen, Muskeln und Kanäle gefunden, man verfolge diese
> Verschiedenheit durch ein ganzes Menschengebäude, bis zu jedem kleinen
> Rade, jedem Reiz und Dufte des geistigen Lebensstromes – welche
> Unendlichkeit, welcher Abgrund!" (Herder 1969, S.18)

„Weissagungen der Dichter", also literarische Fiktionen, sind demnach Teil derselben anatomischen Praxis, die den menschlichen Körper studiert, und Medizin und Literatur durch ein gemeinsames Interesse an physischer und psychischer Beobachtung verbunden.

Aus diesem engen Zusammenhang heraus nimmt die moderne deutsche Prosaliteratur individuelle Pathologien zum Ausgangspunkt – manchmal körperliche, meist seelische –, so wie die moderne Medizin das Prinzip des gesunden Normalzustands nur anhand der Untersuchung von Krankheit, Tod und Abnormität etablieren konnte.[14] Das bedeutendste Beispiel für diesen medizinischen Kontext der spätaufklärerischen Literatur ist Carl Philipp Moritz' autobiographischer Roman *Anton Reiser*, der zwischen 1785 und 1790 in vier Bänden erscheint. Antons Leben ist eine einzige lange Leidensgeschichte, vor allem der Melancholie, verursacht durch das Regime seines streng pietistischen Vaters, autoritäre Lehrer, den Spott der Mitschüler und die vergebliche Sehnsucht, ein bedeutender Dichter und Schauspieler zu werden. Bezeichnenderweise für den hier interessierenden wechselseitigen Transfer zwischen Wissen und Literatur veröffentlichte Moritz 1783 einige Teile seines Romans vorab als psychologische Fallstudie in seiner Zeitschrift *Magazin zur Erfahrungsseelenkunde*. Und in einem Beitrag zu diesem Magazin von 1786 betonte er, dass es sein Roman sei, der „die stärkste Sammlung von Beobachtungen der menschlichen Seele enthält, die ich zu machen Gelegenheit habe." (Moritz 1986, S. 4)[15]

Der literarische Text wird hier als wichtiger Teil einer wissenschaftlichen Untersuchung angesehen. Einige von Antons Leiden werden sogar verallgemeinert, als ob sie für die gesamte Menschheit gelten könnten, aber die meiste Zeit über ist es gerade seine Konzentration auf die Individualität, die den pathologischen Charakter dieser Biographie ausmacht. Anton Reiser ist ein Fall, nicht weil er ein besonderes Beispiel für die allgemeine Natur einer psychischen Störung ist, sondern weil seine Krankheit aus seiner Isolation von allen Mitmenschen resultiert.

In diesem Sinne ist die moderne Literatur grundlegend mit der Medizingeschichte verbunden: Das Streben nach Individualität schafft keine rationalen moralischen Subjekte, wie die Forschung zum deutschen Idealismus im Allgemeinen und zum Bildungsroman im Besonderen lange Zeit behauptet hatte. Vielmehr kann sich Individualität nur in der Abgrenzung von Normen ausdrücken und tendiert daher von vornherein ins Pathologische, so wie Krankheit und Normabweichungen Foucault zufolge die Wurzel aller Individualisierungstechnologien in den klinischen und strafrechtlichen Bürokratien der Moderne sind.[16]

Unter diesem Gesichtspunkt ist die auffallend hohe Zahl medizinischer Fälle im klassischen Bildungsroman, in der romantischen Prosa oder im frühen Realismus kaum überraschend. Der Protagonist von Goethes *Wilhelm Meisters Lehrjahre* [1795/96] durchläuft nicht etwa einen erfolgreichen Bildungsweg, sondern zahlreiche Irrwege, bevor er sich im zweiten Teil des Romans *Wilhelm Meisters Wanderjahre* [1821] zum Chirurgen ausbilden lässt. E.T.A. Hoffmann schildert in *Die Elixiere des Teufels* [1815] oder *Der Sandmann* [1816] Fälle von verschiedenen Stadien des Wahnsinns, die meist durch traumatische Kindheitserlebnisse verursacht werden, indem sie wissenschaftliche Erklärungen und medizinische Diagnosen mit möglichen magischen Einflüssen auf die Figuren vermischen. Und auch Georg Büchner, Autor der bereits erwähnten proto-psychiatrischen Novelle *Lenz* sowie einer dramatischen Fallstudie über *Woyzeck* [1836], entfaltet sein ästhetisches Konzept, „sich in das Leben des Geringsten [zu senken]" (Büchner 1992, S. 234) anhand der Darstellung seelischer und physischer Depravierung.[17]

Der entscheidende Aspekt bei der Betrachtung solcher literarischer Fallgeschichten ist aber nicht nur ihre Nähe zu der sich in der ersten Hälfte des 19. Jahrhunderts schrittweise etablierenden psychiatrischen Diagnostik, sondern die Art und Weise, wie der psychiatrische Diskurs hier mit genuin literarischen Darstellungsmitteln komplementiert wird – der erzählerischen Innenperspektive auf eine pathologische Wahrnehmung im Fall von *Lenz* und die Markierung des Verlusts der Subjektautonomie durch die Auflösung der Strukturen der gesprochenen Rede in *Woyzeck*. Auf diese Weise ist der Beitrag literarischer Fallgeschichten zur Medizingeschichte auch in der Ausbildung einer spezifischen Sprache der Krankheit zu sehen, die anstelle diagnostischer Kategorien vor allem auch den sozialgeschichtlichen Rahmen von deren Entstehung und die gesellschaftspolitischen Interessen ihrer Identifikation als Abweichung einer erst durch diese Identifikation konstituierten Norm ins Licht rückt.

Normalität berechnen

Insofern mit Büchners Lenz eine Fallgeschichte als Beginn der modernen deutschsprachigen Prosa gilt, gibt es in der Folge zahlreiche weitere Versuche, psychische Zustände aus der Innensicht zu schildern, die in den experimentellen Erzählverfahren der Avantgarde – etwa bei Arthur Schnitzler, Gottfried Benn, Alfred Döblin oder Robert Musil – gipfeln. Auch hier ließe sich wieder zeigen, wie sehr das Konzept des modernen Subjekts, um das die Literatur kreist, auf Beobachtungen des Pathologischen beruht. Das Aufkommen der Psychoanalyse bestätigt diese Konstellation in einem Maße, dass es in der europäischen und amerikanischen Literatur des 20. Jahrhunderts kaum noch biographische Erzählungen gibt, die nicht auf die von Freud entwickelten Zusammenhänge von Traumatisierung und Störung zurückgreifen. Ich werde mich hier aber auf den Zeitraum des späten 18. und frühen 19. Jahrhunderts konzentrieren. Beschreibungen pathologischer Störungen in Medizin und Literatur folgen in diesem Zeitraum nicht nur dem Prinzip der empirischen Beobachtung, sondern zunehmend auch einem populären Interesse an solchen Krankheitsphänomenen, wie es im deutschsprachigen Raum etwa die Veröffentlichung der *Biographien der Wahnsinnigen* durch Christian Heinrich Spieß 1895 belegt. Auch die englische Literatur des viktorianischen Zeitalters profitiert von diesem populären Potenzial, wie Meegan Kennedy anhand von Samuel Warrens fiktivem Tagebuch eines Arztes gezeigt hat, aus dem zwischen 1832 und 1837 Auszüge in *Blackwood's Magazine* erscheinen. Diese Berichte über einen Londoner Arzt erweitern das Interesse an pathologischen Phänomenen durch Elemente der schauerromantischen Literatur wie zum Beispiel Geistererscheinungen. Dass Spukgeschichten auf diese Weise mit dem „clinical realism" empirischer Fallgeschichten kombiniert werden können, belegt nicht nur die Kompatibilität der romantischen Literatur mit medizinischen Szenarien, sondern auch umgekehrt, dass ein „ghost in the clinic" steckt und zeitgenössische Leserinnen und Leser gerade an dieser spektakulären Seite der Wissenschaft interessiert waren.[19] Oder, wie Edgar Allan Poe es 1838 in seinem Essay „How to write a Blackwood Article" mit Bezug auf Warren formulierte: „Should you ever be drowned or hung, be sure and make a note of your sensations – they will be worth to you ten guineas a sheet." (Poe 1984, S. 286)

Poe selbst veröffentlichte 1845 mit „The Facts in the Case of M. Valdemar" eine ähnlich spektakuläre Fallgeschichte. Deren ‚Tatsachen', die vollkommen sachlich erzählt werden, beziehen sich auf Gespräche mit einem Verstorbenen, der vor seinem Tod einer magnetischen Hypnose unterzogen wurde.[20] Poes ‚Fall' fand zahlreiche Leser, die ihn für bare Münze nahmen, und er fand als empirischer Beweis für die Wirkung hypnotischer Therapien Eingang in Thomas Souths Abhandlung *Early Magnetism in its Higher Relations to Humanity* von 1846. Poe war es mithin gelungen, eine fiktionale Erzählung als medizinischen Fallbericht auszugeben, indem er eine Schreibweise verwendete, die formale Aspekte der wissenschaftlichen Sprache mit literarischen Szenarien verband. Damit verkehrte er exakt das Verfahren, mit dem Büchner ein Jahrzehnt zuvor sein *Lenz*-Fragment verfasst hatte: Hier wurde ein (allerdings erst posthum veröffentlichter) Text als Literatur rezipiert, obwohl er zum Teil die wörtliche Abschrift eines klinischen Berichts über den tatsächlichen Jakob Michael Reinhold Lenz und also passagenweise von Johann Friedrich Oberlin verfasst ist – einem Pfarrer, der Lenz 1778 beherbergte, aber keinerlei literarische Ambitionen hatte.[21]

Der Kontrast zwischen Büchners *Lenz* und Poes *Valdemar* verdeutlicht damit die höchst durchlässige Grenze zwischen literarischen und medizinischen Fallgeschichten in der Mitte des 19. Jahrhunderts – eine Durchlässigkeit, die auf dieselbe grundlegende „Schreibweise" beziehungsweise denselben „thought style" zurückzuführen ist, den beide ‚Kulturen' anwenden.

Und doch fragt man sich mit Blick auf den weiteren Verlauf der Verwissenschaftlichung und Institutionalisierung der Medizin im 19. Jahrhundert, ob diese Durchlässigkeit zwischen literarischen und medizinischen Lesarten von Fallgeschichten nicht doch mit der Epoche der Romantik endet. Denn im Zuge dieser Verwissenschaftlichung und Institutionalisierung weichen Berichte über spektakuläre Fälle und also der *„ghost in the clinic"* zunehmend der standardisierten Routine des klinischen Alltags. Die immense Anzahl von Fallsammlungen in der modernen Klinik, so Foucault, unterwirft jede einzelne Beobachtung einer *„aleatorischen Reihe"* (Foucault 1969, S.111) sowie einer „Arithmetik der Fälle" (Ebd., S.118). Große Zahlen von Daten erfordern neue Methoden jenseits der Einzelbeobachtung von Individuen:

> „Ein Vokabular […], in denen man die Fehlerschätzung, die Varianzanalyse, die Limesbildung, den Mittelwert erkennen kann. Sie alle zeigen an, daß die Sichtbarkeit des medizinischen Feldes eine statistische Struktur annimmt."
> (Foucault 1969, Ebd., S.117, (Anm. 7))

Lassen sich aber auch die Protagonisten und Ereignisse eines literarischen Textes diesem statistischen Prinzip unterwerfen oder beginnen die Entwicklungslinien medizinischer und literarischer Fallgeschichten hier auseinanderzugehen? Folgt man Foucaults Argumentation in *Überwachen und Strafen*, so steht die statistische Struktur des medizinischen Wissens dem Begriff der Individualität, wie er für die Literatur zentral ist, nicht etwa entgegen, sondern schafft den Rahmen, innerhalb dessen jeder Mensch nach den gleichen Berechnungsgrundlagen als Individuum geformt und erkennbar wird. Individualisierung und Normalisierung sind demnach nicht etwa

Gegenpole, sondern zwei Seiten derselben Medaille – und tatsächlich sind die Protagonisten der modernen deutschsprachigen Prosaliteratur seit Agathon, Anton Reiser und Wilhelm Meister (den Goethe wegen seiner unglücklichen Karriere einen „armen Hund" nannte) auffällig oft Durchschnittsfiguren.

Als solche nehmen sie das vorweg, was Adolphe Quételet 1835 in seinem Werk *Über den Menschen und die Entwicklung seiner Fähigkeiten* als „homme moyen" einführt: Die Untersuchung der Gesellschaft, so Quételet, erfordert eine Kombination der durchschnittlichen Merkmale tatsächlicher Individuen, um ein repräsentatives Modell zu schaffen. Quételets Konzept wurde immer wieder zitiert, um Abweichungen vom Gebot, das Abnormale und Spektakuläre in der Prosa des neunzehnten Jahrhunderts zu belegen.[22] Und es gibt mindestens ein Beispiel für den frühen deutschen Realismus, das die Tradition medizinischer Beobachtungen in der Literatur mit Einblicken in statistische Wissenstechniken aus der Mitte des 19. Jahrhunderts verbindet: Adalbert Stifters *Die Mappe meines Urgroßvaters* von 1841, die hier als abschließendes Beispiel für die Kompatibilität medizinischer und literarischer Schreibweisen von Fällen angeführt werden soll.

Der Urgroßvater in dieser Novelle, die Stifter bis zu seinem Tod 1868 mehrfach überarbeitet und erweitert hat, ist ein böhmischer Landarzt, der in den 1730er Jahren ein Patiententagebuch mit dem Titel *Memorabilia und seltene Casus* führte. Als sein Urenkel dieses Notizbuch findet, beschließt er, eine Auswahl von Einträgen zu veröffentlichen:

> „gar seltsame rothe Titel: ‚der sanftmüthige Obrist' – ‚die Geschichte der zween Bettler'– ‚Tagebuch eines Gespenstes'– ‚die tolle Gräfinn' etc. … kurz es kam mir der Gedanke, samt und sonders gewisse Aufsätze des Lederbuchs drucken zu lassen, nachdem ich sie vorher übersetzt und unserer Zeit verständlich gemacht hätte, wodurch sie freilich fast alle Eigenthümlichkeit einbüßten."[23]

Bezeichnenderweise nimmt Stifter nur „Der sanftmütige Obrist" und „Die Geschichte von den zween Bettlern" in die entstandene Sammlung auf, lässt aber die Titel „Gespenst" und „Gräfin" weg, weil sie offenbar auf spektakuläre Ereignisse (oder Erinnerungsstücke) hinweisen. Folglich gibt es hier gerade kein ‚Gespenst in der Klinik': Stifters Erzählung konzentriert sich vielmehr auf die alltäglichen Praktiken eines Landarztes, der seine Patienten so monoton behandelt, wie er Tagebuch führt. Wie neuere Forschungen gezeigt haben, gehörte das Führen eines solchen Tagebuchs tatsächlich zu den grundlegenden Routinen von Ärzten und Landärzten im späten 17. und frühen 18. Jahrhundert.[24] So hatte zum Beispiel Albrecht von Haller in den 1730er Jahren in Bern ein Tagebuch mit Patientenaufzeichnungen geführt – zu derselben Zeit, zu der Stifters Arzt das seine schrieb.[25] Und Hallers Schüler Johann Georg Zimmermann führte Fallsammlungen und Krankengeschichten als Schlüsselelemente der empirischen Medizin ein:

> „Bey dem ersten Schritte, den ich als Arzt in die Welt that, hielt ich ein Journal
> über meine Patienten; nach dem ersten Besuche schrieb ich auf was ich
> gegenwärtig gesehen, was mir der Kranke von seinen vorhergegangen
> Krankheiten [..] erzählet. [...] Nach dem zweyten Besuche beschrieb ich die
> fernere Umstände der Krankheit, ich vermehrte die Naturgeschichte des
> Kranken, ich machte die genauere Erzählung von denen nach dem Gebrauche
> der Arzneyen erfolgten Veränderungen [...]. Auf diese Weise setzte ich meine
> tägliche Arbeit fort." (Zimmermann 1785, S.160)

Was die tägliche Routine des medizinischen Schreibens betrifft, so scheint diese Schilderung die Schreibweise des Urgroßvaters zu präfigurieren. Aber noch bedeutsamer ist, dass sich Stifters Stil der Langweiligkeit der Alltagsroutinen in den späteren Fassungen so weit annähert, dass der Text lediglich aus einer Auflistung von Krankenbesuchen besteht, die im gleichen Tonfall wie die von Zimmermann endet:

> „Hierauf fuhr ich zum Erlebauer. [...]. Dann fuhr ich zu Krings am Roth-
> berge. Ihm hatte der Ast einer fallenden Buche einen Fuß gebrochen. [...]

Von dem Anwesen des Bauers Krings fuhr ich durch den langen Wald des untern Rothberges in die Friedsamleithe hinüber zu der alten Taglöhnersfrau Mechthild Korban, die noch in ihrem sehr hohen Alter eine schwere Nervenkrankheit glücklich überstanden hatte. […] Dann fuhr ich in die Ahornöd zur Haidelis hinaus. […] Dann fuhr ich zu den zwei Knaben des Bauers Dofer in die untere Dubbs hinab, welche beide an den rothen Flecken lagen. […] Von der Dubbs fuhr ich den Sandberg in das Gehänge hinauf zu der sechzehnjährigen Tochter des Steinhauers Bachen, die an einem hizigen Fieber litt. […] Vom Aschacher fuhr ich nach Hause. […] Am Nachmittag fuhr ich zu meinen andern Kranken. Als ich zurückgekommen, sprach ich mit denen, die im Hause auf mich warteten, und reichte ihnen Mittel. Dann fuhr ich noch einmal zum Aschacher hinunter. Endlich war das Tagwerk vollbracht. […] Und so wie dieser Tag vergangen war, vergingen seine Nachfolger. Ich fuhr zu allen meinen Kranken, und vergaß keinen einzigen an irgend einem Tage." (Ebd., S.160)

Stifters langatmigen Beschreibungen alltäglicher Vorgänge mögen Leserinnen und Lesern von Poe oder Warren langweilig erscheinen. Tatsächlich lenken sie aber die Aufmerksamkeit darauf, dass Fallgeschichten Teil eines großen Textarchivs sind. Dieses Archiv enthält nicht nur spektakuläre Fälle von großen Verbrechen und furchtbaren Krankheiten. Daneben existiert eine ärztliche Routinepraxis, die ebenfalls in Fallgeschichten dokumentiert wird. Und auch diese unspektakuläre Seite medizinischen Schreibens hat Eingang in die Literaturgeschichte gefunden: Ein Text wie Stifters *Mappe* stellt in Rechnung, dass die moderne Medizin nicht nur interessante Einzelfälle dokumentiert, sondern sie auch in Fallserien konstellieren und archivieren kann, innerhalb derer das Interesse am Einzelfall von demjenigen an den Regel- und Gesetzmäßigkeiten ihrer Verläufe überlagert wird.

Schluss

Die Diskussion über die medizinische Fallgeschichte als epistemische Gattung kann aus diesem kurzen Einblick in die Geschichte der deutschen (und in Exkursen englischen) Literatur zwischen Spätaufklärung und frühem Realismus mehrere Erkenntnisse beziehen. Wie erörtert, tritt die medizinische Fallgeschichte nicht als Gattung im typologischen Sinne in die fiktionale Prosa ein. Auch sind Krankheiten und ihre Therapien nicht per se beliebte literarische Motive. Die Darstellung von Krankheit, die narrative Struktur von Krise und Lösung sowie das Auftreten des Arztes als unvoreingenommener Beobachter gehören zwar zu den Strukturelementen, die wir üblicherweise identifizieren, wenn wir von medizinischen Fallgeschichten in der Literatur sprechen. Aber diese Elemente erzeugen keine allgemeinen formalen Kategorien und entsprechen diesen auch nicht. Literarische Fallgeschichten erscheinen als Romane (z. B. *Die Leiden des jungen Werthers*), intradiegetische Teile von Romanen (z. B. der Harfenspieler in *Wilhelm Meisters Lehrjahre*), lebenslange Biographien (*Anton Reiser*), fragmentarische Details einer Krise (*Lenz*), dramatische Szenen (*Woyzeck*), Zeitschriftenartikel (Poe, Warren) und so weiter.

Diese mehr oder weniger zufälligen Beispiele werden nicht durch das Gesetz einer Gattung, sondern durch eine Schreibweise verbunden, die sich gerade gegen verallgemeinernde Kategorien richtet. Dementsprechend dienten medizinische Fallgeschichten dem Bedürfnis, eine textuelle Repräsentation für partikularistische Ansätze in den empirischen Wissenschaften zu schaffen, und folglich finden sich Fälle in verschiedenen Formen wie Briefen, Tagebüchern, Artikeln, Aufsätzen und Lehrbüchern in der Geschichte der Medizin. Derselbe empirische Partikularismus und dieselbe Pluralität der Textformen werden für die Literatur der Aufklärung in ihrer Ablehnung normativer Gesetze sowohl auf der Ebene der Erkenntnistheorie als auch auf der der ästhetischen Theorie relevant. Literarische Texte, die der medizinischen Partikularität folgen, entwickeln ihrerseits einen neuen Begriff von

Individualität und betonen die spektakuläre Seite der pathologischen Beobachtungen. Da aber auch die Individualität an der Wende zum 19. Jahrhundert zu einem normativen Begriff wird, zeigen literarische Fallgeschichten zugleich das Problem auf, wie man angesichts der Fülle von Fallserien im klinischen System der modernen Medizin mit der seriellen Dokumentationsform solcher anhand von Individuen gewonnenen Datenmengen umgeht.

Die Übernahme medizinischer Fälle in die Literatur dient also spezifischen und manchmal sogar widersprüchlichen Interessen, die in der ästhetischen Debatte seit dem 18. Jahrhundert aufgeworfen wurden. Diese Interessen wurden nicht durch ein festes Gattungsschema erfüllt, sondern durch einen spezifischen Denkstil und eine spezifische Schreibweise, die sich in medizinischen Fallgeschichten etablierte. In Gestalt der Übernahme dieses Stils und dieser Schreibweise bewegen sich die medizinischen Fallgeschichten auf eine Weise zwischen den „zwei Kulturen", die es erlaubt, die ästhetische Revolution der modernen Literatur als von der medizinischen Fallgeschichte geprägt neu zu interpretieren.

Endnoten

1 Vgl. Freuds Brief vom 14. Mai 1922 (Freud 1960, S. 250).

2 Vgl. Luhmann (1984); Snow (1961).

3 Für den weiteren Zusammenhang dieses Ansatzes vgl. Pethes (2016). Der vorliegende Beitrag ist eine stark überarbeitete Übersetzung meines Aufsatzes „Telling Cases: Writing Against Genre in Medicine and Literature" (Pethes 2014, S. 24–45).

4 Vgl. Foucault (1969), S. 104.

5 Vgl. Zelle (2001).

6 Vgl. De Man (1986).

7 S. Forrester (1996), S. 1–25.

8 Vgl. Hacking (1990).

9 So weist Stephen Greenblatt etwa auf die Relevanz des „strange case of Marin le Macin" (Greenblatt 1988, S. 77) als Kontext für die uneindeutigen Geschlechtsidentitäten in Shakespeares Dramen hin.

10 Vgl. Krause (2017).

11 Vgl. Neumeyer (2009).

12 Vgl. Wübben (2016).

13 S. Schiller (2004), S. 13–35.

14 Vgl. Canguilhem (2017).

15 Vgl. Gailus (2000), S. 67–105.

16 Vgl. Foucault (1976).

17 Vgl. zu Woyzeck Büchner (1992), S. 158, Zeile 31 sowie meinen Aufsatz „Er ist ein interessanter casus, Subjekt Woyzeck" (Pethes 2012, S. 211–229).

18 S. Warren (1838).

19 S. Kennedy (2004), S. 327–351.

20 S. Poe (1984), S. 833–842.

21 S. Oberlin (2002), S. 966–980.

22 Vgl. Link (1997); Campe (2011), S. 263–288.

23 Ich beziehe mich auf die erste Fassung von „Die Mappe meines Urgroßvaters" (Stifter 1997, S. 14).

24 Vgl. Shepard (2000), S. 245–255; Dinges (2008), S. 249–269.

25 Vgl. Boschung (1996), S. 1–14; Boschung (1998), S. 31–48.

Literatur

Barthes, Roland. 1982. *Am Nullpunkt der Literatur*. Hrsg. von Helmut Scheffel. Frankfurt am Main: Suhrkamp.

Blankenburg, Christian Friedrich von. 1965. *Versuch über den Roman*. Stuttgart: Metzler.

Blumenberg, Hans. 1983. Wirklichkeitsbegriff und Möglichkeit des Romans. In: *Nachahmung und Illusion: Kolloquium Giessen 1963. Vorlagen und Verhandlungen*, hrsg. von Hans R. Jauß, S. 9–27. München: Fink.

Boschung, Urs. 1996. Albrecht Haller's Patient Records (Berne 1731–1736). *Gesnerus* 53(1/2): S. 1–14.

Boschung, Urs. 1998. „Von … dem ersten Schritte, den ich als Arzt in die Welt that …": Die Anfänge von Johann Georg Zimmermanns ärztlicher Praxis, Bern 1752–1754. In: *Johann Georg Zimmermann. Königlich grossbritannischer Leibarzt*, hrsg. von Hans P. Schramm, S. 31–48. Wiesbaden: Harrassowitz.

Büchner, Georg. 1992. *Sämtliche Werke. Briefe und Dokumente*. Bd. 1. Hrsg. von Henri Poschmann. Frankfurt am Main: Deutscher Klassiker Verlag.

Campe, Rüdiger. 2011. Ereignis der Wirklichkeit: Über Erzählung und Probabilität bei Balzac (Ferragus) und Poe (Marie Rogêt). In: *Literatur und Nicht-Wissen. Historische Konstellationen 1730–1930.*, hrsg. von Michael Bies und Michael Gamper, S. 263–288. Zürich: Diaphanes.

Canguilhem, Georges. 2017. *Das Normale und das Pathologische*. Übers. von Monika Noll und Rolf Schubert. Berlin: August.

De Man, Paul. 1986. *The resistance to theory*. Minneapolis: University of Minnesota Press.

Dinges, Martin. 2008. Forschungen zu Arztpraxen (1500–1900). *Gesnerus* 65(3/4): S. 249–269.

Epstein, Julia. 1995. *Altered Conditions: Disease, Medicine, and Storytelling*. New York: Routledge.

Forrester, John. 1996. If p, then what? Thinking in cases. *History of the Human Sciences* 9(3): S. 1–25.

Fortmann, Patrick und Martha Helfer, Hrsg. 2012. *Commitment and Compassion. Essays on Georg Büchner*. Amsterdam und New York: Rodopi.

Foucault, Michel. 1969. *Die Geburt der Klinik. Eine Archäologie des ärztlichen Blicks*. Frankfurt am Main: Fischer.

Foucault, Michel. 1976. *Überwachen und Strafen: Die Geburt des Gefängnisses*. Hrsg. von Walter Seitter. Frankfurt am Main: Suhrkamp.

Freud, Sigmund. 1960. *Briefe 1873–1939*. Hrsg. von Ernst L. Freud. 2., erw. Aufl. Frankfurt am Main: Fischer.

Freud, Sigmund. 1999. *Gesammelte Werke. Werke aus den Jahren 1892–1899*. Hrsg. von Anna Freud. Frankfurt am Main: Fischer.

Gailus, Andreas. 2000. A Case of Individuality. Karl Philipp Moritz and the Magazine for Empirical Psychology. *New German Critique* 1(79): S. 67–105.

Goethe, Johann Wolfgang von. 1982. *Goethes Werke*. Hrsg. von Erich Trunz. 10. Aufl. München: Beck.

Greenblatt, Stephen. 1988. *Shakespearean negotiations the circulation of social energy in Renaissance England*. Oxford: Clarendon Press.

Hacking, Ian. 1990. *The Taming of Chance*. Cambridge: Cambridge University Press.

Herder, Johann Gottfried von. 1969. *Herders Werke in fünf Bänden*. Berlin: Aufbau Verlag

Hunter, Kathryn Montgomery. 1991. *Doctor's Stories. The Narrative Structure of Medical Knowledge*. Princeton: Princeton University Press.

Jauß, Hans R., Hrsg. 1983. *Nachahmung und Illusion: Kolloquium Giessen 1963. Vorlagen und Verhandlungen*. München: Fink.

Kennedy, Meegan. 2004. The Ghost in the Clinic. Gothic Medicine and Curious Fiction in Samuel Warren's „Diary of a Late Physician". *Victorian Literature and Culture* 32(2): S. 327–351.

Krause, Marcus. 2017. *Infame Menschen: Zur Epistemologie literarischer Fallgeschichten 1774–1816*. Berlin: Kadmos.

Lessing, Gotthold Ephraim. 1968. *Gesammelte Werke*. 2. Aufl. Hrsg. von Paula Rilla. Berlin: Aufbau.

Lessing, Gotthold Ephraim. 1968. Abhandlungen über die Fabel. In: *Gesammelte Werke*, 2. Aufl., hrsg. von Paula Rilla, S. 5–85. Berlin: Aufbau.

Link, Jürgen. 1997. *Versuch über den Normalismus wie Normalität produziert wird*. Opladen: Westdeutscher Verlag.

Luhmann, Niklas. 1984. *Soziale Systeme. Grundriß einer allgemeinen Theorie*. Frankfurt am Main: Suhrkamp.

Moritz, Karl Philipp, Hrsg. 1986. Gnōthi sautón *oder Magazin zur Erfahrungs-Seelenkunde als ein Lesebuch für Gelehrte und Ungelehrte*. 4(3). Nördlingen: Greno.

Neumeyer, Harald. 2009. *Anomalien, Autonomien und das Unbewusste. Selbstmord in Wissenschaft und Literatur von 1700 bis 1800*. Göttingen: Wallstein.

Oberlin, Johann Friedrich. 2002. *Sämtliche Werke. Briefe und Dokumente in zwei Bänden*. Hrsg. von Henri Poschmann. Frankfurt am Main: Deutscher Klassiker Verlag.

Oberlin, Johann Friedrich. 2002. Der Dichter Lenz, im Steinthale. In: *Sämtliche Werke. Briefe und Dokumente in zwei Bänden*, hrsg. von Henri Poschmann, S. 966–980. Frankfurt am Main: Deutscher Klassiker Verlag.

Pethes, Nicolas. 2012. „Er ist ein interessanter casus, Subjekt Woyzeck": Büchners Fallgeschichten. In: *Commitment and Compassion. Essays on Georg Büchner*, hrsg. von Patrick Fortmann und Martha Helfer, S. 211–229. Amsterdam und New York: Rodopi.

Pethes, Nicolas. 2014. Telling Cases: Writing against Genre in Medicine and Literature. *Literature and Medicine*: S. 24–45.

Pethes, Nicolas. 2016. *Literarische Fallgeschichten zur Poetik einer epistemischen Schreibweise*. Paderborn: Konstanz University Press.

Poe, Edgar Allan. 1984. *Poetry and tales*. Hrsg. von Patrick F. Quinn. New York: Literary Classics of the U.S.

Poe, Edgar Allan. 1984. The Facts in the Case of M. Valdemar. In: *Poetry and tales*, hrsg. von Patrick F. Quinn, S. 833–842. New York: Literary Classics of the U.S.

Schiller, Friedrich. 2004. *Sämtliche Werke. Erzählungen. Theoretische Schriften. Bd. 5*. Hrsg. von Wolfgang Riedel. München und Wien: Hanser.

Schiller, Friedrich. 2004. Der Verbrecher aus verlorener Ehre. Eine wahre Geschichte. In: *Sämtliche Werke. Erzählungen. Theoretische Schriften. Bd. 5*, hrsg. von Wolfgang Riedel, S. 13–35. München und Wien: Hanser.

Shepard, David. 2000. The Casebook, the Daybook, and the Diary as Sources in Medical Historiography. *Canadian Bulletin of Medical History*: S. 245–255.

Snow, Charles Percy. 1961. *The two cultures and the Scientific Revolution: The Rede Lecture 1959*. London und New York: Cambridge University Press.

Stifter, Adalbert. 1997. Die Mappe meines Urgroßvaters. In: *Historisch-kritische Gesamtausgabe. Bd. 1.9., S. 9–102* hrsg. von Alfred Doppler und Wolfgang Frühwald. Stuttgart: Kohlhammer.

Stifter, Adalbert. 1997. Werke und Briefe. Historisch-kritische Gesamtausgabe. Bd. 1.9. Hrsg. von Alfred Doppler und Wolfgang Frühwald. Stuttgart: Kohlhammer.

Warren, Samuel. 1838. *Passages from the Diary of a late Physicans*. Paris: Baudry.

Wübben, Yvonne. 2016. *Büchners „Lenz": Geschichte eines Falls*. Konstanz: Konstanz University Press.

Zelle, Carsten, Hrsg. 2001. *„Vernünftige Ärzte": Hallesche Psychomediziner und die Anfänge der Anthropologie in der deutschsprachigen Frühaufklärung*. Berlin und Boston: Niemeyer. https://doi.org/10.1515/9783110960013.

Zimmermann, Johann Georg. 1785. *Von der Erfahrung in der Arzneykunst*. Zürich: Orell, Geßner, Fueßli und Compagnie.

Narrative Ethik, Empathie und Tabu:
Arzt-Patient-Kommunikation in Texten der russischen Literatur[1]

Gabriela Lehmann-Carli

D ie Konfrontationen mit dem Tabu(bruch) sind in besonderem Maße affektiv aufgeladen. Wenn Spiegelneuronen besonders bei Handlungsabläufen oder „bei konkreten emotionalen Reaktionen mit auslösendem Stimulus" (Breger und Breithaupt 2010, S. 13) aktiviert werden, könnte die literarische Darstellung der Konfrontation mit dem Tabu und von Tabubrüchen Empathie-Potentiale in sich bergen. Diese können vom Leser je nach seinem empathischen Vermögen, dem Verständnis der für das Tabu zentralen Codes und nach seiner Sozialisation bei der Lektüre ggf. aktualisiert werden.

Angesichts diverser konkurrierender normbildender Diskurse ist es Rudolf Käser zufolge sehr produktiv:

> „[…] die kritische Spiegelung der Medizin in der Literatur zu untersuchen;
> denn seit der Ausdifferenzierung von Wissenschaft und Kunst, seit der Mitte
> 18. Jahrhunderts also, wurde Literatur zum diskursiven Ort, wo alternative, von
> der Wissenschaft als undiskutabel abqualifizierte Interpretationen von Leben,
> Krankheit und Tod aufbewahrt und weiterentwickelt werden können."
> (Käser 1998, S. 14)

Solche alternativen Konzepte in der Literatur können Wolf Lepenies zufolge zu gegebener Zeit durchaus wieder in das Zentrum wissenschaftlicher Diskurse zurückkehren.[2]

Die Herausgeber des Bandes *Russkaja literatura i medicina: telo, predpi-sanija, social'naja praktika* vertreten die These, die Medizin und die Litera-tur verbinde vor allem die rhetorisch-kommunikative Spezifik des ärztlichen Berufes selbst. Die „Literarisierung" des medizinischen Diskurses ist nicht nur dem Umstand geschuldet, dass sich in der Literatur viele Sujets aus der Sphäre der Medizin finden, sondern auch dadurch bedingt, dass die Konst-ruktion und Transformation der sozialen Rolle des Kranken in der Gesell-schaft von der Literatur begleitet wird. Die Beziehung zwischen Arzt und Patient ist dabei zentral.[3]

In der russischen Literatur dargestellte Ärzte haben nicht nur somatische Beschwerden zu kurieren, sondern sehen sich mit dem soziokulturellen Mi-lieu der Patienten konfrontiert. Die Mediziner, dem hippokratischen Eid verpflichtet und sozial engagiert, sind durch eigene ethische Ansprüche, öko-nomische Zwänge und / oder das politische System einem enormen Druck ausgesetzt und machen existentielle Grenzerfahrungen. Einige dieser Ärzte identifizieren sich sehr stark mit ihren Patienten, tragen soziale Verantwor-tung und stellen mitunter die Umstände per se in Frage. Manche lehnen alle Konventionen der überlieferten Kultur ab (s. u. a. die literarische Gestalt des „Nihilisten" sowie die literarische Figur des Frösche sezierenden Empirikers und Arztes Evgenij Bazarov in Ivan Turgenevs *Roman Otcy i deti* (*Väter und Söhne*))[4]. Mitunter entstehen im Umfeld von Empathie und Tabubruch soziokulturelle Visionen und utopische Projekte.

Das Verhältnis von Empathie und Tabu(bruch) ist auch speziell bei medi-zinischen Grenzerfahrungen, in belastenden Untersuchungssituationen, beim Überbringen schlechter Nachrichten, in der Übersetzung von Diagnosen aus der medizinischen Fachsprache, bei der Kommunikation von Therapieent-scheidungen, beim Umgang mit (schwer)kranken oder traumatisierten Men-schen usw. entscheidend. Ärzte etwa sind aber auch neben Sprachtabus u. a.

---

mit Kommunikations-, Handlungs-, Zeige- und Berührungstabus konfrontiert, die mitunter im Behandlungskontext temporär aufgehoben werden müssen. Dies geschieht oft in streng ritualisierter Form. Professionell-dünkelhafte Gleichgültigkeit, die Entmündigung des Patienten als Subjekt, ein Aneinander-Vorbeireden, ein Ignorieren oder Tabuisieren brisanter existentieller Probleme des Patienten oder ein zu starkes Zurschaustellen professioneller Routine, emotionaler Neutralität und ökonomischer Zwänge durch den Arzt oder Therapeuten können kontraproduktiv sein und ggf. das Gefühl des Ausgeliefertseins und der grenzenlosen Einsamkeit, die Gefahr einer psychischen Komorbidität, von Angst, Apathie und Depressionen usw. hervorrufen oder verstärken. Zynischer, nichtempathischer Tabubruch kann das Selbstkonzept, die Identität, die Würde des Patienten schwer beschädigen und ggf. traumatisierend wirken. Für Outcome-Probleme, den Therapieerfolg, die Compliance und die Kraft des Patienten, sich seiner Krankheit und der Therapie bewusst zu stellen, für seine Resilienz und die Aktivierung seiner Selbstheilungskräfte (vgl. die Forschungen über Psychoneuroimmunologie) sind sein Vertrauen zum Arzt, das wesentlich durch dessen empathisch-kommunikative Kompetenz (nicht ausschließlich über dessen ggf. vorhandene altruistische Motivation) hergestellt wird, eine conditio sine qua non. Insofern ist mangelnde Empathie nicht nur inhuman und verstößt gegen den hippokratischen Eid, sondern sogar ein erheblicher Kostenfaktor in einer per se pekuniär dominierten Gesundheitsindustrie. Insofern wäre eine Evidence-based medicine unbedingt durch eine Narrative-based medicine[5] zu ergänzen. Dies legen auch ältere literarische Texte nahe.

In Ivan Turgenevs *Uezdnoj lekar* [1847] (*Der Kreisarzt*) wird dem Leser psychologisch plausibel die Usurpation von ärztlicher Empathie durch eine todkranke Patientin geschildert, welche in dieser existentiellen Grenzsituation einen heftigen Tabubruch begeht, indem sie dem Arzt ihre Liebe gesteht und selbige von ihm vehement einfordert. Die Empathie des Lesers kann über das Erzählen zugleich auf den Arzt als auch auf die Patientin gelenkt werden. Ähnlich verhält es sich bezüglich der Lenkung von Empathie in Anton Čechovs[6] *Slučaj iz praktiki* [1898] (*Ein Fall aus der Praxis*), der zugleich von besonderem Interesse für die Outcome-Relevanz ärztlicher Empathie ist. Durch seine empathische Kommunikation, besonders seine Bereitschaft zum Zuhören kann Stationsarzt Korolev die eigentliche Ursache des psychosomatischen Syndroms seiner Patientin diagnostizieren. Die Patientin fasst Vertrauen zu ihrem Arzt und gesteht ihm, welche Probleme sie tatsächlich belasten:

> „‚*Alles beunruhigt mich. Aus Ihrer Stimme höre ich Anteilnahme, gleich als ich Sie zum erstenmal sah, hatte ich den Eindruck, daß man mit Ihnen über alles reden kann.*‘ ‚Reden Sie, ich bitte Sie darum‘. ‚Ich werde oft von Ärzten behandelt, […] ich bin natürlich sehr dankbar dafür und bestreite nicht den Nutzen der Behandlung, aber ich möchte nicht mit einem Arzt sprechen, sondern mit einem mir nahestehenden Menschen, mit einem Freund, der mich versteht, der mir bestätigt, ob ich recht habe oder nicht.‘“ (Tschechow 1981, S. 226) [1886]

Ein potentieller Leser kann sich in der Regel gut in diese Situation einfühlen, zumal er sich selbst eben auch so einen Arzt, eine „sprechende Medizin" wünscht. Der Arzt versteht es zuzuhören und damit die Ursachen des psychosomatischen Krankheitssyndroms zu verstehen. Durch seine Empathie kann er seiner Patientin helfen, sich ihrer Probleme bewusst zu werden und sich ihnen zu stellen.

Lev Tolstojs Erzähltext *Der Tod des Iwan Iljitsch* [Russ. Orig., *Smert' Ivana Il'iča*, 1886] konfrontiert den Leser mit einem völligen Versagen ärztlicher Empathie. Der kranke Richter Ivan Il'ič Golovin begibt sich tief besorgt zu einem „berühmten Arzt" (einer Koryphäe) und sieht sich dort einer paternalistischen Behandlung durch den narzisstischen Arzt und einer von ihm als Marter empfundenen unpersönlichen, ja entpersonalisierten Ritualisierung ausgesetzt.

Der Arztbesuch imitiert aus der Perspektive des an sich nicht sehr sympathischen Patienten, eines hochrangigen Richters, eine Gerichtsverhandlung. Schon das lange Ausharren im Wartezimmer bedeutet psychische Folter für den Patienten. Hier wird der Leser in eine asymmetrische, streng hierarchische Beziehungskommunikation involviert. Wirkliche Dialoge sind unmöglich, man redet aneinander vorbei. Die Körpersprache, physiognomische Aspekte, das Herstellen einer räumlichen Distanz oder etwa das Aufzeigen der professionell-dünkelhaften Gleichgültigkeit sind evident. Der Arzt demonstriert durch sein Jonglieren mit Fachtermini, durch Dominanzstreben, seine körperliche Distanzierung, durch einen Blickkontakt von oben herab (also nicht „auf Augenhöhe"), seine Mimik und Gestik, durch diverse Machtrituale sowie durch seine prononcierte Arroganz und Gleichgültigkeit, professionelle Routine und emotionale Unnahbarkeit.

Der Patient ist lediglich ein Symptomträger, ein medizinischer Fall, ein Untersuchungsobjekt ohne jegliches Recht auf Information. Die Erzählperspektive lenkt die Empathie auf den Patienten, da der völlig empathielose und wichtigtuerische Arzt (vermeintlich im Ringen um eine exakte Diagnose) lediglich mit Diagnoseoptionen jongliert und einfach nur Kompetenz simuliert (denn der Blinddarm des Menschen befindet sich im rechten Unterbauch, der Patient aber verspürt Schmerzen auf der linken Seite). Die Befindlichkeit und die psychischen Qualen des Patienten beachtet der Arzt überhaupt nicht. Die „Hypothesen", eine Wanderniere oder der Blinddarm seien der Grund für die Beschwerden, werden durch die Symptome, die der Erzähler zuvor aufgezählt hat, entkräftet; sie deuten auf eine Krebserkrankung.[7] Ivan Il'ič wird wie ein unbeteiligter Zuschauer behandelt. Dass der Arzt „im Beisein" seines Patienten auf „glänzende" Weise (im deutschen Text auf „souveräne" Weise) seine Hypothesen vorträgt, ist ein deutliches Ironiesignal des Erzählers. Der Doktor resümiert seine Aussagen „glänzend" und schaut „triumphierend", sogar „fröhlich" (!) auf den zutiefst deprimierten Patienten!

Der Arzt redet völlig am Patienten vorbei. Die Modi und Rituale der ärztlichen Konsultation gleichen denen der einstigen Gerichtsverhandlungen des Kranken. Ivan Il'ič selbst hatte als Richter stets seine Empathie gegenüber Angeklagten bewusst blockiert; ebenso verfährt jetzt der Arzt mit ihm als Patienten. Die Hypothesenbildung bereitet dem Arzt offenbar intellektuelles Vergnügen. Gegenüber seinem Patienten – der lediglich ein Untersuchungsobjekt für ihn ist – empfindet er völlige Gleichgültigkeit. Es entsteht sogar der Eindruck, er genieße seine Macht über die Kranken. Die Folgen dieser fehlenden Empathie erbittern den Patienten, führen zu Selbstmitleid sowie zu verstärktem psychischen und körperlichen Schmerz. Deutlich demonstriert wird auch über den misslungenen Blickkontakt, dass hier keineswegs eine Kommunikation auf Augenhöhe stattfindet.

Der Patient verlässt die Arztpraxis mit einer resignierten Körpersprache, ohne Diagnose, ohne Hoffnung, in grenzenloser Einsamkeit und voller Verzweiflung. Alles erscheint ihm düster, traurig, perspektivlos. Im russischen Originaltext finden sich zur Bekräftigung dieses Umstands Wiederholungsfiguren. Traurig sind nicht nur Personen, sondern auch Unbelebtes wie Häuser und Läden. So empfindet es der traumatisierte Patient. Die psychologisch authentische Zuspitzung der existentiellen Angst und psychischen Komorbidität des Ivan Il'ič, gepaart mit dem völligen Versagen ärztlicher Empathie bergen wiederum ein hohes Empathie-Potential für den Leser, zumal er sich in analoge Situationen durchaus versetzen könnte. Ja, man könnte sogar sagen, die Empathie wird auf einen zunächst nicht gerade sympathischen (weil gegenüber den von ihn abzuurteilenden Angeklagten stets strikt empathielosen) Mann und Richter gelenkt, der nun als Patient vom Arzt keinerlei Empathie erfährt.

Michail Bulgakovs[8] „Zapiski junogo vrača" [1925–27] („Arztgeschichten") handeln von einem jungen (Land)Arzt, der trotz schwieriger Bedingungen und mangelnder Ressourcen in einem Provinzkrankenhaus engagiert und unter Auferbietung all seines ärztlichen Könnens für seine Patienten da ist und sein eigenes ärztliches Handeln sowie seine Affekte streng reflektiert. Er stellt hohe professionelle und ethische Ansprüche an sich selbst. Die Grenzsituationen, mit denen der Arzt konfrontiert ist (etwa Wendung eines Säuglings im Mutterleib oder Luftröhrenschnitt), könnten die Empathie des Lesers wecken. Die Kommunikation des Arztes mit dem Patienten trägt deren sprachlich-stilistischem, emotionalem, habituellem und intellektuellem Niveau Rechnung. Er zwingt z. B. Angehörige von Patienten notfalls mit Brachialgewalt, deren Behandlung zuzustimmen. Diese z. T. rabiate und affektiv aufgeladene Kommunikation(sstrategie) mag uns mitunter wie ein Mangel an Mitgefühl vorkommen. In der 1925 von Bulgakov verfassten Erzählung *Stal'noe gorlo* (*Die stählerne Kehle*) setzt der junge Arzt allerdings seine Empathie rigoros zum Wohle seiner Patientin, eines schwer an Diphtherie erkrankten kleinen Mädchens ein, indem er mit verbaler Gewalt die Einwilligung der Mutter in eine riskante Behandlung (Luftröhrenschnitt) erzwingt. Gleichzeitig erleben wir die starken Selbstzweifel des Arztes, der sich zudem seiner verbalen Entgleisungen (affektive Tabubrüche) bewusst ist.

„,Hört zu', sagte ich und *wunderte mich über meine Ruhe*, ,es steht folgendermaßen: *Es ist zu spät. Das Mädchen stirbt. Nichts kann helfen außer einer Operation.*'

Es entsetzte mich, dies gesagt zu haben, doch ich mußte es sagen. Und wenn die zustimmen? durchfuhr es mich.

,Wie denn?' fragte die Mutter.

......,Ich muß hier unten die Kehle aufschneiden und ein Silberröhrchen einsetzen, damit die Kleine wieder atmen kann, dann kommt sie vielleicht durch', erklärte ich.

Die Mutter *sah mich an wie einen Irren, schützend hielt sie die Hände über das Mädchen,* und die Oma brabbelte los:

,*Was* sagst du da? Laß es nicht zu! *Was?* Den Hals aufschneiden?'

‚*Raus, Oma!*' sagte ich *haßerfüllt* zu ihr. ‚Kampfer!' befahl ich dem
Feldscher.'" (Bulgakow 1993, S. 26–27)

Die Empathie des Arztes – der vor sich selbst erschrickt – kann also hier
zum nicht immer kalkulierten und affektiv stark aufgeladenen verbalen
Tabubruch (freilich zum Wohle der kleinen Patientin) führen. Der Arzt
selbst befindet sich in einer medizinischen und emotionalen Grenzsituation.
Die Empathie des Lesers wird über das authentische Erzählen und die
Selbstreflektion des Arztes (Ich-Erzähler) eben auf diesen projiziert. Der
Autor Michail Bulgakov selbst hatte zwischen dem 29. September 1916
und dem 18. September 1917 als leitender Arzt im Landkrankenhaus von
Nikolskoe tatsächlich einen Luftröhrenschnitt vorgenommen.[9] Auch er
selbst muss ihn als eine Extremsituation empfunden haben, die ihm psychisch und fachlich alles abverlangt hat. Für eine Frau aus dem einfachen
Volk war allein die Vorstellung eines Luftröhrenschnitts zudem ein unge-
heuerlicher Tabubruch, ein „Teufelswerk". Auch deshalb gelingt es dem
Autor wohl über seinen authentischen Ich-Erzähler Empathie beim Leser
zu induzieren.

Eine Befähigung zur Empathie sollte speziell für Ärzte, Therapeuten, Seelsorger, Lehrer und Menschen in Kommunikationsberufen eine Schlüssel-
qualifikation sein. Doch sind häufig erhebliche Empathie-Defizite zu beobachten, nicht nur beim Übermitteln schlechter Nachrichten. Zu erörtern
wären etwa die Verbalisierung emotionaler Erlebnisinhalte, Gesprächstech-
niken, rhetorisch-stilistische Mittel, aktives Zuhören, die Technik des Spiegelns zwecks Förderung der Selbstexploration des Gegenübers, empathische
und personale (oder dialogische) Resonanz.[10] Das empathisch Verstandene
wird oft verbalisiert, die Symbolisierung kann aber auch nichtverbal, etwa
körpersprachlich erfolgen.

Wie wird „einfühlendes Verstehen" erzählt? Inwiefern und auf welche Weise werden „verschleiernde" Verfahren oder Verhüllungsstrategien wie Periphrasen, Euphemismen, Metaphern, Vagheit, Andeutungen, Umschreibungen durch Fremdwörter, Generalisieren, Abkürzungen, Umstellungen,[11] Verschweigen, Übergehen, Vertagen oder auch spezielle Umgehungsstrategien von Tabus verwandt? Wie werden nonverbale Symbolisierungen von (mangelnder) Empathie und Tabu(bruch) realisiert (z.B. Körpersprache, Gestik, Blickkontakt, physiognomische Aspekte, Affektentgleisung, symbolische Handlungen wie das Herstellen einer räumlichen Distanz, Rituale, Etikette, Hierarchiebildung oder Gesprächsabbruch)?[12]

Von Interesse sind empathiebezogene Aspekte speziell in der Arzt-Patienten-Kommunikation[13], speziell die Dialogentwicklung. Hierzu gehört aktives oder „kontrolliertes" Zuhören, das Signalisieren aufnahmebereiter Zuwendung etwa durch verbale Aspekte wie ergänzende bzw. klärende Aussagen und Fragen oder mittels nonverbaler Zeichen wie Blickkontakt, Körperhaltung, Ausdrucksbewegung. Wird der Gesprächspartner unterbrochen oder nicht? Relevant ist die Technik des Spiegelns zwecks Förderung der Selbstexploration des Gegenübers. So spiegelt der Arzt die aktuelle Befindlichkeit des Patienten so mit seinen Worten wider, dass sich dieser verstanden fühlt. Mitunter soll das in Worte gefasst werden, was der Gesprächspartner nur angedeutet hat oder nicht richtig ausdrücken kann. Verfahren der Technik des Spiegelns sind wörtliche Wiederholung, Paraphrasieren und Verbalisieren.[14]

Welche Strategien und Mechanismen gibt es, das eigentlich nicht An- und Aussprechbare zu kommunizieren? Tabuschwellen unterliegen einem stetigen Wandel. Inwiefern sind Tabubrüche funktional erforderlich und wie weit dürfen sie gehen?[15] Falls narrative Texte einen Beitrag zur Reflexion dieser anthropologisch bedeutenden Frage leisten und tatsächlich zum

„Einüben von Empathie" beitragen könnten, hätten sie potentiell auch eine diagnostische und aufklärerische Funktion.

Evident ist (trotz eines allgemein unterstellten anthropologischen Vermögens der Empathie), dass die Fähigkeit zur Empathie von der ethischen Grundeinstellung des Arztes zu seinem Beruf und seinem sozialen Engagement abhängt, ebenso von seiner Emotionalität und seiner Übung, mit seinen Empfindungen umzugehen. Die Fähigkeit, Empathie einzusetzen, wird durch bestimmte Persönlichkeitsmerkmale und Befindlichkeiten des Arztes erleichtert, zu denen Gelassenheit, Geselligkeit, Reflexionsfähigkeit, das Vermögen der Selbstkritik und allgemein psychische Stabilität gehören. Dominanzstreben und / oder ein sehr großes Bedürfnis nach emotionaler Neutralität können die Befähigung zur Empathie hingegen erheblich einschränken. Ärzte sind neben Sprachtabus u. a. mit Kommunikations-, Handlung-, Zeige- und Berührungstabus konfrontiert, die mitunter im Kontext der Untersuchung, Beratung und Behandlung temporär aufgehoben werden müssen.

In Aleksandr Solženicyns zwischen 1966 und 1968 verfasstem Roman *Rakovyj Korpus* (Solženicyn 2009) (*Krebsstation* (Solschenizyn 1990/1991))[17] ist Krebs zwar auch eine Metapher[18] auf die Sowjetunion nach Stalins Tod (es handelt von einer Krebsstation als Modell und Mikrokosmos des sowjetischen Systems im Jahre 1955 in Taschkent, im Südwesten des asiatischen Teils der Sowjetunion). Bereits 1966 war der erste Teil unter dem Chefredakteur A.T. Tvardovskij zur Publikation in die Zeitschrift „Novyj mir" angenommen worden. Doch bald wurde auf Anordnung von politischen Behörden der Druck gestoppt, ohne die Verbreitung des Manuskripts im „Samizdat" (Selbstverlag im Untergrund) verhindern zu können. Offensichtlich hatte der Autor in Hoffnung auf ein wirkliches „Tauwetter" zu viele politische Tabus und Sprachtabus verletzt sowie Kommunikationsverbote ignoriert. Im Mai 1967 schreibt er einen Offenen Brief an den Schriftstellerkongress, in dem er fordert, der Verband solle sich nicht weiter an der Verfolgung und Verleumdung von Schriftstellern beteiligen und gegen die verfassungswidrige Zensur protestieren. Im Jahre 1968 teilt Solženicyn dem Verband dann mit, er bedaure, dass sein neuer Roman *Rakovyj korpus* (*Krebsstation*) – letztlich als Folge sowjetischer Zensur – ohne sein Zutun im Westen erscheine. Wie brisant sein Text für die Machthaber gewesen sein muss, zeigt sich darin, dass der sowjetische Geheimdienst westlichen Verlagen von ihm retuschierte Fassungen zuzuspielen versuchte.[19]

Das Wort „rak", „Krebs" wird vom medizinischen Personal streng gemieden, es ist in dem dargestellten Krankenhaus ein Sprachtabu. Der Autor war selbst Krebspatient, hatte bereits im sibirischen Gulag 1952/53 selbst an der Krankheit gelitten, schildert also eigene Erfahrungen trotz fiktiver Momente sehr authentisch. Im Treppenhaus der Klinik war ein Losungswort, ein statusorientierter Appell, aufgehängt worden: „[…] – ganz wie es sich gehörte: weiße Buchstaben auf rotem Kattunstreifen: ‚‚Patienten, sprecht nicht miteinander über eure Krankheiten'" (Solschenizyn 1990/1991, II, S.16). Eine anthropologische Utopie und zugleich Dystopie bei einer Belegung der Krankensäle mit neun und mehr schwerkranken Patienten oder eher stigmatisierten Insassen, denen in paternalistischer Manier jegliches Recht abgesprochen wird, über ihre Therapie und deren Folgen aufgeklärt zu werden oder mitzuentscheiden. Die Krebserkrankung und ihre Folgen sind nicht nur im Krankenhaus, sondern auch in der sowjetischen Gesellschaft stark tabuisiert.

Der Leser wird über eine Vogelperspektive und durch polyphones Erzählen mit dem Text konfrontiert. Somit kann die Empathie des Lesers abwechselnd auf Patienten und Ärzte gelenkt werden. Ärzte wie die Strahlentherapeutin Dr. Ljudmila Doncova, der Chirurg Lev Leonidovič oder die junge Ärztin Vera Hangart sind sehr engagiert, verantwortungsbewusst, auch finanziell unbestechlich; sie praktizieren eine für diese Zeit Evidence-based medicine, kämpfen durchaus altruistisch um das Leben ihrer Patienten. Und dies in einem Land, in dem das menschliche Leben nicht gerade viel zu gelten schien. Allerdings sind alternative Therapiemöglichkeiten nicht vorgesehen und schon die Frage danach wird tabuisiert. Eine paternalistische Arzt-Patienten-Kommunikation und eine autoritäre Sozialisation der Ärzte, ein spezifisches Berufsethos sowie eine generalisierte Empathie für einen abstrakten Patienten führen zu einer sozial restringierten Sprache, zur strikten Bewahrung von Sprachtabus auch mittels Euphemismen, Fachtermini und speziell verschlüsselter Botschaften, also Geheimcodes. Dadurch ist die Arzt-Patienten-Kommunikation gestört, auch wenn die Patienten den Arzt persönlich mögen oder ihm sogar vertrauen wollen. Diese Sprachtabus werden intentional und strategisch zum vermeintlichen Wohle, zum Troste, zur psychischen Ermutigung und Suggestion des Patienten gewahrt, obwohl sie ihn dadurch entmündigen, täuschen, auch verunsichern können. Daraus resultieren können affektive Ausbrüche und die Weigerung, sich behandeln zu lassen. So begeht Dr. Doncova (für die der Tod ansonsten ein striktes Sprachtabu ist) gegenüber dem renitenten und ein Recht auf seinen eigenen Körper einfordernden Oleg, der zuvor jegliche Compliance verweigert hat, mit den vernichtenden Worten, er werde sterben, (falls Sie die von mir angeordnete Therapie verweigern sollten) einen heftigen und erpresserischen Tabubruch. Mitunter tritt auch bei einer humanen Lüge durchaus ein gewisser zeitweiliger Placebo-Effekt ein, da die Psyche der Patienten stabilisiert wird. Nicht in allen Fällen gelingt der trostvolle Betrug, da der Patient recht reale physische Symptome verspürt und häufig ahnt, wie es um ihn steht. Es gibt keine Differenzierung einer streng standardisierten Kommunikation hinsichtlich eines Patiententyps oder dem Bedürfnis des jeweiligen Patienten, das Tabu zu wahren oder über die Diagnose und die Behandlung(soptionen) informiert zu werden. Weitgehend tabuisiert sind Gespräche über ergänzende Naturheilmittel.

Die Visite ist ein altes medizinisches Ritual. „Rituelle Handlungen erlauben es, Tabus zu brechen und sich ohne Sanktionen Verbotenem hinzugeben" (Singer 2011). In diesem Kontext aber dient das Ritual der Bewahrung des Tabus. Besonders evident ist die Bewahrung von Sprachtabus, die vermeintlich zum Wohle der Patienten Diagnosen verschleiern sollen, in der differenzierten Darstellung einer Visite als traditionellem ärztlichen Ritual des an sich um Empathie bemühten und humanen Chirurgen Lev Leonidovič:

> *„Auch durfte bei diesen Visiten nicht unumwunden ausgesprochen werden,* wie der
> Zustand des Patienten war; ein Hindernis, das die gegenseitige Verständigung
> erschwerte. Es durfte nicht einmal heißen, daß er „sich verschlechtert" habe,
> sondern höchstens *„Der Prozeß spitzt sich zu". Alles durfte hier nur halb oder*
> *verschlüsselt ausgesprochen werden. Niemand sprach direkt von „Krebs" oder*
> *„Sarkom", aber auch Bezeichnungen wie „Kanzer", „Kanzeroid", „Szirrhus",*
> *die dem Kranken halb verständlich hätten sein können, wurden vermieden.*
> *Sie sagten stattdessen ganz unverfänglich: „Milzbrand", „Gastritis",*
> *„Lungenentzündung", „Polypen",* und was im einzelnen Fall wirklich vorlag,
> wurde dann erst nach der Visite geklärt." (Solschenizyn 1990/91, II, S. 62)

Bei der Visite wird die Benennung der Diagnose vermieden, auch Pseudonyme sind verpönt. Alles, was aus der Sicht der Ärzte die Patienten beunruhigen könnte, ist sprachlich tabuisiert. In einigen Fällen verständigt sich das medizinische Personal mittels Geheimcodes. Direkte Benennungen werden vermieden, an ihre Stelle könnten partiell ungefährlich anmutende medizinische Termini und Euphemismen treten. Mitunter entsteht allerdings der Eindruck, dass bei diesem Verfahren Bildung, Intelligenz und Intuition eines Teils der Patienten unterschätzt werden. Der engagierte Arzt versucht – da ja jede (direkte) Kommunikation über die Krankheit streng tabuisiert ist – die Kranken zu trösten und aufzumuntern. Auch wider besseres Wissen suggeriert der leitende Arzt seinen Patienten, ihr Zustand habe sich verbessert. Ihre eigentlichen somatischen Probleme versucht er zu verschleiern. Diese nur partiell gelungene – weil auf einen abstrakten Patiententyp abgestellte – empathische Strategie, die medizinethischen Standards ihrer Zeit und ihres Raums sowie dem Engagement und Mitgefühl der Ärzte geschuldet war, verursacht durchaus Nebenwirkungen im direkten und übertragenen Sinne. Den Patienten werden existentiell wichtige Informationen über Diagnose, über therapeutische Entscheidungen und deren Folgen vorenthalten. Zweifellos war es zu jenen Zeiten nicht nur in der Sowjetunion noch nicht üblich, den Patienten stärker in Entscheidungsprozesse einzubeziehen. Damals ging es in der Arzt-Patienten-Kommunikation freilich nicht um eine patientenzentrierte Beziehung und noch nicht um heute angestrebte Standards wie eine informierte Zustimmung (Informed Consent) oder einen partizipativen Entscheidungsfindungsprozess (Shared Decision Making).

Wie Bettina von Jagow und Florian Steger zeigen, gewinnt man spätestens für die Zeit seit 1900 den Eindruck einer gewissen Entindividualisierung ärztlichen Handelns, nämlich:

„[…], dass die Medizin einer stetigen Technisierung und Apparatisierung unterliegt. Dem gegenüber und zugleich an dessen Seite steht der Arzt als paternalistisch Handelnder: Paternalismus umfasst im weitesten Sinne der Hippokratischen Tradition jede fürsorgliche Handlung durch den Arzt. Das philosophische Verständnis dagegen ist enger gefasst: Hier wird Paternalismus als Verstoß gegen den Willen des anderen verstanden, das heißt in diesem Fall gegen den Patientenwillen. […]. Der *schwache* Paternalismus rechtfertigt das Handeln gegen den Patientenwillen mit ‚Kompetenzdefekt'. Der *starke* Paternalismus fragt nicht nach dem Patientenwillen, sondern tut, was für diesen als das Beste erscheint. Besonders fraglich ist aber, ob eine solche „Bevormundung" zu rechtfertigen ist. Das Dilemma besteht im Widerspruch von körperlichem und seelischem Wohl des Patienten und der Respektierung des autonomen Willens." (von Jagow und Steger, S. 21–22)

Die entmündigende Verweigerung von Kommunikation über Ätiologie, Diagnoseoptionen und Perspektiven erfüllt aber zumeist nicht die Funktion einer psychischen Entlastung des Patienten, fördert also letztlich nicht den Überlebenswillen und die Fähigkeit zur Resilienz. Eine patientenzentrierte Arzt-Patienten-Beziehung, zwecks „Verstehen der Patientenperspektive und einem biopsychosomatisch ganzheitlichen Verständnis" (Krones und Richter 2006, S. 99) von Krankheit, steht in der „Krebsstation" nicht zur Debatte. Die realen Bedürfnisse des Patienten werden kaum gespiegelt, da sie vermeintlich nicht therapierelevant sind. Der Patient kann mitunter nicht deuten, ob er auf dem Wege zur Besserung ist oder es sehr schlecht um ihn steht. Er grübelt. Dies kann affektive Tabubrüche, Vertrauensverlust, das Gefühl des Ausgeliefertseins und einer Stigmatisierung (womöglich auch die Angst, als „Versuchskaninchen" missbraucht zu werden), verzweifelte Auflehnung oder Verdrängung provozieren. Das Sprachtabu Krebs wird von den Patienten selbst massiv durchbrochen. Bei der Ankunft eines neuen Patienten, des Funktionärs Pavel Nikolaevič Rusanov ruft der renitente Patient, der ehemalige politische Häftling und Lagerinsasse Kostoglotov zynisch und zugleich resigniert aus: „Sieh da – noch ein Krebs" (Solschenizyn 1990/91, I, S. 14) [„A vot - ešče odin raček" (Solženicyn 2009, S. 12)]. Der Krebs wird im russischen Text als Deminutiv („Krebschen"/„kleiner Krebs") zugleich personifiziert und zu einer partikularisierenden Synekdoche, zu einer Pars pro Toto, zu einer Redefigur, die den semantisch engeren Ausdruck „Krebs" an die Stelle des ganzen „an Krebs erkrankten Menschen" setzt (das soll mitunter auch im zynischen Medizinerjargon vorkommen). Die deminutive, eigentlich verniedlichende Form ist in diesem Kontext pejorativ konnotiert. Die strenge Tabuisierung durch das medizinische Personal provoziert also einen heftigen Tabubruch, eine emotionale Entladung mit hohem Empathiepotential.

Der „schwierige Patient" Oleg Kostoglotov, ehemals politischer Häftling, aktuell Verbannter verschafft sich unter der Hand Fachliteratur und versucht, mit den Ärzten in ihrer Fachsprache und in einem elaborierten Sprachcode zu kommunizieren, um für ihn existentiell wichtige Informationen zu erlangen. So interessiert ihn vor allem, ob er als Nebenwirkung einer Hormontherapie impotent wird und für ihn somit die Sehnsucht nach der Gründung einer Familie unerfüllt bleibt. Die Ärzte erweisen sich als wenig auskunftswillig, sie tabuisieren dieses Thema zum Teil und fühlen sich peinlich berührt. Allerdings kommt es in eingeforderten persönlichen Gesprächen mit dem medizinischen Personal zu starken affektiven Entladungen mit heftigen Tabubrüchen. Die Krankenschwester Soja, die den Patienten besonders mag, lässt sich trotz restriktiver Vorschriften aus persönlicher Sympathie dazu hinreißen, den Patienten mit den Folgen der Hormontherapie zu konfrontieren und ihm zu gestehen, dass bei entsprechender Dosis den Männern Brüste wachsen könnten.

Es fällt der an sich durchaus nicht prüden jungen Schwester Soja sehr schwer, sexuelle Fragen überhaupt direkt anzusprechen. Über Sexualität offen zu sprechen, ist zu jener Zeit (und nicht nur an jenem Ort!) ein heftiger Tabubruch und löst heftige Schamgefühle aus. Die dem Patienten emotional zugetane Schwester deutet ihr bekannte sexuelle Nebenwirkungen einer Hormontherapie zunächst nur an, ist verlegen und verunsichert. Sie meidet tabuisierte Wörter und Ausdrücke, lässt sie als ungehörig aus. Pünktchen stehen an der Stelle von Wörtern. In der Rhetorik ist dieses Mittel als Gedankenfigur, als Aposiopese bekannt.[20] Die Schwester versucht, Sprachtabus zu umgehen, aber doch die eine eindeutige Botschaft zu übermitteln. Oleg Kostoglotov wiederum wird unvermittelt mit dem Thema einer drohenden Impotenz in Folge einer Hormonbehandlung konfrontiert, die ihm – als unmündig angesehenen Patienten – ohne Aufklärung über mögliche Nebenwirkungen verabreicht wird. Der Betroffene reagiert empört, entsetzt, auch seine Körpersprache signalisiert eine starke affektive Erregung. Er, ein einstiger Lagerhäftling im Status eines Verbannten, sehnt sich aber noch stärker nach einer Familie als nach einer Heilung um den Preis einer Impotenz. Affektive Entgleisungen als Folge von Tabuisierungen und Tabubrüchen stimulieren offenbar die Empathie des idealtypischen Lesers besonders. Die Empathie des Lesers wird durch das Erleben von Ausnahmesituationen, affektiven Momenten, aber auch von Wechseln der Erzählperspektive, in deren Fokus der Patient oder der Arzt stehen können, angesprochen.

Doktor Doncova wird selbst zur „hilflosen" Patientin und erlebt diesen Perspektivwechsel und Übergang als schmerzlichen Tabubruch, der von erheblichen Selbstzweifeln und Reflexionen auch bezüglich der eigenen Empathie begleitet wird. Ihr paternalistischer Umgang mit den Patienten, deren Individualität und Gefühle bei der „objektiven wissenschaftlichen" Diagnose und Therapie ignoriert werden, verhindert in der Regel, dass bei diesen kulturell legitimierte „Verhaltensmuster für Selbstbehandlung und Leiden" (Illich 1981, S. 152)[21] entstehen können:

> „Es gab Pathogenese, Symptome, Diagnose, Verlauf, Therapie, Prophylaxe
> und Prognose – *und wenn die Widerstände, Zweifel und Ängste der Kranken*
> *auch verständliche menschliche Schwächen waren und das Mitgefühl des Arztes*
> *hervorriefen, zählten sie bei der Entscheidung für eine Therapie gleich null, in den*
> *logischen Quadranten gab es für sie keinen Platz* […] Innerhalb weniger Tage
> hatte sich alles grundlegend geändert, und aus früher bekannten Elementen
> Zusammengesetztes wurde *fremd und grauenhaft* (Hervorh. d. Verf.)."
> (Solschenizyn 1990/91, II, S.141)

Die nun selbst an Krebs erkrankte Ärztin und Strahlentherapeutin spürt nun am eigenen Leibe, dass es trotz ihres Mitgefühls mit den Patienten und ihres altruistischen Einsatzes für sie problematisch war, aus professioneller Routine und dem Bedürfnis nach persönlicher Neutralität ihre Empathie für den individuellen Patienten zu blockieren. Sie hatte sich stets eher an einem generalisierten idealtypischen Abstraktum Patient orientiert, die psychischen Nöte der ihr Anvertrauten spielte bei der Therapie keine Rolle, auch wenn sie mitunter „Mitleid" empfunden hat. Sie hatte es als legitim und wissenschaftlich korrekt empfunden, immer ausschließlich mit „Fakten" wie Ätiologie, Pathogenese, Symptomatik, Diagnose, Verlauf, Therapie, Prophylaxe und Prognose zu operieren. Sie ging in paternalistischer Weise davon aus, dass es allgemein gültige und objektive Kriterien zur Behandlung der Patienten gäbe. Nachdem sie nun selbst an Krebs erkrankt ist, empfindet sie dieses absolute und unpersönliche Ausgeliefertsein als „fremd und grauenhaft". Dieser heftige Perspektivwechsel kann auf den Leser Empathie induzierend wirken.

Der 75-jährige Lehrer der Ärztin Doncova, Doktor Oreščenkov, begeht allerdings den eklatanten Tabubruch, die Vision einer ganzheitlichen Medizin zu entwickeln und plädiert für eine wirkliche Empathie des Arztes im Kontakt mit dem konkreten Patienten. Der weise Mediziner sagt zu seiner Schülerin, dass ein guter Arzt auf die Bedürfnisse seiner Patienten eingehen müsse. Er ist der tiefen Überzeugung, dass unbedingt alle Fragen des Patienten beantwortet werden sollen, eben gerade auch dann, wenn es sich um „schwierige" Patienten handele. Kommunikative Kompetenz von Ärzten ist für ihn nicht nur aus medizinethischen Gründen wichtig, sondern auch für einen möglichen Heilerfolg zentral.

Endnoten

1 Ausführlicher zu dieser Problematik in: Lehmann-Carli (2013), S.127–178.

2 Vgl. Lepenies (1978), S.145.

3 S. Bogdanova, Murašov und Nikolozi, Hrsg. (2006); vgl. auch: Jagow und Steger, Hrsg. (2005).

4 S. zu dieser Problematik: Merten (2003), besonders Kapitel 9 („Von der Diagnose zur Utopie: Medizin als Ideologie in Černyševskijs ‚Was tun?' und Turgenevs ‚Vätern und Söhnen'" sowie Kapitel 10: „Die ‚diagnostische Leerstelle' in ‚Väter und Söhne': Psychologie und Ideologie", S.167–234).

5 S. Greenhalgh und Hurwitz, Hrsg. (2005); s. dazu auch: Lucius-Hoene (2008), S.90–97.

6 Der Autor Anton Čechov hat seit 1879 ein Medizinstudium in Moskau absolviert und ab 1892 im Dorf Melichovo südlich von Moskau als Arzt praktiziert.

7 Vgl. Rammelmeyer (1967), S.140. Alfred Rammelmeyer weist in diesem Kontext auch darauf hin, dass Lev Tolstoj in dieser Erzählung von der Krankheit des Ivan Il'ič Einzelheiten der Krankheit des Ivan Il'ič Mečnikov, dem Bruder des berühmten Bakteriologen, benutzt hat. S. auch: Bogdanov (2005).

8 Der Autor Michail Bulgakov arbeitete nach seinem Medizinstudium vom 29. September 1916 bis zum 18. September 1917 als leitender Arzt im Krankenhaus von Nikolskaja und praktizierte bis zum 15. Februar 1920 während Revolution und Bürgerkrieg in Kiev und Vladikavkaz.

9 S. ebd., S.143.

10 S. Rogers (1983).

11 S. Schröder (2008), S.173.

12 S. ebd., S.172.

13 „Die Funktion derartiger institutionalisierter und kontextbegrenzter sowie temporärer Tabuüberschreitungen besteht darin, dass sie Teil eines Regelsystems sind und sich die Beteiligten der Überschreitung durchaus bewusst sind und dieser für den begrenzten Zweck auch zustimmen." (Schröder 2008, S.172).

14 S. Geisler (1992).

15 S. dazu: Horn (2000), S.61.

16 Vgl. Geisler (1992), S.12–13.

17 S. dazu: Koelbing (1973).

18 S. dazu auch: von Engelhardt (2000), S.191–196; Jones (2000), S.185–190.

19 Am 6. November 1969 wird der Autor aus dem sowjetischen Schriftstellerverband ausgeschlossen; im Herbst 1970 wird ihm der Nobelpreis für Literatur verliehen.

20 Vgl. Schröder (2008), S.173.

21 Der Verfasser geht hier von einer „kulturellen Iatrogenesis" (Illich 1981, S.152) traditioneller Kulturen aus, einer Fähigkeit, Schmerz, Krankheit und Sterben erträglich zu machen, ist jedoch in Bezug auf die Gegenwart pessimistisch: „Die Ideologie, die der moderne, kosmopolitische Medizin-Betrieb propagiert, läuft diesen Funktionen zuwider. Er untergräbt radikal den Fortbestand alter Kulturprogramme und verhindert die Entstehung neuer, die Verhaltensmuster für Selbstbehandlung und Leiden bieten könnten. […] (diese Kulturprogramme) werden durch einen medizinischen Kodex verdrängt, der von den Individuen verlangt, sich den Anweisungen von Hygiene-Aufpassern zu unterwerfen" (ebd., S.152–154).

Literatur

Artelt, Walter und Walter Rüegg. 1967. *Der Arzt und der Kranke in der Gesellschaft des 19. Jahrhunderts. Vorträge eines Symposiums vom 1. bis 3. April 1963 in Frankfurt am Main*. Stuttgart: Emke.

Bogdanov, Konstantin Aanatol'evič, Murašov, Jurij und Rikardo Nikolozi, Hrsg. 2006. *Russkaja literatura i medicina: Telo, predpisanija, social'naja praktika*. Sbornik statej, Moskva: Novoe Izdat.

Bogdanov, Konstantin Aanatol'evič. 2005. *Vrači, pacienty, Čitateli: Patografičeskie teksty russkoj kul'tury XVIII – XIX v*. Moskva: OGI.

Breger, Claudia und Fritz Breithaupt. 2010. Einleitung. In: *Empathie und Erzählung*, hrsg. von Claudia Berger und Fritz Breithaupt, S. 7–20. Freiburg i. Br., Berlin und Wien: Rombach.

Breger, Claudia und Fritz Breithaupt, Hrsg. 2010. *Empathie und Erzählung*. Freiburg i. Br., Berlin und Wien: Rombach.

Bulgakov, Michail. 1989/90. *Sobranie sočinenij v pjati tomach*. Bd. 1 und 2. Moskva: Chudožestvennaja literatura.

Bulgakow, Michail. 1993. *Arztgeschichten. Erzählungen*. Übers. von Thomas Reschke. 3. Aufl. München: Luchterhand. [Russ. Orig, *Zapiski junogo vrača*, 1925–27]

Bulgakow, Michail. 1993. Abschrift des Zeugnisses vom Kreissemstwoamt Sytschowa, 18. September 1918. In: *Arztgeschichten. Erzählungen*, übers. von Thomas Reschke, S.143. 3. Aufl. München: Luchterhand. [Russ. Orig, *Zapiski junogo vrača*, 1925–1927]

Bulgakow, Michail. 1993. Die stählerne Kehle. In: *Arztgeschichten. Erzählungen*, übers. von Thomas Reschke, S. 23–33. 3. Aufl. München: Luchterhand. [Russ. Orig, *Stal'noe gorlo*, 1925–1927]

Čechov, Anton. 1984. *Slučaj iz praktiki. Rasskazy. Čelovek v futljare. Ionych*. Moskva: Detskaja literatura. [1898]

Eckart, Wolfgang U., Hrsg. 2000. *100 years of organized cancer research: 4 Tabellen = 100 Jahre organisierte Krebsforschung* [Zweisprachige Ausgabe Englisch-Deutsch]. Stuttgart und New York: Thieme.

Engelhardt, Dietrich von. 2000. Krebs in der Literatur zwischen Phänomenologie und Symbolik. In: *100 years of organized cancer research: 4 Tabellen = 100 Jahre organisierte Krebsforschung*, hrsg. von Wolfgang U. Eckart, S.191–196. Stuttgart und New York: Thieme.

Geisler, Linus. 1992. *Arzt und Patient – Begegnung im Gespräch*. 3., erw. Aufl. Frankfurt am Main: Pharma-Verlag.

Greenhalgh, Trisha, Brian Hurwitz und Karin Beifuss, Hrsg. 2005. *Narrative-based medicine: Dialog und Diskurs im klinischen Alltag = sprechende Medizin*. Bern und Göttingen: Huber.

Horn, H.-Peter. 2000. *Brauchen wir Tabus? Antwort auf die Preisfrage der Deutschen Akademie für Sprache und Dichtung vom Jahr 2000*. Göttingen: Wallstein.

Illich, Ivan. 1981. *Die Nemesis der Medizin. Von den Grenzen des Gesundheitswesens*. Übers. von Nils Thomas Lindquist. Reinbek bei Hamburg: Rowohlt. [Engl. Orig., *Limits to medicine*, 1975]

Jagow, Bettina von und Florian Steger, Hrsg. 2005. *Literatur und Medizin. Ein Lexikon*. Göttingen: Vandenhoeck und Ruprecht.

Jagow, Bettina von und Florian Steger. 2009. *Was treibt die Literatur zur Medizin? Ein kulturwissenschaftlicher Dialog*. Göttingen: Vandenhoeck und Ruprecht.

Jones, Anne Hudson. 2000. Representations of Cancer in Selected Literary Works from the Past Century. In: *100 years of organized cancer research: 4 Tabellen = 100 Jahre organisierte Krebsforschung*, hrsg. von Wolfgang U. Eckart, S. 185–190. Stuttgart und New York: Thieme.

Käser, Rudolf. 1998. *Arzt, Tod und Text. Grenzen der Medizin im Spiegel deutschsprachiger Literatur*. München: Fink.

Koelbing, Huldrych M. 1973. *Medizin, Arzt und Patient in Solschenizyns „Krebsstation"*. Zürich: Juris.

Krones, Tanja und Gerd Richter. 2006. Die Arzt-Patienten-Beziehung. In: *Geschichte, Theorie und Ethik der Medizin. Eine Einführung*, hrsg. von Stefan Schulz u. a., S. 94–116. Frankfurt am Main: Suhrkamp.

Lehmann-Carli, Gabriela, Hrsg. 2013. *Empathie und Tabu(bruch) in Kultur, Literatur und Medizin*. Berlin: Frank und Timme.

Lehmann-Carli, Gabriela. 2013. Empathiepotential beim Tabu(bruch)? Narrative Ethik und ärztliche Kommunikation in Texten der russischen Literatur. In: *Empathie und Tabu(bruch) in Kultur, Literatur und Medizin*, hrsg. von Gabriela Lehmann-Carli, S. 127–178. Berlin: Frank und Timme.

Lepenies, Wolf. 1978. Der Wissenschaftler als Autor. Über konservierende Funktionen der Literatur. *Akzente* 25(2), S. 129–147.

Lucius-Hoene, Gabriele. 2008. Krankheitserzählung und die narrative Medizin. Illness Narrative and Narrative Medicine. *Rehabilitation* 47, S. 90–97.

Merten, Sabine. 2003. *Die Entstehung des Realismus aus der Poetik der Medizin. Die russische Literatur der 40er bis 60er Jahre des 19. Jahrhunderts*. Wiesbaden: Harrassowitz.

Rammelmeyer, Alfred. 1967. Arzt, Kranker und Krankheit in der russischen schönen Literatur des 19. Jahrhunderts. In: *Der Arzt und der Kranke in der Gesellschaft des 19. Jahrhunderts. Vorträge eines Symposiums vom 1. bis 3. April 1963 in Frankfurt am Main*, hrsg. von Walter Artelt und Walter Rüegg, S. 116–156. Stuttgart: Emke.

Rogers, Carl. 1983. *Therapeut und Klient. Grundlagen der Gesprächspsychotherapie*. Hrsg. und mit einem Vorw. versehen von Wolfgang M. Pfeiffer. Frankfurt am Main: Fischer.

Rothe, Matthias und Hartmut Schröder, Hrsg. 2008. *Stil, Stilbruch, Tabu. Stilerfahrungen in der Rhetorik. Eine Bilanz*. Berlin: Lit.

Schröder, Hartmut. 2008. Diagnose Tabu. Zum Stil der temporären Tabuaufhebung in der Arzt-Patienten-Kommunikation. In: *Stil, Stilbruch, Tabu. Stilerfahrungen in der Rhetorik. Eine Bilanz*, hrsg. von Matthias Rothe und Hartmut Schröder, S. 153–180. Berlin: Lit.

Schulz, Stefan u. a., Hrsg. 2006. *Geschichte, Theorie und Ethik der Medizin. Eine Einführung*. Frankfurt am Main: Suhrkamp.

Singer, Wolf. 2011. Rituale. Was unser Leben zusammenhält. *Spektrum der Wissenschaft Spezial* 1(11), S. 15–19.

Solschenizyn, Alexander 1990/91. *Krebsstation. Roman in zwei Bänden*. Buch I. Buch II. Übers. von Christiane Auras, Agathe Jais und Ingrid Tinzmann. Reinbek bei Hamburg: Rowohlt. [1967]

Solženicyn, Aleksandr. 2009. *Rakovyj Korpus*. Moskva: Povest. [1967]

Tolstoj, Lev Nikolaevič. 1952. Sobranie sočinenij v četyrnadcati tomach, tom desjatyj. Povesti i rasskazy (1872–1886). *Chudožestvennoj Literatury*: S. 291–292.

Tolstoi, Lew Nikolajewitsch. 1982. *Späte Erzählungen*. Übers. von Hermann Asemissen und Dieter Pommerenke. Leipzig: Reclam.

Tschechow, Anton. 1962. Ein Fall aus der Praxis. In: *Das Glück und andere* Erzählungen, übers. von Alexander Eliasberg, S. 67–78. München: Wilhelm Goldmann. [1898]

Tschechow, Anton. 1981. *Wanka und andere Geschichten*. Hrsg. von Ulrike Hirschberg. Berlin: Berlin Kinderbuchverlag. [Russ. Orig., *Wanjka*, 1886]

Turgenev, Ivan. 1951. *Otcy i deti*. Moskva: Gosudarstvennoe izdatel'stvo chudožestvennoj literatury.

Turgenev, Ivan. 1961. *Zapiski ochotnika*. Moskva: Gosudarstvennoe izdatel'stvo chudožestvennoj literatury. [1847]

Turgenjew, Iwan. 1971. *Aufzeichnungen eines Jägers*. 2. Aufl. Berlin und Weimar: Aufbau-Verlag. [1847]

Turgenjew, Iwan. 1985. *Väter und Söhne*. Leipzig und Weimar: Kiepenheuer.

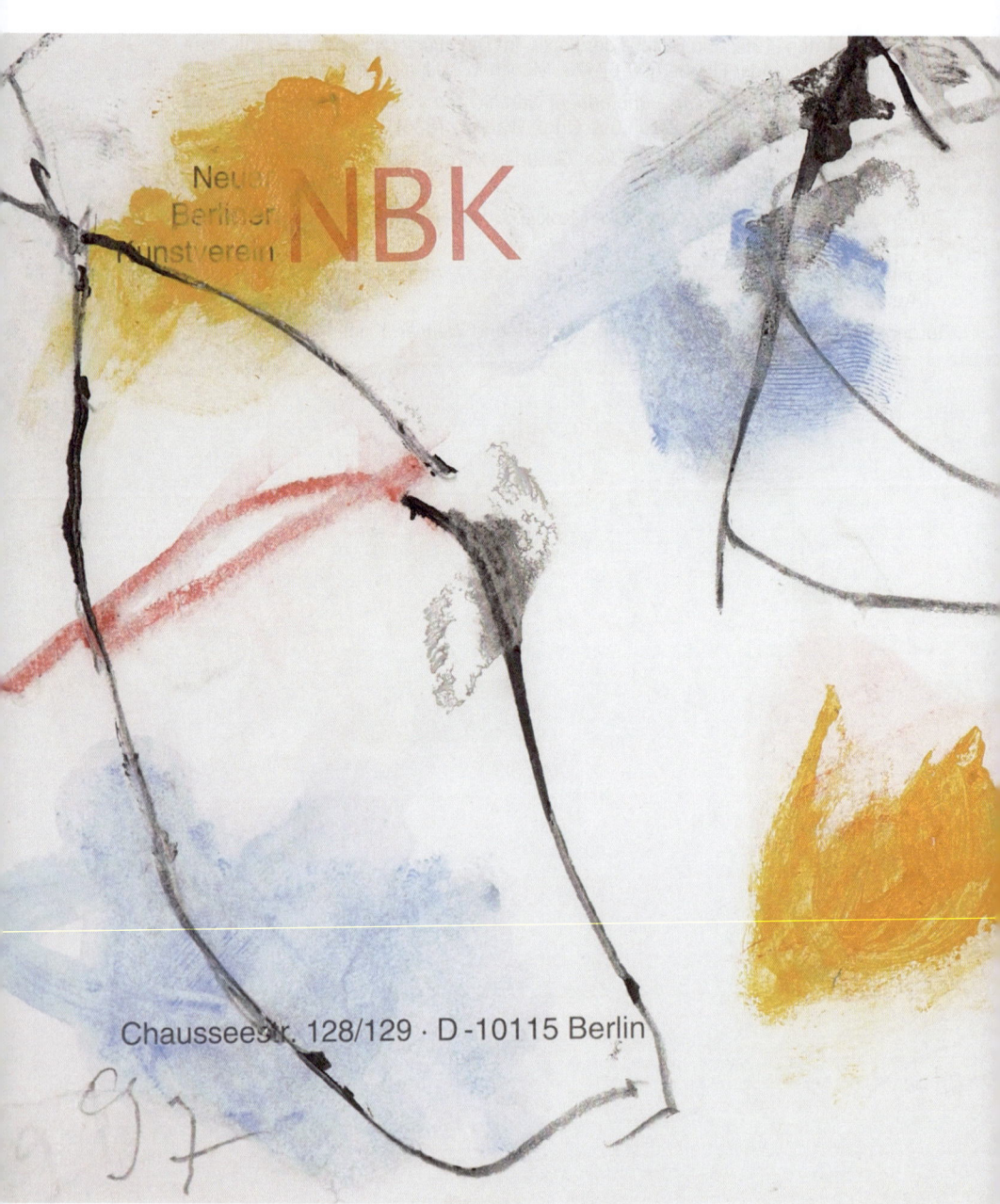

Neue
Berliner
Kunstverein

NBK

Chausseestr. 128/129 · D-10115 Berlin

97

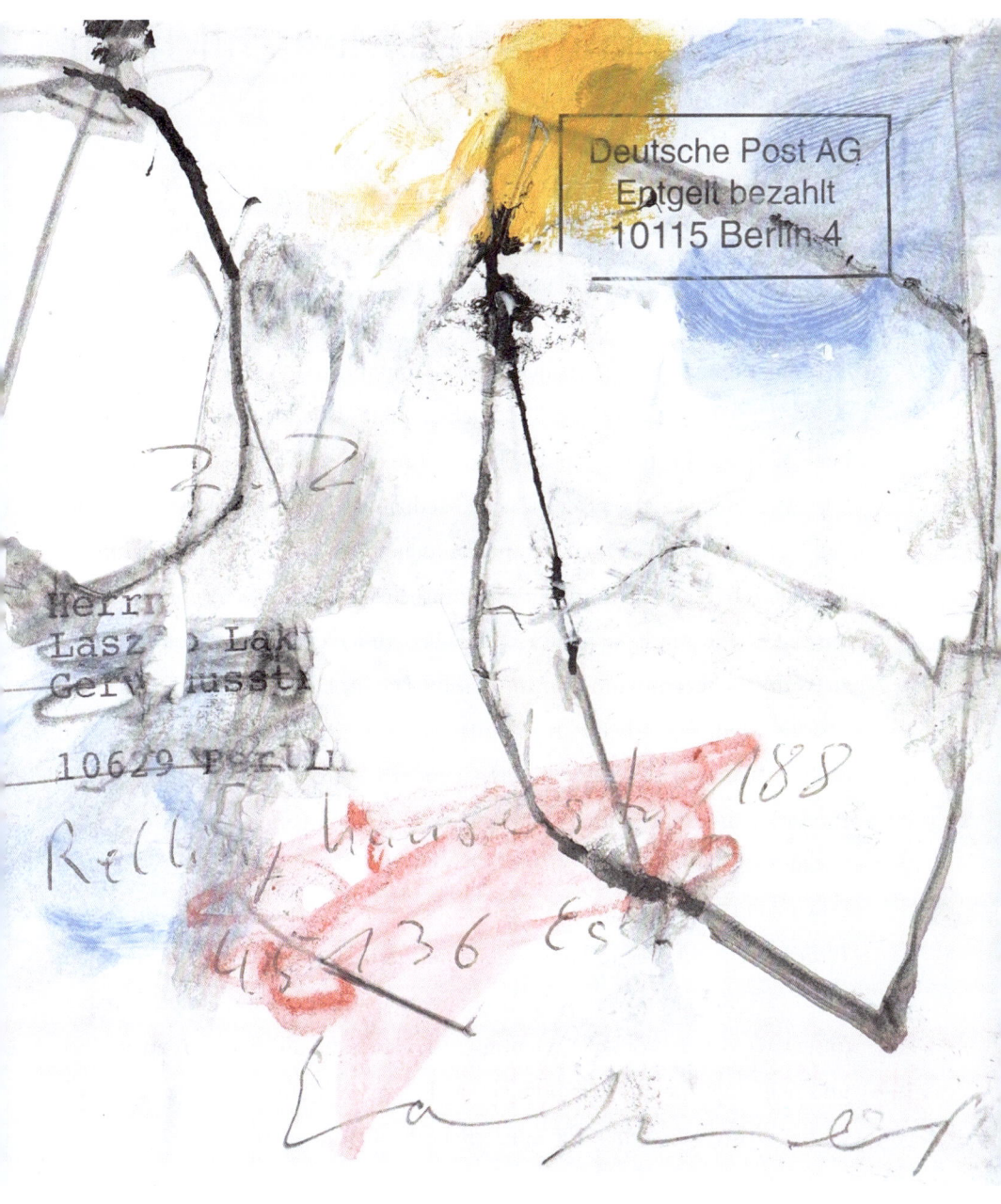

László Lakner
Ohne Titel, 1997
Mischtechnik, Collage auf Briefkuvert, 12x22 cm

Professionalität und Menschlichkeit

Arzt-Patienten-Interaktionen in William Carlos Williams' Kurzgeschichte „The Girl with a Pimply Face"

Jarmila Mildorf

In einem Interview anlässlich seines Amtsantritts einer Professur an der Universitätsklinik der RWTH Aachen bekundete der inzwischen verstorbene Urologe Prof. Dr. med. Thomas-Alexander Vögeli, er glaube nicht, „dass sich die moderne professionelle Medizin und Menschlichkeit ausschließen" (Grohmann 2015, S. 17). Die amerikanische Podcast-Reihe *The Nocturnists* hingegen, bei der Ärzte aus ihrem Berufsalltag erzählen, wirbt auf ihrer Internetstartseite damit, sich zum Ziel gesetzt zu haben, das Gesundheitswesen zu ‚vermenschlichen' („to humanize healthcare"[1]). Dieser Anspruch impliziert, dass die Medizin und angrenzende Bereiche in den USA – und somit auch analog dazu in anderen westlichen Ländern – trotz hoher Standards und Professionalisierung immer noch nicht menschlich genug seien. Bereits der bekannte amerikanische Kardiologe und Friedensnobelpreisträger Bernard Lown beklagte in seinem 1996 veröffentlichten Buch *The Lost Art of Healing*, wie schon im Titel angedeutet, den Verlust der Kunst zu heilen (Lown 1996). Seine zahlreichen Anekdoten aus der eigenen Tätigkeit heben immer wieder hervor, wie wichtig es ist, Patienten aufmerksam zuzuhören und sich auch für ihre persönlichen Belange zu interessieren, da sich darin oft die wahren Ursachen für körperliche Probleme verbergen.

Was bedeutet aber ‚Menschlichkeit' im Kontext des Gesundheitswesens und, noch enger gefasst, in der Beziehung zwischen Ärzten und Patienten?

Immer wieder stößt man in der Fachliteratur auf diesen Begriff. So konstatiert eine neuropsychologische Metastudie zu Empathie bei Ärzten und anderem medizinischen Fachpersonal:

> „It goes without saying that patients expect their doctor to be human: attentive, warm, caring, communicative, and understanding. These qualities of empathic concern, sympathy, and compassion in contemporary medicine are of paramount importance for clinical practice." (Decety 2020, S. 565)

Derartige Menschlichkeit sei aber nur bedingt mit Empathie – also einem ‚Mit-Empfinden‘, wie es sich neurologisch in bestimmten Gehirnregionen niederschlägt – in Verbindung zu bringen, sondern eher mit einer Art Zugewandtheit, die von Patienten positiv wahrgenommen wird und dadurch deren Wohlbefinden und Heilungsprozess begünstigt. Aufmerksamkeit, Wärme, Fürsorge, Kommunikation und Verständnis sind Schlagworte, die zunächst einnehmend klingen, sich aber in ihrer Allgemeinheit nur schwer für den konkreten Fall operationalisieren lassen. Wie schlagen sie sich in einer Arzt-Patienten-Interaktion nieder? Wie lassen sie sich an angehende Mediziner vermitteln? Auch hier bietet die ‚schöne‘ Literatur mögliche Antworten. In meinem Beitrag möchte ich am Beispiel von William Carlos Williams Kurzgeschichte „The Girl with a Pimply Face" zeigen, wie die literarische Darstellung von Arzt-Patienten-Begegnungen den Aspekt der ‚Menschlichkeit‘ zu konkretisieren vermag, indem sie das Augenmerk sowohl auf die Arzt-Patienten-Kommunikation als auch auf die innere Haltung des dargestellten Mediziners lenkt. Zunächst aber widme ich mich erneut dem Komplex der ‚Menschlichkeit‘, der verschiedene Aspekte in sich vereint, die ich mittels einiger Schlaglichter aus unterschiedlichen medizinischen, medizin-historischen und *Medical Humanities*-orientierten Quellen beleuchten möchte.

‚Menschlichkeit' in der Medizin:
Ein kursorischer Überblick

Obwohl ‚Empathie' in einem engen neuropsychologischen Sinn nicht das erfasst, was passiert, wenn Ärzte sich in ihre Patienten einfühlen – d.h., sie spüren strenggenommen nicht genau das, was die Patienten erleiden – so wird ein weiter Begriff von „Empathie" immer wieder herangezogen, um den Unterschied zwischen einer krankheitsfokussierten und einer patienten-fokussierten Herangehensweise in der Medizin zu unterscheiden. Rebecca Garden schreibt z.B.: „Theories of empathy must address tendencies to objectify the patient as a spectacle of suffering through which physicians exercise their own virtue [...]" (Garden 2007, S. 564). Mittels Empathie begegnen Ärzte ihren Patienten auf Augenhöhe, so impliziert Garden, und der Fokus einer Behandlung liege stärker auf der Genesung des Kranken als auf dem Erfolg des Arztes. Garden führt den Begriff der Empathie zurück auf philosophische und literarische Diskurse über ‚Sensibilität' und Gefühle im 18. Jahrhundert.[2] Dabei übersieht sie allerdings, dass sich bereits in der Antike Autoren Gedanken machten über die zwischenmenschliche Dimension der Arzt-Patienten-Beziehung. So verwendet der um 100 n. Chr. in Rom tätige griechische Arzt Soranos von Ephesus etwa die Begriffe „sympathís" (συμπαθής) (mitleidend), „paramythía" (παραμυθία) (Trost, Mutmachen) und „evangelízomai" (εὐαγγελίζομαι) (gute Nachricht bringen, freundlich zureden); der spätantike numidische Arzt Caelius Aurelianus benutzt die Wörter „humanitas" (Menschlichkeit) und „consensus" (Übereinstimmung, Einigkeit); „humanitas" findet sich neben „misericordia" (Barmherzigkeit, Bedauern) auch in den pharmakologischen Schriften des Scribonius Largus; und Aretaios von Kappadokien spricht von „synáchthomai" (συνάχθομαι) (sich mit bedrückt fühlen), wenn er über den Tod seiner Tetanuspatienten schreibt.[3]

Menschlichkeit findet sich also neben einer Reihe anderer Begriffe, die zu erfassen suchen, was eine gute Arzt-Patienten-Beziehung ausmacht. Sie ist nicht gleichzusetzen mit ‚Empathie' oder ‚Mitleid', überlappt aber in ihrem Bedeutungsspektrum mit diesen Konzepten. Dabei ist auch interessant, dass etwa im Englischen unterschieden wird zwischen ‚compassion' und ‚pity', wobei ersteres ein sympathetisches ‚Mit-Leiden' mit dem anderen suggeriert, während ‚pity' eher Mitleid von einer außenstehenden Position meint, bei der die Gefühle der leidenden Person nicht unbedingt geteilt werden. Außerdem ist bereits bei den antiken Autoren festzustellen, dass nicht nur eine bestimmte Gefühlslage oder Sensibilität für die Belange von Patienten bei Ärzten eine Rolle spielt, sondern auch die Art, wie sie sich gegenüber diesen verhalten und vor allem mit ihnen kommunizieren.

Der Aspekt der Kommunikation erlangt besonders in der medizinischen Ausbildung einen großen Stellenwert. Während Gefühle allenfalls thematisiert, aber schlecht unterrichtet werden können, lässt sich gute Arzt-Patienten-Kommunikation bis zu einem gewissen Grad sogar einüben. Es ist daher kaum verwunderlich, dass Fachliteratur zu dem Thema gerade in den letzten Jahren wieder Konjunktur hat[4] und Handreichungen beispielsweise von Arztfachverbänden wie etwa der Kassenärztlichen Bundesvereinigung[5] ausgegeben werden. An hehren Zielen und guten Vorsätzen mangelt es diesen Verbänden dabei nicht, wie auch ein Blick in andere westliche Länder zeigt. So argumentierte beispielsweise Professor Martin Marshall, der drei Jahre lang Vorsitzender des britischen *Royal College of General Practitioners* war, in seiner Rede anlässlich des 70-Jährigen Jubiläums der Vereinigung im Jahre 2022:

„But our mission remains the same as in 1952: Cum scientia caritas – to deliver
compassionate care with knowledge, as does our purpose, to encourage, foster
and maintain the highest possible standards of general practice" (Marshall 2022).

Wieder wird der Begriff der „compassion" bemüht, wobei das lateinische „caritas" auch mit dem theologisch geprägten Begriff „charity", also einer fürsorglichen Nächstenliebe, übersetzt werden kann. Da das Erreichen der

„highest possible standards" heute weitestgehend wirtschaftlichen Gesichtspunkten unterworfen wird und eine immer weiter fortschreitende Technologisierung und Bürokratisierung der Medizin meint, entsteht eine Spannung zwischen diesem postulierten Ideal von Menschlichkeit und der Realität, der sich Patienten wie auch Ärzte ausgesetzt sehen.

Es überrascht daher wenig, dass sich auch selbstkritische Stimmen finden lassen. So fragt ein Artikel von einem Autorenteam aus Orthopäden provokativ: „What happened to ‚bedside manner'?" (Quaile, Mavrogenis und Scarlat 2024, S. 885). Der englische Begriff, der sich auf die Krankenhausvisite bezieht oder auf die inzwischen weitestgehend überholte Praxis des Hausbesuchs, bei dem Ärzte ihre Patienten noch wortwörtlich ‚am Bett' behandelten, deutet bereits auf eine Art Etikette für den Umgang mit Patienten hin. Die Autoren lamentieren zu Beginn des Artikels, dass gerade bei orthopädischen Operationen außer dem Chirurgen kaum sonst jemand des anwesenden medizinischen Personals den zu behandelnden Patienten wirklich anschaue. Es ließe sich hier kritisch anmerken, dass auch die Chirurgen in diesem Moment die Patienten nicht einfach von Mensch zu Mensch, sondern durch ihre spezielle professionelle ‚Brille' betrachten. Die Autoren konstatieren im Weiteren:

> „We must remember that we are human with all the aspirations, fears and attributes that encompass. To be a skilled clinician means being able to provide the support, information and treatment options our patients would expect" (ebd.).

Interessant ist hier der doppelte Fokus nicht nur auf die Fähigkeiten im Umgang mit Patienten, sondern auch auf die eigene Befindlichkeit. Diese nicht zu ignorieren, scheint laut diesen Autoren eine der Stärken eines guten Mediziners zu sein. Außerdem betonen sie als weiteres Qualitätsmerkmal die Bereitschaft, sich auf die Seite der Patienten zu stellen:

> „Doctors and patients should stand together and insist on standards that protect their relationship and healthcare plans. Relationship should focus on trust,

reliability, advocacy, beneficence and good will. Physicians should not ignore the cost implications of treatments, but they should protect and act in favour of their patients." (Ebd., S. 886)

Während der hippokratische Eid schon seit der Antike Ärzte dazu anleitet, immer im besten Interesse ihrer Patienten zu handeln, heben die Autoren dieses Artikels die moralische Dimension der Arzt-Patienten-Beziehung nochmals besonders hervor – offenbar unter dem Eindruck, dass es der modernen Medizin genau an dieser Dimension fehle.

Wie aber lässt sich ‚Menschlichkeit‘ im Sinne der abstrakten Vorstellungen von „trust, reliability, advocacy, beneficence and good will" konkretisieren? Bevor ich dies an der gewählten Kurzgeschichte zeige, erläutere ich kurz den Begriff der ‚Menschlichkeit‘ aus narratologischer Perspektive.

‚Menschliche‘ Romanfiguren: Aspekte der Charakterisierung

Wenn in fiktionalen Erzählungen Figuren ‚menschlich‘ entworfen sind, so meint das im Allgemeinen, dass sie wie Menschen im wahren Leben eine gewisse charakterliche Komplexität aufweisen, ja womöglich gegenteilige Eigenschaften in sich vereinen und dadurch ambivalent wirken. E. M. Forster prägte für diese Art der Darstellung den Begriff des „round character" (Forster 1974 [1927], S. 73–81), wohingegen ein „flat character" (ebd.) durch Eindimensionalität gekennzeichnet ist. Autoren haben die Möglichkeit, ihre Figuren auf unterschiedliche Weise zu charakterisieren: zum einen explizit, indem ihre Eigenschaften direkt benannt werden, zum anderen implizit durch die Darstellung ihrer Verhaltensmuster, Sprechweisen, ihren Umgang mit anderen Figuren, ihre äußere Erscheinung usw.[6] Durch eine facettenreiche Charakterisierung ist es möglich, dass selbst Schurken noch etwas Positives abgewonnen werden kann.

Eine Figurencharakterisierung oszilliert üblicherweise zwischen einer Außenperspektive – wie man andere Personen auch in der Realität wahrnehmen würde – und einer Innenperspektive, bei der quasi in den Kopf der Figur hineingeschaut wird. Letzteres – zumal, wenn längere Passagen in Form eines inneren Monologs gehalten sind – ist zweifellos ein Privileg von fiktionalen Texten, da eine Innenansicht von den Gedanken oder Gefühlen anderer im realen Leben im Grunde unmöglich ist. Dies macht aber literarische Erzählungen so interessant, erlauben sie einem doch einzigartige Einblicke in das mögliche Innenleben anderer ‚Menschen'.

Bei der vorliegenden Erzählung handelt es sich um eine Ich-Erzählung oder – um auf Gérard Genettes narratologisches Fachvokabular zurückzugreifen – um eine autodiegetische Erzählsituation.[7] Sie imitiert eine autobiographische Erzählung, bei der ein Arzt von seinen Erlebnissen mit bestimmten Patienten berichtet. Wie auch in realen autobiographischen Erzählungen ist eine solche fiktionale Erzählung von der Haltung des Erzählers gefärbt, d.h. es liegt eine eingeschränkte bzw. subjektive Perspektive auf das Geschehen vor. Eingebettet in den Erzählerkommentar sind Dialogpassagen, die die Unterredungen des Arztes mit den anderen Figuren wiedergeben. Figurendialoge sind dem Erzählmodus des „showing" zuzuordnen und dramatisieren die Handlung. Gleichzeitig dienen sie der indirekten Charakterisierung, da Figuren in ihren interpersonalen Beziehungen vorgeführt werden. Besonders spannend sind Wechsel zwischen „showing" und „telling" sowie zwischen Außen- und Innensicht, da solche Wechsel ein komplexeres Bild der Situation und der darin agierenden Figuren vermitteln. Im Weiteren wird sich zeigen, wie diese Erzählmethoden insbesondere der Darstellung des Arztes und seiner Menschlichkeit in Williams Kurzgeschichte dienen.

„The Girl with a Pimply Face": Zwischenmenschliches

Die Kurzgeschichte[8] beginnt mit einem Anruf, den der namenlose Arzt[9] von einem Apotheker erhält. Dieser meldet ein krankes Baby, das kürzlich aus

---

dem Krankenhaus nach Hause gekommen sei und sich vermutlich in einer „pretty bad condition" (Williams 1984 [1934], S. 42) befinde. Gleichzeitig erfährt der Arzt, dass ein anderer Arzt bereits den Fall abgegeben hätte, weil die Familie ihn nicht mochte, und dass es sich bei der Familie um „Ausländer" („foreigners" (ebd.)) handele. „You know how they are […]" (ebd.), fügt der Apotheker noch lakonisch hinzu und lässt damit seine ablehnende Haltung und Voreingenommenheit gegenüber Ausländern durchblicken. Der Arzt zeigt sich etwas irritiert über den Anruf, da dieser ihn genau in seiner Mittagspause erreicht, als er sich eben zum Essen setzen wollte. „Can't they wait till after office hours?" (Ebd.) fragt er dann auch unwirsch den Apotheker. Wir erleben hier also keineswegs einen Arzt, der aufopferungsvoll alles stehen und liegen lässt, um den Fall umgehend zu behandeln, sondern einen, der sich seiner eigenen Bedürfnisse bewusst ist und diese nicht vernachlässigt. Erst zwei Stunden später kommt er zu der Wohnung „in the business part of town" (Ebd.), wo er neben dem kranken Baby lediglich die etwa fünfzehnjährige Schwester antrifft. Die Beschreibung des Hausflurs deutet bereits eine ärmliche und heruntergekommene Wohngegend an: „A narrow entry with smashed mail boxes on one side and a dark stair leading straight up" (ebd.). Mit dieser Beschreibung registriert der Arzt zwar das Milieu seiner Patienten, kommentiert es aber nicht weiter. Wir erfahren lediglich, dass er bereits öfter Hausbesuche an dieser Adresse getätigt hat.

Die genaue Betrachtung von Menschen und Umgebung schlägt sich immer wieder in Verben des Sehens und in detaillierten Schilderungen mit durchaus verfremdender Bildsprache nieder. Das Baby z. B. beschreibt der Arzt folgendermaßen:

> „I looked on the bed and saw a small face, emaciated but quiet, unnaturally quiet, sticking out of the upper end of a tightly rolled bundle made by the rest of the baby encircled in a blue cotton blanket. The whole wasn't much larger than a good sized loaf of rye bread." (Ebd., S. 43)

Der Vergleich mit einem Laib Roggenbrot ist überraschend und poetisch zugleich und hebt unterschwellig die Absurdität der Praxis des Puckens, also des festen Einwickelns von Babys, hervor. Gleichsam bemerkt der Arzt sofort, dass etwas nicht stimmt, weil das Baby ‚unnatürlich' ruhig ist. In einer eingehenderen körperlichen Untersuchung zu einem späteren Zeitpunkt, als zumindest auch die Mutter anwesend ist, stellt der Arzt einen Herzfehler fest. Zu Beginn der Geschichte, während er noch allein mit der Schwester des Babys ist, beschränkt er sich auf die Erhebung der wichtigsten Fakten. Nachdem er zunächst wissen will, wo die Mutter sei und wann sie wohl zurückkomme, befragt er das Mädchen in einer Art Anamnesegespräch, ob das Baby an Fieber oder Durchfall leide, wie sein Stuhl aussehe, was es zu essen bekäme. Dabei fragt er knapp und sachlich, unbeeindruckt von der Situation, in der die Kinder sich offenbar allein überlassen sind und das ältere Mädchen ihrer kleinen Schwester gegenüber völlig gleichgültig zu sein scheint („seeming about as indifferent as though it had been no relative of hers instead of her sister" (ebd., S. 43).) Wichtig ist hier die Verwendung des Verbs „seeming". Der Arzt erkennt, dass hinter dieser scheinbaren Gleichgültigkeit eine Haltung steckt, die eben durch die widrigen Lebensumstände des Mädchens hervorgerufen wurde. Bereits ihre sehr direkte und brüske Frage „Well, what do you want?" (Ebd., S. 42) anstatt einer Begrüßung signalisiert dem Arzt, dass das Mädchen Stärke zeigen muss, um in diesem Milieu zu überleben. Von ihrer burschikosen Art ist er „very much amused" (ebd., S. 43), aber auch sofort sehr beeindruckt: „Boy, she was tough and no kidding but I fell for her immediately. There was that hard, straight thing about her that in itself gives an impression of excellence" (ebd., S. 42). Die Exklamation in „boy" sowie die umgangssprachliche Sprechweise bringen uns der unverstellten Gefühlswelt des Arztes näher und kennzeichnen ihn gleichzeitig als jemanden, der dem ‚gemeinen Volk' nahesteht, anstatt sich durch eine gehobene Bildungssprache oder gar medizinischen Fachjargon von anderen abzuheben.[10]

Etwas irritiert ist der Leser möglicherweise von dem Ausdruck „I fell for her", der gemeinhin benutzt wird, um ein Sich-Verlieben zum Ausdruck zu bringen. In der Begegnung eines Arztes mit einer Minderjährigen, noch dazu einem Mädchen, das er ohne Eltern zu Hause antrifft, erscheint diese Formulierung ausgesprochen fragwürdig. Die Irritation wird noch größer, wenn der Arzt etwas später erneut seine Bewunderung für ihre direkte Art zum Ausdruck bringt und dann reflektiert:

> „But after all she wasn't such a child. She had breasts you knew would be like small stones to the hand, good muscular arms and fine hard legs. Her bare feet were stuck into broken down leather sandals such as you see worn by children at the beach in summer. She was heavily tanned too, wherever her skin showed." (Williams 1984 [1934], S. 44)

Der unverhohlene Blick auf die körperlichen Reize des heranwachsenden Mädchens und ihre damit einhergehende Sexualisierung sind in dieser Situation fehl am Platz und – zumal aus heutiger Sicht – hochproblematisch. Sie zeigen Charakterschwächen auf und lassen den Arzt in einem negativen Licht erscheinen. Allerdings macht der Text durch die interne Perspektivierung deutlich, dass sich all dies im Kopf des Arztes abspielt, während er sich äußerlich, auf der Ebene des Dialogs und der Interaktion, dem Mädchen gegenüber anständig benimmt und ihr nicht zu nahe tritt. Ganz im Gegenteil spricht er mit ihr respektvoll und auf Augenhöhe.

Später in der Geschichte wird diese seltsam anmutende Szene relativiert, wenn der Arzt seiner Frau am Abend von diesem neuen Fall erzählt und unumwunden zugibt: „I sure met a wonderful girl!" (Ebd., S. 51), worauf die Frau antwortet: „What! Another?" (ebd.). Je nachdem, wie man sich diese Antwort gesprochen vorstellt, kann sie Schock oder Entsetzen zum Ausdruck bringen. Der weitere Verlauf des Gesprächs suggeriert allerdings ein sehr offenes und liebevolles Verhältnis zwischen den Eheleuten. Dadurch erhält auch die scheinbar schockierte Antwort der Frau etwas Spielerisches, als ob sie ihren Mann mit seiner ‚speziellen Zuneigung' für seine Patientinnen aufzieht. Gleichzeitig erfahren wir, dass der Arzt öfter Patienten betreut, die sich seine Dienste nicht leisten können. Die Frau kritisiert ihren Mann für seine „charity work" (ebd.), und als er zugibt, vergessen zu haben, nach dem Namen der Familie zu fragen, den die Frau jedoch für die Buchhaltung benötigt, lacht sie und sagt: „You're the limit. Dumbbell" (ebd.). Durch die liebe- und humorvolle Betitelung als ‚Trottel' erscheint der Arzt in einem positiveren Licht. Er geht seiner Arbeit offenbar nicht nach, um damit viel Geld zu verdienen, sondern weil er den Menschen helfen möchte. Die Tatsache, dass seine Frau sehr offen mit ihm reden und ihn sogar kritisieren kann, dabei aber offenbar immer noch Liebe für ihn empfindet, zeigt, dass er ein gutmütiger Mensch sein muss, der keine Macht auszuüben oder sich in seinen Beziehungen zu profilieren sucht.

Diese positive Charakterisierung des Arztes wird noch unterstrichen, als der Arzt ebenfalls später in der Geschichte mit anderen Ärzten kontrastiert wird. Bei einer informellen Zusammenkunft im Umkleideraum des Krankenhauses kommen Kollegen auch auf die russische Familie („that crew" (ebd., S. 54)) zu sprechen, und ein Kollege, der das Baby vorher behandelt hat, beklagt sich darüber, dass die Eltern ihn nicht angemessen für seine Dienste entlohnen wollten, gleichzeitig aber ihr Geld für Alkohol verschwenden würden. Ironischerweise folgt diese Beschwerde einer anderen Beschwerde kurz zuvor im Gespräch, als der Arzt sich darüber aufregte, dass ein Veterinär ihm für die Behandlung seines Hundes fünf Dollar berechnete. Diese unmittelbare Gegenüberstellung entlarvt diesen Arzt als Heuchler, der offensichtlich mit zweierlei Maß misst, je nachdem, wie es gerade in das eigene Argument passt. Besonders abfällig äußert er sich über das Mädchen, nachdem der Erzähler sie als „pretty straight kid" (ebd., S. 55) verteidigte:

„That thing! You mean that pimply faced little bitch. Say, if I had my way, I'd run her out of the town tomorrow morning. There's about a dozen wise guys on her trail every night in the week. Ask the cops. Just ask them. They know. Only nobody wants to bring in a complaint. They say you'll stumble over her on the roof, behind the stairs anytime at all." (Ebd., S. 55)

Der Arztkollege lässt sich augenscheinlich von Gerüchten über das liederliche Verhalten des Mädchens, das – so wird hier angedeutet – ‚herumhurt‘, beeinflussen und scheut sich nicht, sie abschätzig als „little bitch" zu betiteln. Seine Verachtung für ‚solche Leute‘ bringt er unter den Kollegen lautstark zu Gehör und erweist sich somit – anders als der Erzähler – als unprofessionell und unmenschlich zugleich.

„The Girl with a Pimply Face": Behandlung und Arzt-Patienten-Interaktion

In der Eingangsszene führt die erhöhte Aufmerksamkeit des Erzählers für das Mädchen trotz aller inneren ‚Fantasien‘ nicht dazu, dass er sie weiter als Lustobjekt behandelt, sondern er beginnt, sie aus seiner Rolle als Arzt heraus zu betrachten und nach ihrem Wohlbefinden zu fragen. So bemerkt er Pusteln an ihren Beinen, die sich bei näherer Untersuchung als zerkratzte Mückenstiche herausstellen, und ein Fleck an ihrem Fuß erweist sich lediglich als Schmutzfleck. Bereits zu Beginn der Begegnung bemerkt der Arzt die Pickel im Gesicht des Mädchens. Als sie ihn während des Gesprächs fragt „Say, what could I do for my face?", erklärt er ihr in verständlichen Worten das Krankheitsbild: „You have what they call acne […]. All those blackheads and pimples you see there, well, let's see […]" (ebd., S. 45) und rät ihr dann relativ ausführlich, wie sie das Erscheinungsbild ihrer Haut durch besondere Hygiene und Pflege verbessern kann. „Will that help me?" fragt das Mädchen, worauf der Arzt antwortet: „If you stick to it, it'll help you" (ebd.). Der Arzt spielt hier auf das Problem der *compliance* an: eine Besserung kann er nur in Aussicht stellen, wenn die Patientin sich an seine Anweisungen hält.

Nachdem er ihr verspricht, ihr beim nächsten Besuch noch eine Lotion für ihre Akne mitzubringen, fragt er schließlich auch nach der Schule:

„Why aren't you in school?

Agh, I'm not going any more. They can't make me. Can they?

They can try.

How can they? I know a girl thirteen that don't go and they can't make her either.

Don't you want to learn things?

I know enough already.

Going to get a job?

I got a job. Here. I been helping the Jews across the hall. They give me three fifty a week – all summer.

Good for you, I said. Think your father'll be here around five?"

(Ebd., S. 46)

Ganz im Sinne Bernard Lowns interessiert sich der Arzt hier auch für die Lebensumstände der Patientin. Die dialogische Darstellung dieser Szene ermöglicht es dem Autor, dem Mädchen ihre Geringschätzung von Bildung direkt in den Mund zu legen. Gleichzeitig zeigen die knappen sachlichen Fragen des Arztes, dass er dieses Gespräch zumindest nach außen hin mehr oder weniger neutral führt. Nur die Frage „Don't you want to learn things" vermittelt einen leicht vorwurfsvollen Ton, aber sobald der Arzt merkt, dass hier unterschiedliche Sichtweisen aufeinandertreffen und das Mädchen fest von den Vorzügen ihres ‚Jobs' bei den Nachbarn überzeugt ist, lenkt er – möglicherweise mit einem leicht ironischen Unterton („Good for you") – ein und wechselt das Thema. Er merkt offenbar, dass es unnütz ist, in einer solchen Situation konfrontativ vorzugehen und wertende Kommentare abzugeben. Stattdessen nimmt er das Mädchen so, wie sie ist, und bleibt ihr gegenüber freundlich. Am Ende der Geschichte erfährt der Arzt bei einem weiteren Hausbesuch bei dieser Familie, dass das Mädchen wieder zur Schule geht.

Der Text suggeriert durch diese Abfolge von Ereignissen und Begegnungen, dass die subtile Zuwendung, die das Mädchen aufgrund der Behandlung ihrer Akne durch den Arzt erfährt, sie letztendlich auch dazu bringt, ihrem Leben wieder eine neue Richtung zu geben.[11]

Später am selben Nachmittag kehrt der Arzt zurück, um das Baby – diesmal in Anwesenheit der Mutter und einer Nachbarin – zu untersuchen. Verzweifelt über den Zustand des Kindes wird die Mutter emotional und bricht bei ihrer emphatischen Anrede des Arztes, die durch Ausrufezeichen noch unterstrichen wird („Doctor! Doctor!" (ebd., S. 47)), beinahe in Tränen aus. Um den emotionalen Ausbruch zu unterbinden, unterbricht der Arzt die Mutter und wendet sich seiner Aufgabe, der Untersuchung des Babys, zu. Dabei versucht er, aus den zum Teil gegensätzlichen Aussagen der beiden Frauen die für den Fall relevanten Informationen herauszufiltern. Als er schließlich beim Abhorchen der Brust einen Herzfehler diagnostiziert – wie plausibel das erscheint, bleibt den Fachleuten vorbehalten zu entscheiden – stellt er sich bereits auf einen heftigen emotionalen Ausbruch der Mutter ein:

> „That was the sign for tears. The big woman cried while she spoke. Doctor, she pleaded in blubbering anguish, save my baby.
>
> I'll help her, I said, but she's got a bad heart. That will never be any better. But I knew perfectly well she wouldn't pay the least attention to what I was saying.
>
> I give you anything, she went on. I pay you. I pay you twenty dollar. Doctor, you fix my baby. You good doctor. You fix.
>
> All right, all right, I said. […]" (Ebd., S. 49)

Als Leser gewinnt man den Eindruck, als wolle der Arzt sich von allem distanzieren, um der Emotionalität der Mutter, und vielleicht seiner eigenen, keine Angriffsfläche zu bieten. Die eingeschobenen Erzählerkommentare sind hierfür besonders relevant. So ist z.B. die Tatsache, dass der Arzt bereits im

Vorfeld das Anzeichen für Tränen („sign for tears") erkennt und dann auch genau weiß („knew perfectly well"), dass die Mutter in ihrer Emotionalität nicht mehr aufmerksam zuhören kann, ein Indiz dafür, dass der Arzt bereits viele solcher Situationen erlebt haben muss. Dies mag auch den leicht zynischen Unterton erklären, wenn er onomatopoetisch von dem „blubbering anguish", also etwa der ,vor Tränen blubbernden Angst', der Mutter spricht. Auch die Wiedergabe der Rede der Mutter in gebrochenem Englisch mutet fast schon karikaturistisch an. Hier ist interessant, dass, wie so häufig bei scheinbar ,realistischen' Darstellungen von Figurenrede, ein Klischee[12] – in diesem Fall von fehlerbehaftetem ,Ausländerenglisch' – bedient wird.

Obwohl eine Heilung des Kindes nach Einschätzung des Arztes nicht möglich ist, verspricht er, sich weiterhin um dessen Wohlergehen zu bemühen, indem er zunächst seine Babynahrung umstellt. Scheinbar – so mag der Dialog nahelegen – erhofft er sich ein lukratives Geschäft. Aber wie eben später in der Geschichte deutlich wird, macht der Arzt keine Anstalten, die von der Mutter versprochenen „twenty dollar" (Williams 1984 [1934], S. 49) ernsthaft einzukassieren, wohlwissend, dass er diese sowieso nicht bekommen würde. Trotz allen Unwohlseins in dieser unangenehmen Situation, in der der Arzt von der Mutter bedrängt wird, gibt er sein Bestes, sie erst einmal zu beruhigen, ohne uneinlösbare Versprechen zu geben, wie sich in folgender Dialogpassage zeigt:

> „You think you cure she? The mother with her long, tearful face was at me again, so different from her tough female fifteen-year-old.
>
> You do what I tell you for three days, I said, and I'll come back and see how you're getting on.
>
> Tank you, doctor, so much. I pay you. I got today no money. I pay ten dollar to hospital. They cheat me. I got no more money. I pay you Friday when my husband get pay. You save my baby.
>
> Boy! What a woman. I couldn't get away.
>
> She my baby, doctor. I no want to lose. Me got seven children –

Yes, you told me.

But this my baby. You understand. She very sick. You good doctor –

Oh my God! To get away from her I turned again to the kid. You better

get going after more bottles before the stores close. I'll come back Friday

morning." (Ebd., S. 49–50)

Der Arzt delegiert die Verantwortung an die Mutter, indem er sie anhält, seine Anweisungen zu befolgen, verspricht aber, wiederzukommen. Dass er sichtlich genervt ist von der insistierenden Art der Mutter zeigt sich in den Erzählerkommentaren: „The mother […] was at me again", „I couldn't get away", „To get away from her I turned again to the kid". Dies sind zweifellos nicht die Gedanken, die man sich als Patient oder als Angehöriger eines Patienten bei einem Arzt vorstellen möchte. Dass Patienten ihren Arzt auch nerven können, passt nicht in ein idealisiertes Bild vom verständnisvollen und zugewandten Arzt. Ich würde jedoch argumentieren, dass es gerade diese schonungslose Darstellung der inneren Realität des Arztes ist, die ihn letztendlich als besonders menschlich erscheinen lässt. Ist es nicht allzu menschlich, dass man eben nicht jeden gleichermaßen sympathisch findet und manchen Mitmenschen gar als lästig empfinden kann? Wichtig ist auch hier wieder, dass sich die innere ablehnende Haltung nicht im äußeren Umgang niederschlägt. Der Arzt versucht zwar, die Mutter immer wieder durch ‚Ins-Wort-Fallen' oder demonstrative Abwendung von ihr zu unterbrechen, bleibt aber weitestgehend freundlich und – zumindest verbal – ihr zugewandt („Yes, you told me"). Die Interpretation dieser Szene hängt freilich stark davon ab, wie ein Leser sich die Redeanteile des Arztes konkret vorstellt. Hört man einen genervten Tonfall in „Yes, you told me", wirft das ein deutlich negativeres Licht auf den Arzt. Ähnlich ambig bleibt der Text bei der Exklamation „Oh my God!". Durch die fehlenden Anführungszeichen zur Markierung direkter Rede bleibt es letztendlich unklar, ob der Arzt sein inneres Genervt-Sein hier möglicherweise sogar verbalisiert, was man dann als unangemessenen emotionalen Ausbruch lesen könnte.

Dass der Ausruf dem Arzt entglitten sein mochte, wird durch eine spätere Szene gestützt, in der der Arzt ebenfalls emotional reagiert und seine Emotionen in Worte fasst, wobei auch hier nicht abschließend geklärt werden kann, ob er diese Worte für alle Anwesenden hörbar sagt oder nur in sich hineinspricht: „Then, not knowing why I said it nor of whom, precisely I was speaking, I felt myself choking inwardly with the words: Hell! God damn it. The sons of bitches. Why do these things have to be?" (Ebd., S. 53). Die Verbphrase „choking inwardly with the words" könnte eben eine Unterdrückung der sich aufdrängenden Worte andeuten. Gleichzeitig sagt das Verb „choking" etwas über den Gefühlszustand des Arztes in diesem Moment aus: er ‚erstickt' fast an den Worten oder auch an dem Kloß im Hals, der durch eine unerwartete Gefühlsregung, nämlich tiefes Mitleid, erzeugt wird. Betrachtet man genauer, was diese Gefühlsregung hervorruft, so ist es eben jenes soziale Milieu mit all seinen Widrigkeiten. Der Arzt hat soeben festgestellt, dass die Mutter, die ihm voller Verzweiflung tränenüberströmt die Hand küsste, nach Alkohol riecht, und durch genaues Hinsehen bemerkt er auch die Gleichgültigkeit des Vaters, die in einer idiomatischen Wendung zum Ausdruck gebracht wird: „I turned toward the man, looking a good bit like the sun at noonday and as indifferent, then back to the woman and I felt deeply sorry for her" (ebd.). In diesem Augenblick realisiert der Arzt, warum die Frau so verzweifelt ihren Emotionen freien Lauf lässt. In einer Welt voller Armut, in der sie als mehrfache Mutter keine Unterstützung erfährt – auch und gerade nicht von ihrem Ehemann – klammert sie sich an das Baby und benutzt es quasi als indirekten Hilferuf. Wie die Frau des Arztes im Gespräch mit ihrem Mann bereits trefflich formuliert: „The last hope, I suppose" (ebd., S. 52).

Es ist kaum verwunderlich, dass der Arzt angesichts dieser Situation selbst in Verzweiflung gerät. Ob er freilich diesem Gefühl Ausdruck verleihen sollte – und noch dazu in recht drastischen Worten („Hell! God damn it. The sons of bitches. Why do these things have to be?" (Ebd., S. 53)) – ist eine andere Frage. Dabei ist besonders interessant, wie Williams durch geschicktes Erzählen

Ambiguitäten erzeugt und somit das Geschehen der Deutungshoheit der Leser überlässt. Ob wir nun aber annehmen, der Arzt spreche diese Worte tatsächlich laut aus oder auch nicht, so bleibt auf jeden Fall die Tatsache seines Berührtseins, was als Indiz seiner tiefen Humanität gelesen werden kann. Während die anderen Ärzte die Familie nur oberflächlich betrachten und ihr Verachtung entgegenbringen, erkennt dieser Arzt das Ausmaß ihres Elends und leidet mit ihnen. Es ist dieses Mitleid gekoppelt mit einer inneren Verpflichtung zur Fürsorge, die ihn trotz der Ratschläge seiner Kollegen veranlassen, die Familie weiter zu besuchen und das Baby wie auch die fünfzehnjährige Schwester zu behandeln.

Die Schlussszene der Geschichte, in der der Arzt wie schon zu Beginn das Mädchen mit ihrer Schwester alleine zu Hause antrifft, knüpft an die Eingangsszene an, ist aber gleichzeitig durch die veränderte symbolische bildliche Darstellung ihr diametral entgegengesetzt:

„The last time I went I heard the Come in! From the front of the house.
The fifteen-year-old was in there at the window in a rocking chair with the tightly wrapped baby in her arms. She got up. Her legs were bare to the hips.
A powerful little animal.

What are you doing? Going swimming? I asked.

Naw, that's my gym suit. What the kids wear for Physical Training in school.

How's the baby?

She's all right.

Do you mean it?

Sure, she eats fine now.

Tell your mother to bring it to the office some day so I can weigh it.
The food'll need increasing in another week or two anyway.

I'll tell her.

How's your face?

Getting' better.

My God, it is, I said. And it was much better. Going back to school now?

Yeah, I had tuh." (Ebd., S.55)

Anders als in der Eingangsszene wird der Arzt nicht schroff mit „What do you want?" (Ebd., S.42) empfangen, sondern mit einem freundlichen Willkommensgruß. Das Mädchen steht nicht mehr gleichgültig abseits vom Baby, sondern hält es sogar auf dem Arm, während es auf einem Schaukelstuhl sitzt. Der Leser erfährt, dass das Baby nun wieder besser isst und auch das Akneproblem des Mädchens nicht mehr so gravierend ist. Außerdem geht das Mädchen nun wieder zur Schule. Das Modalauxiliar „had to" – hier in seiner quasi umgangssprachlichen Lautung graphisch wiedergegeben („had tuh") – suggeriert, dass der Grund hierfür eher ein äußerer Zwang ist, etwa, weil die Schulbehörde sich eingeschaltet hat. Dies bleibt aber offen, da die Geschichte an diesem Punkt endet. Wichtig ist, dass zumindest zwischen den Geschwistern wieder mehr Innigkeit herrscht und dass ein etwas positiverer Ausblick auf ihre Zukunft gegeben wird. Auch hier spielt die innere Stärke des Mädchens wieder eine große Rolle und wird erneut vom Erzähler hervorgehoben, wenn er sie als „powerful little animal" bezeichnet. „Animal" mag auf den ersten Blick etwas abschätzig oder herablassend klingen, ist aber im Zusammenhang mit dem Adjektiv „powerful" keinesfalls so konnotiert. Vielmehr erinnert der Begriff an eine ähnliche Verwendung in Émile Zolas Roman *La Bête humaine* [1890] (*Die Bestie im Menschen* oder *Das Tier im Menschen*), in dem geschildert wird, wie Menschen sich von ihren Trieben und Leidenschaften leiten lassen. Die animalische Seite des Menschen, so wird bei Zola ebenso wie bei Williams angedeutet, verleiht den Menschen aber auch eine besondere Widerstandskraft – zumal, wenn sie in einem lebensfeindlichen Milieu ums Überleben kämpfen müssen. In diesem Zusammenhang ist es hilfreich, einen Kommentar hinzuzuziehen, den Williams in seinem unveröffentlichten Vorwort über die Familie, auf der seine Kurzgeschichte basierte, machte: „[…] they had the knack of survival, and it is a knack which we cannot ignore. It was worth a story to me, an incredible part of our humanity" (Witemeyer 1990, S.11). Dass Williams das Mädchen, das als Vorlage für die Geschichte diente, trotz aller Unzulänglichkeiten mit Respekt betrachtete, zeigt sich auch darin, dass er es als ‚Privileg‘ empfand, über sie schreiben zu dürfen: „[…] the young woman I was privileged to write about in ‚The Girl with the [sic] Pimply Face‘" (ebd.). Freilich mag diese Formulierung auch als Versuch angesehen werden, möglicher Kritik an seiner ‚Ausbeutung‘ der Lebensgeschichten seiner Patienten vorzubeugen. Dieser Kritik und auch den ethischen Implikationen ihres Schaffens müssen sich letztendlich alle Arztschriftsteller stellen. Dies ist aber ein Thema für einen anderen Aufsatz.

Schlussbetrachtung:
Was heißt ‚Menschlichkeit‘ in der Medizin?

In dieser und vielen anderen Kurzgeschichten von William Carlos Williams begegnen wir Ärzten, die bei Weitem nicht ‚perfekt‘ sind. Im Gegenteil sind sie gekennzeichnet von Charakterschwächen, Vorurteilen, Gefühlen und Gedanken, die in bestimmten Situationen unangemessen oder gar fragwürdig sind. Auch der Erzähler dieser Geschichte wird nicht idealisiert. Wir erlangen Einblicke in seine genervte Haltung angesichts der anstrengenden Mutter und beobachten seinen sexualisierenden Blick auf das fünfzehnjährige Mädchen. Er ist keineswegs aufopferungsvoll und – je nachdem, wie wir manche Situationen im Detail interpretieren – auch nicht stets distanziert-professionell, sondern durchaus emotional. Aber es sind genau diese Eigenschaften, die ihn ‚menschlich‘ in dem eingangs erläuterten narratologischen Sinne erscheinen lassen. Er wird als komplexe oder ‚runde‘ Figur mit zum Teil entgegengesetzten Charakteristika gezeichnet. Als Mensch mit all seinen Fehlern gewinnt er dennoch Sympathiepunkte, und zwar weil er trotz seiner inneren Ambivalenz seinen Patienten gegenüber korrekt und professionell handelt – in dem Sinne, dass er seiner Pflicht, ihnen zu helfen, nachkommt und ihnen während der Arzt-Patienten-Interaktion weitestgehend mit Respekt und Verständnis gegenübertritt. Anders als andere Kollegen, die sich durch pekuniäre Motive leiten lassen und sich aufgrund ihrer Vorurteile von Patienten abwenden, steht für den Erzähler das Motto „cum scientia caritas" im Vordergrund. Er behandelt die Patienten auch ohne Aussicht auf Bezahlung, interessiert sich dabei durchaus für ihr Umfeld und bezieht seine Beobachtungen in seine Einschätzung der Situation mit ein. Besonders mit seiner besonderen Zuwendung für das Mädchen bewirkt er sogar eine positive Wendung in ihrem Leben – so wird es zumindest durch den temporal-kausalen Aufbau der Handlung nahegelegt.

Die Tatsache, dass der Arzt seinen Patienten gegenüber nicht gleichgültig ist, sondern sie einerseits für ihre Resilienz bewundert, andererseits aber auch ihren Schmerz nachvollzieht und Mitleid empfindet – und zwar nicht distanziert-abgehoben, sondern ganz viszeral in seinem eigenen Schmerz – macht ihn auch ‚menschlich' im Sinne der Ideale von *humanitas* und *misericordia*. Er fühlt wörtlich mit seinen Patienten, wenn es um ihr unabwendbares Schicksal geht, und stellt sich dem Elend der *conditio humana* mit Mut und Ausdauer. Anstatt sich abzuwenden wie seine Kollegen und womöglich noch auf diese ‚Ausländer' und Mitglieder einer niedrigeren sozialen Klasse herabzuschauen, behandelt er sie eben als Mitmenschen – was seine eigene Menschlichkeit wiederum unterstreicht. Dies wird noch dadurch verstärkt, dass der Arzt auch in seinem Privatleben mit seiner Frau als sympathischer und einfühlsamer Mann charakterisiert wird. Die interessante Erzählweise trägt wesentlich zur Komplexität der Darstellung der Figur bei. Neben der bereits erwähnten kontrastierenden Figurenzeichnung wechseln sich Innenperspektiven in den Erzählerkommentaren mit Außenperspektiven in längeren Dialogpassagen ab, die durchaus Spannungen aufzeigen und zuweilen Ambiguitäten erzeugen. Leser müssen sich selbst ein

Bild machen und werden zum Nachdenken und vielleicht sogar zur Diskussion angeregt.

Genau hier zeigt sich das Potenzial von Literatur für die ethisch-philosophische Ausbildung von Medizinern: aufgrund ihrer Schilderung konkreter Situationen und Fälle in einem dennoch von der Realität losgelösten ästhetischen Raum ermöglicht sie die Reflexion schwieriger, aber für die medizinische Praxis relevanter Begriffe und Fragen. Während in der Fachliteratur der Begriff der ‚Menschlichkeit' zwischen idealisiertem Abstraktum und – im schlimmsten Fall – leerer Worthülse oszilliert, füllt eine Kurzgeschichte wie die hier behandelte diesen Begriff mit Leben und erlaubt Einblicke in die gelebte Menschlichkeit von Ärzten.

Endnoten

1 S. https://thenocturnists.com/podcast. Zugegriffen am 02.05.2024.

2 S. Garden (2007), S. 558–562.

3 Vgl. Amber (2016), S. 286.

4 S. z.B. Heiland (2018); Koerfer und Albus. Hrsg. (2018); Schrader (2019); Bechmann (2020).

5 S. Biskupek-Kräker u. a. (2021).

6 S. Martínez (1999), S. 149–150.

7 Vgl. Genette (1972), S. 256.

8 Alle folgenden Seitenangaben beziehen sich auf die von Robert Coles herausgegebene Ausgabe des Textes „The Girl with a Pimply Face" von William Carlos Williams (1984 [1934], S. 42–55). Erstmals wurde die Geschichte in der Zeitschrift *Blast* veröffentlicht.

9 Auch wenn es ein interpretatorischer Kurzschluss wäre, anzunehmen, dass die Arztfiguren in Williams Geschichten immer unmittelbar ihn selbst abbilden, so liegt es doch nahe, dass er zumindest seine Erfahrungen und Erlebnisse als Arzt in seine Literatur mit einfließen ließ. Die vorliegende Geschichte basiert tatsächlich auf einer Familie, die Williams als Arzt betreute, wie aus seiner unveröffentlichten Einleitung zu seinen Kurzgeschichten hervorgeht (s. Witemeyer 1990, S. 11; s. auch ders. 1993, S. 442).

10 Auf Williams' typische Verwendung eines „American idiom" wird in der Sekundärliteratur immer wieder Bezug genommen, so etwa bei Welshimer Wagner (1969), S. 139–140 und Westover (2014), S. 73.

11 Interessanterweise ist das reale Mädchen, auf dem die Geschichte beruht, nie wieder in die Schule zurückgekehrt, wie Williams in seiner Einleitung erwähnt (s. Witemeyer 1990, S. 11).

12 Zur Spannung zwischen Mimesis und Typisierung in der Wiedergabe gesprochener Sprache in fiktionalen Erzählungen, s. Fludernik (1993), S. 19; s. auch Mildorf (2022), S. 59–76.

Literatur

Bechmann, Sascha. 2020. *Ideas, Concerns and Expectations (ICE) in der Arzt-Patienten-Kommunikation. Untersuchungen zu einem patientenorientierten Kommunikationsmodell.* Tübingen: Narr Francke Attempto.

Biskupek-Kräker, Steffi u. a. 2021. *Arzt-Patienten-Kommunikation, Modul für Moderierende Januar 2021.* Kassenärztliche Bundesvereinigung Qualitätszirkel. https://www.kbv.de/media/sp/Arzt-Patienten-Kommunikation.pdf. Zugegriffen am 02.05.2024.

Decety, Jean. 2020. Empathy in Medicine: What It Is and How Much We Really Need It. *The American Journal of Medicine* 133(5): S. 561–566.

Fludernik, Monika. 1993. *The Fictions of Language and the Languages of Fiction.* London: Routledge.

Forster, Edward Morgan. 1974 [1927]. *Aspects of the Novel.* Harmondsworth: Penguin.

Garden, Rebecca. 2007. The Problem of Empathy. Medicine and the Humanities. *New Literary History* 38(3): S. 551–567.

Genette, Gérard. 1972. *Discours du récit.* Paris: Éditions du Seuil.

Grohmann, Walther. 2015. „Moderne Medizin und Menschlichkeit schließen sich nicht aus!". Interview mit Prof. Dr. Thomas Alexander Vögeli. *Uro-News* 19(9): S.16–17.

Heiland, Regine. 2018. *Weil Worte wirken. Wie Arzt-Patienten-Kommunikation gelingt. Theorie – Praxis – Übungen.* Stuttgart: Kohlhammer.

Koerfer, Armin und Christian Albus, Hrsg. 2018. *Kommunikative Kompetenz in der Medizin. Ein Lehrbuch zur Theorie, Didaktik, Praxis und Evaluation der ärztlichen Gesprächsführung.* Göttingen: Verlag für Gesprächsforschung.

Lown, Bernard. 1996. *The Lost Art of Healing. Practicing Compassion in Medicine.* New York: Ballantine Books.

Marshall, Martin. 2022. Annual General Meeting Chair's report, 18. November 2022. Royal College of General Practitioners. https://www.rcgp.org.uk/news/chair-martin-marshall-agm-speech-2022. Zugegriffen am 09.05.2024.

Martínez, Matías und Michael Scheffel. 1999. *Einführung in die Erzähltheorie.* 9. erw. Aufl. München: Beck.

Mildorf, Jarmila. 2022. Arzt-Patienten-Kommunikation und die Frage nach der Einverständniserklärung in Jeffrey Eugenides' Roman *Middlesex.* In: *Jahrbuch Literatur und Medizin.* Bd. 13, hrsg von Florian Steger, S.59–76. Heidelberg: Winter.

The Nocturnists. 2024. *The Nocturnists* Podcast. https://thenocturnists.com/podcast. Zugegriffen am 02.05.2024.

Porter, Amber J. 2016. Compassion in Soranus' *Gynecology* and Caelius Aurelianus' *On Chronic Diseases.* In: *Homo Patiens. Approaches to the Patient in the Ancient World,* hrsg. von Georgia Petridou und Chiara Thuminger, S. 285–303. Leiden: Brill.

Quaile, Andrew, Andreas F. Mavroganis und Marius M. Scarlat. 2024. What happened to ‚bedside manner'? *International Orthopaedics* 48: S. 885–887. https://doi.org/10.1007/s00264-024-06112-9.

Schrader, Terry L. 2019. *Physician Communication. Connecting with Patients, Peers, and the Public.* Oxford: Oxford University Press.

Welshimer Wagner, Linda. 1969. William Carlos Williams. The Unity of His Art. *The Bulletin of the Midwest Modern Language Association* 2(1): S.136–144.

Westover, Jeffrey. 2014. Media, Mimesis, and the Figure of the Orphan in William Carlos Williams's *Life Along the Passaic River. William Carlos Williams Review* 31(1): S. 53–77.

Williams, William Carlos. 1984. The Girl with a Pimply Face. In: *William Carlos Williams. The Doctor Stories*, hrsg. von Robert Coles, S. 42–55. New York: New Directions Books. Original: Williams, William Carlos. 1934. The Girl with a Pimply Face. *Blast* 34: S.15–20.

Witemeyer, Hugh. 1993. William Carlos Williams' Introduction to his Short Stories. A History and Some Interpretive Uses. *Journal of Modern Literature* 18(4): S. 435–446.

Witemeyer, Hugh. 1990. Williams' Unpublished Introduction to His Short Stories. *William Carlos Williams Review* 16(2): S.1–25.

Zola, Émile. 1972 [1890]. *La Bête humaine*, hrsg. von Gisèle Séginger. Paris: Hachette.

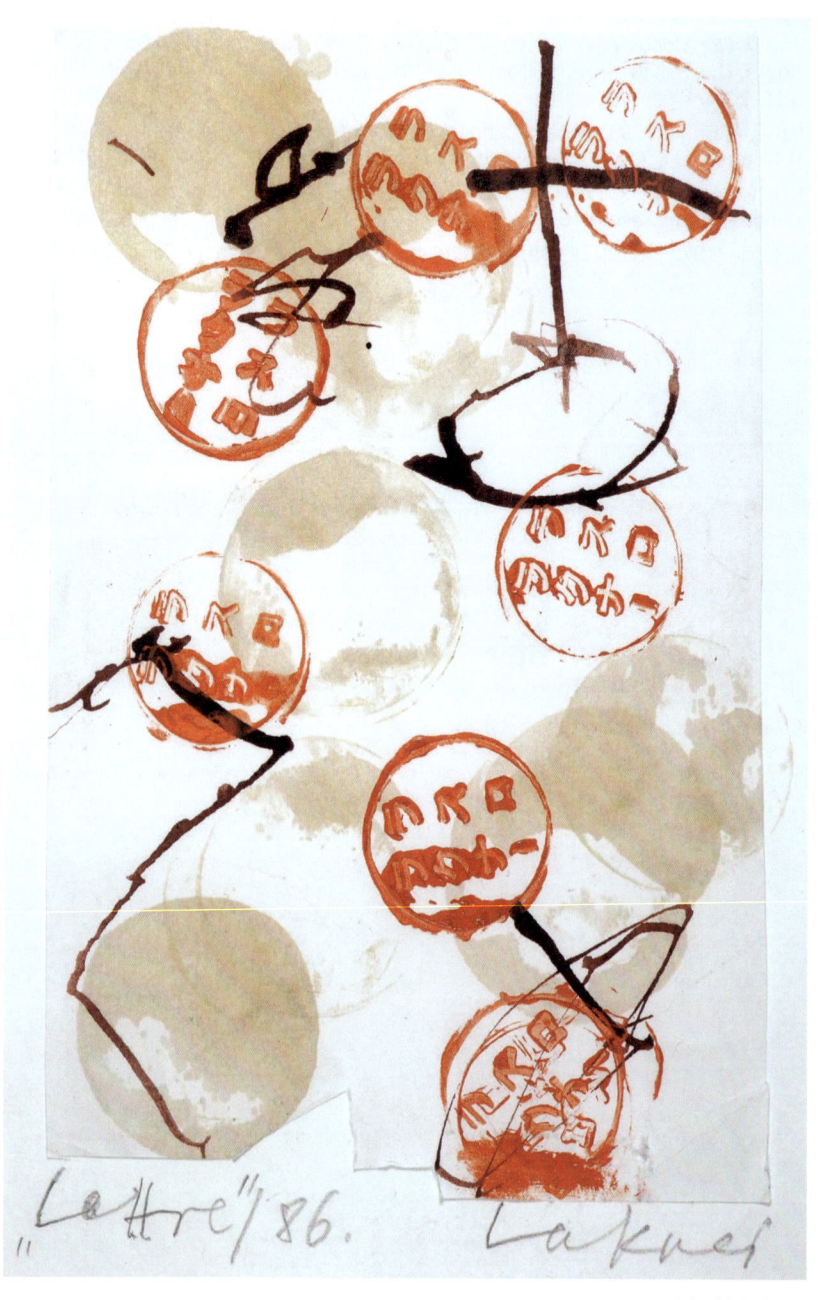

László Lakner
„Lettre", 1986
Mischtechnik, Collage auf Papier, 15x10 cm

Krankheit und Sterben als Sinnkrise

Leo Tolstois „Der Tod des Iwan Iljitsch"

Michael Hauskeller

Die Geschichte eines Sterbens

Der Tod des Iwan Iljitsch ist eine Novelle des russischen Romanciers Leo Tolstoi. Sie erschien im Jahr 1886, als Tolstoi 57 Jahre alt und keineswegs krank und gebrechlich war. Erst 25 Jahre später starb er an den Folgen einer Lungenentzündung. Doch machte Tolstoi schon damals die Unvermeidlichkeit des Todes schwer zu schaffen. Er war sich sehr klar bewusst, dass der Tod auf ihn wartete, dass er bereits auf den Tod hinlebte, und dieses, wie Heidegger es später ausdrückte, „Sein-zum-Tode" beschäftigte und beunruhigte ihn für den Rest seines Lebens. Noch mitten im Leben stehend hatte für ihn der Prozess des Sterbens bereits begonnen.

Der Tod des Iwan Iljitsch ist die Geschichte eines Sterbevorgangs. Die Erzählung beginnt mit dem Tod Iwans, eines Justizbeamten in den mittleren Jahren, der ein respektables und komfortables Leben führt, bis er eines Tages unglücklich von einer Trittleiter fällt, was ihm zunächst keinen Schaden zuzufügen scheint, was aber dann doch einen Vorgang in Bewegung setzt, der einige Monate später in seinem Tod enden wird. Bald nach seinem Fall beginnt Iwan, in der Seite, auf die er gefallen war, ein Unbehagen und im Mund einen merkwürdigen Geschmack zu verspüren. Diese Symptome verschlimmern sich allmählich, was ihn verstimmt und reizbar macht, was sich wiederum auf die Stimmung seiner Frau und anderer, die mit ihm zu tun haben, niederschlägt. Schließlich wird es so schlimm, dass Iwan sich dazu überreden lässt, einen berühmten Arzt zu konsultieren, der sich ihm gegenüber so verhält, wie er selbst sich vor Gericht gegenüber den Angeklagten zu verhalten pflegte, nämlich streng neutral und auf den objektiven Sachverhalt konzentriert. Iwan möchte vom Arzt wissen, wie es um ihn steht, bekommt aber keine klare Antwort. Stattdessen behandelt ihn der Arzt wie ein interessantes medizinisches Problem, das es zu lösen gilt, unparteiisch die verschiedenen möglichen Erklärungen für Iwans Symptome abwägend, ohne ihm jemals eine Antwort auf die Frage zu geben, die ihn am meisten beschäftigt, nämlich wie schlimm die Sache nun eigentlich ist. Iwan wird klar, dass sein Leben und seine Gesundheit anderen wenig bedeutet, was ihn selbstmitleidig und bitter macht. Als er nach Hause kommt und versucht, seiner Frau und Tochter zu erklären, was passiert ist, reagieren diese mit Gleichgültigkeit und bringen nicht einmal die Geduld auf, die „langweilige Geschichte" (Tolstoi 1980, S. 254) zu Ende anzuhören. Er folgt den Anweisungen des Arztes, aber die Schmerzen verstärken sich weiter und er verliert seine Kraft und seinen Appetit. Er konsultiert andere Ärzte und Quacksalber, die zu anderen Schlüssen über das Wesen seiner Krankheit kommen und ihm andere Medizin verschreiben und Anweisungen geben, aber nichts davon hilft. Iwan wird zusehends deprimiert. Es kommt ihm so vor, als verstehe niemand, was er durchmacht, als verstehe niemand die schiere Ungeheuerlichkeit dessen, was mit ihm geschieht: „[E]twas Schreckliches, Neues, Bedeutsames, das mit nichts anderem in seinem Leben zu vergleichen war, ging in ihm vor." (Tolstoi 1980, S. 257) Alle anderen aber meinen, „daß alles in der Welt jetzt genauso sei wie früher." (Ebd.) Seine Frau verhält sich, als sei Iwan selbst schuld an seiner Krankheit. Iwan fühlt nun, dass sein Leben vergiftet ist und dass er auch das Leben anderer vergiftet. Er bemüht sich, rein äußerlich sein gewohntes Leben weiterzuführen, aber innerlich wächst seine Verzweiflung.

Als Iwans Schwager ihn besucht und seinen Schock darüber, wie sehr Iwan sich verändert hat, nicht verbergen kann, wird Iwan klar, was alle anderen bereits zu wissen scheinen, nämlich dass er im Begriff ist zu sterben und dass das Ende wahrscheinlich schon sehr bald kommen wird:

> „[…]. Ja, das Leben war da und verläßt mich, und ich kann es nicht halten. Warum betrüge ich mich? Sehen es nicht alle außer mir, daß ich ein Sterbender bin und daß es sich nur noch um Wochen und Tage handelt? Jetzt, in diesem Augenblick kann es schon aus sein. Es war Licht da, und nun ist es finster. Ich war hier gewesen und werde jetzt dort sein. Wo?"‘ (Ebd., S. 263)

Der Gedanke erschreckt ihn zutiefst und führt zu weiteren Fragen:

> „Ich werde nicht mehr sein, was wird aber dann sein? Nichts wird sein. Wo werde ich denn sein, wenn ich nicht mehr sein werde? Ist das der Tod? Nein, ich will nicht sterben …"‘ (Ebd., S. 263)

Wieder wird ihm schmerzhaft bewusst, wie wenig sein Tod den anderen bedeutet, und sein Groll verstärkt sich erneut. Während er im Sterben begriffen ist, amüsiert sich seine Familie im Zimmer nebenan. Sie tanzen und singen, ohne daran zu denken, dass sie auch einmal sterben werden. Dummköpfe und Unmenschen sind sie, da sie kein Mitgefühl für ihn empfinden und sich ihrer eigenen Sterblichkeit nicht bewusst sind. Dass jeder einmal sterben muss, erscheint Iwan nun als entsetzlich, und als seine Frau kommt und ihm einen Kuss gibt, „haßte [er] sie mit allen Kräften seiner Seele" (Ebd., S. 265).

Iwan glaubt nun, dass er tatsächlich sterben wird, aber der Gedanke bleibt ihm unfassbar. Er kann es weder verstehen noch akzeptieren. Dass alle Menschen sterben müssen, wusste er ja bereits vorher, aber irgendwie schien ihm das niemals ihn selbst einzuschließen. Der Syllogismus, „Cajus ist ein Mensch, alle Menschen sind sterblich, also ist auch Cajus sterblich" (Ebd.), den er einst gelernt hatte,

> „[…] war ihm sein ganzes Leben lang sehr richtig in Bezug auf Cajus erschienen, in keinem Falle aber in Bezug auf sich selber. Cajus – das war der

Mensch, der Mensch im allgemeinen, und da war gegen diesen Schluß nichts einzuwenden. Aber er war gar nicht Cajus und durchaus nicht der Mensch im allgemeinen, sondern er war immer ein ganz und gar besonderes, von allen anderen verschiedenes Geschöpf." (Ebd.)

Und er erinnert sich seiner Kindheit und Jugend und all der vielen kleinen Dinge, die nur er erlebt hat. Er versucht das Wissen, dass er sterben wird, und zwar sehr bald, zu verdrängen, aber die Sache lässt ihn nicht los. Immer noch kann er nicht begreifen, wie ein scheinbar so trivialer Vorfall wie ein Fall von der Trittleiter beim Aufhängen von Vorhängen sein Leben zu seinem Ende bringen kann. „[…]. Wie furchtbar und wie dumm! Es kann nicht sein, es ist nicht möglich, und es ist doch wahr.'" (Ebd., S. 268)

Iwans Zustand verschlimmert sich weiter. Er kann sein Zimmer nun nicht mehr verlassen und braucht die Hilfe anderer, selbst zur Verrichtung seiner Notdurft, was ihm sehr peinlich ist. Nur ein einziger Mensch, der Hausknecht Gerasim, behandelt ihn mit Mitgefühl und erledigt all die unangenehmen Aufgaben, die Iwans Zustand erfordern, „gern, einfach und mit einer Güte, die Iwan Iljitsch mit Rührung erfüllte." (Ebd., S. 271) Gerasim ist auch der Einzige, der nicht den Umstand zu verbergen sucht, dass Iwan dabei ist zu sterben. Alle anderen tun so, als sei er nur krank und als werde es ihm irgendwann wieder besser gehen. Iwan, der nun überzeugt ist, dass er sterben wird, verachtet diese Täuschung, weil er deren Zweck versteht: sie erlaubt den anderen, ihr Leben ungestört weiterzuleben.

„Der furchtbare, schreckliche Akt seines Sterbens, das sah er, wurde von allen in seiner Umgebung wie eine der zufälligen Unannehmlichkeiten, ja Taktlosigkeiten des Lebens behandelt (in der Art, wie man mit einem Menschen umgeht, der im Salon einen unangenehmen Geruch mit sich verbreitet), und dieses Verhalten gründete sich auf jene Anschauung von ,Anstand', der er sein ganzes Leben lang gehuldigt hatte. Er sah, daß niemand mit ihm Mitleid hatte, weil niemand seine Lage begreifen wollte […]." (Ebd., S. 272)

Mit der Ausnahme Gerasims, der keine Hemmungen hat, sowohl die Tatsache einzugestehen, dass Iwan im Sterben liegt, als auch dass er selbst eines Tages sterben wird. Gerasim ist auch der Einzige, der Iwan so bemitleidet, wie er sich wünscht, bemitleidet und getröstet zu werden, nämlich wie ein kleines Kind.

Schließlich werden Iwans Schmerzen so schlimm und anhaltend, dass er kaum noch einen anderen Gedanken fassen kann. Er verliert das Interesse an seiner Umgebung:

> „Ob es Morgen oder Abend, Freitag oder Sonntag war, war ja ganz gleich; es war immer ein und dasselbe: der nagende, auch nicht einen Augenblick aussetzende, quälende Schmerz, das hoffnungslose Bewußtsein, daß das Leben zu Ende gehe, aber noch nicht zu Ende sei, daß der furchtbare, gehaßte Tod, das einzig Wirkliche, immer näher komme, und dazu immer dieselbe Lüge." (Ebd., S. 274)

Ein Arzt schaut gelegentlich noch vorbei und tut irgendetwas, ohne dass dies etwas ändern würde. Als Iwan über seine Schmerzen klagt, die „auch nicht für einen Augenblick" (Ebd., S. 276) nachließen, und um Hilfe bittet, antwortet ihm der Arzt leichthin: „Ihr Kranken seid nun einmal so." (Ebd.) Als seine Frau ins Zimmer kommt, voller Leben, hasst er sie wieder „mit allen Kräften seiner Seele." (Ebd., S. 277) Ein Spezialist wird noch gerufen, der ihm Hoffnung gibt, was aber schnell wieder vergeht. Er schläft ein, und als er erwacht, ist es Abend und seine Frau, seine Tochter und deren Verlobter, sind dabei sich fertig zu machen, um ins Theater zu gehen und dort Sarah Bernhardt zu sehen. Sie unterhalten sich angeregt über die besten Rollen der berühmten Schauspielerin, ohne Iwan dabei irgendeine Beachtung zu schenken, bis

---

Iwans offensichtlicher Ärger ihr Gespräch unterbricht und alle zum Verstummen bringt. Hastig brechen sie auf, und Iwan bleibt allein zurück, um mit der unerfreulichen Aufgabe des Sterbens fortzufahren.

Vollgepumpt mit Opium gegen die Schmerzen geht es weiter bergab mit Iwan, und immer noch kann er nicht verstehen, wie dies mit ihm geschehen kann. Er:

> „begann zu schluchzen wie ein Kind. Er weinte über seine Hilflosigkeit, er
> weinte über seine schreckliche Einsamkeit, er weinte über die Grausamkeit der
> Menschen, die Grausamkeit Gottes, er weinte darüber, daß es keinen Gott gebe.
> ‚Warum hast du das alles gemacht? Warum hast du mich bis dahin gebracht?
> Warum, warum quälst du mich so furchtbar?' Und er wartete auf keine Antwort
> und weinte darüber, daß es darauf keine Antwort gebe, keine Antwort geben
> könne." (Ebd., S. 282)

Er fragt Gott, was er von ihm will, und dann, was er selbst will. Leben will er, aber wie? So leben wie zuvor, gut und angenehm. Aber dann beginnt er sich zu fragen, ob er tatsächlich gut gelebt habe. Sein Sofa verlässt er nun gar nicht mehr. Von anderen Menschen umgeben fühlt er eine Einsamkeit, „die nirgends vollkommener sein konnte, weder auf dem Meere noch auf der Erde […]." (Ebd., S. 286)

Am Ende sind die Schmerzen so übel, dass Iwan unaufhörlich schreit. Das dauert drei Tage. Zwei Stunden vor seinem Tod und jetzt überzeugt, dass er sein Leben nicht so gelebt hat, wie er es hätte leben sollen, meint er plötzlich, dass es vielleicht doch noch nicht zu spät sei, das richtigzustellen. Seine Frau und sein Sohn tun ihm nun leid, und er möchte sie von dem Leiden befreien, das sein eigenes Leid ihnen zufügt. Der Schmerz ist immer noch da, aber er verliert seine Wichtigkeit. Auch seine Angst vor dem Tod verschwindet. Er ist nun bereit, von allem loszulassen. „Die Angst war nicht mehr da, weil auch der Tod nicht mehr da war. An Stelle des Todes war ein Licht da. ‚Das ist es also!‘, sagte er laut. ‚Welche Freude!‘“ (Ebd., S. 293)

Einen Augenblick später ist er tot.

Die physische Unmöglichkeit des Sterbens im Bewusstsein eines Lebenden

Tolstois *Der Tod des Iwan Iljitsch* lenkt unsere Aufmerksamkeit auf einen Aspekt des Krankseins und Sterbens, der von der Medizin oft unbeachtet bleibt, nämlich was das Kranksein und Sterben für den Kranken und Sterbenden *selbst* bedeutet. Menschen werden krank und sterben. Wir alle wissen das. Es ist normal und verdient kaum der Beachtung. Letztes Jahr starben 60 Millionen Menschen. Im Jahr 2100 werden es mehr als 120 Millionen sein. Das ist eine ungeheure Zahl, aber für uns Lebende hat der Tod all dieser Menschen nichts Ungeheuerliches. Was ungeheuerlich ist, ja beinahe unvorstellbar, ist unser eigener Tod (sowie zuweilen auch der Tod derer, die uns nahe und praktisch ein Teil unserer selbst sind). Jeder Tod ist aber für den, der ihn durchlebt (oder durchstirbt), stets der eigene und hat dieselbe Ungeheuerlichkeit für jeden von uns. Heidegger sprach deshalb von der „Jemeinigkeit“ sowohl des gelebten Lebens oder Daseins als auch des Todes. Für die meisten anderen sind wir nur einer unter vielen und unser Leben und Tod gilt ihnen wenig. Für uns selbst aber sind wir *primus inter pares*, allen anderen gleich und doch einzigartig und unvergleichlich. Dass wir dies nicht auch für andere sind, ist beinahe unvermeidlich, aber es ist dennoch schwer zu ertragen, besonders dann, wenn wir, wie Iwan Iljitsch, dem eigenen Tod ins Auge sehen, der ja das Urteil der anderen über die geringe Bedeutung unseres Lebens und Sterbens zu bestätigen scheint. Solange wir noch jung und gesund sind, ist uns unsere eigene Sterblichkeit kaum bewusst, bleiben wir von diesem Widerspruch der Perspektiven weitgehend unberührt, so dass wir ihn in seiner Tragweite auch nur schwer nachvollziehen können.

Ich war 28 Jahre alt, als ich im Jahr 1992 nach London reiste, um mir dort die Ausstellung junger britischer Künstler in der *Saatchi Gallery* anzusehen. Mein besonderes Interesse galt damals dem in Formaldehyd eingelegten toten Tigerhai-Display des ein Jahr jüngeren Damien Hirst, das mich vor allem wegen seines geheimnisvollen Titels faszinierte: „The Physical Impossibility of Death in the Mind of Someone Living". Ich weiß nicht, was Hirst dazu brachte, seinen toten Hai so zu benennen, aber für mich hat dieser Titel immer sehr treffend die merkwürdige Gleichgültigkeit zum Ausdruck gebracht, die wir zumeist gegenüber der Tatsache unserer eigenen Sterblichkeit empfinden, insbesondere wenn wir jung und gesund sind. Es fällt uns schwer uns vorzustellen, wie es ist und was es wirklich für einen Menschen bedeutet, unheilbar krank zu werden, zu altern oder aktiv im Sterben begriffen zu sein, solange es uns nicht selbst geschieht. Im Bewusstsein der Lebenden ist der Tod eine physische Unmöglichkeit, wie auch im Bewusstsein der Gesunden das Kranksein und im Bewusstsein der Jungen das Altsein. Wir alle wissen zwar, dass wir eines Tages sterben werden, oder vielmehr glauben wir es, aber wir tun dies vor allem deshalb, weil wir keinen guten Grund haben es nicht zu glauben. Soweit bekannt, wurde der älteste heute noch lebende Mensch vor 117 Jahren geboren. Alle, die vorher geboren wurden, sind irgendwann gestorben, und da wir keinen Grund haben anzunehmen, dass ausgerechnet wir eine Ausnahme von der allgemeinen Regel sein könnten, dass unserem Leben strikte zeitliche Grenzen gesetzt sind, bezweifeln wir nicht ernsthaft, dass auch wir sterben werden, und zwar relativ bald. Alle Menschen sterben einmal, ich bin ein Mensch, also werde auch ich einmal sterben. Aber dieser syllogistische Glaube hat gewöhnlich keine direkte Auswirkung auf unser Leben und Empfinden, als sei die Person, von der wir nicht zweifeln, dass sie eines Tages sterben wird, nicht dieselbe, die wir jetzt sind. Dies ändert sich zumeist erst dann, wenn wir ernsthaft erkranken oder unser Altern in Fleisch und Knochen zu spüren beginnen. Dann wird aus dem bloßen abstrakten Glauben der

Sterblichkeit *eines jeden* eine leiblich erfahrene, konkrete Gewissheit der eigenen Sterblichkeit, die nun als eine Kraft erfahren wird, die uns unwiderstehlich heran- und herabzieht und ihre Quelle nicht in der Außenwelt, sondern in uns selbst hat. Das allgemeine, alle verbindende ‚Wir sterben‘ wird zum besonderen, mich von allen anderen absondernden ‚Ich sterbe‘. Damit ändert sich aber auch unser Verhältnis zur Welt, zu anderen Menschen und zu uns selbst. All diese Verhältnisse werden allmählich, mitunter auch schlagartig, brüchig und verlieren ihre Selbstverständlichkeit und Fraglosigkeit. Von dieser Krise im Verhältnis des kranken und alternden Menschen zu seiner Welt, die Tolstoi in seiner Novelle so anschaulich schildert, nehmen gewöhnlich weder die Medizin noch die Medizinethik viel Notiz. Gepflegt wird stattdessen, was Drew Leder als „Medizin der Distanz" (Leder 1990, S.147, Übers. d. Verf.) bezeichnet hat. Ihr entspricht eine Ethik, die dazu neigt, „nur entpersonalisierte Normen und Prinzipien anzubieten, die weit entfernt sind von dem, was der Patient selbst erzählt, und von aller Besonderheit gereinigt." (Ebd., Übers. d. Verf.)

In seinem 2018 erschienenen Buch *Phenomenological Bioethics* (Svenaeus 2018) unternimmt es darum der schwedische Philosoph Fredrik Svenaeus aufzuzeigen, wie die phänomenologische Tradition in der Philosophie (repräsentiert durch Autoren wie Martin Heidegger, Edith Stein, Maurice Merleau-Ponty, Jean-Paul Sartre, Hans-Georg Gadamer und Hans Jonas) medizinethische Debatten bereichern kann, indem sie ihr eine wichtige, aber oft vernachlässigte Sichtweise zur Seite stellt, nämlich die der gelebten Erfahrung in der ersten und zweiten Person. Die Phänomenologie konzentriert sich nicht auf vermeintlich objektive und wissenschaftlich abgesicherte Tatsachen, sondern auf die unmittelbare ‚Lebenswelt‘ des einzelnen Menschen, der von einer Situation direkt betroffen ist. Zu der Lebenswelt eines Menschen gehören sowohl die Art und Weise, wie er sich und sein eigenes Leben geistig und leiblich erfährt, als auch die Sinnstrukturen seiner Alltagswelt. Eine phänomenologisch geschulte und ausgerichtete Medizinethik würde diesen Lebenswelten Rechnung tragen, wenn es darum geht, Handlungsoptionen in ethisch herausfordernden Situationen abzuwägen.

Svenaeus erinnert uns daran, dass Kranksein gemeinhin mehr umfasst als nur eine Fehlfunktion des Körpers, die kausal erklärt und entsprechend behandelt werden kann. Vielmehr sollten Ärzte und die sie beratenden Ethiker sich darum bemühen empathisch zu verstehen, was den Patienten bewegt und wie es *für ihn* ist, in der Lage zu sein, in der er sich nun befindet. Jede Krankheit, die in rein medizinischen Begriffen beschrieben und erklärt werden kann, ist auch eine Erkrankung, die als solche von jemandem in seiner eigenen besonderen Weise erfahren wird. Der Medizin ist es darum zu tun, menschliches Leiden zu verringern, und das ist auch richtig so. Aber das Leiden eines Patienten muss dabei eben auch als ein persönliches und existenzielles Problem gesehen werden, als etwas, das dessen besondere Weise, in der Welt zu sein, sowohl widerspiegelt als auch beeinflusst. Es gibt viele verschiedene Formen menschlichen Leidens, aber was nach Svenaeus alles Leiden verbindet, ist die persönliche *Entfremdung*, die mit ihm einhergeht: ein Zusammenbruch oder eine Erosion der gewohnten Sinnstrukturen im Leben des leidenden Menschen. Das von ihm erfahrene Leiden kann nicht weggesperrt werden: es stellt seine ganze Welt auf den Kopf und verwandelt sie von einem heimatlich vertrauten Ort in einen feindseligen. Das ist eben das, was Iwan Iljitsch in Tolstois Erzählung geschieht. Ihm wird die ganze Welt zum Feind. Vorrangiges Ziel der Medizin sollte es daher nicht sein, das normale Funktionieren des Körpers wiederherzustellen oder körperlichen Schmerz zu lindern, sondern vielmehr, soweit dies möglich ist, dem Leib, der Welt und der Lebensgeschichte des Patienten ihre aus dem Leiden hervorgegangene Fremdheit wieder zu nehmen. Das wahre Ziel der Medizin bestünde dann darin es uns zu ermöglichen, uns in unserem Leib und unserer Welt wieder zuhause zu fühlen.

Hauskeller – Krankheit und Sterben als Sinnkrise

Die von Svenaeus in seinem Buch entwickelte grundlegende Einsicht ist, dass sich unsere Erkrankungen oft als Sinnkrisen gestalten. Das Hauptproblem des Krankseins besteht nicht darin, dass wir Schmerzen haben oder nicht mehr in der Lage sind all die Dinge zu tun, die wir tun wollen oder zu tun gewohnt sind. Das Problem ist, dass wir unseren Halt in der Welt verloren zu haben scheinen, dergestalt dass wir daran zu zweifeln beginnen, dass die Dinge, die uns zuvor wichtig waren, tatsächlich von Belang sind. Leiden als solches nehmen wir gern in Kauf, wenn es uns weiterbringt und zu etwas führt (wie etwa im Vorgang des Gebärens oder wenn wir uns körperlichen Anstrengungen unterwerfen). Was uns niederwirft, was unsere Welt zum Zerbrechen bringt, ist ein Leiden das sinnlos zu sein scheint und das uns von unserem eigenen Leib und damit eben auch – da unsere Existenz ja wesentlich leiblich ist – von uns selbst entfremdet. Im Rückgriff auf Sigmund Freud nennt Svenaeus diese Erfahrung der Selbstentfremdung – dieses Gefühl, vom eigenen Leib verraten zu werden – unheimlich.

Nun trifft das, was Svenaeus sich von der Phänomenologie verspricht, nämlich dass diese die subjektive Erfahrung des Krankseins und insbesondere die Entfremdung, die damit einhergeht, für die Medizin zugänglich zu machen vermag, auch, wie Tolstois *Der Tod des Iwan Iljitsch* zeigt, auf die Literatur zu. Mehr noch als die verallgemeinernde phänomenologische Analyse von Erfahrungswelten kann die Literatur dazu beitragen zu verstehen, wie sich das Erleben bestimmter Situationen konkret für den einzelnen Menschen gestaltet, der sich in ihnen befindet. Das ist ja längst nicht immer offensichtlich, besonders wenn es um Erfahrungen geht, die wir selbst so noch nicht gemacht haben. Solange wir nicht unmittelbar von einer Situation betroffen sind, können uns leicht einige ihrer wesentlichen Aspekte verborgen bleiben. Die Literatur kann uns dabei helfen, dieser Aspekte gewahr zu werden und ihnen dann auch in unserem Verhalten gerecht zu werden.

Die Einsamkeit des Kranken und Sterbenden

Was Tolstoi in seiner Erzählung besonders eindrücklich herausarbeitet, ist das, was Norbert Elias einst die „Einsamkeit der Sterbenden" nannte. Zurecht weist Elias auf die Schwierigkeit hin, die wir haben, solange wir noch recht jung und gesund sind, wirklich zu verstehen, was es bedeutet, alt und krank zu sein und den körperlichen Verfall und die damit einhergehenden Beeinträchtigungen buchstäblich am eigenen Leibe zu erfahren:

> „[…] den meisten jungen Leuten fehlt die Grundlage in ihrer Erfahrung, um sich
> vorzustellen, wie es sich anfühlt, wenn Muskelgewebe sich allmählich verhärtet
> und vielleicht Fett ansammelt, wenn Bindegewebe sich vervielfacht und die
> Zellerneuerung sich verlangsamt." (Elias 1985, S. 69)[1]

Deshalb fällt es uns zunächst nicht nur schwer, für diejenigen, die solche Veränderungen durchmachen, Mitgefühl aufzubringen, sondern auch uns vorzustellen, dass wir selbst – sofern wir nicht schon vorher gestorben sind – eines Tages dasselbe durchmachen werden. „Es ist nicht einfach" (Ebd.), schreibt Elias, „sich vorzustellen, dass der eigene Körper, der so frisch und oft so voll von angenehmen Gefühlen ist, träge, müde und unbeholfen werden könnte. Man kann sich das nicht vorstellen und will es im Grunde auch nicht." (Ebd.) Diese Unfähigkeit und auch fehlende Bereitschaft der Jungen und Gesunden zu verstehen, wie es ist, nicht jung und gesund zu sein, lässt eine Kluft entstehen zwischen denen, für die ihre eigene Sterblichkeit immer noch kaum mehr als eine abstrakte Vorstellung ist, und denen, die ihre Sterblichkeit unmittelbar in und an ihren eigenen versagenden Körpern erfahren. Dies ist die Kluft, die sich zwischen Tolstois sterbendem Iwan Iljitsch und seiner Familie auftut, wenn seine Frau und Kinder ihr gewohntes Leben weiterführen, als gebe es keinen Grund, dies nicht zu tun.

Für Elias ist der Prozess des Sterbens, ebenso wie der Prozess des Alterns, ein Prozess wachsender Ablösung von der Welt und anderen Menschen:

Hauskeller – Krankheit und Sterben als Sinnkrise

„Viele Menschen sterben allmählich, sie werden gebrechlich, sie altern. Die letzten Stunden sind wichtig, gewiss. Aber oft beginnt der Abschied von Menschen viel früher. Schon Gebrechen sondern oft die Alternden von den Lebenden. […] Das ist das Schwierigste – die stillschweigende Aussonderung der Alternden und der Sterbenden aus der Gemeinschaft der Lebenden." (Elias 1985, S. 8) [1982]

Diese Aus- und Absonderung wird vom Selbstverständnis der Alternden und Sterbenden vorangetrieben, die sich nun als bereits im Ausgang befindlich und damit nicht mehr als ganz zugehörig betrachten, ähnlich wie jemand, dem seine Stelle gekündigt wurde, sich von diesem Zeitpunkt an bereits als ein Außenstehender zu fühlen beginnt, auch wenn sein Beschäftigungsverhältnis noch eine Weile andauert. Sobald wir wissen, dass wir nicht mehr viel Zeit übrighaben, wird unsere verbleibende Anwesenheit bereits von der antizipierten Abwesenheit überlagert. Aber auch das Verhältnis anderer zu uns verändert sich entsprechend. „Der Anblick eines Sterbenden" (Ebd., S. 19), schreibt Elias, „rüttelt an der Phantasieabwehr, die Menschen wie eine Schutzmauer gegen den Gedanken des eigenen Todes aufzubauen neigen. Die Selbstliebe flüstert ihnen zu, sie seien unsterblich. Allzu nahe Berührung mit Sterbenden bedroht diesen Wunschtraum." (Ebd., S. 20) Dies erklärt die „eigentümliche Verlegenheit der Lebenden in der Gegenwart eines Sterbenden" (Ebd., S. 39), die, wenn vom Sterbenden bemerkt, das Gefühl des Allein- und Abgetrenntseins noch weiter verstärkt. Was dieser vielleicht am meisten braucht, nämlich „eine Geste unverminderter Zuneigung" (Ebd., S. 47), vermögen die Weiterlebenden nur schwer zu geben. In Tolstois Erzählung vermag dies nur der Hausknecht Gerasim, der durch seine Ehrlichkeit und selbstverständliche Güte und Gemeinschaft mehr dazu beiträgt, Iwans Leiden zu lindern als all die Ärzte, die sich vergeblich darum bemühen, seiner Krankheit Herr zu werden. „Menschliches Leiden", bemerkt der kanadische Soziologe Arthur Frank in seinen autobiographischen Reflexionen über seine eigene Krebserkrankung und seine Erfahrungen mit dem Kranksein und der Todesnähe, „wird erträglich, wenn wir es teilen. Wenn wir wissen, dass jemand unseren Schmerz wahrnimmt, können wir uns von ihm lösen." (Frank 2002, S.104, Übers. d. Verf.)[2] Die Lebenden aber zögern, den Schmerz des Sterbens mit den Sterbenden zu teilen, weshalb diese sich so oft von denen, die sie kennen und die ihnen wichtig sind, alleingelassen fühlen. Wir halten lieber Abstand von den Sterbenden, wohl nicht zuletzt aus der Furcht heraus, dass ihnen zu nahe zu kommen uns zu dem Eingeständnis zwingen könnte, dass auch wir sterben müssen und dass wir uns tatsächlich bereits im Prozess des Sterbens befinden – denn das Älter- und Altwerden, das wir ja alle schon nach der ersten Reife durchzumachen beginnen, ist doch letztlich nur ein stark verlangsamter Sterbevorgang. In unserem Bemühen, uns von dem Sterben der anderen möglichst fernzuhalten, handeln wir beinahe so, als müssten wir nur dann sterben, wenn wir uns unser Sterben eingestünden, als könnten wir uns wie Schrödingers Katze so lange am Leben halten, wie wir den Deckel nicht von der Kiste unserer Sterblichkeit heben. Für die Kranken und Sterbenden aber ist die Kiste bereits offen. Unsere Aufgabe ist es, gemeinsam mit ihnen hineinzublicken und den Blick nicht abzuwenden von dem, was sich in ihr verbirgt.

Endnoten

1 Dies ist ein „postscript" zur englischen Übers. von Elias' drei Jahre zuvor erschienenen Über die Einsamkeit der Sterbenden in unseren Tagen [1982]. (Übers. d. Verf.).

2 Im englischen Original heißt es: „human suffering becomes bearable when we share it. When we know that someone recognizes our pain, we can let go of it. " (Ebd.)

Literatur

Elias, Norbert. 1985. Ageing and Dying: Some Sociological Problems. In: *The Loneliness of the Dying*, S. 68–91. Oxford: Basil Blackwell.

Elias, Norbert. 1985. *Die Einsamkeit der Sterbenden in unseren Tagen*. Frankfurt am Main: Suhrkamp. [1982]

Elias, Norbert. 1985. *The Loneliness of the Dying*. Übers. von Edmund Jephcott. Oxford: Basil Blackwell.

Frank, Arthur. 2002. *At the Will of the Body*. Boston und New York: Houghton Mifflin.

Leder, Drew. 1990. *The Absent Body*. Chicago: Chicago University Press.

Svenaeus, Fredrik. 2018. *Phenomenological Bioethics. Medical Technologies, Human Suffering, and the Meaning of Being Alive*. London: Routledge.

Tolstoi, Lew Nikolajewitsch. 1980. *Sämtliche Erzählungen*. Bd. 5. Hrsg. von Gisela Drohla. Frankfurt am Main: Insel. [Russ. Orig., *Smert Iwana Iljitscha*, 1886]

Tolstoi, Lew Nikolajewitsch. 1980. Der Tod des Iwan Iljitsch. In: *Sämtliche Erzählungen*. Bd. 5, hrsg. von Gisela Drohla, S. 222–293. Frankfurt am Main: Insel. [Russ. Orig., *Smert Iwana Iljitscha*, 1886]

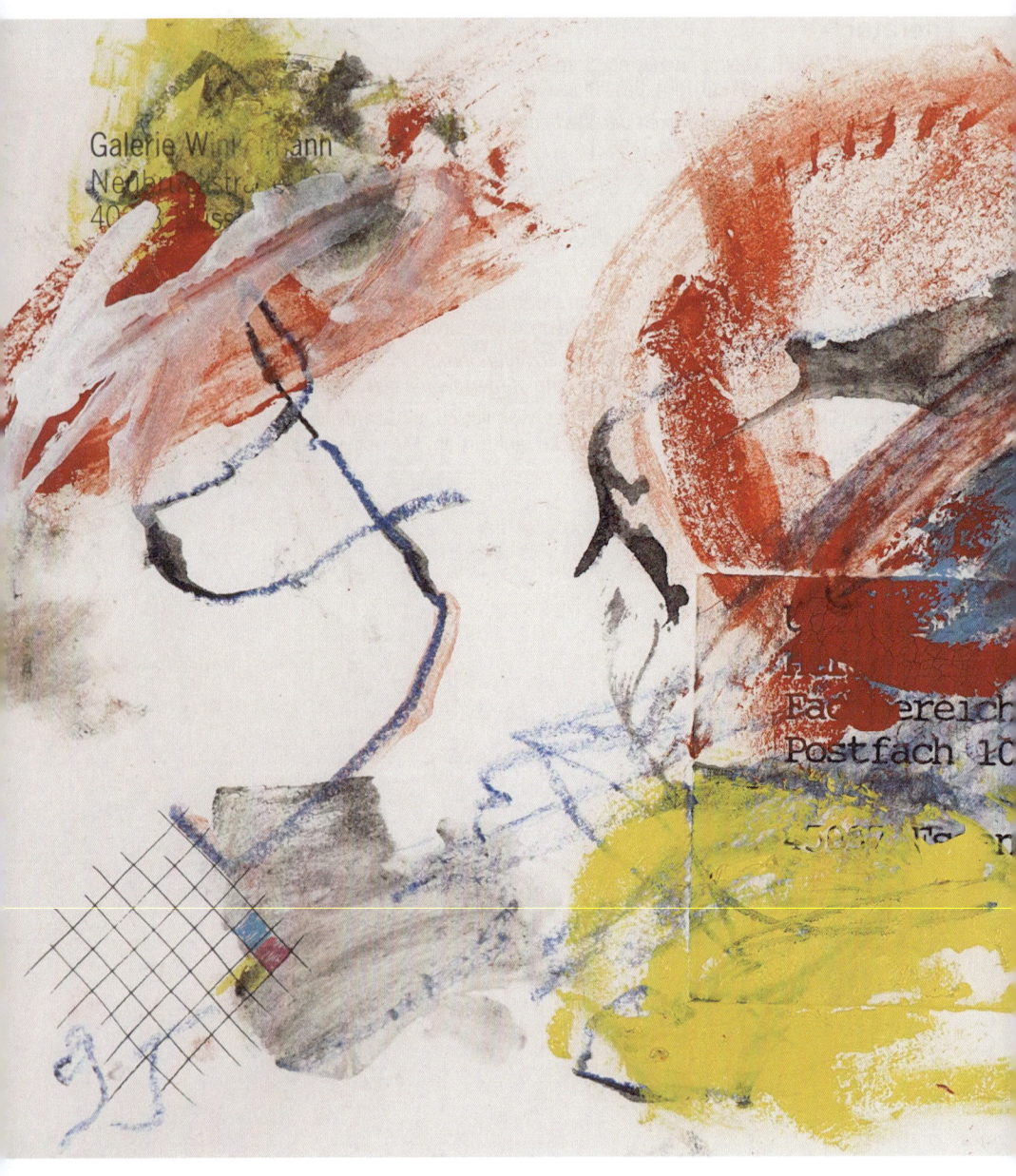

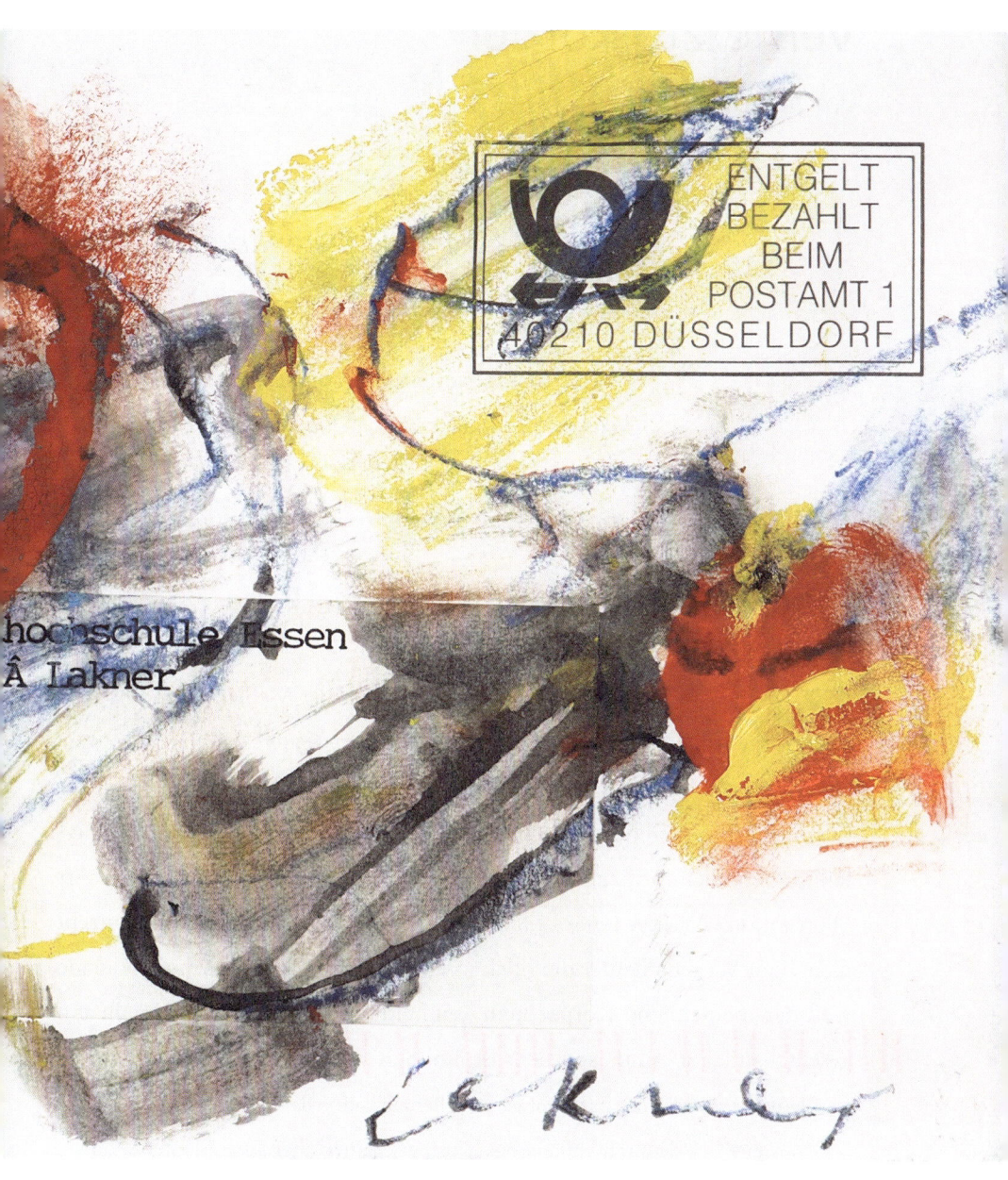

László Lakner
Ohne Titel, 1995
Mischtechnik, Collage auf Briefkuvert, 11x21,5 cm

Vernetzte Körper

Zur Poetik der Transplantation[1]

Irmela Marei Krüger-Fürhoff

> *Ein Biologe nimmt im Fernsehen ein Menschenherz*
> *aus einem Glas und zeigt es Millionen von seinesgleichen.*
> *Weiß er, daß er damit eine Metapher ermordet?*[2]

Festung, Genossenschaft, Netzwerk. Konzepte des Körpers

Zwischen 1855 und 1885 entwickelt der Berliner Mediziner und liberale Abgeordnete Rudolf Virchow im Kontext seiner Zellularpathologie ein Körpermodell, das mit soziopolitischen Metaphern arbeitet. Jeder Organismus, so Virchow, sei ein freiwilliger Zusammenschluss von arbeitsteilig agierenden, prinzipiell aber gleichwertigen Zellen, stelle also eine Art „Föderation" (Virchow 1966, S.13) dar.[3] Als Beleg für dieses neuartige Konzept dient dem Wissenschaftler die noch junge Transplantationschirurgie: Gerade weil der menschliche Körper kein „einheitlicher", sondern „vielmehr ein gesellschaftlicher" und „socialer" ist, können aus ihm

> „Elemente und Elementargruppen ausscheiden, ohne dass der Bestand der Genossenschaft dadurch aufgehoben wird; es können aber auch Elemente oder Elementargruppen in denselben eintreten, ohne dass die Genossenschaft vernichtet wird, ja, ihr Eintritt kann sogar die Wirkung haben, die Genossenschaft aufzubessern und zu stärken." (Virchow 1880, S.186)

Vor den Augen der Zuhörer- bzw. Leserschaft von Virchows Vorlesungen entsteht also das Bild eines sich selbst organisierenden Systems, das durch freiwillige Kooperation egalitärer Partner, zeitlich begrenzte Loyalität und großen Pragmatismus im Dienst des gemeinsamen Überlebens gekennzeichnet ist.[4]

Obwohl Vorstellungen vom Organismus als soziale Organisation aus Philosophie und Staatstheorie bekannt sind, scheint Virchows Konzept quer zur landläufigen Historiographie der Körperkonzepte und ihres Wandels vom 18. bis zum 21. Jahrhundert zu liegen. Grob vereinfacht lautet die Argumentation, dass der Körper seit La Mettries *L'homme machine* [1747], spätestens aber seit Mitte des 19. Jahrhunderts als maschinenähnlicher Mechanismus gedacht werde, also als feste und nach außen hin klar abgegrenzte Entität, deren einzelne Bestandteile bei Bedarf repariert werden können. In den letzten Jahrzehnten setze sich dagegen – v. a. im Kontext von Biokybernetik, Immunologie und AIDS-Diskurs – die Vorstellung durch, der Körper sei ein nicht-lineares und dezentral gesteuertes bzw. autoregulatives Netzwerk, das mit seiner Umwelt auf vielfältige Weise interagiere.[5] Mit Blick auf die Transplantationsmedizin – einer Disziplin, deren theoretisches Fundament im letzten Viertel des 19. Jahrhunderts gelegt wird, deren breite praktische Durchsetzung aber erst seit etwa 1980 mit der Entdeckung der Immunsuppressiva Cortison und Ciclosporin erfolgt[6] – greift diese Teleologie allerdings deshalb zu kurz, weil dort die beiden Körperkonzepte einander nicht ablösen, sondern sich vielmehr zeitlich überlagern und verschränken. Zwar beruht die Vorstellung, komplexe innere Krankheiten ließen sich durch den Ersatz eines bestimmten Organs behandeln, auf der Chirurgie des 18. und der Physiologie und experimentellen Laborwissenschaft des 19. Jahrhunderts, also auf eben jenen Disziplinen, die mit der „Prothesenideologie" (Borck 1996, S.12) eines mechanistischen Körperverständnisses assoziiert werden.[7] Von Anfang an verfolgt die Transplantationschirurgie jedoch auch eher systemische Ansätze, die Ende des 19. Jahrhunderts zu der Überzeugung führen, die Funktion eines spezifischen Organs sei nicht an seine Lokalisierung gebunden, sowie Mitte des 20. Jahrhunderts zur immunologischen Erklärung der Transplantationsabstoßung.[8]

Dass der zeitgleiche Aufstieg von Transplantationschirurgie und Immunologie nach dem Zweiten Weltkrieg wesentlich vom gemeinsamen Rückgriff auf Netzwerkkonzepte geprägt ist, lässt sich aus jüngeren Überlegungen zur Geschichte des Immunsystems schließen.[9] Francisco Varela, Ilana Löwy und Donna Haraway argumentieren, dass das in den 1940er Jahren entwickelte Konzept des „immunologischen Selbst" (Burnet), das die heute so selbstverständlich erscheinende Vorstellung prägt, Immunmechanismen beruhten auf einer Unterscheidung zwischen Organismus und Eindringling, in den 1970er und 80er Jahren durch die aus der Kinetik stammende ‚Theorie idiotypischer Netzwerke' (Jerne) abgelöst wurde. Immunreaktionen wurden fortan als Interaktion zwischen externen und internen Antigenen gedeutet, so dass die scheinbar so grundlegende Unterscheidung zwischen Eigenem und Fremdem in Bewegung geriet. Dieses Netzwerkkonzept trug auch dazu bei, die Abwehrreaktionen nach Gewebs- und Organverpflanzungen besser zu verstehen und zu kontrollieren; schließlich ist das Ziel einer Transplantation gerade nicht die klare Unterscheidung und Trennung zwischen Eigenem und Fremdem, sondern im Gegenteil die dauerhafte Konfrontation, ja friedliche Koexistenz zweier Immunsysteme in einem einzigen Organismus, also die Schaffung eines immunologischen Hybriden.[10] Während also Sigmund Freud 1930 argumentierte, dem Menschen als „Prothesengott" mache es „gelegentlich noch viel zu schaffen", dass seine „Hilfsorgane" „nicht mit ihm verwachsen" (Freud 1974, S. 222) seien, sondern äußerlich blieben, wird in der Transplantationsmedizin des ausgehenden 20. Jahrhunderts gerade das Zusammenwachsen von Fleisch mit Fleisch zur Herausforderung.[11]

Auch jenseits dieser immunologischen Perspektive ist die Transplantationsmedizin im mehrfachen Sinne ein Phänomen der Vernetzung: Sie beruht erstens auf der Zusammenarbeit verschiedener Disziplinen (Chirurgie, Physiologie, Immunologie, Biochemie, Pharmakologie) und Institutionen

(Rettungsdienste, Kliniken), ist zweitens angewiesen auf eine effiziente Vernetzung von Informationen (Organvermittlungszentralen wie Eurotransplant, Labors für Gewebetypisierung bzw. Untersuchung der HLA-Kompatibilität), Maschinen (Kühltechniken, Apparate der Operations- und Intensivmedizin) und Verkehrswegen (Transportmöglichkeiten für Explantationsteams, Organe und ihre Empfänger), sie benötigt drittens für die gesellschaftliche Durchsetzung ein ganzes Ensemble aufeinander abgestimmter medialer Strategien (Informationsbroschüren, Werbespots) und konfrontiert viertens die Betroffenen mit zwei Formen der Vernetzung: einer externen Verbindung mit dem toten Spender und einer internen Notwendigkeit, das empfangene Organ in den eigenen Körper bzw. die eigene Identität zu integrieren.[12] In diesem Sinne versteht der Soziologe Günter Feuerstein das „Transplantationssystem" als ein groß angelegtes „Experiment der technischen Vernetzung von Körpern und Sozialbeziehungen".[13] Auch die Probleme der Verteilungsgerechtigkeit und des globalen Organhandels entstehen erst vor dem Hintergrund ausdifferenzierter Netzwerke.[14]

Weil die realen oder imaginären Körpervernetzungen einerseits Gegenstände der Immunologie und Psychologie bzw. der *Organ Transplant Psychiatry* sind[15] und andererseits in zahlreichen Essays, autobiographischen Erfahrungsberichten und fiktiven Texten thematisiert werden, lässt sich mit ihrer Hilfe exemplarisch nach den Wechselwirkungen und Gegenläufigkeiten zwischen medizinischen und literarischen Diskursen fragen. Dabei geht es mir weniger darum, Literatur als Ort des moralischen Einspruchs gegen naturwissenschaftliche Machbarkeitsphantasien, der Verarbeitung persönlicher Grenzerfahrungen oder der kulturellen Restabilisierung irritierter Subjektivität zu verstehen. Ich gehe vielmehr davon aus, dass medizinisches und literarisches Wissen einen gemeinsamen Code besitzen, also – um Stephen Greenblatt zu zitieren – eine „Reihe ineinander verschränkter Tropen und Ähnlichkeiten, die nicht nur als Gegenstände, sondern auch als Bedingungen der Darstellung fungieren." (Greenblatt 1990, S. 85) Am Beispiel von philosophischen, populärwissenschaftlichen und literarischen Werken der 1990er und 2000er Jahre möchte ich einige Charakteristika kultureller Repräsentationen der Transplantationsmedizin herausarbeiten. Mein besonderes Interesse gilt dabei den verwendeten Metaphernfeldern und Erzählstrategien, die für Darstellungen transplantierter Körper verwendet werden; es zielt also auf eine „Poetologie des Wissens" (Vogl 1999, S.13), die – so Joseph Vogl im Rückgriff auf Michel Foucault – „das Auftauchen neuer Wissensobjekte und Erkenntnisbereiche zugleich als Form ihrer Inszenierung begreift." (Ebd., S.13) Letztlich geht es bei meiner Lektüre um die Frage, ob sich aus der Analyse literarischer Vernetzungsphantasien Ansätze zu einer Poetik der Transplantation ableiten lassen.[16]

Fremde Verwandte.
Literarische Phantasien der Vernetzung

Um die kulturelle und literarische Metaphorik von durch Transplantationen vernetzten Körpern zu analysieren, möchte ich auf ein älteres Konzept der Vernetzung zurückgreifen, nämlich die Ökonomie der Gabe, die von der Ethnologie formuliert und von *Cultural Anthropology* und Dekonstruktion weiterentwickelt wurde. Gabe und Gabentausch dienen der Herstellung und Stabilisierung von Gesellschaft, indem sie ein engmaschiges Netz gegenseitiger Gefälligkeiten und Abhängigkeiten knüpfen. Marcel Mauss betont in seinem 1925 erschienenen *Essai sur le don* die konstitutive Reziprozität des Gaben*tauschs*, aber auch das Moment der Verpflichtung, das nicht nur zur Erwiderung, sondern zur Überbietung der Gabe führt und damit zu einer Ambivalenz von Schenken und Schädigen.[17] Mitte der 1970er Jahre untersuchen die Soziologin Renée Fox und die Wissenschaftshistorikerin Judith Swazey Organtransplantationen als Phänomene des „gift exchange".[18] Am Beispiel von Nierenerkrankungen und der Möglichkeit innerfamiliärer Lebendtransplantate arbeiten sie die Tyrannei des Geschenks heraus, die ihrer Auffassung nach entsteht, weil bei Organspenden die von Mauss angenommene Symmetrie und Reziprozität des Gabentauschs unmöglich ist.[19]

Der prekären, bisweilen sogar agonalen Logik eines Netzwerkes von Gabe und Gegengabe möchte ich am Beispiel dreier literarischer Repräsentationen transplantierter Körper nachgehen.

Ein 2002 erschienener Roman der amerikanischen Autorin Lucy Ferriss spielt die emotionalen Vernetzungen rund um eine Herztransplantation auf virtuose Weise durch. *Nerves of the Heart* (Ferris 2002)[20] handelt von der Familie des neunjährigen Toby Ames, dem das Herz der zehnjährigen Unfalltoten Brooke Hunter eingepflanzt wird. Wenige Monate nach der vorerst erfolgreichen Transplantation sucht Linsey Hunter, die Mutter des verunglückten Mädchens, die Ames auf und zieht kurz darauf in die gleiche Stadt im Bundesstaat Virginia. Aus der verhaltenen Dankbarkeit der Empfängerfamilie sowie der Sorge und unterschwelligen Eifersucht der trauernden Mutter entwickelt sich in kurzer Zeit ein ambivalentes Beziehungsgeflecht, das das Familiengefüge der Ames grundlegend erschüttert. Toby baut ein freundschaftliches Verhältnis zu Brookes Herzen als einem „conjoined twin" (N, S.147) im eigenen Körper auf und imaginiert Linsey „as his mom, too" (N, S.192);[21] die Eltern Nicholas und Susannah Ames entfremden sich unter anderem im täglichen Kampf um Tobys medikamentöse Nachsorge; Nicholas und Linsey beginnen eine Affäre miteinander. In allen Interaktionen geht es darum, das fremde Herz kennen zu lernen, zu pflegen oder zu verdienen; „I got the heart, you got the husband [...]. Fair trade" (N, S.235) umreißt Susannah die unterschwellige Tauschlogik, als sie Linsey als Nicholas' Geliebte erkennt. Im Gegensatz zum Arzt, der das Herz als Organ unter anderen apostrophiert und als Bestandteil von „valve mechanics" (N, S.55) versteht, halten die Angehörigen der Spender- und Empfängerfamilie an einem kardiozentrischen Körperverständnis fest, in dem *agape* und *eros* sich auf unheilvolle Weise überkreuzen. Susannahs überraschende Schwangerschaft, vor allem aber die medizinische Nachricht, dass Toby wegen Arteriosklerose eine zweite Herztransplantation benötigen wird, lösen die Verwirrungen und fügen – im Sinne eines melancholisch abgetönten *happy ends* – die ursprüngliche

Kleinfamilie wieder zusammen. Die körperlichen und emotionalen Vernetzungen im Kontext der Transplantationsmedizin sind also, so lehrt *Nerves
of the Heart*, gefährliche Verstrickungen, die es aufzulösen gilt.

Auch zwei autobiographisch geprägte Texte aus dem Jahre 1999 – die
Erzählung *Adoptiert: Das fremde Organ* der deutschen Theologin Susanne
Krahe und der Essay *Der Eindringling* [franz. Orig., *L'intrus*, 2000] des
französischen Philosophen Jean-Luc Nancy – arbeiten mit Vorstellungen
vernetzter Körper, rekurrieren dabei jedoch vor allem auf medizinisches
Wissen um die Funktionsweise des Immunsystems (Krahe 1999).[22] In Susanne
Krahes *Adoptiert* wird der mit einer neuen Niere ausgestattete Körper als
filigranes „Netz" im halb textilen, halb technischen Sinne entworfen, dessen
„Leitungen" und „Versorgungskabel" (A, S. 8) durch externe Bakterien ebenso
gefährdet sind wie durch interne Immunreaktionen:

> „Ohne meine Pillenpalette kommen wir nicht mehr durch unser
>
> seidengesponnenes Leben, der Fremde und ich. Seit ein zweiter Organismus
>
> in meinem Gewebe sitzt, vergifte ich die Polizei in meinem Körper mit
>
> teuren Pilzen. Ich muß uns vor meinen Lymphozyten schützen, vor jeder
>
> Helferzelle, die den Eindringling als störend empfindet. Ich blockiere die
>
> Freßlust der aggressiven, gutmütigen Helfer." (A, S. 9)

Dass die Integration des fremden Organs machbar und erstrebenswert ist, verdeutlichen die durchweg positiven Namen, die „den Verwandtschaftsgrad unserer Verbindung" verdeutlichen sollen: „Bruder. Freund. Nächster der Nächsten. [...] Mein Adoptivkind, meine Spätgeburt. Ein Hirntoter und ich seine
erste Geliebte" (A, S. 32) lauten die Vorschläge. Leitmodell dieser tentativen und
in sich widersprüchlichen Reihung ist zwar die Kleinfamilie, aber die wech-
selnden religiösen und erotischen Zuschreibungen verweisen weder auf ein
stabiles Gefüge noch auf eine eindeutige Hierarchie zwischen Organ und Empfängerin. Zwar mag das Bild der „Spätgeburt" darauf anspielen, dass der weibliche Organismus während der Schwangerschaft einen immunologischen

Fremdkörper erduldet, der Embryo also eine Art Transplantat auf Zeit darstellt,[23] doch geht die Organübertragung in *Adoptiert* zugleich mit einer doppelten Tilgung weiblicher Potenz einher: Um Platz für die fremde Niere zu schaffen, werden bei der Operation beide Eierstöcke entfernt, und der Partner der Ich-Erzählerin zeigt sich von dem unter der Haut sichtbaren Pulsieren des neuen Organs so irritiert, dass er jeden sexuellen Kontakt und schließlich die ganze Beziehung aufkündigt. Den Platz des Geliebten nimmt daraufhin die neue Niere ein, die die Ich-Erzählerin wegen des Geschlechts des Spenders – es handelt sich um einen 14jährigen Jungen – als „männlichen Gefährten" (A, S.19) imaginiert. Dabei gesellt sich zur Vorstellung einer materiell-fleischlichen Vernetzung zwischen Spender bzw. Spenderteilen und Empfängerin das Bild eines medialen Patchworks: „Ich arbeite daran, eine zerrissene Leinwand zu flicken, die Matrize zu rekonstruieren, die zu einem Punkt zusammengeschmolzen ist" (A, S.15). Im Verlauf der Erzählung wird aus dem Dialog mit den „Morsezeichen" (A, S.16) des neuen Organs ein sozialer Rückzugs- und Abschottungsmechanismus, dessen Ziel eine symbiotische Beziehung mit jenem „Fremde[n] unter meiner Haut" (A, S.10) zu sein scheint, der zum zwar launischen, aber dennoch geliebten inneren Du avanciert. Als immunologisch und sexuell hybrides Wesen ist der narzisstisch besetzte und gleichsam mit sich selbst vernetzte Körper in *Adoptiert* also vollkommen autark.

Der *Eindringling* erzählt dagegen vor allem die Geschichte einer Desillusionierung, die mit einer Abkehr von immunologischen Netzmetaphern und einem melancholischen Nachruf auf (vermeintlich) stabile Identitätsvorstellungen einhergeht. Jean-Luc Nancys Text über eine Herztransplantation beginnt mit Fragen der Einwanderung und der *political correctness*. Als Analogon einer offenen Zivilgesellschaft wird die Organverpflanzung als „Möglichkeit einer Vernetzung aller" (E, S.31) gefeiert, also als utopische Technik, die keine ethnischen oder sexuellen, sondern allenfalls noch serologische Grenzen kennt und ein globales Recycling ermöglicht, das Differenzen zu tilgen verspricht. Die desillusionierende Lektion des eigenen Leibes, die

Nancy im ausdrücklichen Rekurs auf Konzepte des Gabentauschs formuliert, lautet jedoch: „Ziemlich schnell löst sich die zweifelhafte Symbolik einer Gabe des anderen auf, einer geheimen, gespensterhaften Komplizität oder Intimität, die den anderen mit mir verbindet" (E, S. 31). Grund dafür sind die Abstoßungsreaktionen gegen das transplantierte Herz. Die Tatsache, „daß ‚ich' zwei Systeme ‚habe', daß ‚meine' Immunität aus zwei Identitäten besteht" (E, S. 33), unterläuft nicht nur jede emphatische Rede vom Eigenen, sondern spottet zugleich einer naiven Begeisterung für Patchwork-Identitäten und Cyborg-Körper. Damit werden zahlreiche theoretische Debatten des späten 20. Jahrhunderts, aber auch Thesen des Autors selbst einer kritischen Überprüfung unterzogen. 1986 hatte Nancy in *Die undarstellbare Gemeinschaft* [franz. Orig., *La communauté désoeuvrée*, 1986] argumentiert, die Schließung von sozialen Organisationen werde erst durch die öffnende Figur eines Eindringlings möglich.[24] Das fremde Herz ist ein Eindringling in eben diesem Sinne, aber eben auch eine janusköpfige Erscheinung: Es ist Lebensretter und zugleich tödlicher Feind des Organismus, denn die Abwehrreaktionen müssen durch Immunsuppressiva unterdrückt werden, die den Körper wehrlos den bereits in ihm wohnenden Viren aussetzen und schließlich Krebs auslösen. Die Doppelcodierung des Herzens führt in Nancys Text zu einer Umkehr der Logik von Eigenem und Fremdem, Innen und Außen. Denn obwohl die Transplantation als *restitutio ad integrum* entworfen wird, erweist sie sich als Strategie der Hybridisierung – das Einsetzen eines jungen Frauenherzens in einen älteren Männerkörper erschwert eindeutige Zuordnungen von Alter und *gender* – und als Strategie der Unterwerfung unter die klinischen Disziplinartechniken des Messens, Kontrollierens und Scannens. Was in *Adoptiert* als letztlich positive Vervielfältigung und Dialogisierung des eigenen Selbst beschrieben wird, ist im *Eindringling* also vor allem eine Gewalt- und Verlusterfahrung. „Identität steht für Immunität" (E, S. 35) heißt es bei Nancy, und folglich führt die immunologische Öffnung zu einer „polymorphen Auflösung" (E, S. 45) der Identität.

Donna Haraway hat in einem viel zitierten Aufsatz vorgeschlagen, Cyborgs, also die Verknüpfung von Organismen und Maschinen, wie sie u. a. in der Medizin des ausgehenden 20. und beginnenden 21. Jahrhunderts produziert werden, als Denkfiguren mit utopischem Potential zu verstehen, weil sie scheinbar grundlegende Dichotomien – wie diejenige zwischen Natur und Kultur, Mensch und Maschine, Männlichem und Weiblichem, Subjekt und Objekt – unterminieren. Wenn Nancy am Ende seines Textes über die zunehmende Prothetisierung des Menschen reflektiert und erklärt: „Ich verwandele mich in den Androiden der Science Fiction oder einen Scheintoten" (E, S. 49), dann bezieht er sich in einem theoriegeleiteten Erzählgestus auf eben dieses Konzept, teilt jedoch nicht dessen positive Bewertung. Auch Krahe, die – wie gezeigt – den transplantierten Körper mit Medien- und Netzwerkmetaphern beschreibt, grenzt die Transplantation gegen die Dialyse ab und gibt dabei dem scheinbar natürlichen Hybridisierungsverfahren den Vorzug gegenüber Mensch-Maschinen-Verknüpfungen. Weil Transplantate also in diesen beiden literarischen Texten – aller operations- und intensivmedizinischen Technik zum Trotz – als biologisch-fleischlich gedacht werden, stellt die Idee einer Vernetzung zwischen Mensch und Maschine keine lustvoll zu besetzende Option dar, sondern wird vielmehr als schlechtere Wahl verworfen. Man mag dies als Überbleibsel moderner Körperkonzeptionen belächeln, man mag einwenden, das Beharren auf dem Organischen der Transplantationschirurgie sei eine Art Naturalisierung von Prothesen, die lediglich dazu diene, die tatsächliche Technisierung des Körpers zu verdecken, oder argumentieren, der kulturell konstruierte Begriff des Natürlichen habe sich ohnehin bereits grundlegend verschoben. Sicherlich aber ist diese Reserve gegenüber emphatischen Netzphantasien auch dem Genre geschuldet; schließlich entstammen die von mir untersuchten fiktiven und autobiographischen Texte eher der Tradition realistischen Erzählens als beispielsweise dem Bereich von *Cyberpunk* oder *Science Fiction*.[27] Statt eine hybride Cyborg-Existenz zu feiern,[28] bleibt im breiten Transplantationsdiskurs das Begehren, ,Individuum' und

Subjekt im klassischen Sinne zu sein, also zentral. Er bevorzugt mithin – um auf die Begrifflichkeit Bruno Latours zurückzugreifen – moderne Strategien der Reinigung, als ließen sich diese von Praktiken der Vermittlung, Hybridisierung oder Vernetzung trennen.[29]

Im Netz der Schuld. Transplantationen und die prekäre Logik der Gabe

Anfang der 1990er Jahre formuliert Jacques Derrida in *Falschgeld. Zeit geben I* [franz. Orig, *La fausse monnaie*, 1991] eine grundlegende Revision des Konzepts der Gabe, aus der ich im Folgenden drei Aspekte für eine Lektüre des Transplantationsdiskurses fruchtbar machen möchte.[30] Ausgangspunkt von Derridas Kritik ist Mauss' in sich widersprüchlicher Begriff des Gaben*tauschs*, da es die Gabe im eigentlichen Sinne nur dort geben kann, wo jede Gegengabe, jedes Schuld- oder Tauschverhältnis und damit letztlich sogar jede anerkennende Wahrnehmung der Gabe *als Gabe* ausgeschlossen sind. Weil sich die Gabe für Derrida durch ihren anökonomischen Charakter auszeichnet, unterbricht sie jede Zirkulation und wird auf diese Weise zur „Figur des Unmöglichen selber" (Derrida 1993, S.17). Es geht also nicht darum, die Gabe als ein schwer erreichbares Ideal zu denken, sondern als Aporie; Derrida spricht deshalb unter Rückgriff auf das Vokabular von Logik und Psychoanalyse von „Paradox" und „double bind".[31] Wäre die Organspende als ‚Geschenk des Lebens' wirklich jenseits aller Reziprozität,[32] wie Fox und Swazey argumentieren, wäre dies also nicht der Unfall, sondern vielmehr der Glücksfall einer Gabe. Tatsächlich aber bricht auch die Transplantationsmedizin – wie Ferriss' Roman *Nerves of the Heart* zeigt – nicht mit dem realen bzw. symbolischen „Teufelskreis von Tausch, Verpflichtung und Schuld" (Wetzel und Rabaté 1993, S. v). Wenn Organspenden in populären bzw. populärwissenschaftlichen Diskussionszusammenhängen als ‚Akt der Nächstenliebe' und ‚Zeichen der Solidarisierung' beschrieben werden, verwandeln wir alle uns gewissermaßen in

---

Bringeschuldner, die die moralische Verpflichtung haben, einen Organ-spendeausweis bei sich zu tragen – im Gegenzug erwerben wir dafür sozi-ale Wertschätzung und im Falle einer tatsächlichen Explantation postmor-tale Dankbarkeit.[33]

Die autobiographisch geprägten literarischen Texte thematisieren diese Öko-nomie der Gabe, indem sie sich durch Widmungen und Vorreden als Gegen-gaben für das empfangene Organ präsentieren. „An Dich, meine Organ-spenderin" (Drumm 1995, S. 7) beginnt der Bericht *Zaungasterinnerungen. Geschichte einer Herztransplantation* von Ursula Drumm, und Peter Cornelius Claussen erklärt: „Widmen möchte ich das Buch jenem Unbekannten, dessen Herz ich weitertrage." (Claussen 1996, S. 7)[34] Dass jedoch mit den „kompensa-torischen […] Opferhandlungen" (H, S. 48) des Schreibens und Übereignens die Schuldverstrickungen keineswegs aufgelöst werden, verdeutlichen die Er-innerungssequenzen, die der in der Schweiz lehrende deutsche Kunsthistori-ker Claussen in den Bericht über seine Herztransplantation schiebt. In diesen Passagen überlagern sich individuelle und gesellschaftliche Perspektiven; zum Wissen, dass sich das eigene Überleben dem Tod eines anderen verdankt, gesellt sich die historische Schuld „allen Toten gegenüber, die starben, als es solche Rettungstechnologien noch nicht gab" (H, S. 49), sowie das schlechte Gewissen gegenüber „Unterprivilegierten und Drittweltländern" (H, S. 49). Die Vorstellung einer Vernetzung qua Schuld geht also über das persönliche Schicksal weit hinaus. Vor allem aber verknüpft Claussens *Herzwechsel* die Geschichte des versagenden Organs mit dem individuellen Verlust der kind-lichen Unschuld sowie der kollektiven Schuld der Deutschen gegenüber den Opfern der Shoah. Das Trauma der Herztransplantation ruft nämlich ein Kindheitstrauma wach, das als Vertreibung des damals 12-Jährigen aus dem Paradies inszeniert wird. Die Intimität eines verwilderten Gartens, der dem Jungen Fluchtort und Alternative zur Schule als Ort des Wissens ist, wird 1956 durch den Bau eines Jugendbildungshauses zerstört; die erste dort gezeigte Ausstellung, so die Erinnerung des Rekonvaleszenten, tut dem jungen Besucher

„Gewalt an" (H, S. 47). Die Fotos aus Auschwitz und der Film über die sterbenden Befreiten von Bergen-Belsen füllen „alle Hohlräume" des „Inneren" (H, S. 47) und lähmen die Lebenslust. Die rückblickende Selbstdeutung des Erzähler-Ichs nach der Transplantation lautet:

> „Ohne die reale Chronologie nachgeprüft zu haben, halte ich es für möglich, daß die Bilder der Auschwitz-Ausstellung ein Auslöser meiner kindlichen Herzkrankheit gewesen sein könnten. [...] Mit diesen Bildern aus den befreiten Konzentrationslagern habe ich mein Leben so gekoppelt, daß es mir seitdem widerrechtlich angeeignet erschien. Oft habe ich gedacht, ich müsse dem großen Tod etwas zurückgeben, die Gewichte wieder zurechtrücken. [...]
> Ich habe vor der Operation nicht daran gedacht, daß es sich nun erfüllen, daß ich das Opfer endlich bringen könnte. Doch weiß ich, daß ich bereit war, mich aufzulösen und das Gefühl hatte, genug gelebt zu haben und schon zuviel. Herzwechsel, Wechseljahr. Ich lebe jetzt mit einem Herzen, das von diesen Bildern wahrscheinlich nie in diesem Maße verfolgt und betroffen wurde. Ein Wechsel auf die Zukunft. Wer hat ihn ausgestellt, wer fordert ihn ein? Oder hat mein altes Herz die Schuld getilgt, den Wechsel beglichen?" (H, S. 62–63)

Die Transplantation erfährt also in Claussens Text widersprüchliche Zuschreibungen: Während das neue Organ auf medizinisch-ökonomischer Ebene eine schuldhafte Verstrickung im Sinne des egoistischen Verbrauchs knapper Ressourcen bedeutet, deutet es auf imaginär-psychischer Ebene die mögliche Befreiung aus einem Netz biographischer Zuschreibungen an: Weil das fremde Herz keine für den Empfänger nachvollziehbare Geschichte besitzt, steht es auch außerhalb jeder Geschichtlichkeit und damit einer historischen Schuld. Damit verheißt es nicht nur das in Pro-Transplantationskampagnen häufig zitierte „zweite Leben" (BZgA, Hrsg. 2002, S. 3), sondern wird zugleich – in einer erneuten Wendung vom Individuellen zum Kollektiven – zum Symbol genau jener geglückten Assimilation, die den deutschen Juden nicht gewährt wurde.

Trotz seines grundlegenden Einwands gegen Mauss' Vermischung von Gabe und Tausch greift Derrida die Beobachtung des *Essai sur le don* auf, dass zwischen Erhalt und Erwidern der Gabe Zeit vergehen müsse, und verknüpft dies mit seinem eigenen Konzept der *différance*, also der Vorstellung von unmöglicher Gegenwart und ursprünglichem Aufschub. „Der Unterschied zwischen einer Gabe und einem beliebigen anderen Tauschvorgang", so Derrida, „liegt darin, daß die Gabe die Zeit gibt. *Dort, wo es die Gabe gibt, gibt es die Zeit.*" (Derrida 1993, S. 58–59, H.i.O.) Ein ähnliches Phänomen findet sich – wenngleich in etwas pragmatischerem Sinne – im Aufschub zusätzlicher Lebenszeit durch ein neues Organ. „Die Spende ist immer nur eine Gabe auf Zeit" (Krahe 1996, S. 19): mit diesen Worten umschreibt Susanne Krahe in ihrem literarischen Essay *Der Fremde und ich – Versuch über die symbiotische Existenz* die zeitlich beschränkte Funktionsfähigkeit von Spendernieren. Die Logik des Aufschubs schlägt sich literarisch jedoch weniger als *carpe-diem*-Motiv nieder denn in der Überzeugung, sich selbst überlebt zu haben. So erklärt die Ich-Erzählerin in Krahes *Adoptiert*:

> „Während ich auf einem Operationstisch von einer Nacht in die andere schlief, überquerte mein leckes Schiffchen die Datumsgrenze und schaukelte über den Untergang hinweg, weit nach Westen. Ich habe meinen Todestag verpaßt."
> (A, S. 100)

Der Rückgriff auf das mythische Bild von der sicheren Überquerung eines Grenzflusses mündet allerdings nicht in Unsterblichkeitsfantasien, sondern in die Bürde, die Todesqual des verstorbenen Spenders und das „ausgelassene Sterben" (A, S. 15) des gespendeten Organs in den eigenen Körper zu integrieren: „Ich muß erinnern, was sein Gedächtnis nicht mehr gespeichert hat. Eine Sterbesekunde, auf einer Hornhaut geronnen und unter eine neue Stirn transportiert. Sein letzter Blick schärft mir die Sicht." (A, S. 14) Im Sinne einer unmöglichen Gegenwart der Gabe überlagern sich also vier verschiedene Zeitebenen: der Tod des Spenders, das künstliche Weiterleben des explantierten

Organs, die Entfernung des beschädigten Gewebes aus dem Körper der Empfängerin und das neue Leben der frisch Transplantierten, das im doppelten
Sinne eine Art irdisches Weiterleben nach dem Tod darstellt. Das Konzept
der unmöglichen Gegenwart bedeutet jedoch auch, dass es keine erste Gabe
gibt, weil jede Gabe immer schon in den Zirkel der symbolischen Ökonomie
eingebunden ist. Aus dieser Perspektive folgt, dass das scheinbar so einmalige
Geschenk des fremden Organs als Bestandteil einer Serie von Substituierungen
und Supplementierungen entworfen wird. Weil in Claussens *Herzwechsel* das
neue Organ nicht nur das eigene Herz ersetzt, sondern auch die Herz-Lun-
gen-Maschine und die Prothesen der Operationsphase – die Transplantation
entwickelte sich als Notfall aus dem Routineeingriff einer Herzklappenope-
ration – ist es nur schlüssig, dass der Patient fantasiert, demnächst „ein drittes,
ein besseres Herz" (H, S. 38) eingepflanzt zu bekommen.

Folgt man Derridas Ausführungen, so gibt die Gabe nicht nur Zeit, son-
dern hinterlässt auch Spuren innerhalb eines kommunikativen Kontextes.
Dieser Gedanke wird in Auseinandersetzung mit der These des Ethnologen
Franz Boas entwickelt, der Gabentausch des kanadischen Potlatch vollziehe
sich öffentlich, weil die Indianer keine Schrift besäßen. Derrida versteht die
Gabe dagegen nicht lediglich als einen Inhalt, der erinnert und aufgezeich-
net werden müsste, sondern als ein Ereignis, das selbst die Markierung einer
Spur ist. In *Falschgeld* heißt es: „Die Gabe wäre so stets die Gabe einer
Schrift, einer Erinnerung [mémoire], eines Gedichts oder einer Erzählung,
auf jeden Fall vermachte oder hinterließe sie einen Text." (Derrida 1993, S. 63)
Wenn, wie Derrida argumentiert, die Gabe weniger ein Ding als ein performativer Akt ist, der sich an einen anderen richtet und dabei zugleich einen
inneren Bezug zum Erzählen, zur Schrift und zu „einer gewissen Poetik der
Erzählung" (Ebd., S. 59) besitzt, dann muss die Gabe eines Transplantats nicht
aus autobiographischen, sondern schon aus strukturellen Gründen zum
(literarischen) Text werden. Allerdings stellt sich mit Blick auf die Transplantation die Frage, wer der Erzähler dieser Gabe ist. Denn während Derrida

vor allem aus der Perspektive des Gebenden argumentiert, wenn er die Gabe als Schrift und Erzählung deutet, mündet die Gabe der Organtransplantation bevorzugt in die Geschichte der empfangenden Person.

Zumindest für die autobiographisch geprägte Literatur gilt, dass erst die Gabe des Transplantats die Lebensgeschichte erzählenswert macht – zugleich aber zielen die Texte darauf, das Außergewöhnliche zwar zur Sprache zu bringen, die Zumutungen der Operation bzw. des zu integrierenden Transplantats dabei jedoch zu überwinden und den Sieg des schreibenden Ich auszurufen. Denn die Verfremdung der eigenen Körpererfahrung, die teils den Medikamenten und teils dem neuen Organ zugeschrieben wird – die Rede ist u. a. von aufgedunsenen Gesichtszügen, verändertem Eigengeruch und neuen Essensvorlieben –, weckt weniger Faszination als dies angesichts der in theoretischen Debatten gepriesenen offenen Identitätsentwürfe vielleicht zu erwarten gewesen wäre. Mir scheint, dass gerade die differenzierteren Transplantations-Texte sich durch eine grundlegende Spannung auszeichnen, die sich bis in Bildlichkeit und Erzählstrategie niederschlägt. Einerseits schildern diese Texte psychische und physische Erfahrungen, die jeder Vorstellung von Ganzheit eine Absage erteilen, andererseits aber wollen sie die Zumutungen der Operation bzw. des zu integrierenden Transplantats überwinden und in einen (unterschiedlich starken) Sieg des schreibenden Subjekts verwandeln. Krahes mit Blick auf das neue Organ geäußerte Einsicht „Nur ich erzähle seine Geschichte zu Ende, nur ich" (A, S.107) stellt insofern eine charakteristische Ermächtigungsgeste dar.

Intertextualität als Technik der Vernetzung. Aspekte einer Poetik der Transplantation

Gibt es also eine spezifische Poetik der Transplantation, und wenn ja, lässt sich ein Bezug zu ästhetischen Formen der Vernetzung auffinden? Während der Roman von Ferriss traditionellen Schreibweisen verpflichtet bleibt, versuchen die autobiographischen Werke von Nancy, Krahe und Claussen, die

Erfahrung physischer und psychischer Brüche auch stilistisch umzusetzen. Hier wird die Chronologie der Erzählung aufgebrochen, sei es durch Erinnerungen, *flashbacks* aus der Operationsphase oder Gespräche mit dem Transplantat. Bereits in Krahes kurzem Text *Der Fremde und ich* wird die Verunsicherung der eigenen Identität mit einer Vervielfältigung der Erzählperspektiven beantwortet: Sachliche, beinahe lehrbuchartige Darstellungen medizinischen Fachwissens wechseln mit poetischen Passagen, in denen entweder die Transplantierte oder aber das Transplantat selbst als sprechendes Ich auftreten. Häufig wird die Begegnung der beiden über Spiegelszenen vermittelt, bei denen es zu einer prekären Verschmelzung kommt: „Wortlos schaue ich ihr aus den Augen" lautet eine der verwendeten Überblendungen aus der Perspektive des verpflanzten Organs.[35] Claussen und Nancy arbeiten dagegen vor allem mit typographischen und rhetorischen Mitteln; so sind die Halluzinationen des so genannten postoperativen „Durchgangssyndroms" in *Herzwechsel* durch Kursivdruck von Erinnerungen, kunsthistorischen Reflexionen und Rekonvaleszenz-Beschreibungen abgesetzt. In *Eindringling* finden sich neben Anführungszeichen und Leerzeilen zahlreiche Einschübe und Klammern, die Ergänzungen mit dem Haupttext verbinden und zugleich von diesem absetzen; es scheint, als sollten Angriff und anschließende ‚Reparatur' des Körpers auch im Druckbild nachvollziehbar werden. Indem die Textstücke den Essay bilden, ohne dass daraus ein durchgängiger, geglätteter Textkorpus entstünde, vermittelt *Eindringling* jene Spannung zwischen Unterbrechung und Kontinuität, die auch dem chirurgischen Verfahren der Transplantation entspricht: die Rettung eines Todgeweihten durch seine Verwandlung in einen chronischen Patienten.

Zu den Stilmitteln, die den Aspekt der Unterbrechung betonen, gesellen sich jedoch auch intertextuelle Verweise, die die Transplantation zwar inhaltlich ebenfalls mit Gewalterfahrungen verknüpfen, sie auf formaler Ebene aber zugleich in ein kulturelles Netz vertrauter Phänomene einbinden und damit gewissermaßen abmildern. Dabei dominieren in zahlreichen Werken religiös-christliche Bezüge. So lässt der Kunsthistoriker Claussen seinen nach der Operation abgemagerten Körper „als Schmerzensmann in der Haltung des toten Christus" (H, S.127) fotografieren, und die Theologin Krahe vergleicht die Beziehung zu ihrem Spender mit derjenigen zwischen Jesus und Johannes dem Täufer. In – ironisch leicht gebrochener – Anlehnung an die neutestamentarische Diktion von „er muß wachsen, ich aber muß abnehmen" (Joh 3,10)[36] heißt es in *Adoptiert*:

> „Ich würde aus der Narkose aufwachen, da deckte jemand seinen Leichnam zu.
> [...] Mir wurden die Fäden gezogen, ihm rückte ein Gärtner die Kränze
> zurecht. Er mußte verwelken, ich blühte unter seinem Sauerstoff auf. Alles
> Zufall. Bloß, weil wir die selbe Blutgruppe hatten. Laborantinnen hatten unsere
> Säfte im Reagenzglas gekreuzt und sie waren nicht geronnen." (A, S.55)

Auch Nancy entwirft seinen transplantierten Körper wiederholt in Analogie zur christlichen Passionsgeschichte.[37] Der Rückgriff auf lateinische Wendungen der Eucharistie-Liturgie („*Corpus meum und interior intimo meo*", E, S.47) sowie die zahlreichen „Ich bin"-Worte, die an die biblischen Selbstoffenbarungen Jahwes bzw. Christus' erinnern (u. a. 1. Mo 15,7; 2. Mo 3,14; Joh 8,12; Joh 14,6), erheben die individuelle Leidensgeschichte zum *exemplum doloris*.[39] Man mag darüber streiten, ob das dadurch entstehende Pathos dem Text zugute kommt oder ihn eher belastet.

Claudia Jost hat in *Die Logik des Parasitären* vorgeschlagen, „das biomedizinische Transplantat als eine Art Lebendzitat" (Jost 2000, S.27) zu verstehen. Ich möchte diese Deutung aufgreifen und zugleich das herkömmliche Textzitat bzw. die Anspielung berücksichtigen, wie sie in Julia Kristevas klassischer Definition von Intertextualität verhandelt werden. Wenn es dort heißt, jeder poetische Text bilde sich als „mosaïque de citations" und sei „absorption et transformation d'un autre texte" (Kristeva 1969, S.146) [1966], dann wird Intertextualität zum Charakteristikum von Literatur schlechthin.[40] Zu untersuchen bleibt jedoch, welche Reichweite und Radikalität diese Intertextualität im Einzelfall besitzt, wie sich die Strategien von „absorption" und „transformation" konkret vollziehen und auf welche Weise die Texte ihre eigenen Schreibverfahren reflektieren. Meine Frage lautet: Welche Funktion besitzen intertextuelle Anspielungen oder Zitate, also Einfügungen aus einem fremden in den eigenen Text, in Werken, die von der Integration fremden Biomaterials in den eigenen Körper handeln? Lassen sich Körper und Text tatsächlich so nahe zusammen denken, dass Transplantate als Zitate verstanden werden können und *vice versa*? Oder anders gewendet: Bilden intertextuelle Bezüge ein literarisches Netzwerk, das als ästhetische Entsprechung der ambivalenten Imagination körperlicher Vernetzung verstanden werden kann?

In ihrer Monographie *Figuren des Zitats* hat Sibylle Benninghoff-Lühl eine ganze Reihe literaturwissenschaftlicher Theorien gesichtet, die das dichterische Werk als organische Einheit und die Integration von Zitaten als Inkorporation entwerfen; in der Regel werde dabei vor allem jenem Textteil Gewalt angetan, der erst herausgelöst und anschließend in eine fremde Umgebung eingefügt wird; allerdings könne er dort auch ein gewisses Eigenleben führen.[41] Den direktesten Übertrag von der semiotischen zur chirurgischen Sphäre erlaubt die Definition, ein Zitat erhalte seine „Bedeutung über die Verbindung von ‚Spenderdiskurs' D1 und ‚Empfängerdiskurs' D2" (de Boer 1992, S. 254–255) – wenngleich mit Blick auf die Transplantationsmedizin der Spender in den meisten Fällen nicht verknüpft, sondern unwiederbringlich zerstört, also vernutzt wird.[42] Folgt man dieser Definition, so ließe sich argumentieren, dass die Integration von Zitaten und die Verwendung intertextueller Verweise ein Verfahren der Übernahme und Integration ist, das dem Thema der Transplantation auf formaler Ebene antwortet.[43]

Die Verknüpfung medizinischer und rhetorisch-stilistischer Perspektiven bietet sich nicht nur für literarische Werke *über* Transplantationen an, sondern auch für den Begriff der Transplantation selbst. ‚Transplantieren' und ‚verpflanzen' sind Bezeichnungen, die die Chirurgie von der Botanik übernommen hat; während das medizinische Modell der ‚Übertragung lebenden Gewebes' das Augenmerk auf die gelungene Integration richtet, werden jedoch in der älteren botanischen Technik des ‚Aufpfropfens' die Gewaltanwendung und die erzwungene Anlagerung fremden Materials ebenso deutlich wie die Verknüpfung mit Strategien der Züchtung und Veredlung. Transplantationsexperimente aus dem 18. Jahrhundert illustrieren die Durchlässigkeit zwischen Gartenkunst und Wundarzneiwesen. So heißt es über Versuche von Henri Louis DuHamel (1700–1781) in der ersten Hälfte des 18. Jahrhunderts: „he grafted branches on trees (which was old horticultural practice) and spurs from the leg of the young male chick to its comb, where he observed a better growth of the spur than in its original place." (Barker Jorgensen 1971, S. 18) Vor dem Hintergrund dieser Tradition transportiert auch der chirurgische Begriff Erinnerungen an eine Geschichte der gewaltsamen Zurichtung und Akkulturation. Schließlich – und darin wird die Rede über Transplantationen gleichsam selbstreferentiell – bezeichnet auch der rhetorische Begriff der Metapher, der ja bekanntlich auf das griechische μεταφέρειν für ‚umhertragen', ‚austauschen', ‚übertragen' zurückgeht, Verfahren der Übertragung im literarischen, juristischen, transporttechnischen, aber möglicherweise auch medizinischen Sinne.[45] Wenn sich die Praxis der Transplantation als chirurgische Umsetzung oder als ein ‚Beim-Wort-Nehmen' einer rhetorischen Figur verstehen lässt – womit ich nicht unterstelle, dass es so etwas wie eine ursprüngliche Bedeutung tatsächlich gibt, die anschließend im übertragenen Sinne verwendet wird –, dann sind literarische Transplantations-Texte ein bevorzugter Ort für die Erörterung poetologischer Fragen.

Nancys *Eindringling* weist in seiner einzigen Fußnote lapidar darauf hin, dass „über Derridas Aufpfropfungen, Supplemente und Prothesen" (E, S. 51) viel zu sagen wäre. Tatsächlich schlägt Jacques Derrida in *Dissemination* vor, die botanisch-biologischen Techniken des Pfropfens als metaphorisches

Modell sowohl für das Schreiben als auch das Interpretieren von Texten zu verstehen:[46]

> „Man müßte systematisch erforschen, was sich als einfache etymologische Einheit der Pfropfung [greffe] und des Graphen gibt (des *graphion*: Schreibstichel), aber auch der Analogie zwischen den Formen textueller Pfropfung und den sogenannten pflanzlichen oder, mehr und mehr, tierischen Pfropfungen." (Derrida 1995, S. 226) [1972]

Mein Beitrag hat nicht das Ziel, Derridas Aufforderung nachzukommen, eine „systematische Abhandlung der textuellen Pfropfung auszuarbeiten" (Ebd., S. 226). Er hat jedoch – so hoffe ich – gezeigt, dass Claussen, Krahe und Nancy selbst dort, wo sie auf inhaltlicher Ebene die Integration des Fremden als belastende Herausforderung schildern, auf sprachlich-stilistischer Ebene Texte präsentieren, die nicht nur durchlässig sind, sondern von anderen Texten und Überlieferungszusammenhängen zehren. Damit aber führen sie vor, dass nicht nur die medizinische Technik der Transplantation, sondern auch ihre literarische Repräsentation auf vielfältige Vernetzungen angewiesen sind, ja, diesem Gespinst ein paar neue Fäden und Knoten hinzufügen.

Endnoten

1 Erstpublikation in: Barkhoff, Böhme und Riou, Hrsg. (2004), S. 107–126. Die Verweise auf Forschungsliteratur wurden für den geringfügig überarbeiteten Wiederabdruck aktualisiert.

2 Legendre (1999), S. 34.

3 Vgl. auch Virchow (1860), S. 1–14.

4 Vgl. Schmiedebach (1992), S. 26–24. Wahrig-Schmidt hat auf die Parallelen zwischen Virchows Vorstellung vom Körper als sozialer Organisationsform und Hegels Überlegungen zur bürgerlichen Gesellschaft hingewiesen. Vgl. Wahrig-Schmidt (1996), S. 230–255.

5 Vgl. Borck (1996), S. 9–52; Martin (1998), S. 508–525.

6 Vgl. Brent (1997); Hakim und Danovitch, Hrsg. (2001).

7 Allerdings signalisiert die Prothese als Hinzufügung bereits die grundsätzliche Möglichkeit einer Öffnung des Körpers.

8 Vgl. Schlich (1998). In kulturwissenschaftlichen Untersuchungen wird dagegen v.a. die Partialisierung des menschlichen Körpers durch die Transplantationschirurgie betont. Vgl. Bergmann (2000), S.135–159; Hauser-Schäublin u.a. (2001).

9 Vgl. Varela (1991), S.727–743; Löwy (1993), S.188–206; Haraway (1995), S.160–199.

10 Weil die Schwächung der körpereigenen Abwehr nicht als Krankheitssymptom verstanden, sondern gezielt als Therapeutikum eingesetzt oder zumindest in Kauf genommen wird, sind Transplantierte also pharmakologisch erzeugte AIDS-Patienten mit der entsprechenden Immundefizienz. Knochenmarktransplantationen als Therapie für verschiedene Formen der Leukämie setzen sogar die vollständige Zerstörung des Empfänger-Immunsystems voraus; bei den anschließend auftretenden Abwehrreaktionen kämpfen also Spenderzellen gegen ihre Inkorporation in den Empfängerkörper. Diese *graft versus host reaction* treibt die Logik des Immunsystems in ihrer Verkehrung gewissermaßen auf die Spitze.

11 Vgl. Decker (2004).

12 Dass die emotionale Bindung an Lebendspender von Nieren oder Knochenmark noch enger und eventuell problematischer sein kann, soll hier nicht weiter vertieft werden. Auch auf die umfangreiche Forschung zum Konzept des Hirntods – dem bisherigen Schwerpunkt der kritischen Reflexionen über die Transplantationsmedizin – kann ich in diesem Zusammenhang nicht eingehen. Vgl. dazu u.a. Ach und Quante, Hrsg. (1999); Baureithel und Bergmann (1999); Schlich und Wiesemann, Hrsg. (2001); Lock (2002); Lindemann (2002).

13 So lautet der Titel seines 1997 erschienenen Aufsatzes. Vgl. Feuerstein (1997), S.30–37; Feuerstein (1995).

14 Vgl. Scheper–Hughes (2000), S.191–224.

15 Vgl. Bunzel (1993); Wellendorf (1993).

16 Vgl. weiterführend Krüger-Fürhoff (2012).

17 Vgl. Mauss (1975).

18 Vgl. Fox und Swazey (1974).

19 Vgl. Kalitzkus (2003).

20 Alle Zitatnachweise im Folgenden im Text als (N, Seitenzahl).

21 Zur Vorstellung, das transplantierte Organ sei eine Art Zwilling, vgl. die Patientenberichte der Psychologin Elisabeth Wellendorf: Wellendorf (1997), S.99–116.

22 Alle Zitatnachweise im Folgenden im Text als (A, Seitenzahl) bzw. (E, Seitenzahl).

23 Vgl. Martin (1998), S.512–513.

24 Vgl. Nancy (1988).

25 Vgl. die Nancy-Lektüre von Esther von der Osten: von der Osten (2001), S.201–209.

26 Vgl. Haraway (1995), S.33–72.

27 Für eine volkskundliche Untersuchung mündlicher Transplantationsberichte und ihrer Erzählschemata vgl. Wiebel-Fanderl (2003).

28 Vgl. Angerer (2000), S.27–55.

29 Vgl. Latour (1998) [1991].

30 Derrida (1993).

31 Ebd., S.28.

32 Vgl. Bundesministerium für Gesundheit, Hrsg. (1998).

33 Vgl. z.B. die Gemeinsame Erklärung der Deutschen Bischofskonferenz und des Rates der Evangelischen Kirche in Deutschland zur Organtransplantation von 1990: https://www.ekd.de/23143.htm. Zugegriffen am 01.05.2024; BZgA: https://www.organspende-info.de/erfahrungen-und-meinungen/religionen/. Zugegriffen am 01.05.2024.

34 Zitatnachweise im Folgenden im Text als (H, Seitenzahl).

35 S. Krahe (1996), S. 9.

36 Die Bibel nach der Übersetzung Martin Luthers. Revidierte Fassung 1984. Stuttgart 1985.

37 Ein weiterer Bezug läßt sich über den Titel zu Maurice Maeterlincks Drama *L'intruse* von 1891 herstellen. In diesem Einakter um die Familie einer im Kindbett erkrankten Frau wird die Krankheit als Eindringling bezeichnet, der nicht mehr weichen will; statt der erhofften Schwester, die die Sterbende gesund pflegen soll, kommt ein ungebetener Gast, der ebenfalls weiblich ist, nämlich *la mort*. Der einzige, der das Unheil voraussieht, ist der blinde Vater der Kranken, eine Theresias-Figur, die als möglichen Grund für das Verhängnis die zu enge Blutsverwandtschaft („les mariages consanguins") von sterbender Mutter und Kindsvater nennt. Gefährlich ist bei Maeterlinck – im Gegensatz zu Nancy – also nicht die zu große, sondern die mangelnde Fremde. Vgl. Maeterlinck (1903), S. 205.

38 „Ich bin die Krankheit und die Medizin, ich bin die kanzeröse Zelle und das verpflanzte Organ, ich bin die das Immunsystem schwächenden Kräfte und deren Palliative, ich bin die Enden der eisernen Fäden, die meinen Brustkorb zusammenhalten und die Einspritzöffnung, die für den Rest meines Lebens unterhalb meines Schlüsselbeins angebracht worden ist" (E, S. 47–48).

39 Dass dies keine zufällige Assoziation ist, verdeutlicht Nancys Buch *Corpus*, das das Verhältnis von christlicher Abendmahls-Symbolik und abendländischem Körperverständnis umkreist. Vgl. Nancy (2000) [1992].

40 Die vollständige Definition lautet: „[T]out texte se construit comme mosaïque de citations, tout texte est absorption et transformation d'un autre texte. A la place d'intersubjectivité s'installe celle d'*intertextualité*, et le language poétique se lit, au moins, comme double." Kristeva (1969), S. 146 (H.i.O.). [1966]

41 Vgl. Benninghoff-Lühl (1998).

42 Ähnliche Begriffsfelder evozieren Weinrichs Überlegungen zum Verhältnis von „Bildspender" und „Bildempfänger" der „kühnen Metapher". Vgl. Weinrich (1996), S. 316–339. [1963]

43 Vgl. Krüger-Fürhoff (2019), S. 147–165.

44 Zusätzlich zu dieser semantischen Doppelung, die sich durch viele europäische Sprachen zieht, besitzt *innestare* (transplantieren) im Italienischen auch die Bedeutung ‚einimpfen' und im amerikanischen Englisch heißt *graft* nicht nur Transplantat, sondern auch ‚Bestechung, Schiebung, Korruption', was an Debatten über internationalen Organhandel und Verteilungsgerechtigkeit erinnert.

45 Vgl. Birus (2000), S. 571–576.

46 Vgl. Rheinberger (1999), S. 270.

Literatur

Ach, Johann S. und Michael Quante, Hrsg. 1999. *Hirntod und Organverpflanzung. Ethische, medizinische, psychologische und rechtliche Aspekte der Transplantationsmedizin.* 2. Aufl. Stuttgart-Bad Cannstatt: Frommann-Holzboog.

Angerer, Marie Luise. 2000. Neue Technologien als neue Grenzerfahrungen. Cyberspace und Cyberbodies. In: *body options. körper. spuren. medien. bilder,* S. 27–55. 2. Aufl. Wien: Turia und Kant.

Baureithel, Ulrike und Anna Bergmann. 1999. *Herzloser Tod. Das Dilemma der Organspende.* Stuttgart: Klett-Cotta.

Benninghoff-Lühl, Sybille. 1998. *„Figuren des Zitats". Eine Untersuchung zur Funktionsweise übertragener Rede.* Stuttgart und Weimar: Metzler.

Bergmann, Anna. 2000. Chimärenerzeugungen. Prinzipien des Zerstückelns und Neuzusammensetzens in der Transplantationsmedizin. In: *Optimierung und Zerstörung. Intertheoretische Analysen zum menschlich Lebendigen*, hrsg. von Maria Wolf, S. 135–159. Innsbruck: Studia.

Die Bibel. Nach der Übersetzung Martin Luthers. Bibeltext in der revidierten Fassung von 1984. Hrsg. von der Evangelischen Kirche ind Deutschland und vom Bund der Evangelischen Kirchen in der DDR. Stuttgart: Deutsche Bibelgesellschaft.

Birus, Hendrik. 2000. Metapher. In: *Reallexikon der deutschen Literaturwissenschaft.* Bd. 2, hrsg. von Harald Fricke u. a., S. 571–576. Berlin und New York: de Gruyter.

De Boer, Monica. 1992. Zitieren vor Gericht. *Zeitschrift für Semiotik* 14(3): S. 253–270.

Borck, Cornelius. 1996. Anatomien medizinischer Erkenntnis. Der Aktionsradius der Medizin zwischen Vermittlungskrise und Biopolitik. In: *Anatomien medizinischen Wissens. Medizin, Macht, Moleküle*, hrsg. von Cornelius Borck, S. 9–52. Frankfurt am Main: Fischer.

Brent, Leslie. 1997. *A History of Transplantation Immunology*. San Diego, u. a.: Academic Press.

Bundeszentrale für gesundheitliche Aufklärung (BZgA): Die Sicht der Religionen auf die Organspende. https://www.organspende-info.de/erfahrungen-und-meinungen/religionen/. Zugegriffen am 01.05.2024.

Bundeszentrale für gesundheitliche Aufklärung, Hrsg. 2002. Wie ein zweites Leben. Informationen der Bundeszentrale für gesundheitliche Aufklärung (BZgA) zur Organ- und Gewebespende. https://www.salus-bkk.de/fileadmin/user_upload/Dokumente/organspende/Wie_ein_zweites_Leben.pdf. Zugegriffen am 01.05.2024.

Bunzel, Brigitte. 1993. *Herztransplantation. Psychosoziale Grundlagen und Forschungsergebnisse zur Lebensqualität.* Stuttgart und New York: Thieme.

Claussen, Peter Cornelius. 1996. *Herzwechsel. Ein Erfahrungsbericht.* München: Hanser.

Decker, Oliver. 2004. *Der Prothesengott. Subjektivität und Transplantationsmedizin.* Gießen: Psychosozial.

Derrida, Jacques. 1995. *Dissemination.* Hrsg. von Peter Engelmann. Übers. von Hans-Dieter Gondek.Wien: Passagen-Verlag. [Franz. Orig, *La dissemination*, 1972]

Derrida, Jaques. 1993. *Falschgeld. Zeitgeben I.* Übers. von Andreas Knop und Michael Wetzel. München: Fink. [Franz. Orig., *La fausse monnaie*, 1991]

Drumm, Ursula. 1995. *Zaungasterinnerungen. Geschichte einer Herztransplantation.* Edingen: o. Verl.

Ferriss, Lucy. 2002. *Nerves of the Heart. A Novel.* Knoxville: University of Tennessee Press.

Feuerstein, Günter. 1997. Organtransplantation als Experiment der technischen Vernetzung von Körpern und Sozialbeziehungen. In: *Transplantationsmedizin aus psychologischer Perspektive,* hrsg. von Uwe Koch und Jürgen Neuser, S. 30–37. Göttingen, u. a.: Verlag für Psychologie.

Feuerstein, Günter. 1995. *Das Transplantationssystem. Dynamik, Konflikte und ethisch-moralische Grenzgänge.* Weinheim und München: Juventa.

Fox, Renée und Judith Swazey. 1974. *The Courage to Fail. A Social View of Organ Transplants and Dialysis.* Chicago: University of Chicago Press.

Freud, Sigmund. 1974. Das Unbehagen in der Kultur. In: *Studienausgabe.* Bd. IX, hrsg. von Alexander Mitscherlich u. a., S.191–270. Frankfurt am Main: S. Fischer. [1930]

Gemeinsame Erklärung der Deutschen Bischofskonferenz und des Rates der Evangelischen Kirche in Deutschland zur Organtransplantation von 1990. https://www.ekd.de/23143.htm. Zugegriffen am 01.05.2024.

Greenblatt, Stephen. 1990. *Verhandlungen mit Shakespeare. Innenansichten der englischen Renaissance.* Übers. von Robin Cackett. Berlin: Wagenbach. [1988]

Hakim, Nadey S. und Gabriel M. Danovitch, Hrsg. 2001. *Transplantation Surgery.* London u. a.: Springer.

Haraway, Donna. 1995. Die Biopolitik postmoderner Körper. Konstitutionen des Selbst im Diskurs des Immunsystems. In: *Die Neuerfindung der Natur. Primaten, Cyborgs und Frauen,* hrsg. von Carmen Hammer und Immanuel Stieß, S.160–199. Frankfurt am Main und New York: Campus.

Haraway, Donna. 1995. Ein Manifest für Cybborgs. Feminismus im Streit mit den Technowissenschaften [1985]. In: *Die Neuerfindung der Natur. Primaten, Cyborgs und Frauen,* hrsg. von Carmen Hammer und Immanuel Stieß, S.33–72. Frankfurt am Main und New York: Campus.

Hauser-Schäublin, u. a. 2001. *Der geteilte Leib. Die kulturelle Dimension von Organtransplantation und Reproduktionsmedizin in Deutschland.* Frankfurt am Main und New York: Campus.

Jorgensen, C. Barker. 1971. *John Hunter, A.A. Berthold, and the Origins of Endocrinology.* Odense: Odense University Press.

Jost, Claudia. 2000. *Die Logik des Parasitären. Literarische Texte, Medizinische Diskurse, Schrifttheorien.* Stuttgart und Weimar: Metzler.

Kalitzkus, Vera. 2003. *Leben durch den Tod. Die zwei Seiten der Organtransplantation. Eine medizinethnologische Studie.* Frankfurt am Main und New York: Campus.

Krahe, Susanne. 1999. *Das fremde Organ. Transplantation als Grenzerfahrung.* Gütersloh: Gütersloher Verlagshaus.

Krahe, Susanne. 1996. Der Fremde und ich – Versuch über die symbiotische Existenz. In: *Die Seele verpflanzen? Organtransplantation als psychische und ethische Herausforderung,* hrsg. von Uwe Herrmann, S. 9–21. Gütersloh: Gütersloher Verlagshaus.

Kristeva, Julia. 1969. Le mot, le dialogue et le roman. In: *Sémeiotiké. Recherches pour une sémanalyse.* Paris: Éd. du Seuil. [1966]

Krüger-Fürhoff, Irmela Marei. 2004. Vernetzte Körper. Zur Poetik der Transplantation. In: *Netzwerke. Eine Kulturtechnik der Moderne,* hrsg. von Jürgen Barkhoff, Hartmut Böhme und Jeanne Riou, S.107–126. Köln, Weimar und Wien: Böhlau.

Krüger-Fürhoff, Irmela Marei. 2012. *Verpflanzungsgebiete. Wissenskulturen und Poetik der Transplantation.* München: Fink.

Krüger-Fürhoff, Irmela Marei. 2019. Zitat, Schnitt, Naht. Ästhetische Strategien der Transplantation in David Wagners Roman „Leben" und Katharina Greves Comic „Patchwork. Frau Doktor Waldbeck näht sich eine Familie". In: *Kulturwissenschaftliche Konzepte der Transplantation*, hrsg. von Ottmar Ette und Uwe Wirth, S.147–165. Berlin und Boston: de Gruyter.

Latour, Bruno. 1998. *Wir sind nie modern gewesen. Versuch einer symmetrischen Anthropologie*. Frankfurt am Main: Suhrkamp. [Franz. Orig., *Nous n'avons jamais été modernes*, 1991]

Legendre, Pierre. 1999. Die Fabrikation des abendländischen Menschen. In: *Die Fabrikation des abendländischen Menschen. Zwei Essays*, übers. von Andreas Mayer, S.11–36. Wien: Turia und Kant.

Lepenies, Wolf, Wolf Ritter und Henning Ritter, Hrsg. 1975. *Soziologie und Anthropologie*. Bd. II. Wien und München: Hanser.

Lindemann, Gesa. 2002. *Die Grenzen des Sozialen. Zur sozio-technischen Konstruktion von Leben und Tod in der Intensivmedizin*. München: Fink.

Lock, Margaret. 2002. *Twice Dead. Organ Transplants and the Reinvention of Death*. Berkeley und Los Angeles: University of California Press.

Löwy, Ilana. 1993. Unscharfe Begriffe und föderative Experimentalstrategien. Die immunologische Konstruktion des Selbst. In: *Die Experimentalisierung des Lebens. Experimentalsysteme in den biologischen Wissenschaften 1850–1950*, hrsg. von Hans-Jörg Rheinberger und Michael Hagner, S.188–206. Berlin: Akademie-Verlag.

Maeterlinck, Maurice. 1903. *Théâtres I*. Brüssel und Paris: P. Lacomblez & Per Lamm.

Martin, Emily. 1998. Die neue Kultur der Gesundheit. Soziale Geschlechtsidentität und das Immunsystem in Amerika. In: *Physiologie und industrielle Gesundheit. Studien zur Verwissenschaftlichung des Körpers im 19. und 20. Jahrhundert*, hrsg. von Philipp Sarasin und Jakob Tanner, S. 508–525. Frankfurt am Main: Suhrkamp.

Mauss, Marcel. 1975. Die Gabe. Form und Funktion des Austauschs in archaischen Gesellschaften. In: *Soziologie und Anthropologie*. Bd. II, hrsg. von Wolf Lepenies, Wolf Ritter und Henning Ritter, S. 9–144. Wien und München: Hanser. [1925]

Nancy, Jean-Luc. 2000. *Corpus*. Paris: Métailié. [1992]

Nancy, Jean-Luc. 2000. Der Eindringling. In: *Der Eindringling. Das fremde Herz*, übers. von García Düttmann, S. 6–51. Berlin: Merve. [Franz. Orig., *L'intrus*, 2000]

Nancy, Jean-Luc. 1988. *Die undarstellbare Gemeinschaft*. Übers. von Gisela Febel und Jutta Legueil. Stuttgart: Ed. Schwarz. [Franz. Orig., *La communauté désœuvrée*, 1986]

von der Osten, Esther. 2001. Echo und die Maulwürfe. In: *Kritik der Tradition. Hella Tiedemann-Bartels zum 65. Geburtstag*, hrsg. von Achim Geisenhanslüke und Eckart Goebel, S. 201–209. Würzburg: Königshausen und Neumann.

Rheinberger, Hans-Jörg. 1999. Alles, was überhaupt zu einer Inskription führen kann. In: *Wissensbilder. Strategien der Überlieferung*, hrsg. von Ulrich Raulff und Gary Smith, S. 265–277. Berlin: Akademie-Verlag.

Schlich, Thomas. 1998. *Die Erfindung der Organtransplantation. Erfolg und Scheitern des chirurgischen Organersatzes (1880-1930)*. Frankfurt am Main und New York: Campus.

Schlich, Thomas und Claudia Wiesemann, Hrsg. 2001. *Hirntod. Zur Kulturgeschichte der Todesfeststellung*. Frankfurt am Main: Suhrkamp.

Schmiedebach, Heinz-Peter. 1992. „Ist nicht wirklich diese ganze zersetzende Naturwissenschaft ein Irrweg?" Virchow und die Zellularpathologie. *Medizinhistorisches Journal. Internationale Vierteljahresschrift für Wissenschaftsgeschichte* 27(1–2): S. 26–42.

Varela, Francisco J. 1991. Der Körper denkt. Das Immunsystem als der Prozeß der Körper-Individuierung. In: *Paradoxien, Dissonanzen, Zusammenbrüche. Situationen offener Epistemologie,* hrsg. von Hans Ulrich Gumbrecht, S. 727–743. Frankfurt am Main: Suhrkamp.

Virchow, Rudolf. 1966. *Die Cellularpathologie in ihrer Begründung auf physiologische und pathologische Gewebelehre.* Hildesheim: Olms. [1858]

Virchow, Rudolf. 1860. Die Kritiker der Cellularpathologie. *Archiv für pathologische Anatomie und Physiologie und für klinische Medicin* 18(1–2): S. 1–14.

Vogl, Joseph. 1999. Einleitung. In: *Poetologien des Wissens um 1800,* hrsg. von Joseph Vogl, S. 7–16. München: Fink.

Wahrig-Schmidt, Bettina. 1996. Totalität – Konstruktion – Navigation. Metaphern auf dem Weg des Organismus. In: *Anatomien medizinischen Wissens. Medizin, Macht, Moleküle,* hrsg. von Cornelius Borck, S. 230–255. Frankfurt am Main: Fischer.

Weinrich, Harald. 1996. Semantik der kühnen Metapher. In: *Theorie der Metapher,* hrsg. von Anselm Haverkamp, S. 316–339. 2. Aufl. Darmstadt: Wissenschaftliche Buchgesellschaft. [1963]

Wellendorf, Elisabeth. 1993. *Mit dem Herzen eines anderen leben? Die seelischen Folgen der Organtransplantation.* Zürich: Kreuz.

Wellendorf, Elisabeth. 1997. Seelische Aspekte der Organtransplantation. In: *Sterben auf Bestellung. Fakten zur Organentnahme,* hrsg. von Ilse Gutjahr und Mathias Jung, S. 99–116. Lahnstein: Emu.

Wetzel, Michael und Jean-Michel Rabaté, Hrsg. 1993. *Ethik der Gabe. Denken nach Jacques Derrida.* Berlin: Akademie-Verlag.

Wetzel, Michael und Jean-Michel Rabaté. 1993. Vorwort. In: *Ethik der Gabe. Denken nach Jacques Derrida,* hrsg. von Michael Wetzel und Jean-Michel Rabaté, S. v-xi. Berlin: Akademie-Verlag.

Wiebel-Fanderl, Oliva. 2003. *Herztransplantation als erzählte Erfahrung. Der Mensch zwischen kulturellen Traditionen und medizinisch-technischem Fortschritt.* Münster: Lit.

Schreiben in/von psychischen Krisen

Gegenwärtiges autopathografisches Erzählen über Depressionen

Marcella Fassio

Autopathografisches Schreiben und Technologien des Selbst

Schreiben in und über Krisen wird insbesondere in autopathografischen Texten von Schriftsteller*innen und Journalist*innen thematisiert, und damit von Personen, bei denen die Praktik des Schreibens grundlegend ist für die eigene Identität. Anhand von vier exemplarisch ausgewählten auto-pathografischen Texten der 2020er – Benjamin Maacks *Wenn das noch geht, kann es nicht so schlimm sein*, Till Raethers *Bin ich schon depressiv, oder ist das noch das Leben?*, Olga Ravns *Meine Arbeit* (*Mit arbejde*) und Barbara Vorsamers *Mein schmerzhaft schönes Trotzdem* – untersucht der Beitrag, welche Funktion das Schreiben über die Depression jeweils ein-nimmt, wie sich das Schreiben in und über Depressionen ästhetisch ausdrückt und inwieweit schließlich das heilende Potential von Literatur ausgehandelt wird. Die ausgewählten Texte werden mit einer praxeologischen Perspek-tive untersucht, die in den Blick nimmt, wie die Praktik des Schreibens in den Texten jeweils reflektiert und eingeordnet wird und wie die Verfahren in den Texten und die Texte selbst als Praktik der Krankheitsbewältigung fungieren.

Schreiben wird im Folgenden als Technologie des Selbst, als Praktik der Subjektivierung gefasst. Technologien des Selbst seien, so Foucault, „ge-wußte und gewollte Praktiken […], mit denen sich die Menschen nicht nur die Regeln ihres Verhaltens festlegen, sondern sich selber zu transformieren, sich in ihrem besonderen Sein zu modifizieren und aus ihrem Leben ein Werk zu machen suchen, das gewisse ästhetische Werte trägt und gewissen Stilkriterien entspricht." (Foucault 1986a, S.18) Zentral für die Technologien des Selbst sei die Sorge um sich selbst (Foucault 2005, S.970), die eine „gesellschaftliche Praxis" (Foucault 1986b, S.71) darstelle. In Technologien des Selbst nennt Foucault drei unterschiedliche Selbsttechniken, denen dieses Prinzip der Selbstsorge zugrunde liegt: erstens den Brief und damit „die Enthüllung des Selbst", zweitens die *hypomnêmata* (Notizbücher) als „Selbstprüfung und Gewissenserforschung", sowie drittens die *áskēsis* als „Akt des Erinnerns" (Foucault 2005, S.984–985). Ausgehend von dieser Kultur der Selbstsorge konstituiere sich das Ich im Schreiben (Ebd., S.977–978). Hieran anschließend hebt auch Andreas Reckwitz hervor, dass die „biografische Selbstreflexion" (Reckwitz 2008, S.39) eine selbstreferentielle Praktik darstelle, beispielsweise das Schreiben von Manualen, „in denen eine bestimmte Subjektform immer wieder neu hervorgebracht wird" (Ebd., S.24–25) – und damit im Schreiben Subjektivierung stattfindet.

Autopathografischen Texten ist nicht nur eine Selbstreflexion, sondern auch eine Reflexion über das eigene Schreiben in Verbindung mit der Krankheitserfahrung inhärent. In ihnen werden medizinische Praktiken ausgestellt, Relationen von Patient*innen, medizinischem Personal und persönlichem Umfeld ausgehandelt und sie enthalten das Wissen der Betroffenen zu Umgangspraktiken mit der eigenen Erkrankung. Zugleich findet auf der Ebene der Verfahren eine ästhetische Formung und Literarisierung statt, die einen Reflexionsraum über die Erkrankung eröffnet, der Text selbst kann als eine Subjektivierungspraktik des schreibenden Ichs gefasst werden.

Literarische Texte ermöglichen es, so Bettina von Jagow und Florian Steger, „Grenzerfahrungen zwischen Gesundheit und Krankheit auszuloten" (von Jagow und Steger 2009, S.107). Es kann in ihnen ein „produktiver Umgang mit Krankheit und Kranksein" (Ebd., S.57) erfolgen. Gerade mit Blick auf autopathografische Texte, in denen die eigene Erkrankung verarbeitet, und damit produktiv gemacht wird, es also einen Wechsel von Passivität zu Aktivität gibt, ist dieser Aspekt relevant. In autopathografischen Texten, verfasst aus der Sicht von Betroffenen, rückt die im medizinischen Diskurs oft vernachlässigte Patient*innen-Perspektive in den Vordergrund, wie beispielsweise Anne Hunsaker Hawkins in ihrer Schrift *Reconstructing illness* (Hunsaker Hawkins 1999, S.12) herausstellt. Im Schreiben wird somit Bedeutung konstruiert, im Erzählen wird der Krankheit Sinn zugeschrieben, Bruchstücke werden dabei zu einem Ganzen zusammengefügt (Ebd., S.18). Das Ich erlangt im Schreiben wieder Kontrolle über das Leben. Das Schreiben über die Krankheit wird zu einem Kommunikationsakt mit der Öffentlichkeit und damit auch zu einer Hilfe für andere Betroffene (Ebd., S.25).

Auch die psychotherapeutische Perspektive auf das Erzählen von Patient*innen im therapeutischen Gespräch bietet Anknüpfungspunkte für die Untersuchung literarischer autopathografischer Texte. So wird Brigitte Boothe (Boothe 2009, S.54) folgend die Erkrankung im Erzählen zum Teil eines neues Lebensentwurfs der Patient*innen erklärt, was als Strategie der Bewältigung, des Coping gefasst werden kann. Boothe verweist zudem auf die narrative Konstruktion des Ichs im psychotherapeutischen Gespräch: „Der Erzähler stellt sein Ich her. Die Figur wird konstruiert nach Optionen narrativer Figurengestaltung." (Ebd., S.75) Diese narrative Konstruktion lässt sich als Praktik der Subjektivierung verstehen.

Die Möglichkeit der Bewältigung von traumatischen Erlebnissen durch Sprache stellen auch Gabriele Lucius-Hoene und Carl Eduard Scheidt heraus. Das Potential des Erzählens sehen sie dabei zum einen auf der Textebene, da „[d]ie Versprachlichung, die der Erzähler zu vollziehen hat, impliziert, dass er im Erzählen eine andere erkenntnistheoretische Position einnimmt als die des Protagonisten der Erfahrung" (Lucius-Hoene und Scheidt 2017, S.238). Zum anderen sei die interaktive Gestaltung des Erzählens zentral für die Bewältigung (Ebd., S.238). Das Erzählen könne zudem in unterschiedliche

Formen als Bewältigungsleistung fungieren, unter anderem „als Strukturierung des Problems und als kognitive Ordnungsleistung", „als Rückgewinnung von Kontrolle und Ableitung von Handlungsmöglichkeiten", „als Wiederherstellung verlorengegangener Autonomie und Handlungsmacht", „als Identitätsvergewisserung und -herstellung", „als Sinnstiftung" und „als inhärente Entwicklung einer Zukunftsperspektive" (Ebd., S. 238–239). Diese Funktionen, die das Erzählen im mündlichen Gespräch haben kann, gilt es auch bei der Betrachtung der autopathografischen Erzähltexte miteinzubeziehen.

Depression als Sprachlosigkeit

Die Besonderheit bei autopathografischen Texten über Depressionen liegt nun gerade darin, dass dem Erzählen bzw. Schreiben als performativer und produktiver Akt der passive Zustand der Depression entgegengesetzt ist. So nennt Alain Ehrenberg in *Das erschöpfte Selbst* die Zeit und die Motivation als zwei grundlegende Aspekte von Depressionen: „Nun ist die Depression eine Pathologie der Zeit (der Depressive hat keine Zukunft) und der Motivation (der Depressive hat keine Energie, seine Bewegungen sind verlangsamt, seine Sprache ist schleppend)." Dabei liege

> „[d]ie Besonderheit der Depression […] darin, dass sie die Unfähigkeit zu leben
> als solche zeigt, dass sie sich durch Schwermut, Asthenie (Erschöpfung),
> Gehemmtheit oder eine Apathie ausdrückt, die von Psychiatern auch
> ‚psychomotorische Verlangsamung' genannt wird: Der Depressive, den eine
> Zeit ohne Zukunft erfasst hat, hat keine Energie und verharrt in einem Zustand
> des ‚Nichts-ist-Möglich'" (Ehrenberg 2014, S. 32).

Damit sei das depressive Subjekt handlungsunfähig, gehemmt und seiner Identität nicht mehr sicher (Ebd., S. 224–225), womit es sich als unzulänglich erweist. (Ebd., S. 288) Demzufolge stellt das Schreiben über Depression zunächst ein Paradox dar, scheint das Schreiben als produktive Handlung, in der Depression kaum möglich.

Diese Unmöglichkeit des Sich-Äußerns findet sich auch in Julia Kristevas psychoanalytischen Überlegungen zur Depression in *Die schwarze Sonne*. Hier stellt Kristeva zwei grundlegende Aspekte der Depression heraus: erstens, die „Unerträglichkeit eines Objektverlusts" und zweitens, das „Scheitern des Signifikanten, für einen kompensatorischen Ausweg aus den Zuständen des Rückzugs zu sorgen, in die das Subjekt sich bis zur Handlungsunfähigkeit, zum Sich-tot-Stellen oder bis zum Tod selbst flüchtet." (Kristeva 2013, S.18) Durch dieses Scheitern des Signifikanten ist also kein Sich-Äußern mehr möglich. Da das depressive Subjekt weiterhin die Signifikanten als absurde und gehemmte Zeichen bewahre, bleibe es gefangen (Ehrenberg 2014, S.56) und habe „nichts, wovon e[s] sprechen kann: Am Ding […] klebend, ist e[s] ohne Objekte." (Kristeva 2013, S.60) Dies zeige sich auch am repetitiven und monotonen Sprechen des depressiven Subjekts: „Da die Satzglieder sich nicht miteinander verknüpfen lassen, bricht der Satz ab, schrumpft, hört auf. […] Über die gebrochenen logischen Sequenzen herrschen nun ein repetitiver Rhythmus und eine monotone Melodie und verwandeln sie in immer wiederkehrende, zwanghafte Litaneien." (Ebd., S.43) In dieser Unmöglichkeit des Sprechens durch Abbruch, Monotonie und Wiederholung ist dem Sprechen (und dem Subjekt) damit ein Mangel eingeschrieben. Die Ausdrucksfähigkeit des Subjekts ist beschnitten. Das Schreiben über Depression ist dieser Sprachlosigkeit entgegengesetzt und erscheint in diesem aufgezeichneten Gegensatz somit besonders bemerkenswert. Wie dieses Schreiben reflektiert wird und inwieweit es als heilend gilt, soll im Folgenden aufgezeigt werden.

Funktionen des autopathografischen Schreibens

Zunächst ist festzuhalten, dass in allen vier untersuchten Texten dem Schreiben überhaupt Bedeutung beigemessen wird – gerade in der Verknüpfung mit der eigenen Erkrankung. Es wird jeweils reflektiert, warum öffentlich über die eigene Depression berichtet und geschrieben wird. So meint der

Erzähler in Benjamin Maacks autobiografischem Buch *Wenn das noch geht, kann es nicht so schlimm sein,* in dem er retrospektiv seine depressiven Episoden und seine Aufenthalte in einer Psychiatrischen Klinik schildert:

> „Als ich mit diesem Buch angefangen habe, war es nichts als das Übertragen
> ungeordneter Notizen in ein Word-Dokument, ein Vorgang, einfach genug,
> dass er mir in der schlimmsten Zeit ein wenig Halt gab. Irgendwann sah ich
> irgendwo in diesen Zeilen den Keim für etwas, von dem ich mir vorstellen
> konnte, es einmal mit anderen zu teilen." (Maack 2020, S. 333)

Das Schreiben wirkt unterstützend beim Durchleben einer krisenhaften Zeit und nimmt somit die Funktion eines Copings ein. Zudem hat das Schreiben eine Schutzfunktion, der auch etwas Eskapistisches anmutet, denn so sei „[j]eder gute Satz […] ein Versteck." (Ebd., S. 81) Die wiederkehrenden Hinweise auf die, aus der Psychiatrischen Klinik heraus, verfassten Postings auf Instagram (Ebd., S. 59, S. 62, S. 75, S. 90–93, S. 101, S. 105, S. 111) scheinen ebenfalls auf eine Praktik hinzuweisen, die Stabilität gibt und zugleich eine Möglichkeit bietet, mit dem Außen zu kommunizieren. So nennt der Erzähler auch jeweils, wie viele Likes die Postings erhalten, und damit wie viel Resonanz und Zuspruch er erhält.[1]

Diese Funktion des Schreibens als ein Nach-Außen-Treten zeigt sich ähnlich in Till Rathers autobiografischem Buch *Bin ich schon depressiv, oder ist das noch das Leben?,* in dem das erzählende Ich über sein Leben mit wiederkehrenden depressiven Episoden reflektiert. Mit dem Buch hofft der Erzähler,

> „[…] dass andere nachempfinden können, was mir durch den Kopf durch die
> Seele geht. Darum habe ich mich entschieden, in diesem Buch subjektiv und
> autobiographisch zu bleiben. Als Angebot, sich darin wiederzufinden oder sich
> abzugrenzen, als Einladung, aus meinen Fehlern zu lernen, und wenn es geht:
> als Entlastung." (Raether 2021, S. 7)

Der Text nimmt damit zudem die Funktion eines Ratgebers ein, zugleich erhält das Schreiben eine entlastende und damit kathartische Bedeutung. Diese Überlegungen greift Raether am Ende des Buches in einem ähnlichen Wortlaut auf, wodurch ein Bogen gespannt und die eigenen Erlebnisse in das Herausstellen der Funktion eingebettet werden (Ebd., S.123).

Dass nicht nur das Schreiben, sondern auch das Lesen eine tröstende Funktion haben kann, zeigt sich in dem autobiografischen Bericht *Mein schmerzhaft schönes Trotzdem. Leben mit der Depression* der Journalistin und Autorin Barbara Vorsamer, in dem sie ihr Leben mit wiederkehrenden depressiven Phasen, Therapien, Klinikaufenthalten sowie die Auswirkungen auf das private und berufliche Leben schildert:

> „2018 schrieb ich zum ersten Mal über meine Depressionen. Nach der Veröffentlichung bekam ich Hunderte Nachrichten von Leserinnen und Lesern, die mir berichteten, wie viel Mut ihnen der Text gemacht habe. Dann, zwei Jahre später, mitten in der Corona-Pandemie, rutschte ich selbst wieder in eine depressive Phase und las meine eigenen Sätze. Sie trösteten mich. Nicht, weil da stand, wie man aus der Depression kommt. […] Dass man aus der Depression kommt, irgendwann, irgendwie, versprochen." (Vorsamer 2022, S.10–11)[2]

In dem Nach-Außen-Treten und der Resonanz, der empathischen Reaktion der Lesenden, dem Wiederfinden von Gemeinsamkeiten und der Erkenntnis, dass es anderen ähnlich ergeht, wird das Ich aus seiner isolierten Position herausgehoben. So habe der Erzählerin „der Zuspruch der vielen ebenfalls Betroffenen sehr geholfen, als [sie] damals im Netz über [ihre] Fehlgeburt schrieb." (Ebd., S.120) Es wird eine Verbindung zu den Leser*innen hergestellt, sodass es zu einer Konstruktion von Gemeinschaft kommt. Hier wird zugleich markiert, dass das Schreiben über die Depression retrospektiv erfolgt, der Text ist somit ein Marker der Verbesserung des gesundheitlichen Zustands, der zwar nicht vollständigen, aber doch teilweisen Heilung. In Vorsamers Buch werden zudem wiederholt die Leser*innen direkt adressiert: „Den ultimativen Tipp, welche Methode in Zusammenhang mit welchem Medikament dich heilen wird, wirst du in diesem Buch dennoch nicht finden. Dafür ein Versprechen: Es wird wieder weggehen, es gibt Hilfe." (Ebd., S.10) In der Ansprache des „Du" wird Nähe konstruiert, verstärkt durch das Geben eines Versprechens. Auch hier stellt sich das erzählende Ich als Rat gebende Person aus:

> „Ich sage dir hier nicht, wie du dich am besten behandeln lässt. Ich sage dir nur,
> dass du dich behandeln lassen solltest – und danach können wie gerne darüber
> reden, wie man mit der Krankheit umgeht, denn damit kenne ich mich aus."
> (Ebd., S.20)

An dieser Stelle zeigt sich, dass das Schreiben eine aufklärende Funktion einnimmt. Zugleich macht Vorsamer deutlich, dass das Erzählen von der eigenen Erkrankung oder weiteren krisenhaften Erfahrungen wie einer Fehlgeburt dazu führt, dass sich unweigerlich ein dominantes Narrativ, wie hierüber zu erzählen ist, ausbildet: „In manchen Texten wurde die Causa aber dermaßen aufgeblasen, dass wiederum das Gegenteil nicht mehr möglich schien, nämlich nach einer Weile darüber hinwegzukommen." (Ebd., S.121) Dadurch werden somit auch andere Erzählweisen marginalisiert.[3]

Solche Verweise auf kulturell dominante autopathografische Narrative finden sich ebenfalls bei Till Raether und Benjamin Maack. So nimmt Raether diese dominanten Narrative als Negativfolie, von denen er sich abgrenzen möchte: „Und im Grunde sperre ich mich auch gegen diese Erzählung, die immer so ähnlich ist: Man muss erst ganz am Boden sein, bevor man sich selbst wieder aufrichten kann." (Raether 2021, S.93) Maack stellt sich zudem gegen eine Stilisierung der Depression: „Selbstmordgedanken und schwere Depressionen sind weder schön noch der Stoff, aus dem Heldengeschichten gemacht sind." (Maack 2020, S.333) Hiermit einhergehend stellt er sich auch gegen Restitutionsnarrative, wie sie bei Krankheitsdarstellungen oft vorhanden sind, indem er hervorhebt, dass bei ihm keine endgültige Heilung erfolgt: „Hier wird am Ende übrigens nicht alles gut. Das hier ist ja nicht mal eine Geschichte." (Ebd., S. 57) Damit wird auch die Kongruenz des Erzählens in Frage gestellt.

Diese Inkongruenz des Erzählens über die eigene psychische Erkrankung zeigt sich in besonderer Weise in dem autofiktionalen Buch *Meine Arbeit* der dänischen Autorin Olga Ravn. Hier schildert die autodiegetische Erzählerin mithilfe unterschiedlicher Gattungsformen – episch (Tagebuch, Briefe, Roman), lyrisch und dramatisch – ihre Arbeit als Schriftstellerin, ihre Schwangerschaft, die Geburt des Kindes, die erschöpfende Sorgearbeit sowie ihre damit einhergehende Depression und Angststörung. *Meine Arbeit* stellt außerdem, als einziger der untersuchten Texte, eine Verbindung der eigenen Erkrankung mit den gesellschaftlichen Strukturen und der Benachteiligung aufgrund von *gender* und *class* her, dies vor allem mit Blick auf die ungleiche Verteilung der Care-Arbeit und die belastende prekäre finanzielle Situation. Das Schreiben – und nachfolgend das Sammeln und Ordnen der unterschiedlichen Texte – wird in *Meine Arbeit* als Erinnerungsrekonstruktion und Rekonstruktion des Ichs markiert:

„Das Sammeln und Ordnen dieser Aufzeichnungen und Dokumente war letztlich der Versuch, drei Jahre meines Lebens wiederherzustellen, die aus meinem Gedächtnis verschwunden waren und zu denen ich jetzt, so wie Leserinnen und Leser, nur hier Zugang habe." (Ravn 2024, S. 9)

Zudem nimmt das Schreiben und das Buch als Resultat des Schreibens bei Ravn eine Entlastungsfunktion ein: „Dieses Buch soll ein Behältnis werden, ein Beförderungsmittel dafür, was eine Mutter nicht sein darf: gespalten, im Zweifel, außer sich, unglücklich." (Ebd., S. 346) Hierdurch wird Distanz geschaffen, das Schreiben wird zu eine Art Schutzraum. Das Schreiben fungiert hier als Bewältigungspraktik und stellt eine Praktik der Sorgearbeit an sich selbst dar. Zugleich nimmt Ravn eine Engführung von Leben und Schreiben vor, das Schreiben wird zur existentiellen Notwendigkeit: „Ich spüre, dass dieses Buch fertig zu schreiben eine Frage meines Lebens und meiner Gesundheit ist." (Ebd., S. 335) Durch das Schreiben erfolgt eine Selbstermächtigung gegenüber der Krankheit. Durch das Aufschreiben, das in Wortefassen und Sagbarmachen, ist es dem Ich möglich, die Angst zu bewältigen:

> „Ich glaube, genauso lang, wie ich an diesem Buch schreibe, genauso lang
> werde ich in einer Form von Wochenbettdepression sein. Das Buch nicht
> zu schreiben bedeutet, der Angst vor den Worten Macht zu verleihen."
> (Ebd., S. 347)

Im Umkehrschluss bedeutet dies, dass mit dem Abschluss des Schreibens, die Erkrankung überwunden werden konnte. Dieses Verhältnis von einem Schreiben in der Depression und einem Schreiben über die Depression soll im folgenden Kapitel näher betrachtet werden.

Schreiben aus der Depression – Schreiben über die Depression

In *Wenn das noch geht, kann es nicht so schlimm sein* erfolgt das Erzählen über die depressiven Episoden und die Aufenthalte in einer Psychiatrischen Klinik zum Großteil im Rückblick. In diesem retrospektiven Schreiben wird deutlich, dass ein kongruentes Schreiben in der Depression kaum möglich ist. So beruht das finale Buch auf Tagebuchnotizen. Eine Ordnung, Überarbeitung und Fertigstellung erfolgten aber erst nach einer Verbesserung der im Buch beschriebenen depressiven Episoden. Die Erkrankung, so stellt der Erzähler heraus, gefährdet seine Autorschaft:

> „Ich habe aufgehört meiner Sprache zu vertrauen. Meine Sprache hat aufgehört
> Sinn zu enthalten, Sinn überhaupt fassen zu können. Meine Worte sind
> ineinander fremde Brocken, die nie wieder zu einem Sinn zusammenfinden
> werden. Zumindest nicht in mir." (Maack 2020, S. 38)

Das Schreiben erscheint ihm mangelhaft und ohne Sinn: „Die Sätze, die ich schreibe, halten immer weniger zusammen. Sie fühlen sich nicht mehr nach Texten an. Nur nach Reihen von Worten, die so tun, als wären sie etwas." (Ebd., S. 37) Dieser Sinnverlust betrifft dabei nicht nur das Schreiben, sondern auch das Ich, dass wie die Sätze auseinanderzufallen scheint. So ist es dem Erzähler auch nicht mehr möglich, seine Arbeit in einer Redaktion auszuführen. Dies ist deutlich als Scheitern und Identitätsverlust markiert, wenn der Erzähler sich fragt: „Was soll jetzt werden, wo ich kein Autor mehr sein kann, kein Autor mehr bin?" (Ebd., S. 48) Der Erzähler stellt wiederholt heraus, dass sein Schreiben während der depressiven Episode nicht funktioniert: „Ich greife nach dem dunkelblauen Notizbuch und dem Kuli und fange an, wie ein Besessener alles hinzuschreiben, was in meinem Kopf ist. Panisch. Pathetischen, peinlichen, ekel- und pennälerhaften Mist. Ich schreibe das alles auf, schreibe das alles aus meinem Kopf heraus. Es funktioniert nicht. Nicht ein bisschen." (Ebd., S. 150) Die Praktik des Schreibens, so stellt Maack heraus, gilt in der Depression als gefährdet. Das depressive Ich, dass sich selbst keine Bedeutung zuschreibt und sich als mangelhaft ansieht, sieht auch in seinem Schreiben einen Mangel: „Einfach irgendwas hinschreiben, das gut klingt. Einfach weiterschreiben. Dann bist du auch noch ein Lügner. Einfach weiterschreiben. […] Nur weil du grad zufällig am Computer sitzt, ist das hier noch lange nicht von Bedeutung." (Ebd., S. 137) Einhergehend mit den Aufenthalten in der Psychiatrischen Klinik geht außerdem die Angst des Erzählers einher, durch die medikamentöse Behandlung seine Schreibfähigkeit zu verlieren, weil die Medikamente ihn verändern oder seine Kreativität lähmen könnten: „Der Arzt sagt – Und wenn Sie Angst um Ihr Schreiben haben, womöglich können Sie mit diesem Medikament sogar besser schreiben, Ihre Gedanken ordnen. Ich will meine Gedanken nicht ordnen." (Maack 2020, S. 103) Das Schreiben aus der Depression heraus stellt sich somit als deutlich krisenanfällig dar.

Dass das Schreiben durch die Erkrankung gefährdet wird, zeigt sich ebenfalls in *Bin ich schon depressiv, oder ist das noch das Leben?* Auch hier hat der Erzähler Angst, dass es ihm durch die medikamentöse Behandlung nicht mehr möglich ist, zu schreiben:

> „Anfangs dachte ich, ich könnte nicht mehr arbeiten. Schreiben ist mein Beruf, und als das Antidepressivum anfing zu wirken, saß ich tagelang vor dem leeren Word-Dokument. War das nicht genau, was ich immer gefürchtet hatte?"
>
> (Raether 2021, S. 20)

Das leere Word-Dokument, die leere weiße Fläche, wird hier zum *horror vacui* und verkörpert die Lähmung und Handlungsunfähigkeit des depressiven Subjekts.

Die Schwierigkeit, in der Phase der Depression zu schreiben und Kongruenz herzustellen, schreibt sich in *Wenn das noch geht, kann es nicht so schlimm sein* zudem auf der Textoberfläche ein: Der Text ist gegliedert in sehr kurze Kapitel, wodurch er fragmentarisch wirkt. Zudem gibt es wiederholt Wortlücken in den Sätzen, die mit Strichen markiert sind (Maack 2020, S. 14–15, 19, 21). Hierdurch wird ebenfalls die Sprachlosigkeit, die Schwierigkeit, die Depression adäquat darzustellen, offengelegt. In besonderem Maße zeigen sich diese Lücke bei der Schilderung der Suizidgedanken. Auf ein über mehrere Seiten hinweg wiederholtes „Ich kann nicht denken" (Ebd. S. 165), das im Verlauf der Seiten zum Wort „denken" zerfällt, folgt wenig später über mehrere Seiten hinweg das Wort „Fuck" (Ebd., S. 170–171). Die Sprachlosigkeit wird damit auch auf der Textoberfläche gespiegelt. In diesen narrativen Löchern[4], die auch in der Gestaltung des Buchcovers aufgegriffen werden, indem dort der Titel mit blauen Kreisen durchsetzt und in der Hardcover-Ausgabe ein Loch im Buchdeckel ist, wird zuletzt auch die Unzuverlässigkeit und Unmöglichkeit eines kongruenten Erzählens unterstrichen. Das depressive Ich ist gehemmt, Worte fehlen, der Schreibakt als Kraftakt ist nicht mehr oder nur noch fragmenthaft möglich.

Kongruenz wird erst rückblickend, nach der Erkrankung hergestellt, wobei der Text weiterhin durch die kurzen fragmentarischen Kapitel als ‚Flickenteppich' erscheint. In Maacks Buch zeigt sich zudem, dass mit dem Schreiben über die eigene Erkrankung eine Literarisierung und Fiktionalisierung einhergeht, die durch diese Praktik der Distanznahme, erst das Schreiben möglich macht.[9]

Allerdings wird auch das retrospektive Erzählen über die Erkrankung als krisenanfällig und schwierig beschrieben:

„Als ich wieder gesund bin, will ich Friederike erklären, wie Depressionen sind. Aber Depressionen sind geschickt. Ist man gesund, kann man sich nicht mehr daran erinnern, wie es war, krank zu sein. Und ist man krank, kann man sich nicht vorstellen, je wieder gesund zu werden." (Maack 2020, S. 29)

Hierin ist auch die Unmöglichkeit des Schreibens über Depressionen sichtbar, also die Schwierigkeit, adäquate Worte zu finden. Es findet sich hier die Aufnahme des Unsagbarkeitstopos. Diese Reflexion darüber, wie über die Depression geschrieben werden kann, die Unmöglichkeit, manche Dinge in Worte zu fassen, benennt Maack angesichts seiner Suizidgedanken während eines Klinikaufenthalts: „Manche Dinge dürfen ihre Worte nicht finden. Sonst kommen sie aus meinem Kopf ins Zimmer." (Ebd., S. 141) Das Schreiben, als eine Art Manifestation der Gedanken, birgt damit für den Erzähler auch eine Gefahr. In ähnlicher Weise findet sich auch in *Bin ich schon depressiv, oder ist das noch das Leben?* der Hinweis auf die Schwierigkeit, adäquate Worte zu finden: „fällt mir schwer, das hinzuschreiben. Und ich bin gar nicht sicher, ob ich es stehenlassen kann." (Raether 2021, S. 89) An dieser Stelle wird auch die Angst aufgegriffen, was überhaupt geschrieben werden kann, und es wird sichtbar, dass mit einer Publikation dieser Intimität Vulnerabilität einhergeht.

Die Schwierigkeit, im Zustand der Krise, der Erkrankung zu schreiben, stellt sich ebenfalls deutlich in Ravns *Meine Arbeit* dar. Auch hier ist das Erzählen über die Depression als retrospektives Erzählen markiert:

„Dieses Buch nahm seinen Anfang, als das Kind sechs Tage alt war und ich

mich in einer Dunkelheit befand. Ich habe versucht, die verschiedenen Teile in

die Reihenfolge zu bringen, in der ich sie vermeintlich geschrieben habe. Ich

erinnere mich nicht daran, auch nur irgendetwas davon geschrieben haben.“

(Ravn 2024, S. 8)

Wie bei Maack basiert das Buch auf Notizen, die während der Zeit der Erkrankung verfasst wurden:

„Diese handgeschriebenen Seiten, eine Menge Dokumente auf meinem

Computer, Mails, die von meiner eigenen Mailadresse an mich geschickt

worden waren, sowie Notizen auf meinem Handy ergaben zusammen sehr viel

Material […].“ (Ebd., S. 8)

Ravn reflektiert im Buch zudem die Notwendigkeit, das Erlebte zu fiktionalisieren, um davon schreiben zu können: „Wie diese Stimme fiktionalisieren,
diese Position, sodass sie von selbst zu sprechen beginnt? Sodass ich den notwendigen Abstand schaffen kann?“ (Ravn 2024, S. 358) Hier wird genau darauf
referiert, dass zwischen erlebendem Ich und erzählendem Ich eine Distanz
besteht, die durch den Wechsel in die dritte Person verstärkt wird. Diese Distanz
fungiert dabei als Schutz, schafft aber auch erst einen Raum für die Reflexion:
„Um das Leiden zu entwirren, musste ich einen Ort finden, an dem ich anfangen konnte. Gewisse Dinge kann man nicht in der ersten Person schreiben, also
überträgt man sie an die zweite oder dritte.“ (Ebd., S. 339) Erzählen über die
Erkrankung scheint nur mit einem Abstand möglich, es muss eine Transformation von Erinnerung zu Geschichte stattfinden, um die Erfahrung in Worte
fassen zu können. Deutlich stellt der Text heraus, wie erlebendes Ich und er-
zählendes Ich voneinander entfernt sind. In dieser Reflexion des Abstands wird
auch der Abstand zwischen krankem und ‚gesundem‘ Ich dargestellt:

„Von allen Teilen dieses Buches verstören mich jene am meisten, in denen

jemand (ich selbst?) von einer Frau mit meinem Namen erzählt. Als hätte es in diesen Jahren eine andere Instanz gegeben, die mich gnadenlos aus der Nähe studiert und Logbuch geführt hat. Jemand hielt mich für eine Sie, für hysterisch. Und beim Lesen kommt es mir beinahe so vor, als würde sich eine Hand in meinen Nacken legen und den Kopf nach unten drücken, Als würde nachts jemand aus meinem Schrank kommen, um diese Texte zu schreiben." (Ebd., S. 9)

Diese Entfremdung von dem kranken Ich erinnert hier auch an Maacks Reflexion, dass er seiner Partnerin nach der Erkrankung nicht schildern kann, wie sich Depressionen anfühlen; das kranke Selbst und dessen Empfindungen sind nun vollkommen fremd. Bezeichnenderweise wechselt die Erzählperspektive in *Meine Arbeit* am Ende von der dritten wieder in die erste Person:

„Ich kann nicht länger in der dritten Person schreiben. Das Schreiben
in der dritten Person entstand aus einer Ohnmacht der Erfahrung gegenüber.
Das Schreiben in der dritten Person bedeutete, eine andere zu erschaffen, die
den Schmerz aushalten musste." (Ebd., S. 339)

Der Wechsel von der dritten Person in die erste Person markiert damit auch eine Veränderung, die durch das Schreiben, Ordnen und Überarbeiten entstanden ist, der Schmerz über die Erfahrungen zu berichten, scheint weniger geworden zu sein. *Meine Arbeit* ist stärker noch als die anderen untersuchten Texte fragmentiert, das Buch ist ein Flickenteppich aus unterschiedlichen Gattungsstücken und verweigert sich damit auch innerhalb der Textform einer kongruenten Geschichte der Heilung.

Das Schreiben aus der Depression heraus, ebenso wie das retrospektive Schreiben, ist somit krisenanfällig und begleitet von Lähmung, Sprachlosigkeit und der Erfahrung von Mangelhaftigkeit. Darüber hinaus erweist sich der Schritt von privatem zu öffentlichem Schreiben durch die Publikation der Bücher ebenfalls als Hürde, da durch das Treten an die Öffentlichkeit eine Stigmatisierung befürchtet werden muss. So fragt sich der Erzähler Maack:

„Bin ich jetzt mit diesem Buch da draußen für immer der Depressive?" (Maack 2000, S. 298) In dieser Reflexion über das Veröffentlichen der Erkrankung wird deutlich, dass sich das Ich in eine vulnerable Position begibt – es muss Konsequenzen für die Karriere fürchten. Mit dem Schreiben als Praktik der Subjektivierung geht, so wird hier deutlich, immer auch eine Subjektivierung durch andere einher: Gelingt die Anerkennung als Schriftsteller*in oder erfolgt eine Ablehnung? Im Publikmachen der eigenen Krankheit wird außerdem das persönliche Umfeld einbezogen, wie Raether reflektiert:

> „Was ich nicht bedacht hatte: dass natürlich auch sehr viele Menschen, die mich
> sehr, sehr gut kennen, nun zum ersten Mal in voller Tiefe und Breite lesen
> würden, wie es mir ging und geht. Es ist nicht nur meine Geschichte, sondern
> auch die derer, die in den letzten Jahrzehnten Zeit mit mir verbracht haben
> […]." (Raether 2021, S. 123)

Diese Schwierigkeit der Publikation wird in *Meine Arbeit* zugespitzt, wenn die Erzählerin befürchtet, dass das Schreiben über die postpartale Depression und die kritische Hinterfragung der Mutterrolle als Angriff auf das Kind gewertet werden könnten.

Die besondere Verbindung von Schreiben und Krankheit zeigt sich schließlich in der Reflexion darüber, dass Schriftsteller*innen eine Sonderposition einnehmen, wie Raether meint:

> „Ich verstehe alle, die sagen: Und genau das möchte ich nicht, ich will oder
> kann es mir nicht leisten, der Welt meine gesellschaftlich immer noch
> stigmatisierte Seite zu zeigen. Ich verstehe auch, dass die Situation für jemanden
> in meinem Beruf anders ist: Indem ich über meine Depressionen schreibe, nutze
> ich sie als kulturelles Kapital, und das funktioniert in den wenigsten anderen
> Jobs." (Ebd., S. 124)

Das öffentliche Sprechen über die eigene Erkrankung, so wird hier deutlich, ist für Personen, die nicht diese privilegierte Sonderposition besetzen, viel stärker mit der Gefahr der Stigmatisierung und Ausgrenzung verknüpft. Hiermit ist also auch die Frage verbunden, welche Geschichten über psychische Erkrankungen überhaupt veröffentlicht werden und welche Patient*innen-Stimmen hingegen ,stumm' bleiben. Somit wird an dieser Stelle auch deutlich, dass die autopathografischen Texte an einem dominanten Narrativ, wie von Depressionen erzählt wird, mitwirken.

Fazit

Das Schreiben über die Depression stellt sich teils als ein Schreiben in der Krise, teils als retrospektives Schreiben dar. Besonders im ersten Fall steht der depressive Zustand der Antriebslosigkeit und der Handlungsunfähigkeit in einem Gegensatz zur kreativen und aktiven Praktik des Schreibens. Auch auf der Textoberfläche schreibt sich die Schwierigkeit des Erzählens über die eigene Erkrankung ein. Die Texte sind fragmentarisch, sie sind literarisch geformt, teilweise können sie als autofiktional eingeordnet werden. Es findet sich eine Zusammensetzung unterschiedlicher Gattungsformen, womit unterschiedliche Darstellungsmöglichkeiten, wie adäquat über Depressionen geschrieben werden kann, durchgespielt werden. Die Texte reflektieren außerdem, dass im autopathografischen Schreiben immer auf traditionelle kulturelle Erzählmuster zurückgegriffen wird, auch wenn es als Abgrenzung geschieht.

In den untersuchten Texten zeigt sich, dass das Schreiben, in dem das erzählende Ich und das erzählte Ich auseinandertreten, Distanz und dadurch Selbstreflexion ermöglicht. Dem autopathografischen Text ist neben der Reflexion des Schreibens auch die Reflexion des Ordnens, der Überarbeitung und Literarisierung eigen. Durch diese an das Schreiben anschließende Praktiken findet ebenfalls Verarbeitung statt. Das Schreiben fungiert in allen vier untersuchten Texten als Bewältigungspraktik, es nimmt eine schützende und sorgende Funktion ein. Die Texte stellen im Sinne Foucaults sowohl Formen der *hypomnêmata* als auch der *áskēsis* dar; in *Meine Arbeit* findet sich zudem die Aufnahme der Briefform. Das öffentliche Schreiben als ein

Erheben der eigenen Stimme stellt zudem eine Praktik der Selbstermächtigung dar. Schreiben erscheint in den untersuchten Texten als Möglichkeit der Krankheitsverarbeitung und sogar als existentielle Überlebenspraktik. Außerdem wird herausgestellt, dass mit der Veröffentlichung der Erkrankung anderen Betroffenen geholfen werden soll, das Schreiben also auch der Aufklärung dient.

Mit Blick auf die von Lucius-Hoene und Scheidt aufgeführten Bewältigungsmöglichkeiten, die das Erzählen im therapeutischen Gespräch einnehmen kann, zeigt sich, dass das Schreiben in den untersuchten Texten ganz ähnliche Funktionen einnimmt. Im Schreiben und den damit verbundenen Praktiken des Sammelns, Ordnens und Überarbeitens findet eine Strukturierung und Ordnungsleistung statt, durch das Schreiben als aktive Praktik löst sich das Subjekt aus der Passivität und Handlungsohnmacht, es gewinnt Kontrolle zurück und stellt, indem es seine eigene Geschichte erzählt, verlorengegangene Autonomie her. Schließlich wird im Schreiben das Ich (neu) entworfen, womit das schreibende Subjekt seine Identität neu herstellt bzw. sich seiner Identität versichert. Die Texte schließen zudem damit, dass zumeist positiv in die, wenn auch ungewisse Zukunft, geblickt wird, es wird also eine Perspektive entwickelt. Zuletzt ist das Schreiben in den vier untersuchten Texten immer sinnstiftend, obwohl der Erkrankung selbst kein Sinn zugeschrieben wird, wie es sonst in vielen Krankheitsnarrationen der Fall ist. Die Texte werden zu Räumen der Selbstformierung, in denen sich das Subjekt literarisch fortschreiben und neu entwerfen kann. Das autopathografische Schreiben birgt damit die Möglichkeit einer Re-Subjektivierung. Die Funktion des autopathografischen Schreibens ist dabei in den untersuchten Texten auf zwei Ebenen angelegt. Zum einen wird das Schreiben als Praktik der Bewältigung reflektiert, zum anderen stellt der Text selbst eine Praktik des Bewältigens dar.

In der Analyse hat sich gezeigt, dass das Schreiben in allen vier untersuchten Texten zwar einen zentralen Stellenwert für die Subjektivierung einnimmt, eine Heilung durch das Schreiben jedoch nicht erfolgt. Es wird hingegen herausgestellt, dass die depressive Episode ein wiederkehrendes Ereignis ist; das Schreiben hierüber ermöglicht aber einen Umgang mit der Erkrankung, der diese Episoden besser durchstehen lässt. Das Schreiben wird damit zu einer Praktik der (Selbst-)Sorgearbeit, die es ermöglicht krisenhaftes Erleben einzuordnen, zu reflektieren, zu teilen und zu verarbeiten. Die Reflexion des eigenen Schreibens und seiner Bedeutung in den Texten von Schriftsteller*innen zeigt auf, dass das Schreiben in und über Krisen als Praktik der Bewältigung ernst zu nehmen ist, nicht nur im Kontext depressiver Schriftsteller*innen, sondern auch mit Blick auf andere Personengruppen, die von psychischen Erkrankungen betroffen sind.

Endnoten

1 Die Bedeutung des Schreibens als Praktik der Reflexion und Kommunikation – mit sich selbst und anderen – zeigt sich ebenfalls in dem autobiografischen Buch *Brief an mein Leben* der Kommunikationswissenschaftlerin und Autorin Miriam Meckel, in dem sie ihre Erfahrungen mit einem Burnout und den Aufenthalt in einer psychosomatischen Klinik schildert. Auch hier wird die Bedeutung des Schreibens bereits im Titel aufgegriffen. So schildert die Erzählerin im Buch, wie sie diesen Brief an sich selbst während des Klinikaufenthalts schreibt. Das Schreiben gerät dabei zum existentiell anmutenden Kampf: „Wie manisch produziere ich den Text aus mir heraus auf das Papier [...] Ich versuche, die Verbindung zwischen uns beiden wiederherzustellen, wieder enger zu knüpfen." (Meckel 2010, S. 206) Im Schreiben versucht das Ich, sich selbst zu verstehen, deutlich wird hier eine selbsttherapeutische Komponente. Zudem wird im Buch Leben und Schreiben enggeführt, so sei ihr Leben „eine lange offene Erzählung." (Meckel 2010, S. 214) Den Brief versteht die Erzählerin „als eine verlangsamte kommunikative Annäherung an eine gestörte Beziehung" (Meckel 2010, S. 218) Das Schreiben stellt sich als performative Suchbewegung dar, das Ich entwirft sich selbst im Schreiben neu.

2 Diese doppelte Funktion von Schreiben und Lesen, die bei Vorsamer herausgestellt wird, zeigt sich auch immer wieder bei Maack, wenn er über seine Lektüren spricht, die eine eskapistische Funktion einnehmen: „Manchmal fühle ich mich komisch. Manchmal ist da irgendwas. Dann nehme ich ein Buch und lese, lese, lese, bis das Buch zu Ende ist. Nur für das Essen, die Therapien und zum Schlafen lege ich es zur Seite. Und dann ist das Buch zu Ende. Und dann breche ich zusammen." (Maack 2020, S. 98) Hier wird das Lesen ambivalent dargestellt, ist es jedoch deutlich als nicht heilend markiert.

3 Dass dem Erzählen von Krankheit das Übernehmen von bereits bestehenden kulturellen Erzählmustern inhärent ist, stellen auch Pascal Fischer und Mariacarla Gadebuch Bondio (Fischer und Gadebuch Bondio 2016, S. 8) heraus. Zu den dominanten Krankheitsnarrativen wie dem *quest narrative*, dem *restitution narrativ* und dem *chaos narrative* vgl. auch Hyden (2005) und Frank (1994).

4 Solche Löcher in der Erzählung finden sich auch in Thomas Melles autofiktionalem Buch *Die Welt im Rücken* und damit in einem weiteren literarisch-autopathografischen Text über eine psychische Erkrankung, in diesem Fall die Bipolarität des Erzählers (Melle 2016, S. 266, S. 279). Zu einer ausführlichen Auseinandersetzung mit der Funktion des autopathografischen Schreibens in *Die Welt im Rücken* vgl. Fassio (2019); Seidel (2022).

5 Zum autofiktionalen Schreiben in Benjamin Maacks *Wenn das noch geht, kann es nicht so schlimm sein* vgl. Huber (2023).

Literatur

Boothe, Brigitte. 2009. Erzählen im medizinischen und psychotherapeutischen Diskurs. In: *Wirklichkeitserzählungen. Felder, Formen und Funktion*, hrsg. von Christian Klein und Matías Martínez, S. 51–80. Stuttgart: Metzler.

Ehrenberg, Alain. 2014. *Das erschöpfte Selbst. Depression und Gesellschaft in der Gegenwart*. Übers. von Manuela Lenzen und Martin Klaus. Frankfurt am Main: Suhrkamp. [Franz. Orig., *La Fatigue d'être soi – dépression et société*, 1998]

Fassio, Marcella. 2019. „Ich muss mir meine Geschichte zurückerobern". Schreiben als Praktik der Subjektivierung in Depressionsnarrativen der 2000er Jahre. *Jahrbuch Literatur und Medizin* 11: S. 13–41.

Fischer, Pascal und Mariacarla Gadebusch Bondio. 2016. Warum Medical Humanities? Zum komplementären Verhältnis von Literatur und Medizin. In: *Literatur und Medizin. Interdisziplinäre Beiträge zu den „Medical Humanities"*, hrsg. von Pascal Fischer und Mariacarla Gadebusch Bondio, S. 7–19. Heidelberg: Winter.

Foucault, Michel. 1986a. *Der Gebrauch der Lüste. Sexualität und Wahrheit*. Bd. 2. Übers. von Ulrich Raulff und Walter Seitter. Frankfurt am Main: Suhrkamp. [Franz. Orig., *L'usage des plaisirs*, 1984]

Foucault, Michel. 1986b. *Die Sorge um sich. Sexualität und Wahrheit*. Bd. 3. Übers. von Ulrich Raulff und Walter Seitter. Frankfurt am Main: Suhrkamp. [Franz. Orig., *Le souci de soi*, 1984]

Foucault, Michel. 2005. Technologien des Selbst. Dits et Ecrits. In: Schriften in vier Bänden. Bd. 4, 1980–1988, hrsg. von Daniel Defert, übers. von Michael Bischoff u. a., S. 966–999. Frankfurt am Main: Suhrkamp. [Franz. Orig., *Dits et écrits*, 1994]

Frank, Arthur W. 1994. Reclaiming an Orphan Genre: The First-Person Narrative of Illness. *Literature and medicine* 13(1), S. 1–21.

Huber, Till. 2023. „Aus der Depression heraus erzählen". Autofiktionales Schreiben in Benjamin Maacks *Wenn das noch geht, kann es nicht so schlimm sein* und Thomas Melles *Die Welt im Rücken*. In: *Ästhetik des Depressiven*, hrsg. von Till Huber und Immanuel Nover, S. 197–221. Berlin: de Gruyter.

Hunsaker Hawkins, Anne. 1999. *Reconstructing Illness. Studies in Pathography*. West Lafayette Indiana: Purdue University Press.

Hydén, Lars-Christer. 2005. „Medicine and narrative". In: *Routledge Encyclopedia of Narrative Theory*, hrsg. von David Herman, Manfred Jahn und Marie-Laure Ryan, S. 293–297. Oxford: Routledge.

Jagow, Bettina von und Florian Steger. 2009. *Was treibt die Literatur zur Medizin? Ein kulturwissenschaftlicher Dialog*. Göttingen: Vandenhoeck & Ruprecht.

Lucius-Hoene, Gabriele und Carl Eduard Scheidt. 2017. Bewältigen von Erlebnissen. In: *Erzählen. Ein interdisziplinäres Handbuch*, hrsg. von Matías Martínez, S. 235–242. Stuttgart: Metzler.

Maack, Benjamin. 2020. *Wenn das noch geht, kann es nicht so schlimm sein*. Berlin: Suhrkamp.

Meckel, Miriam. 2010. *Brief an mein Leben. Erfahrungen mit einem Burnout*. 9. Aufl. Reinbek bei Hamburg: Rowohlt.

Melle, Thomas. 2016. *Die Welt im Rücken*. Berlin: Rowohlt.

Raether, Till. 2021. *Bin ich schon depressiv, oder ist das noch das Leben?* Hamburg: Rowohlt.

Ravn, Olga. 2024. *Meine Arbeit*. [Dän. Orig., *Mit arbejde*, 2020]. Übers. von Alexander Sitzmann und Clara Sondermann. Berlin: März.

Reckwitz, Andreas. 2008. *Subjekt*. Bielefeld: transcript.

Seidel, Sarah. 2022. Ich-Störung. Autosoziobiographie als Pathographie. In: *Autosozio-biographie. Poetik und Politik*, hrsg. von Eva Blome, Philipp Lammers und Sarah Seidel, S. 235–256. Berlin: Metzler.

Vorsamer, Barbara. 2022. *Mein schmerzhaft schönes Trotzdem. Leben mit der Depression*. München: dtv.

Leben oder Überleben?

Über den Wert reflektierter Krebserfahrung als subjektive Evidenz[1]

Mariacarla Gadebusch Bondio und Ingo F. Herrmann
Mit einem Originalbeitrag von Maria Cristina Montani

Die narrative Komponente der Medizin ist zum Gegenstand von Diskussionen geworden, die sich mit den Methoden klinischer Forschung und Entscheidungsfindung sowie mit der ärztlichen Ausbildung befassen.[2] In den Jahren des Aufkommens der evidenzbasierten Medizin (EBM) widmete das British Medical Journal dem Thema „Narrative Based Medicine" eine Serie von fünf Artikeln und nahm den provokativen Begriff auf, mit dem Trisha Greenhalgh und Brian Hurwitz ein Jahr zuvor ihr programmatisches Buch betitelt hatten.[3] Die Bedeutung der narrativen Dimension der Medizin bringt Greenhalgh auf den Punkt, indem sie unterstreicht, was geschieht, wenn diese vernachlässigt wird:

> „The dissonance we experience when trying to apply research findings to the
> clinical encounter often occurs when we abandon the narrative-interpretative
> paradigm and try to get by on „evidence" alone." (Greenhalgh 1999, S. 323)

Eine der Hauptherausforderungen der Medizin, die sich am EBM-Paradigma orientiert, ist die Einzigartigkeit jeder Patientin und jedes Patienten. Die vermeintliche Objektivität empirischer Daten stößt an ihre Grenzen, wenn es um eine Person mit ihrer eigenen Krankheitsgeschichte in ihrem speziellen Kontext geht. Mit dem Philosophen Drew Leder betont Greenhalgh wie die Geschichte von der Person als Kranker (a story about *„the person-as-ill"*

(Leder 1990, S.11) die auf bester Evidenz basierenden Ergebnisse ad absurdum führen kann. Dieses Plädoyer für eine auf empirische Evidenz und auf Narrative basierende Medizin, die sich der Komplexität ihrer Aufgaben bewusst ist, hat in den letzten Jahren weitere Befürworter*innen gefunden. Geteilte Überzeugung ist, dass Evidenz in der Medizin nicht monolithisch verstanden werden kann. Die „objektive Evidenz", die der strengen Empirie entspringt (etwa im Rahmen von randomisierten kontrollierten Studien), müsse durch die „subjective Evidenz" aus der individuellen Patientenerfahrung ergänzt werden:

> „Narrative, phenomenological, and ethnographic research designs should be
> viewed as complementary rather than inferior to epidemiological evidence
> – though qualitative, like quantitative, research must be appraised for rigour
> and relevance." (Greenhalgh u. a. 2015, S.11)

Einen Aufschwung hat diese Position durch die neuen digitalen Kommunikationstechnologien erfahren. Das im Jahr 2000 errichtete Portal *DIPEx* (*Database Individual Patient Experience*) und *Healthtalk* sind gute Beispiele für die steigende Wertschätzung der Patient*innenerfahrung. *DIPEx* ist eine durch Spenden getragene Datenbank, die das Ziel verfolgt, Patient*innenerfahrungen systematisch zu erfassen und für die Forschung zu nutzen. Qualitative, erfahrungsbasierte Forschung soll es ermöglichen, beste klinische Evidenz mit Patient*innenerfahrung zu kombinieren. Ihre Partner-Plattform *Healthtalk* will Patient*innen informieren und ihnen Orientierung durch die Erfahrungen anderer geben. Hier lassen sich in den systematisch aufgebauten und alphabetisch durchsuchbaren Seiten Videos finden, in denen Patient*innen über ihre Geschichten berichten. Gegründet wurde *Healthtalk* von Dr. Ann McPherson und Dr. Andrew Herxheimer, die als Patient*innen den dringenden Bedarf nach einem besseren, autonomiestützenden Informationsaustausch erkannt hatten. Die Website *Healthtalk* wird jährlich von mehr als sechs Millionen Menschen besucht.

Diese durch Social Media angekurbelten Initiativen schaffen den Raum für eine patient*innenzentrierte Sicht in der Medizin. Es geht hier prinzipiell um die Würdigung der individuellen Eigenart des Krankseins und um die Wahrnehmung des erkrankten Selbst in seiner einzigartigen Geschichte und in einem klinischen Kontext, in dem der Einzelfall die niedrigste Stufe in der durch die evidenzbasierte Medizin (EBM) bestimmten Hierarchie der Evidenzen darstellt. Die Aufwertung der Patient*innenerfahrung verbunden mit dem Versuch diese nutzbar zu machen, ist ein wichtiger Schritt zur Ergänzung der auf „objektiver Evidenz" basierten Medizin. Die auf Internetplattformen verbreiteten Patientenäußerungen bestehen überwiegend aus Video-Beiträgen und kurzen Statements.

Reichen aber diese knappen Stellungnahmen zu präzisen Fragestellungen aus, um die individuelle Perspektive von Kranken und die Krankheitserfahrung als solche zu begreifen? Wenn neben der objektiven eine subjektive Evidenz existieren darf, wie lässt sich diese erzeugen? Wie können Ärztinnen und Ärzte die Perspektiven der Patient*innen, die weit über die für die therapeutischen Entscheidungen notwendigen Willensbekundungen hinausgehen, erfahren, einbeziehen und nutzen?

Unsere Überzeugung ist, dass Narrationen von Kranken nicht nur einen besonderen Wert für eine Medizin darstellen, die den Nächsten im Hinblick auf sein Leid begreifen will (Greenhalgh 1999). Sie ermöglichen, Situationen der sog. „hermeneutical injustice" (Fricker 2007, S.174) zu begreifen und kritisch zu beleuchten. In der Medizin ist die Arzt-Patienten-Beziehung durch eine intrinsische Asymmetrie gekennzeichnet. Wissens- und Erfahrungshorizonte der darin involvierten Personen in ihrer jeweils professionellen und hilfesuchenden Position interagieren zwar miteinander, haben aber ein deutlich unterschiedliches Gewicht im therapeutischen Prozess. Dem Arzt bzw. der Ärztin mit ihrer Expertise, die auf evidenzbasiertem Wissen und klinischer

Erfahrung gründet, gehört die Deutungshoheit. Toombs spricht von einer „systematic distortion of meaning" (Toombs 1987, S. 221–222) in der Arzt-Patienten-Beziehung, die durch die ärztliche Objektivierung des Krankheitsgeschehens bedingt ist.

> „Thus, whereas the physician sees the patient's illness as a typical example of disease, the patient attends to the illness for its own sake. This is an explicitly different focus. Whenever one considers something as an example, it is not considered for its own sake, but only insofar as it exemplifies something other than the affair itself." (Ebd., S. 223)

Für Toombs, der als an Multipler Sklerose erkrankter Philosoph spricht, stehe das Krankheitserlebnis, paradigmatisch für die „decisive gap" (ebd., S. 220) zwischen der Welt der subjektiven und unmittelbaren Erfahrung von Krankheit und der objektiven Perspektive der Wissenschaft. Die „hermeneutische Ungerechtigkeit", die daraus entsteht, entspricht der von Miranda Fricker für viele gesellschaftliche Bereiche beschriebenen Spannung zwischen wissenschaftlicher Expertise und subjektiver Erfahrung.[4] In diesem klassischen Verhältnis steht objektive Evidenz als epistemische Größe über der subjektiven Evidenz, die dem Kranksein entspringt. Interpretative Ressourcen gehen mit dem Bewusstsein einher, dass insbesondere eine lebensbedrohende Krankheit wie Krebs mit der damit verbundenen Verwundbarkeit nur vom Subjekt sinnstiftend in die eigene Biografie eingeschrieben werden kann. Gelingt es, diesen sprachlichen Akt zu vollziehen, bemächtigt sich die kranke Person der Autorenschaft und somit der Deutungshoheit über ihr Kranksein. Für weitere Betroffene werden Benennbarkeit und Erzählbarkeit des Krankheitserlebnisses zu Zeugnissen der Patientenbemächtigung, denn sie bewirken eine neue Gewichtung und Verteilung der Deutungshoheit.

Für die Medizinethik liegt die Bedeutung von Patient*innennarrativen vor allem darin, dass Aspekte wie die Lebensqualität des Kranken, die durch die

Krankheit erhöhte Verletzlichkeit und Abhängigkeit, die Grenzen und Schwächen der Medizin und die Herausforderungen in der Kommunikation zwischen Patient*innen und Ärzt*innen, aus der Sicht von Betroffenen reflektiert und problematisiert werden können. Die medizinische Anthropologie hat längst den Wert der individuellen Wahrnehmung und Erzählung von physischen und/oder psychischen Leiden erkannt und die Aussagekraft der *illness narratives* betont. Arthur Kleinman und Byron J. Good haben auf die unterschiedlichen Dimensionen des Krankheitsbegriffs – *illness* (als Eigenwahrnehmung des Kranken/Krankseins), *sickness* (als allgemeine, nicht-medizinische Beschreibung eines krankhaften Zustandes) und *disease* (als Krankheit aus der ärztlichen Sicht) – hingewiesen.[5] Diese Einteilung und die damit verknüpfte Betrachtungsweise tragen zum patientenzentrierten Verständnis des Krankseins bei. Sie bieten Ärztinnen und Ärzten sowie Pflegenden und Betroffenen die Möglichkeit, sich mit den mannigfaltigen Ausdrucksformen von kranken Menschen auseinanderzusetzen.[6] Qualitative Untersuchungen über die Wechselwirkungen dieser Dynamiken, in deren Zentrum die Sprache als Medium für die Beschreibung der Krankheitserfahrung steht, wurden in den letzten Jahren als Desiderat erkannt.[7]

Im Folgenden möchten wir die Geschichte einer Patientin, Maria Cristina Montani (MCM), in den Fokus nehmen. Sie ist 2002 an Krebs erkrankt. Während ihres langwierigen Leidenswegs hat sie ihre Erfahrungen dokumentiert. Der Autor, Ingo F. Herrmann (IFH), hat sie als Patientin begleiten und ihr helfen können. Er hat sie dazu ermuntert, ein Tagebuch zu schreiben und ihre Erfahrungen zu dokumentieren. Auch jetzt, viele Jahre nachdem sie den Krebs überwinden konnte, motiviert er sie weiter zu schreiben. Die Autorin, Mariacarla Gadebusch Bondio (MGB), ist ebenso mit MCM in Kontakt, seitdem ein gemeinsames Buchprojekt entstanden ist, in dem die deutsche Übersetzung der auf der Basis des Tagebuchs in italienischer Sprache verfassten Autobiographie mit einem Kommentar von IFH und MGB versehen wurde.

Der gewählte methodische Ansatz ist phänomenologisch und lehnt sich an die von Havi Carel in Bezug auf Merleau Ponty entwickelte „phenomenology of illness" an.[8] Die Krankheitserfahrung von MCM wird zunächst in ihren zentralen Dimensionen verdichtet, d. h. mit der Wiedergabe von Textstellen ihrer Pathobiographie skizziert. Damit wird der Rahmen einer sich über Jahre erstreckenden Krankheitserfahrung abgesteckt. Schließlich wird ein Dokument der Patientin, in dem sie die aktuelle Situation nach der Krebserkrankung schildert und reflektiert, integral zum ersten Mal ins Deutsche übersetzt. Dem Leser, der Leserin stehen die Textpassagen und das Dokument als Originalquellen – sowohl in Auszügen wie auch als Ganzes – zur Verfügung. Darin offenbart sich MCM und fasst reale Existenz, Gelebtes und Gelittenes in Worte. Mit diesen einzigartigen Zeugnissen des Krankseins wird die erlebte Krebserkrankung aus erster Hand vermittelt und subjektive Evidenz erzeugt.

Im *close reading* dieser Pathobiographie werden drei Aspekte in den Fokus genommen: 1. die Wirkung und Macht der Worte, 2. die Modulierung der Wachsamkeit bis hin zur Vigilanz und 3. die Aufrechterhaltung der persönlichen Lebensqualität während und nach der Krebserkrankung.[9]

Das Sagbare, das Gesagte und das Nicht-Gesagte

Krebs gehört zu den chronischen Erkrankungen, die als radikale „Grenzsituation" (Jaspers 1994, S. 56) – um den von Karl Jaspers geprägten Begriff zu verwenden – erlebt werden. Für den chronisch kranken Philosophen und Mediziner befindet sich der Mensch in einer Grenzsituation, wenn er sich mit dem Tod, dem Leiden, dem Kampf, vor allem dem Existenzkampf und mit der Schuld konfrontiert sieht. Krebs lässt Kontingenz und Verwundbarkeit des durch die wuchernden Tumorzellen und durch den Medizinapparat fremdbeherrschten Körpers besonders spürbar werden, wie Patienten berichten.[10]

MCM ist 37 Jahre alt, als sie an einem aggressiven Kehlkopfkarzinom erkrankt. In ihrer Pathographie wird die Ich-Erzählerin zum Subjekt und Objekt der Geschichte. Mit einem literarischen Gestus eröffnet MCM ihren Bericht, indem sie die zentrale Passage aus dem Märchen *Die kleine Meerjungfrau* von Hans Christian Andersen zitiert:

> „‚Du hast die herrlichste Stimme von allen hier unten auf dem Meeresgrund', sagte die Meereshexe, ‚mit der glaubst du wohl deinen Prinzen bezaubern zu können; aber diese Stimme musst du mir geben. Mit dem Besten, was du besitzest, sollst du für meinen köstlichen Trank zahlen! Mein eigenes Blut muss ich dir darein mischen, damit der Trank scharf werde wie ein zweischneidiges Schwert!' ‚Aber wenn du mir meine Stimme nimmst', flüsterte die kleine Meerjungfrau ängstlich, ‚was bleibt mir dann noch?' ‚Deine schöne Gestalt', sagte die Hexe, ‚Dein schwebender Gang und deine sprechenden Augen; auch damit kannst du noch ein Prinzenherz betören.'"
>
> (Montani 2013:19; Zitat aus *Die kleine Meerjungfrau* von Hans Christian Andersen (Andersen 2007, 208))

Die Meerjungfrau, die in einen Menschen verliebt ist, schließt mit der Hexe einen radikalen Pakt. Sie wird auf ihre schöne Sirenen-Stimme verzichten, um ein Mensch zu werden, d. h. um an Stelle ihrer Meerjungfrauen-Flosse Beine zu erhalten. Der Preis für die Vermenschlichung ist in seiner Ambivalenz unermesslich hoch: Schließlich gehören Sprache und Stimme zu den distinktiven Merkmalen des Menschen. Die Antwort der listigen Hexe auf die zögerliche Frage der Meerjungfrau ist tückisch. Der elegante Gang, die „sprechenden Augen" und die schöne Gestalt werden ihre Eigenschaften sein. Sie wird für menschliche Augen attraktiv bleiben, auch wenn sie stumm ist. Viele Elemente der Leidensgeschichte von MCM verdichten sich in diesem fiktiven Dialog. Erst am Ende ihrer Krankheitserzählung lässt sich umso deutlicher erkennen wie Märchen und Wirklichkeit miteinander verwoben sind.

Als die Krankheit sich im Oktober 2002 durch eine Heiserkeit manifestiert, lebt MCM mit ihrem Mann und ihren zwei kleinen Töchtern in der Nähe von Rom und arbeitet als Grundschullehrerin. Da die Heiserkeit zunimmt und ihre Stimme nicht zurückkehrt, wächst die Verunsicherung. Der Entscheidung, zum Arzt zu gehen, folgt eine niederschmetternde Erfahrung:

> „Der Arztbesuch war traumatisch. Das Krankenhaus war eine Universitätsklinik. Ich wurde von gerade approbierten jungen Ärzten untersucht. Anstatt mir zu erklären, was ich hatte, unterhielten sie sich untereinander über das, was zu machen sei. Schließlich schlugen sie mir vor, aus meinem Schlund in ein paar Tagen eine Gewebeprobe zu entnehmen.
>
> In meinem Inneren beschloss ich, nicht hinzugehen. (Montani 2013, S. 20)

MCM geht zu einem niedergelassenen Spezialisten, der ebenfalls zu einer Biopsie rät. Mit der Vorstellung vielleicht schwer krank zu sein, nimmt ihre Angst zu. Nach der Gewebeprobe kommt es zu einem zweiten traumatischen Erlebnis:

> „Das Ergebnis der Gewebeprobe wurde mir telefonisch mitgeteilt, während ich im Geschäft meiner Eltern aushalf. Man sagte mir, es sei Kehlkopfkrebs; ich müsse operiert werden. Es wurde mir nicht erklärt, warum und wie. Seltsames Verhalten!
>
> Von meiner Familie erfuhr ich viel später, dass sie über den Ausgang der Untersuchung informiert worden war, während ich noch im Operationssaal lag. Ich wurde für den kommenden Samstag in die Klinik bestellt, um aufgenommen zu werden." (Ebd., S. 21)

Bereits bei der ersten Untersuchung, dann bei der Mitteilung der Verdachtsdiagnose und schließlich bei der telefonischen Diagnoseübermittelung missglückt die Kommunikation mit der Patientin. Über das vorläufige Ergebnis der Biopsie mit der Diagnose Kehlkopfkrebs wird die Familie unmittelbar nach der Untersuchung noch während ihrer Aufwachphase der Patientin in

Kenntnis gesetzt. Die Tendenz, den Patienten auch auf Wunsch der Familie vor schwerwiegenden Informationen möglichst zu „schützen", ist in Italien immer noch üblich. Die „schonende Mitteilung" reicht von verharmlosender Beschreibung über Andeutung bzw. Verschweigen bis zur Unwahrheit. Studien haben gezeigt, wie je nach Region die unterschiedliche Gesundheitsversorgung, z. B. die Präsenz oder Absenz von palliativen Einrichtungen, das Gewicht traditioneller und religiös geprägter Vorstellungen und die Haltung von Ärztinnen und Ärzten stark variieren.[11]

Nach dem einschneidenden Telefonat ist MCM zutiefst erschüttert und sucht einen weiteren Spezialisten auf, um eine Drittmeinung einzuholen. Die Diagnose und die Notwendigkeit, den Tumor operativ zu entfernen, werden bestätigt.

„Der Facharzt, der mich untersuchte, bestätigte die Diagnose und sagte, dass ich sofort operiert werden müsse. Plötzlich hatte ich keine Angst mehr. In mir lebte allein noch der Wille so schnell wie möglich dieses MONSTRUM herauszureißen zu lassen, das – einmal eingenistet – mich umbringen wollte.

‚Am Anfang, noch bevor es wahr wird, ängstigt dich der Gedanke, dass man dir sagen könnte: Du bist schwer krank, du hast Krebs. Da es aber noch keine Sicherheit gibt, bist du gezwungen, auf die Ergebnisse der Untersuchungen zu warten. Du suchst in den Augen derer, die diese Untersuchungen durchführen, eine Antwort. Du findest sie nicht. Es ist, als ob von allen Seiten dich das Gesicht eines Ungeheuers anstarrt.

Wenn du aber die Diagnose schließlich weißt und erfahren hast, was zu tun ist, denkst du ausschließlich daran, wie du dagegen ankämpfen, ja wie du gewinnen kannst.'" (Montani 2013, S. 21–22)

Die Entscheidung, aktiv zu handeln, wird durch die Offenbarung der Diagnose ausgelöst. Die erste Operation findet im Oktober 2002 statt. Die Patientin wird vor der Operation nicht über die Art des Eingriffes aufgeklärt.

Sie fragt, ob ihr dabei der Kehlkopf entfernt werden könnte. Es wird ihr garantiert, dass dies nicht der Fall sein wird. Beim Erwachen nach der Operation kann MCM nicht mehr sprechen: Der halbe Kehlkopf wurde ihr entfernt. Eine Tracheotomie, d. h. ein Luftröhrenschnitt mit Öffnung zum Hals und ein dadurch geführter, störender Plastikschlauch zur Atmung stürzen sie in die Verzweiflung. Die Ernährung findet nun über eine Nasensonde statt. Auf all dies wurde sie nicht vorbereitet:

„Als ich am Montag in den Operationssaal kam, war ich überzeugt, dass alles gut ausgehen würde. Man hatte mir weder die Art des Eingriffes genauer erklärt, der jetzt an mir ausgeführt werden sollte, noch hatte ich Fragen gestellt, außer der nach der Möglichkeit, dass mir der Kehlkopf entfernt werden könne. In jenem Augenblick wollte ich nur diese eine Frage beantwortet haben. Daraufhin wurde mir versichert, dass der Kehlkopf erhalten bleiben würde. [...] Als ich aus dem Operationssaal zurückkam, fühlte ich mich regelrecht überrumpelt. Von meinem linken Finger vernahm ich ein Piepen, das mir überallhin folgte; schlimmer noch, ich hatte eine Tracheotomie. Ich war bestürzt. Auf diesen neuen Zustand war ich nicht vorbereitet worden. Der Plastikschlauch in der Halsöffnung störte mich zutiefst. [...] Vor dem Eintritt in den Operationssaal fühlte ich mich, von der Stimme einmal abgesehen, wohl. Jetzt aber, nach der Rückkehr aus dem Operationssaal, war ich schwer krank." (Ebd., S. 22–23)

In diesem Zustand bittet MCM den Arzt, aus dem Krankenhaus entlassen zu werden. Sie darf nach Hause gehen, doch keiner erklärt ihr wie sie mit ihren Behinderungen umgehen soll. Sie ist sich selbst überlassen. Verstummt und ohne jegliche professionelle Hilfe, müssen MCM und ihre Familie plötzlich mit dem neuen Alltag ringen.

„Ich wollte an diesem Ort nicht länger bleiben. Ich konnte und wollte den Blick des Mitleids der Schwestern und der anderen Patienten nicht länger ertragen. Ich sehnte mich nach meinen Töchtern. Ich wollte nach Hause.

Der Arzt, der mich behandelte, zeigte Mitgefühl mit meiner flehenden Bitte, mich nach Hause zu lassen. Schließlich zog er die Sonde aus der Nase und ließ mich gehen. Das erste Problem, das mich zu Hause erwartete, war, dass niemand mir gezeigt hatte, wie ich mit meiner Behinderung essen und trinken konnte. Als ich es alleine versuchte, gelangten die Speisen anstatt in die Speiseröhre in die Luftröhre. Ich hatte das Gefühl zu ersticken. Schwere Hustenanfälle, die mir nach kurzer Zeit sehr starke Bauchschmerzen verursachten, schüttelten mich so stark, dass ich einen internistischen Notarzt aufsuchen musste.

Wir irrten jetzt wirklich durch tiefstes Dunkel. Keiner wies uns den Weg, dem wir folgen sollten. Über mein Hauptproblem, Flüssigkeiten zu mir zu nehmen, wurde mir einfach gesagt, dass mit der Menge der Speisen ausreichend Flüssigkeit zugeführt würde. Damit würde ein Austrocknen meines Körpers verhindert. Es stellte sich sehr bald heraus, dass das nicht der Wahrheit entsprach. Ich fing an Symptome zu zeigen, die für Flüssigkeitsmangel typisch waren. Da ich wegen der Tracheotomie nicht sprechen konnte, musste ich alles aufschreiben." (Ebd., S. 23–24)

Die Implikationen der geschilderten Erfahrungen sind vor allem ethischer Natur. Untersuchungen, Tumorverdacht, Diagnose, Operation, Therapien und Nachsorge sind stets durch unpassende, mangelhafte oder gänzlich fehlende Übermittlung von lebenswichtigen Informationen gekennzeichnet. Das Recht der Patientin aufgeklärt zu werden, damit sie die bevorstehenden Entscheidungen mitträgt, wird missachtet. Die Folge ist, dass das Vertrauen in die jeweils involvierten Ärzte zunehmend schwindet und die Patientin in ihrer Verunsicherung immer wachsamer werden lässt. Von Neuem geht sie mit ihren Angehörigen auf die Suche nach Spezialisten. Dieses Spannungsverhältnis zwischen Vertrauensbedarf und Misstrauen kennzeichnet die erste Phase der Krankheitserfahrung von MCM.

Von der Wachsamkeit zur permanenten Vigilanz

Nach dieser ersten Phase, die in der mutilierenden Operation kulminiert, folgen Strahlentherapien mit schmerzhaften Nebenwirkungen (Entzündungen und Eiterungen an der Halswunde mit Unverträglichkeitsreaktionen gegen das Nahtmaterial). Schließlich wächst eine Metastase im rechten Hals und wird trotz Radiotherapie faustgroß. Die Schmerzen werden ausgerechnet im August, der Haupturlaubszeit in Italien, immer stärker. Die behandelnden Ärzte sind nicht erreichbar. MCM fühlt sich in dieser Phase des Versorgungsengpasses immer unsicherer. Mit ihrem Mann fährt sie nach Paris zu einem in diesem onkologischen Bereich bekannten Spezialisten und von dort mit einer Empfehlung zurück nach Rom. Unter dem steigenden Zeitdruck wächst die Angst. Auch während dieser Etappe ihrer Krankheitsgeschichte tappt die Patientin aufgrund mangelhafter und zum Teil falscher Informationen im Dunkeln. Vor einer neuen chirurgischen Intervention widersprechen sich die Meinungen der konsultierten Ärzte. Unter den zunehmenden Schmerzen sucht MCM wiederum andere Spezialisten auf. Ihr fehlt es an vertrauenswürdigen Ärzten, die ihr in der Verwirrung transparent und taktvoll Entscheidungsgrundlagen geben. Ihr Wille, das gefährdete Leben in die eigenen Hände zu nehmen, zeugt von dem Wunsch nach Selbstbestimmung. Dafür benötigt sie aber klare Informationen über Zukunftsperspektiven und therapeutische Optionen. Ihr Recht auf informierte Entscheidung wird missachtet. Deshalb muss sie einen zusätzlichen Kampf aufnehmen, in dem – wie sie an mehreren Stellen ihrer Erzählung bemerkt – die kleinsten Zeichen jenseits des Gesagten gedeutet werden müssen. Durch die Fühler ihrer immer größer werdenden Sorge geleitet, agiert und reagiert sie auf sich widersprechende Aussagen, auf nachlässige Bemerkungen, auf Unklarheit, Lügen oder hoffnungszerstörende Meinungen. Sie wagt es, die Autorität angesehener Spezialisten zu hinterfragen. Vor allem an den Stellen, an denen MCM über Blicke, Gesten, gesagte oder nicht gesagte Worte von Ärzten reflektiert und ihre eigenen dadurch ausgelösten inneren Reaktionen beschreibt, offenbaren sich die Lage der höchst verletzbaren Patientin und des potentiell verletzenden Arztes.

In einem Gespräch mit einem bekannten Spezialisten wird jegliche Hoffnung endgültig vernichtet:

„Am nächsten Tag war der Termin beim Spezialisten der Praxisklinik, der auch die HNO-Abteilung der Universität von A. leitete. Wir reisten also den weiten Weg nach A., diesmal in der Hoffnung auf bessere Nachrichten. Es war nicht der Fall. Der Arzt hatte mir die lange Reise zugemutet, um mir lediglich mitzuteilen, dass die Tumorerkrankung wieder aufgeflammt sei. Ich sei inoperabel. Der Grund läge in der hohen Strahlendosis der letzten Monate, die das Gewebe im Inneren des Halses schwer geschädigt und verbrannt hätte. Der Tumor sei in die Halsschlagader eingebrochen. […] Er bemerkte noch, dass sich die Mühe nicht lohne, irgendwo nach einem Chirurgen zu suchen, der dieses Risiko einginge. Kein Chirurg der Welt würde bereit sein, einen derartigen Eingriff an mir durchzuführen. Keiner könne mir helfen. Ich hatte keine große Wahl." (Ebd., S. 29–30)

Die Reaktion der Betroffenen und ihrer Angehörigen auf das radikale Verdikt ist, nicht daran zu glauben, sich zu wehren, nicht zu resignieren und erneut auf Suche zu gehen. Die apodiktische Behauptung des Chirurgen wird sich übrigens als falsch erweisen. Eine Wende in diesem Rennen gegen die Zeit und das Tumorwachstum ergibt sich für MCM dank des ersten als ehrlich empfundenen, weil realistisch angelegten, Hilfsangebotes. Ohne die Heilung zu versprechen, aber auch ohne diese auszuschließen, wird eine chirurgische Resektion der Halsmetastase und die Rekonstruktion der dadurch entstehenden Defekte geplant. Mit der Wiedergewinnung des Vertrauens entsteht die Möglichkeit einer gezielten und gemeinsam getragenen Intervention. MCM fühlt sich „in guten Händen". Aus dieser Situation schöpft die Patientin Zuversicht, nachdem sie aufgegeben worden war. Es ist ihr erster Sieg im Parcours ihrer Krankheitsgeschichte. Dafür musste sie ihrem Überlebensinstinkt vertrauen, sich in ihrer Hilfsbedürftigkeit selbst helfen und Expertenmeinungen anzuzweifeln. Sie musste schließlich einen Arzt finden, der ihr wie ein „Schicksalsgefährte" (Jaspers 1947, S. 558) die ersehnte Selbstbestimmung gewährte und bereit war, mit ihr den Versuch zu wagen, die Krankheit zu bekämpfen und Klarheit zu schaffen.

Die Entscheidung, eine chirurgische Rekonstruktion über sich ergehen zu lassen mit dem Hauptziel wieder sprechen, trinken und essen zu können, fiel der Patientin am Anfang schwer. MCM war dabei, sich an ihren Zustand zu gewöhnen und nach den emotionalen Wechselbädern, in denen die Hoffnung zu überleben auf dem Spiel stand, fing sie an zu resignieren.

„Er [der Professor, d.h. IFH, Anm. d. Verf.] wollte meinen Hals, Schlund und Zungengrund so verändern, dass ich wieder sprechen und eine höhere Lebensqualität erreichen konnte. Es war keine Zeit mehr zu verlieren, da – so der Professor – die Erfahrung gezeigt habe, dass eine lange Zeitspanne des Verstummens die Persönlichkeit soweit verändert, dass Wunsch und Wille zu sprechen erlöschen. Ich änderte meine Meinung und akzeptierte den für mich vorgesehenen Plan.

Die chirurgischen Eingriffe, die einander folgten, beinhalteten die Wiederaufrichtung der Luftröhre, die Behandlung der Nekrosen, die regelmäßig nach jedem Eingriff auftraten und schließlich die Wiederherstellung meines Körpers bis ich alles und nicht nur halbflüssige Speisen zu mir nehmen konnte." (Montani 2013, S. 45)

Die Rekonstruktion gelingt:

„Er [der Professor, Anm. d. Verf.] entfernte den Silikonstent und die Stimmprothese und sagte: ‚Versuchen Sie ein langes AAAAAA zu sagen.' Ich atmete tief ein, verschloss mit dem Daumen das Tracheostoma und meine neue Stimme strömte aus meinem Mund. Ohne Kraft, mit leichtem Atem, klar, warm, WUNDERSCHÖN. Ich glaubte zu träumen. […] Dank jener Hände begann ich, mir den Weg in mein neues normales Leben zurückzuerobern. Ich lernte rasch, mit meiner neuen Stimme vertraut zu werden und ich verliebte mich sofort in sie. Ich sprach ohne Schwierigkeiten und ohne die Notwendigkeit, häufig zu unterbrechen, um Atem zu holen. Es war eine weibliche Stimme. Anfangs bestand ein kleines Problem darin, dass ich nicht in der Lage war, einige Konsonanten auszusprechen. Ganz besonders das T, das S und das P bereiteten mir Probleme. Ich trainierte, indem ich mit lauter Stimme Namen, die diese beiden Konsonanten beinhalteten, wiederholte, mit der Hilfe eines Lexikons: papera, topo, tappo (sehr schwierig), patata etc." (Ebd., S. 46–47)

Diese zweite Etappe der Erkrankung endet nicht nur mit einer körperlichen Wiederauferstehung. MCM entscheidet sich 2006 für ein Fernstudium und will sich in ihrem erkämpften neuen Leben einrichten.

Doch 2007 machen sich wieder Schmerzen bemerkbar. Eine weitere Metastase an der Schädelbasis wird entdeckt. Es muss eine dritte, große Operation durchgeführt werden. MCM wartet in den Räumen der Klinik:

„Die Wartezeit war sehr, sehr lang und zehrte an den Nerven. Ich war müde und hatte Schmerzen. Es kam die Zeit des Mittagessens. Ich beschloss, in mein Zimmer zurück zu kehren, da ich zu schwach war. Man würde mich am Nachmittag wieder aufrufen. Langsam bewegte ich mich durch die Gänge der Klinik und sah all die Poster, die die Methodik der Eingriffe zeigten, die üblicherweise bei der Chirurgie der Schädelbasis stattfanden. Die Bilder berührten mich unangenehm. In den Legenden zu den Bildern waren die möglichen Risiken erläutert." (Ebd., S. 59)

In diesem Zustand begegnet MCM erneut Ärzten, die sie mit ihrer Skepsis und den sich widersprechenden Meinungen verletzen und verunsichern. Der letzte Hoffnungsschimmer droht dadurch erstickt zu werden.

„Nach einer eiligen Begrüßung begann er [der Oberarzt, Anm. d. Verf.] meine Unterlagen durchzusehen. Ich verstand sofort, dass er Zweifel am Erfolg des bevorstehenden Eingriffs hatte. Er begann mir zu erklären, dass der Tumor den Nasenrachen befallen hatte, dass ich das Gehör rechts verlieren würde, dass der Schläfenmuskel verlagert werden müsse, um den leeren Raum nach der Tumorentfernung aufzufüllen. In einem Moment des Schweigens hinein schüttelte er den Kopf und atmete tief ein. Dann stand er auf und sagte im Weggehen, dass er gleich zurückkommen werde. Meine Familie und ich waren verstummt. Ich sah sie einen Augenblick an, dann stand ich auf und ging in mein Zimmer. Ich wollte kein Wort mehr hören." (Ebd.)

Das Verhalten und die Worte des Oberarztes widersprechen der Meinung des Chefchirurgen, welcher MCM die Operation des Tumorrezidivs an der Schädelbasis vorgeschlagen hatte. Die offenbare Divergenz in der Beurteilung der Behandlungschancen bringt sie an den Rand der Verzweiflung. Die Situation weist auf die fehlende gemeinsame Planung und Absprache, sowie auf mangelhafte Kollegialität des Oberarztes gegenüber dem Chefarzt hin. Eine Eskalation findet vor der Patientin, auf dem Weg zum Operationssaal, statt, was eine zusätzliche Belastung für sie bedeutet. Die Erinnerung an jenen Augenblick lässt MCM wütend werden: Sie beruft sich auf das professionelle Ethos des Arztes und erinnert an die ärztliche Pflicht, das Leben zu schützen und sich gemäß der im hippokratischen Eid festgehaltenen Gebote zu verhalten:

„Ich wurde auf den Operationstisch gelegt. Der Professor war bereits da und da war auch der Doktor vom Vortag. Er sagte gerade dem Professor, dass seiner Meinung nach hier ein Therapieansatz mit einer gewissen Verbissenheit verfolgt würde. Der Professor antwortete, dass das Leben bis zum letzten Augenblick zu verteidigen sei, solange noch eine kleine Chance bestand. Wieder schützte er mein Dasein und mich. Er schützte mich vor dem Skeptizismus jener feigen Kollegen, die aus Angst vor dem Risiko eines persönlichen Misserfolges darauf verzichteten, Menschenleben zu retten. Sie brachen lieber den Eid des Hippokrates, den sie, bevor sie ihren Beruf ausüben durften, abgelegt hatten." (Ebd., S. 62)

Die acht Stunden dauernde Operation bedeutete: Resektion des gesamten Felsenbeins (*os petrosum*), Umleitung des rechten Gesichtsnervs, Resektion der Tumormasse an der rechten Schädelbasis und der Eustachischen Röhre, die in den Nasopharynx mündet, gefolgt von der Rekonstruktion des entstandenen Defekts aus Fettgewebe und dem Schläfenmuskel (*musculus temporalis*). Die postoperativen Folgen waren ein Hör- und Gleichgewichtsverlust auf der rechten Seite und eine Parese des Unterkieferastes des Gesichtsnervs. Auf die Operation folgte eine sechsmonatige Chemo- und Strahlentherapie.

Das Leben nach dem Krebs

Die Erzählung von MCM endet 2009 mit der Überwindung der Lebensgefahr. Ihre Krankheits- und Überlebensgeschichte führt zur hart erkämpften neuen Gesundheit. In ihrem stark geschädigten Körper muss sie ihr Leben neu entwerfen. Die Leistungen, die dafür zu erbringen sind, sind ein Kraftakt. Verstümmelnde Operationen, Radio- und Chemotherapie, der komplette Verlust und die darauffolgende Rekonstruktion der weiblichen Stimme mit Tracheostoma haben ihre Spuren hinterlassen. Von außen betrachtet bleibt das Ausmaß des radikalen Organ- und Funktionsverlustes eher verborgen und ist überwiegend nur für die Betroffene selbst spürbar – bei jedem Schluckakt, beim Atmen, Riechen, Essen, Trinken, Schmecken, Hören, Sprechen und durch Gleichgewichtsstörungen, insbesondere beim Gehen. Den äußerlich bemerkbaren Teil stellen das Tracheostoma und die für Nicht-Nahestehende schwer zu verstehende Aussprache dar. Durch Haarschnitt und Kleidung, durch Hände und Arme, die sprachunterstützend und ausdrucksvoll eingesetzt werden können, lassen sich die anderen Zeichen verbergen. So verschleiert ihre Körpersprache die Behinderung.

Die Fortsetzung des Austausches mit der Patientin gab uns die Möglichkeit, sie mit Fragen zu konfrontieren, auf die sie uns schriftliche Antworten zukommen ließ. Zuerst wollten wir von ihr wissen, wie sich die wiedergewonnene Gesundheit anfühle. Die Antwort betitelte sie mit „Selbstporträt". Sie beinhaltet eine ausführliche Selbstbetrachtung, die mit dem Satz beginnt:

> „„Ich habe mich heute Morgen vor den Spiegel gesetzt und habe das Bild, das sich mir präsentierte, aufmerksam und sorgfältig beobachtet. Eine Maske! Eine deformierte Maske, die mich konzentriert ansah."" (Ebd., S. 92)

Die Beschreibung der „Maske" leitet zu einer messerscharfen Analyse. Der Weg, den MCM wählt, um zu sich, zu ihrem Zustand – auch dem Innerseelischen – zu gelangen, ist das Äußere:

> „„Ich betrachte mich und versuche, mit dem Auge des Janus, das in die Vergangenheit schaut, zu entdecken, was hinter der Maske ist."" (Ebd., S. 93)

Das in die Zukunft gerichtete Auge sieht eine „durch die Krankheit gezeichnete Frau", die trotz allem, im Bewusstsein der zurückeroberten Möglichkeit zu leben, glücklich ist. Nach der Diagnose eines bösartigen Tumors, nach der radikalen Tumorentfernung und nach der Metastasenentfernung an der Schädelbasis bedeutet „tumorfrei" zu sein ein prekärer Zustand, eine nie gegebene Sicherheit, die bei der jährlichen PET-CT Kontrolluntersuchung bestätigt werden kann oder auch nicht. Auf die Frage, wie sie das Niederschreiben ihrer Krankheitserfahrung erlebt hat, gibt MCM diese Antwort:

> „„Ich habe das Schreiben des Buches wie eine Geburt erfahren. Indem ich den Schmerz auf weiße Blätter übertrug, habe ich ihn aus mir entfernt. Wenn ich jetzt die Seiten wieder lese, empfinde ich keinen Schmerz, sondern Empathie. Es ist so, als ob meine Geschichte einem anderen Menschen gehören würde. Es hat mir sehr geholfen, das Erlittene auf diese Weise von mir zu trennen. Die

Zeit des Niederschreibens war schwer zu ertragen. Oder, mit dem Bild der Schwangerschaft, sie war wie die langen und schmerzvollen Geburtswehen, die am Ende die Freude der Geburt schenken.'" (Ebd., S. 89)

Die zweite an MCM gerichtete Frage ist verbunden mit der Zeit, die sie heute von der Erfahrung der Krebserkrankung trennt. Wie wirkt sich das Älterwerden aus? Die Antwort hat uns im August 2019 erreicht.

Der Rest dieses Artikels ist MCMs Antwort auf diese Frage.

Leben oder Überleben, das ist hier die Frage

Maria Cristina Montani

> *Circumcidenda ergo duo sunt, et futuri timor et*
> *veteris incommodi memoria; hoc ad me iam non pertinet,*
> *illud nondum.*
>
> *Beschneiden muß man also zweierlei, Furcht vor*
> *künftigem Ungemach und Erinnerung an altes:*
> *dieses geht mich nichts mehr an, jenes noch nicht.*
>
> L. A. Seneca ad Lucilium *epistulae morales* Lib. IX, LXXVIII, xiv[12]

„Wenn ich versuche, mich daran zu erinnern, wie ich zu der Person wurde, die ich heute bin, stehe ich staunend vor der sehr langen Strecke, die hinter mir liegt, mit den unendlichen Routenwechseln, denen ich auf diesem gewundenen Weg ausgesetzt war.

Eine bis heute immer noch als unheilbar definierte Krankheit zu überleben, ist nicht einfach. Wenn aber diese Krankheit unauslöschlich Körper und Geist gezeichnet hat, dann wird es noch schwieriger.

17 Jahre sind seit jenem Tag vergangen, an dem in mir ein Larynxkarzinom diagnostiziert wurde, 16 seit dem ersten Rezidiv, 14 seit dem zweiten Rezidiv.[13] In all den Jahren habe ich versucht möglichst wenig über meine Zukunft nachzudenken und ganz in der Gegenwart zu leben. Mein Alltag war gekennzeichnet durch Untersuchungen von Spezialisten und ärztlichen Behandlungen. Ich litt unter chronischer Müdigkeit und dennoch versuchte ich mit aller Kraft auch meine persönlichen Interessen aufrecht zu erhalten. Sobald es mir irgendwie möglich war und meine Kräfte es erlaubten, verließ ich das Haus und besuchte Kunstausstellungen, nahm an Theater- und Kino-Aufführungen teil oder ging einfach spazieren, um die Schönheit meiner Stadt zu genießen. Bis heute werde ich von Bekannten darauf angesprochen, dass ich nie zuhause sei. Ich weiß nicht, ob sie das sagen, um mir zu schmeicheln oder ob ein leiser Vorwurf mitschwingt. Was ich weiß, ist, dass mich diese Art von Bemerkungen nerven. Ganz besonders, weil sie nichts von der Willenskraft und Mühe ahnen, die es kostet, mich selbst davon zu überzeugen, dass ich trotz allem zum Leben zurückkehren kann ... .

Die Unmöglichkeit mich mündlich zu verständigen, erschwerte meine wiederholten Versuche aus der Asche meines ersten Lebens wiederaufzuerstehen. Jenes Leben war durch ein medizinisches Urteil im Grunde ausgelöscht; ein Urteil, das kaum Überlebenschancen übrigließ. Doch meine kämpferische, rebellische Natur hat mir in den schwierigsten Augenblicken meines Lebens geholfen. Ich habe mich gegen meinen neuen Zustand mit der schweren Behinderung aufgelehnt und Wege gesucht, die keiner zuvor gegangen war, um zum Leben zurückzukehren.

Ich erinnere mich immer noch an die verblüfften Blicke der Ärzte, als ich ihnen erzählte, dass ich meine Kinder zu einem Schwimmbad begleitet hätte und mit den Beiden im Arm in eine Wasserrutschbahn gestiegen sei, die im Zentrum eines kleinen Schwimmbeckens endete. ‚Sie hätten ertrinken können, sie haben ein Tracheostoma', sagte mir einer von den Ärzten und ich hatte nicht eine Sekunde an diese Möglichkeit gedacht. Auch heute, obwohl ich um diese Gefahr weiß, tauche ich ins Wasser ein, weil ich nur im Wasser schwimmend mich wirklich frei fühle. In der Liste der vielfältigen Entbehrungen, zu denen ich durch die Folgen des Tumors gezwungen bin, besetzen, die Unmöglichkeit zu schwimmen oder eine Dusche zu nehmen, die ersten Plätze. In dem Pakt, den ich mit mir selbst geschlossen hatte, als ich mich entschied zu leben und nicht nur zu überleben, gab es auch jene Vereinbarung mit dem Element Wasser. Ich fürchte es nicht, aber es muss mich mit Rücksicht behandeln. Seit jenem Tag, an dem ich mich von den Wellen tragen ließ, während die Arme meines Mannes meinen Körper im Wasser wiegten und mir die Empfindung schenkten, was es bedeutet blindes Vertrauen zu einem Menschen zu haben; genau von diesem Augenblick an habe ich begonnen wieder in das Wasser einzutauchen. Natürlich beachte ich alle Vorsichtsmaßnahmen: ich bin immer durch die Anwesenheit meines Mannes geschützt und trage einen gigantischen aufgeblasenen Ring, der meinen Körper über Wasser hält.

Welches Glücksgefühl spüre ich in diesen Momenten, ich bewege die Beine frei vom Gewicht und stelle mir vor so zu schwimmen wie früher einmal. Mich interessieren nicht die Blicke der Vorübergehenden, mal neugierig, andere lächelnd. Ich lasse mich tragen von den Gedanken, von den Wellen und in diesen Augenblicken wird mir klar, dass ich wahrhaft glücklich bin. Es ist Schwerstarbeit, indiskrete Blicke zu ignorieren, unüberwindbare Barrieren zu übersteigen und unkontrollierbare Ängste zu bändigen.

Das Verdienst ist nicht nur meines. Ich hatte das Glück, einen Arzt zu finden, der Körper und Geist zu heilen versuchte, unterstützt durch eine Psychotherapeutin, die mir half, diese neue Situation meines Körpers zu akzeptieren.

38 Jahre alt zu sein und mit sichtbaren Narben an Hals, Gesicht und Schultern dazustehen, nicht mehr die Möglichkeit zu haben normal zu sprechen,
über ein Loch im Hals zu atmen und in dem Wissen, dass diese Konditionen
Dich für immer begleiten, ist eine schwer zu verdauende, bittere Pille.

Die Frage blieb immer die Gleiche: Leben oder Überleben?

Zuzulassen, dass die Krankheit mit all ihren Folgen Besitz von meinem
zukünftigen Leben ergreift oder sie und ihre unauslöschliche Erinnerung zu
ignorieren? Und dies alles, um die Zügel meines eigenen Lebens wieder in
die Hand zu nehmen?

Ich habe die zweite Möglichkeit gewählt. Ich wollte wieder anfangen zu
leben, auch wenn ich mich meinem neuen Zustand hätte beugen müssen.

Aber wie sollte das gehen? Ich musste ganz alleine den Weg aus der durch
mich selbst verschuldeten Isolation finden. Die Ursache dafür war meine
Unfähigkeit die Verbannung durch die Gesellschaft zu akzeptieren, die heute
ihre Moral mehr aus dem Schein als aus dem Sein herleitet.

Ich fing an mein Äußeres mehr zu pflegen. Ich hatte mir vorgenommen,
die Weiblichkeit, die mir geraubt worden war, zurückzuerobern. Dies bedeutete, mich wieder zu akzeptieren, das, was mir an mir selbst gefiel, zu
betonen, mich zu überzeugen, dass die Blicke, die mich – kaum hatte ich
das Haus verlassen – trafen, von teilnehmender Freude und nicht von Mitleid
gekennzeichnet waren. Nur auf diese Weise gelang es mir meinen Zorn zu
zähmen, der mich in diesen Augenblicken ergriff. Der Wunsch das Tuch,
das mein Tracheostoma bedeckt, herunterzureißen, um die Neugierde einiger Personen zu befriedigen, war groß.

Der Instinkt war oft nicht mehr zu bremsen, ebenso wie die Lust auf sie zuzugehen und zu sagen ‚das ist ein bösartiger Krebs, der mich in dieser Weise zugerichtet hat‘. ‚Auch ich habe – wie Sie – vor langer Zeit gedacht, dass bestimmte Dinge nur und einzig allein anderen widerfahren können.‘

Nach und nach begann ich über mich wieder lachen zu können, indem ich an mir jene Augenblicke abperlen ließ, in denen ich mein Unbehagen hätte hinausschreien wollen.

Jetzt könnte es scheinen, als ob ich eine Misanthropin sei, weil ich Menschenansammlungen nicht mag, die Konfusion bei Personen die mit allzu lauter Stimme sprechen und jene, die nicht enden wollende Telefongespräche ohne Rücksicht auf die Menschen in ihrer Nähe führen.

Mir wurde auch vorgehalten eifersüchtig zu sein: ‚Du erträgst nicht andere laut oder am Telefon sprechen zu hören, weil Du das selbst nicht mehr kannst.‘

Unabhängig von der Tatsache, dass ich diese Anschuldigung für absolut ungerecht halte, weil ich bestimmte Verhaltensweisen nie geteilt habe, auch dann nicht, als ich noch normal sprechen konnte. Auch heute frage ich mich, ob diese Feststellung der Wahrheit entspricht. Ich kenne die Antwort. Aber in bestimmten Augenblicken das Gegenteil zu denken, hilft mir schlechte Erziehung leichter zu ertragen.

Wie viele Strategien des Ertragens von Neuem, wie viele Behinderungen galt es zu akzeptieren.

Außerdem war es notwendig, das Gehirn, das Denken, unter Kontrolle zu halten. Um Bedenken und Ängste zu besiegen, es mit neuen konstruktiven Aktivitäten zu beschäftigen.

Ich entschied die freie Zeit, über die ich gezwungenermaßen verfügte, für Aktivitäten zu verwenden, die mir Augenblicke der Ablenkung schenkten. Ich begann mit der Fotografie, welche, auch wenn sie mir außerordentliche Genugtuung schenkte, doch die Präsenz eines Begleiters verlangte, weil ich Angst hatte, allein auszugehen. In der Tat, da ich rechts ertaubt bin, habe ich Schwierigkeiten zu bestimmen, woher Geräusche kommen. Ich habe ernstliche Schwierigkeiten mich verständlich zu machen. Falls notwendig hätte ich nicht nach Hilfe rufen können. Ich entschied mich für das Studium und schrieb mich an der Fakultät Beni Culturali ein.

So fing ich wieder an zu lesen und Gedichte auswendig zu lernen. Diese neuen Beschäftigungen haben mir geholfen mich von negativen, pessimistischen, wütend in mir gärenden Gedanken zu distanzieren. Sie begleiten und helfen mir immer noch bis heute.

Heute ist meine Akzeptanz fast vollständig.

Ich kümmere mich nicht mehr darum, wie eine Rarität zu erscheinen, die man mit Erstaunen und Neugierde anstarrt. Dieses mein neues Bewusstsein verursacht manchmal Situationen, die sehr befriedigend, ja beglückend sind. Bei anderen Gelegenheiten ruft es in mir Irritation hervor. Es ist das, was ich Parabel der Bewusstwerdung nenne: während ich früher damit beschäftigt war, meine Orientierung Richtung Zukunft zu suchen, jetzt, da ich jenen Weg vorgezeichnet habe und dabei bin ihn mit einer gewissen Freude zu gehen, kommt in mir der Gedanke auf, dass dieser Zustand unverrückbar ist. Dass ich bis zum Ende meiner Tage damit zusammenleben werde. Oft ertappe ich mich, während ich die anderen betrachte, die sich bewegen, unterhalten, scherzen, lachen, aus vollem Halse singen, in der Sicherheit, dass mir diese Möglichkeiten für immer abhandengekommen sind. Dass ich immer gezwungen sein werde, den ruhigsten Platz zu suchen, wenn ich ein Restaurant betrete; dass ich nie wieder ein

Telefongespräch führen werde; dass bei Konzerten, an denen ich teilnehme, ich nie wieder mitsingen werde.

Es ist diese traurige Gewissheit, die sich manchmal ausbreitet und wie eine graue Wolke Augenblicke des Glücks verdunkelt.

Mein Leben, lässt sich jetzt normal leben: Ich organisiere Abendessen mit meinen Freundinnen und obwohl ich weiß, dass ich weder sprechen noch mit Ihnen essen kann, möchte ich mir nicht das Vergnügen nehmen auf Ihre Gegenwart zu verzichten. Bei diesen Gelegenheiten erscheint diese Wolke für einen Augenblick und ich schiebe sie weg, so gut ich kann, aber ein Hauch von Traurigkeit begleitet immer meine Stunden der Leichtigkeit. Meine Resilienz gegenüber der Macht der Ereignisse zeigt ihre Resultate. Heute kann ich mich als eine normale aber auch eine in gewissem Sinn besondere Person bezeichnen. Bedauerlicherweise ist man nur durch diese traurigen und schmerzhaften Erfahrungen in der Lage zu verstehen, dass das Leben in allen seinen Facetten zu leben ist.

Was mir fehlt:

Frei zu sprechen, ohne mit dem Finger das Tracheostoma zu verschließen.
In den Spiegel zu blicken und mein Gesicht zu sehen, wie es einmal war.
Den rechten Arm heben zu können und die Schultern auf derselben Höhe zu halten.
Auch auf dem rechten Ohr zu hören.
Wieder wie früher, bevor das Ohrgeräusch begann, die Stille zu genießen.
Eine Semmel mit Salami zu essen, während ich ein Buch lese.
Schwimmen.

Was ich habe:

Ich kann sprechen.
Ich kann mich im Spiegel betrachten.

Ich kann den rechten Arm etwas anheben.

Ich kann mit dem linken Ohr hören.

Ich kann mir die Stille ohne Ohrgeräusch vorstellen.

Ich kann essen.

Ich kann mit dem aufgeblasenen Ring schwimmen.

Die Welt soll immer aus den verschiedenen Perspektiven betrachtet werden, um ihre vielfältigen Vorzüge zu genießen."

Endnoten

1 Vorliegender Beitrag ist eine nur leicht geänderte Übersetzung der englischen Erstveröffentlichung. (Gadebusch Bondio und Herrmann 2021). Einige Zitate werden hier anders als in der englischen Fassung ungekürzt wiedergegeben. Die Literatur ist an manchen Stellen ergänzt worden. Für die Genehmigung zur Übersetzung ins Deutsche danken die Autor*innen dem Springerverlag.

2 Vgl. Zaharias (2018); Kalitzkus und Matthiessen (2009); Arntfield u.a. (2013).

3 S. Greenhalgh und Hurwitz (1998); Greenhalgh und Hurwitz (1999); Launer (1999); Elwyn und Gwyn (1999); Hudson Jones (1999); Greenhalgh (1999).

4 S. Karel und Kidd (2017).

5 Vgl. Kleinmann (1988); Good (1994); Currer und Stacey (1986).

6 S. Lawton (2003); Shapiro (2011).

7 S. Cepeda u.a. (2008); Rosti (2017).

8 S. hierzu Carel (2012); Carel (2013); Carel (2016); Merleau Ponty (1966/1974) [1945].

9 S. hierzu Montani (2013); Gadebusch Bondio und Herrmann (2016).

10 Vgl. Kleinmann (1988); Hydén (1997); Schuchardt (1991); Hitzer (2000); Waller und Scheidt (2010); Lehmann (2007).

11 S. Surbone u.a. (2004); Surbone (2003).

12 Die epistulae morales werden hier nach der von Manfred Rosenbach herausgegebenen und übersetzen Ausgabe zitiert; lateinischer Text von François Préchac (Seneca 2011).

13 Die Patientin schrieb diesen Text 2019, daher müssen ihre Angaben entsprechend angepasst werden: sie ist 2002 erkrankt und zum ersten Mal operiert worden. Es folgten eine weitere Operation aufgrund von Metastasen 2003. Rekonstruktive Eingriffe fanden 2004 statt. Ein Rezidiv wurde 2007 erfolgreich entfernt.

Literatur

Andersen, Hans Christian. 2007. „Die kleine Meerjungfrau". In: *Märchen*. Übers. von Albrecht Leonhardt. Basel: Weinheim.

Arntfield, Shannon L. u.a. 2013. Narrative Medicine as a means of training medical students toward residency competencies. *In Patient Education and Counseling* 91(3): S. 280–286.

Bauer, Axel W., Ralf-Dieter Hofheinz und Jochen S. Utikal, Hrsg. 2021. *Ethical Challenges in Cancer Diagnosis and Therapy*. Cham: Springer.

Carel, Havi Hannah. 2013. Illness, phenomenology, and philosophical method. *Theoretical Medicine and Bioethics. Philosophy of Medical Research and Practice* 34(4): S: 345–357. https://doi.org/10.1007/s11017-013-9265-1

Carel, Havi Hannah. 2012. Phenomenology as a resource for patients. *Journal of Medicine and Philosophy* 37(2): S. 96–113. https://doi.org/10.1093/jmp/jhs008

Carel, Havi Hannah. 2016. *Phenomenology of illness*. Oxford: Oxford University Press.

Carel, Havi Hannah und Ian James Kidd. 2017. Epistemic Injustice in Medicine and Health-care. In: *The Routledge Handbook of Epistemic Injustice*, hrsg. von Ian James Kidd, José Medina und Gaile Pohlhaus, Jr., S. 336–346. London und New York: Routledge.

Cepeda, Maria Soledad u.a. 2008. Emotional disclosure through patient narrative may improve pain and well-being: results of a randomized controlled trial in patients with cancer pain. *Journal of Pain and Symptom Management* 35(6): S. 623–631.

Currer, Caroline und Margaret Stacey, Hrsg. 1986. *Concepts of health, illness, and disease. A comparative perspective*. Oxford: Berg Publishers.

Elwyn, Glyn und Richard Gwyn. 1999. Stories we hear and stories we tell: analysing talk in clinical practice. *British Medical Journal* 318 (7177): S. 186–188.

Fischer, Pascal und Mariacarla Gadebusch Bondio, Hrsg. 2016. *Literatur und Medizin – interdisziplinäre Beiträge zu den Medical Humanities*. Heidelberg: Winter.

Fricker, Miranda. 2007. *Epistemic injustice. Power and the ethics of knowing*. Oxford: Oxford University Press.

Gadebusch Bondio, Mariacarla und Ingo F. Herrmann. 2021. Cancer and the Life beyond it. Patients Testimony as a Contribution to Subjective Evidence (with an original text by Maria Cristina Montani). In: *Ethical Challenges in Cancer Diagnosis and Therapy*, hrsg. von Axel W. Bauer, Ralf-Dieter Hofheinz und Jochen S. Utikal, S. 259–274. Cham: Springer.

Gadebusch Bondio, Mariacarla, Ingo F. Herrmann und Maria Christina Montani. 2013. *Innenansichten des Krankseins*. Berlin: Logos.

Gadebusch Bondio, Mariacarla und Ingo F. Herrmann. 2016. Kranksein in Worte gefasst. In: *Literatur und Medizin – interdisziplinäre Beiträge für die Medical Humanities*, hrsg. von Pascal Fischer und Mariacarla Gadebusch Bondio, S. 159–176. Heidelberg: Winter.

Good, Byron J. 1994. *Medicine, rationality and experience: an anthropological perspective*. Cambridge: Cambridge University Press.

Greenhalgh, Trisha und Brian Hurwitz, Hrsg. 1998. *Narrative based medicine. Dialogue and discourse in clinical practice*. London: BMJ Books.

Greenhalgh, Trisha. 1999. Narrative based medicine in an evidence-based world. *British Medical Journal* 318 (7175): S. 323–325.

Greenhalgh, Trisha und Brian Hurwitz. 1999. Narrative based medicine. Why study narrative? *British Medical Journal* 318 (7175): S. 48–50.

Greenhalgh, Trisha u.a. 2015. Six ‚biases' against patients and carers in evidence-based medicine. *BMC Medicine* 13(1): S.1–11. https://doi.org/10.1186/s12916-015-0437-x

Hitzer, Bettina. 2020. *Krebs fühlen. Eine Emotionsgeschichte des 20. Jahrhunderts.* Stuttgart: Klett-Cotta.

Hydén, Lars-Christer. 1997. Illness and narrative. *Sociology of Health and Illness* 19(1): S.48–69.

Jaspers, Karl. 1997. *Von der Wahrheit.* München und Zürich: Piper.

Jaspers, Karl. 1994. *Philosophie I. Philosophische Weltorientierung.* München: Piper. [1931]

Jones, Anne Hudson. 1999. Narrative Based Medicine. Narrative in medical ethics. *British Medical Journal* 318 (7178): S.253–256.

Jork, Klaus u.a., Hrsg. 1991. *Was macht den Menschen krank? 18 kritische Analysen.* Basel, Boston und Berlin: Springer.

Kalitzkus, Vera und Peter F. Matthiessen. 2009. Narrative-based medicine: potential, pitfalls, and practice. *Permanente Journal* 13(1): S.80–86.

Kidd, Ian James, José Medina und Gaile Pohlhaus, Jr., Hrsg. 2017. *The Routledge Handbook of Epistemic Injustice.* London und New York: Routledge.

Kleinman, Arthur. 1988. *The illness narratives. Suffering, healing and the human condition.* New York: Basic Books.

Launer, John. 1999. A narrative approach to mental health in general practice. *British Medical Journal* 318 (7176): S.117–119.

Lawton, Julia. 2003. Lay experiences of health and illness: past research and future agendas. *Sociology of Health and Illness* 25(SPI): S.23–40.

Leder, Drew. 1990. Clinical interpretation: The hermeneutics of medicine. *Theoretical Medicine* 11(1): S.9–24. Lehmann, Albrecht. 2007. *Reden über Erfahrung: Kulturwissenschaftliche Bewusstseinsanalyse des Erzählens.* Berlin: Reimer.

Merleau-Ponty, Maurice. 1966/1974. *Phänomenologie der Wahrnehmung.* Übers. und eingef. durch eine Vorrede von Rudolf Boehm. Berlin: de Gruyter. [Franz. Orig., *Phénoménologie de la perception*, 1945]

Montani, Maria Christina. 2013. Wiederträumen können. In: *Innenansichten des Krankseins*, hrsg. von Mariacarla Gadebusch Bondio, Ingo F. Herrmann und Maria Christina Montani, S.17–72. Berlin: Logos.

Rosti, Giovanni. 2017. Role of narrative-based medicine in proper patient assessment. *Supportive Care in Cancer* 25(1): S.3–6. https://doi.org/10.1007/s00520-017-3637-4

Schuchardt, Erika. 1991. Vom Gesund-Sein der Kranken. Forschungsergebnisse aus 500 Biographien der Weltliteratur zur Verarbeitung kritischer Lebensereignisse. In: *Was macht den Menschen krank? 18 kritische Analysen*, hrsg. von Klaus Jork u.a., S.63–79. Basel, Boston und Berlin: Springer.

Seneca, Lucius Annaeus. 2011. *Philosophische Schriften.* Lateinisch und Deutsch. Bd. 4. Hrsg., übers., eingel. und mit Anm. versehen von Manfred Rosenbach. Lateinischer Text von François Préchac. 2. Aufl. Darmstadt: Wissenschaftliche Buchgesellschaft.

Shapiro, Johanna. 2011. Illness narratives: reliability, authenticity and the empathic witness. *Medical Humanities* 37(2): S.68–72.

Surbone, Antonella, Claudio Ritossa und Antonio G. Spagnolo. 2004. Evolution of truth-telling attitudes and practicies in Italy. *Critical Reviews in Oncolology Hematology* 52(3): S.165–172.

Surbone, Antonella. 2003. Persisting differences in truth telling throughout the world. *Supportive Care in Cancer* 12(3): S.143–146.

Toombs, S. Kay E. 1987. The meaning of illness: A phenomenological approach to the patient-physician relationship. *Journal of Medicine and Philosophy* 12(3): S. 219–240.

Waller, Nicola und Carl Eduard Scheidt. 2010. Erzählen als Prozess der (Wieder-)Herstellung von Selbstkohärenz. Überlegungen zur Verarbeitung traumatischer Erfahrungen. *Zeitschrift für Psychosomatische Medizin und Psychotherapie*. 56(1): S. 56–73.

Wirth, Mathias. 2018. Phenomenology and its relevance to medical humanities: the example of Hermann Schmitz's theory of feelings as half-things. *Medical Humanities* 45: S. 346–352. https://doi.org/10.1136/medhum-2018-011464

Zaharias, George. 2018. Clinical Review: What is narrative-based medicine? Narrative-based medicine 1. *Canadian family physician* 64(3): S.176–180.

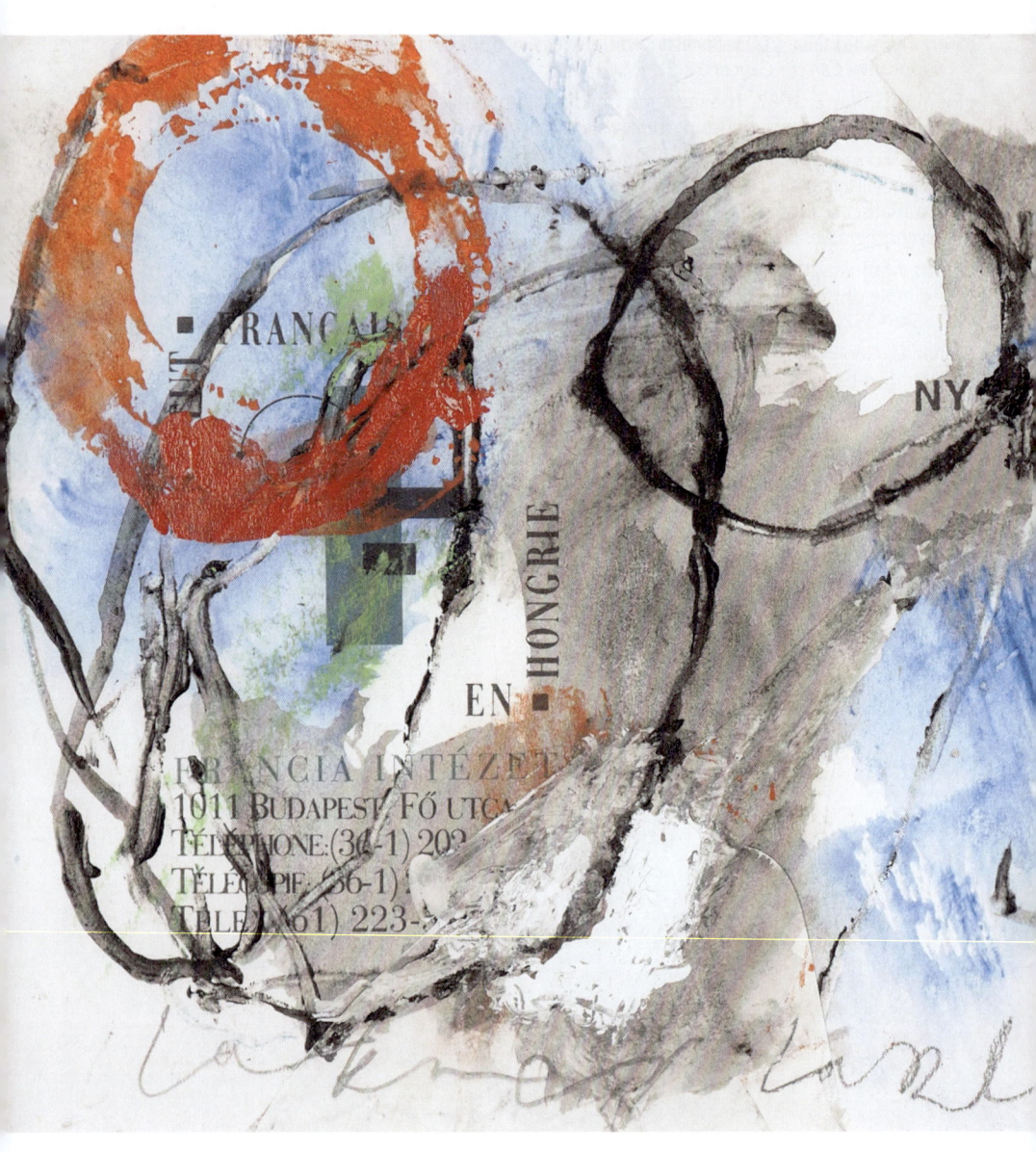

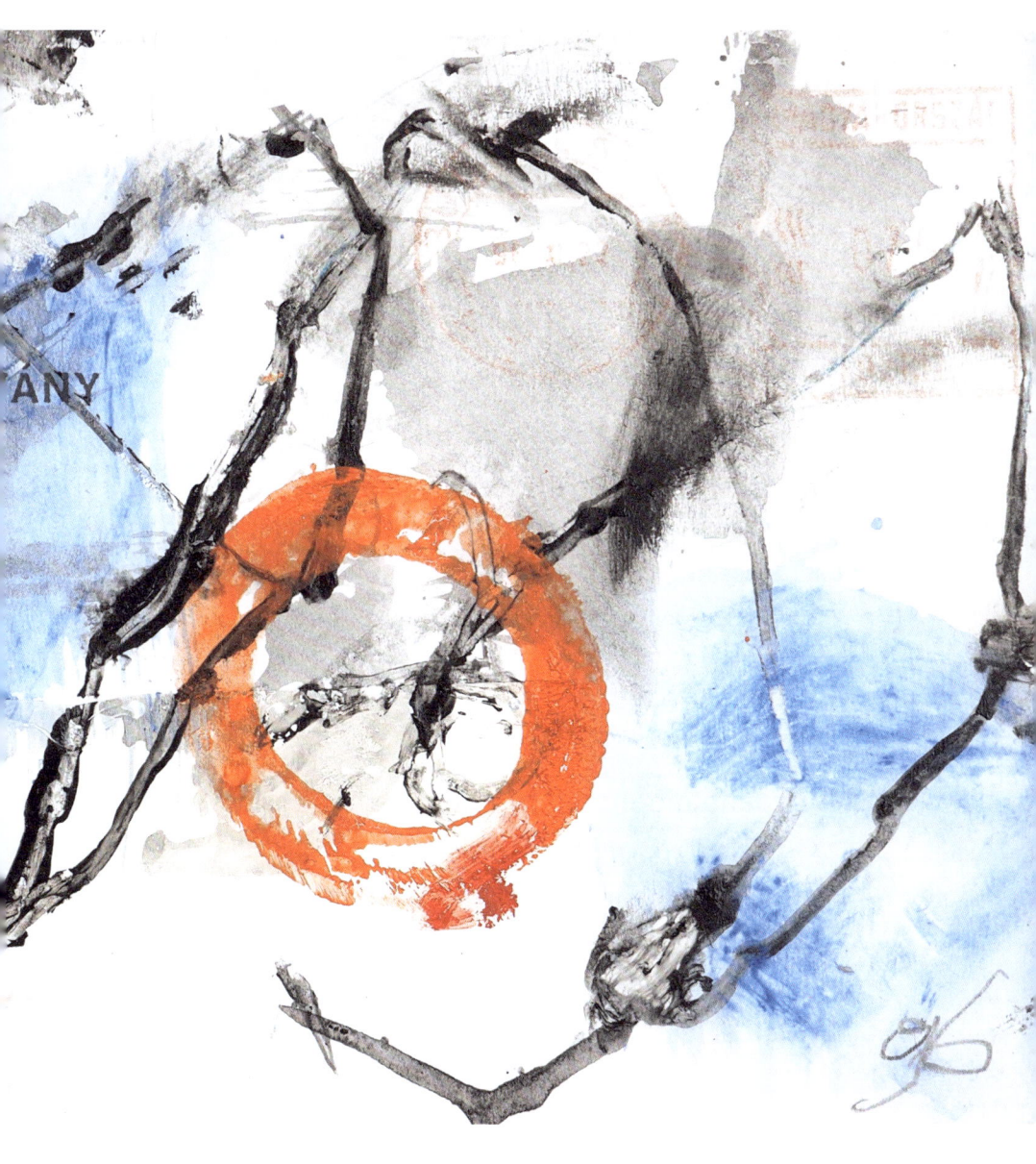

László Lakner
Ohne Titel, 1996
Mischtechnik, Collage auf Briefkuvert, 10,5x22 cm

Das lesende Ich

Alexander Ammann

- Prolog - Alles begann mit einem philosophischen Diskurs
- Die Evolutionsbiologie hat den Code des Lesens vergessen
- Ohne Rückblick keinen Einblick zum lesenden Ich
- Das lesende Ich im Aufmerksamkeitswettbewerb der Medien
- Das lesende Ich im Lichte seiner Lesekompetenz
- Epilog zur Lesekompetenz einer Heilkraft der Literatur

Prolog
Alles begann mit einem philosophischen Diskurs

Es ist schon bemerkenswert, dass sich ein fundamentaler Diskurs zur Schriftlichkeit erst nach über 2000 Jahren mit der Entwicklung der sumerischen Keilschrift (ca. 2700 v. Chr.–400 v. Chr.)[1], in dem Werk Phaidros[2] von *Platon* (428/427–348/347 v. Chr.) dahingehend entfaltete, die Errungenschaft der Schrift kritisch zu bewerten, da die Zeugenschaft und Artikulationskraft der Rede größer ist als die Gedächtnisleistung einer Schrift. Die Authentizität der Rede geht verloren, wobei *Platon* die Schrift nicht prinzipiell ablehnt, sondern ihr auch eine andere Bedeutung zumisst, die im Kontext dieses Werkes „Heilkraft der Literatur" zu betrachten ist, indem er sie als <pharmakon> (φάρμακον) bezeichnet, d. h. als Arznei, die je nach Dosis, eine heilende oder giftige

Wirkung haben kann.[3] So hat auch noch heute diese Bemerkung von *Platon* seine Relevanz nicht verloren, denn man kann z.B. von einer iatrogenen Krankheit sicherlich auch sprechen, wenn beim Lesen mancher Beipackzettel mit ihren Nebenwirkungen von Medikamenten psychisch bedingte Leiden ausgelöst werden, aber auf der anderen Seite die aufklärende Begleitliteratur zu Therapiemaßnahmen diese aktiv unterstützen. Andererseits muss aber auch die Ausdruckskraft der Rede sich als <pharmakon> (φάρμακον) bezeichnen, auf die *Platon* in „Phaidros" nicht eingegangen ist, denn gerade in der Arzt-Patienten-Beziehung weist der Psychoanalytiker *Michael Bálint* (1896–1970) darauf hin:

> „Eine der wichtigsten Nebenwirkungen – wenn nicht sogar die Hauptwirkung – des Medikaments „Arzt" ist die Antwort des Arztes auf die Bedürfnisse des Patienten. [H.i.O.]" (Bálint 1984, S. 38)[4]

Somit kann das Wort des Arztes heilend als auch eine toxische Wirkung haben, im Grunde genommen ist das Wort des Arztes überspitzt formuliert „rezept-pflichtig". Der Dialog mit den dichotomischen Elementen der Rede und des Zuhörens hat in der Arzt-Patientenbeziehung eine ganz besondere Be-deutung, die der Mediziner, Philosoph und Ethiker *Giovanni Maio* in einem SWR-Interview zum Thema „Zuhören – eine vergessene Kunst" am 13. 06. 2019 eindrucksvoll zum Ausdruck brachte:

> „Weil es uns so ansprechen kann, und weil das Zuhören die wirkmächtigste Form der Zuwendung bedeutet, hat das Zuhören das Potenzial, eine Gemeinschaft zu stiften – eine Verständigungsgemeinschaft zu entfalten, durch die wir dem Anderen signalisieren: ich interessiere mich nicht nur für dich, sondern ich gehe in diesem Moment mit dir mit. Allein dadurch, dass ich innerlich bereit bin, dem Anderen Zeit zu geben, indem ich zuhöre und nicht spreche, allein dadurch werte ich den Anderen auf, allein dadurch gebe ich ihm zu verstehen, dass er eine Bedeutung hat. Allein dadurch kann ich ihn sogar heilen, indem ich ihm zuhöre." (Maio 2019)

Im Beziehungsverhältnis zwischen Arzt und Patient mit der Kunst des Zuhörens, um ein Verständnis zu erzeugen, liegt die Kraft des Dialogs, auf die in *Platons* Phaidros so eindringlich hingewiesen wurde, denn die Schriftlichkeit ist zwar beständig für ein Erinnern, garantiert aber nicht ein Verstehen des Inhalts, das in einer Rede und Gegenrede jedoch zum Ausdruck kommt.

Dies sei hier aber nur als eine Randbemerkung zu verstehen, denn nicht die artikulierte Sprache und ihre Wirkung soll im Fokus stehen, sondern vielmehr das geschriebene Wort und eine damit verbundene Lesekompetenz, die auch in einem unmittelbaren Zusammenhang mit den Auswirkungen unserer digitalisierten Gesellschaft und den sozialen Medien steht, denn eine „Heilkraft der Literatur" setzt eben jene Lesekompetenz als einen hochkomplexen neurologischen und kognitiven Prozess voraus.

Die Evolutionsbiologie hat den Code des Lesens vergessen

Für die Lesekompetenz existieren keine Gene, die genetisch organisiert und damit im Code der Gene Bestandteil des Erbguts sind. *Maryanne Wolf* geht auf diese Besonderheit ein:

> „Unsere Urahnen haben zwar rund 2000 Jahre gebraucht, um einen
> alphabetischen Code zu entwickeln, aber von unseren Kindern wird in der
> Regel erwartet, dass sie diesen Code in nur etwas 2000 Tagen bis zum Alter
> von sechs bis sieben Jahren knacken" (Wolf 2010, S. 261).

Von der Mustererkennung eines Buchstabens, zur Bildung und Phonetik eines Wortes, mit der Einordnung in einen Satz bis zur Bedeutung und Interpretation des Textes sind hochkomplexe neuronale Interaktionen verbunden, die jene kognitiven Leistungen unseres Gehirns in Millisekunden vollbringen müssen – jene wechselseitigen Beziehungen, die zu der Sprach- und Lesekompetenz führen, sind in einer vereinfachten Darstellung (Abb. 1) skizziert.

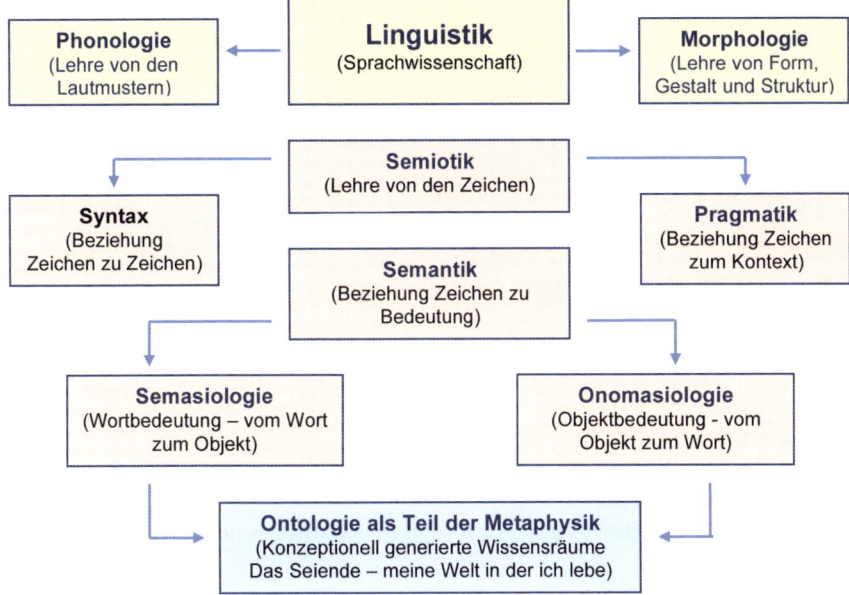

Abb. 1: Einflussfaktoren einer Lesekompetenz, die zu einem ontologischen Wissensraum führen.

Es ist schon faszinierend, welche Hirnareale aktiviert werden müssen und interagieren und damit in unserem komplexen neuronalen Netzwerk kooperieren müssen, um eben über jene Lesekompetenz zu verfügen – auszugsweise seien die folgenden Hirnareale genannt, die der französische Mathematiker und Neurowissenschaftler *Stanislas Dehaene* in seinem Werk eindrucksvoll beschrieben hat[5], wobei hier nur die relevanten Areale für die Sprach- und Leseverarbeitung genannt, die gleichermaßen auch für andere Kognitions- und Funktionsbereiche zuständig sind:

• *Primärer visueller Kortex (V1):*

Lokalisation: Okzipitallappen

Funktion: Verarbeitung der visuellen Informationen über das Auge

• *Visual Word Form Area (VWFA):*

Lokalisation: Linker Gyrus fusiformis im basalen Teil des Temporallappens

Funktion: Mustererkennung von Buchstaben und Wörter

- *Broca-Areal - Brodmann-Areal 44/45:*

  Lokalisation: Linker Frontallappen

  Funktion: Syntaktische Verarbeitung und Artikulation

- *Wernicke-Areal:*

  Lokalisation: Linker Temporallappen (in der Regel bei Rechtshändern)

  Funktion: Semantische Verarbeitung von Sprach- und Textinhalten

- *Supramarginaler Gyrus und Gyrus angularis:*

  Lokalisation: Teil des Schädellappens

  Funktion: Sensorisch motorisch komplexe Funktionen für das Lesen, Schreiben, Rechnen

- *Anteriore cinguläre Cortex (ACC):*

  Lokalisation: Gehört zum Präfrontalcortex, funktionell dem limbischen System zugerechnet

  Funktion: Emotionale Wahrnehmung und bewusste Aufmerksamkeitssteuerung

- *Gyrus frontalis inferior:*

  Lokalisation: Struktur des Frontallappens der Großhirnrinde

  Funktion: Motorische phonologische Verarbeitung und Kontrolle der Sprachproduktion

Damit wollen wir nun den Bereich der Neurowissenschaften schon verlassen, denn es sollte nur ein kleiner Exkurs sein, welche enorme neuronalen Leistungen bei der Entwicklung einer Lesekompetenz vollzogen werden müssen, die eben nicht bei der Evolutionsbiologie berücksichtigt wurden, sondern nur durch das mühevolle Lernen erworben werden kann. Stellt man dieses noch in den Kontext zu den Entwicklungsstufen der kognitiven Leistungen eines Kindes, so müssen die grundlegenden Arbeiten des Biologen und Begründers der genetischen Epistemologie *Jean Piaget* zur Entwicklungspsychologie des Kindes genannt werden.[6]

Er definiert die vier Hauptstufen der kognitiven Entwicklung wie folgt[7]:

Phase 1 sensomotorisch (Geburt bis etwa 2 Jahre):

Die Kinder lernen die Welt durch ihre Sinne und motorische Aktivitäten kennen. Sie entwickeln Konzepte wie Objektpermanenz und die Erkenntnis, dass Objekte weiterhin bestehen, auch wenn sie nicht sichtbar sind.

Phase 2 präoperational (etwa 2 bis 7 Jahre):

Sie beginnen symbolisch zu denken und die Artikulation und Sprache zu verwenden. Ihr Denken ist jedoch stark von der eigenen Sichtweise geprägt (Egozentrismus) und sie haben noch Schwierigkeiten, die Sichtweisen anderer zu verstehen und zu verarbeiten. Das kindliche Denken wird mehr von der Wahrnehmung als von der Logik beherrscht.

Phase 3 konkret-operational (etwa 7 bis 11 Jahre):

Das logische Denken über konkrete Objekte und Ereignisse entwickelt sich weiter. Sie können Probleme systematisch lösen, verstehen Ordnungsprinzipien und können multiple Perspektiven einnehmen.

Phase 4 formal-operational (ab etwa 11 Jahren):

Es entwickelt sich die Fähigkeit zum abstrakten und hypothetischen Denken. Sie können komplexe Probleme analysieren und durch logisches Denken lösen und verstehen abstrakte Konzepte wie Gerechtigkeit und Freiheit.

Natürlich wird dieses Modell heute sehr kritisch gesehen, da es starr und nicht variabel sich darstellt, die kognitive Entwicklung sich schneller vollzieht als diese in seinen experimentellen Studien dargestellt wurde, denn die sozialen, gesellschaftlichen und kulturellen Einflüsse auf die kognitive Entwicklung wurden nicht ausreichend berücksichtigt – im Forum Kritische Psychologie resümiert der russische Psychologe *Lew Semjonowitsch Wygotski* in der Auseinandersetzung mit *Jean Piaget* sein Fazit zu diesem Modell wie folgt: „Die Entwicklung des kindlichen Denkens verläuft nicht

vom Individuellen zum Sozialisierten, sondern vom Sozialen zum Individuellen" (Huck und Wrege, S.156). Ob *Piaget* hierauf nach oder vor diesem Fazit
von *Wygotski* auf sein Vorwort in der russischen Ausgabe seines Werkes mit
folgender Aussage reagiert hat, ist aus den Quellen nicht ersichtlich, aber sie
zeugt von einer kritischen Selbstreflexion:

> „Wenn man so arbeitet, wie ich gezwungen war, innerhalb eines einzigen
> sozialen Milieus wie das der Kinder in Genf, dann ist es unmöglich, die Rolle
> des Individuellen und des Sozialen im Denken des Kindes zu bestimmen. Um
> das zu erreichen, muss man die Kinder unbedingt in den verschiedensten und
> möglichst verschiedenartigsten sozialen Milieus studieren." (Wygotski 2017,
> S.122)

Dennoch kann dieses Modell eine Orientierungshilfe zu den Entwicklungs-
phasen geben, die ein Kind durchläuft, um den langen kognitiven Prozess
zum Erwerb einer Lesekompetenz zu bekommen. Um diese großartige neurobiologische Entwicklungsleistung zu veranschaulichen, mögen folgende
Zahlen uns auch ein wenig in Demut versetzen. Die Arbeiten des Kogni-
tionspsychologen *Michael Posner* und weiterer Neurowissenschaftlern kamen u.a. mit ihren EEG (Elektroenzephalographie)-Messungen zu folgendem Ergebnis[8]:

- Die ersten 0 bis 100 Millisekunden für die Aufmerksamkeit auf den
  Buchstaben;
- zwischen 50 und 150 Millisekunden das Erkennen eines Buchstabens;
- zwischen 100 und 200 Millisekunden, das Verknüpfen von Buchstaben
  mit Lauten und von Orthographie mit Phonologie;
- zwischen 200 und 500 Millisekunden, das Abrufen des Wortwissens aus
  dem Sprachkorpus.[9]

Ohne Rückblick keinen Einblick zum lesenden Ich

Es war das menschliche Bestreben, dem artikulierten Wissen eine Beständig-
keit zu geben und nicht dem Verfall preiszugeben und die Mitteilung nicht
in Abhängigkeit der Rede eines Anwesenden zu stellen. Die Dokumente
aus den Höhlenmalereien dürften hierfür die ersten Belege sein. Eines der
ältesten Funde aus der Grotte Chauvet (Frankreich) reichen in die Zeit vor
30.000 Jahren aus der Epoche des Jungpaläolithikums zurück (Abb. 2).[10]

Zu beobachten ist hierbei, dass diese Form der Höhlenmalereien meist
eine narrative Funktion haben und keine statischen Motive darstellen, sie
haben eine kreative Ausdruckskraft mit spirituellen Botschaften, zeigen oft
Jagdszenen und Themen aus dem Alltag der Jäger und Sammler: womit
mache ich Feuer? Wie stelle ich scharfe Werkzeuge her und wie verhalte
ich mich bei der Flucht? – Dies waren sicherlich die Geschichten, die im
Schatten der Höhlenmalerei am Lagerfeuer erzählt wurden – heute nennen
wir es „Storytelling".

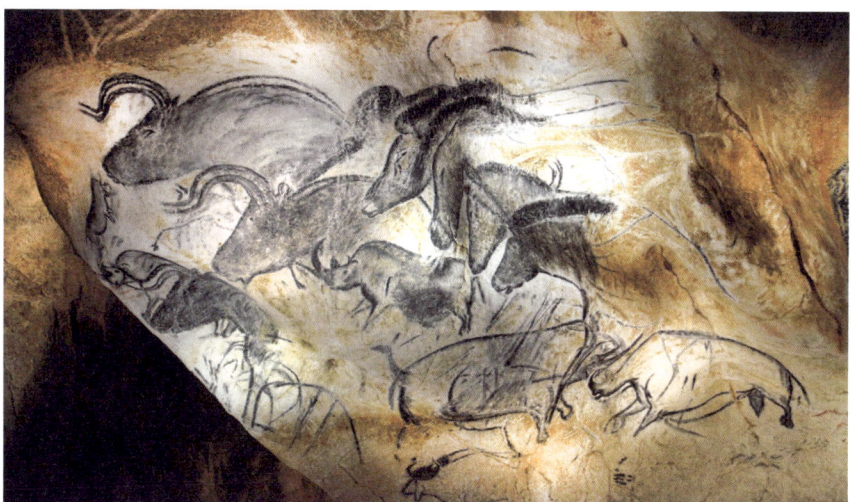

Abb. 2: Die Chauvet-Höhle in der Nähe von Vallon-Pont-d'Arc umfasst in seinem rund
30.000 Jahre alten Bestiarium ca. 1000 Zeichnungen mit 425 Tierfiguren. Die Höhle
wurde 1994 durch den Speläologen Jean-Marie Chauvet entdeckt.
Mit freundlicher Genehmigung der Chauvet-Höhle 2 – Ardèche.

Die weitere Entwicklung von den Bildern zu Zeichen und Symbolen unterscheidet dabei die Piktogramme, mit der Bezeichnung der unmittelbar abgebildeten Bildelemente und den Ideogrammen, bei der die Bedeutung assoziiert werden muss.[11] Wie sollten aber nun die sprachlichen Ausdrucksformen der gezeichneten oder der geschriebenen Darstellungselemente wiedergegeben werden? Hier differenziert die Paläografie und Paläolinguistik[12] das logographische System, bei dem die verwendeten Zeichen Wörter wiedergeben und das phonographische System, bei dem die Zergliederung des Dazustellenden nach den Klangeinheiten, zunächst auf Silben und dann auf Einzellaute, erfolgt.[13]

Bis in die fünfziger Jahre des letzten Jh. galt noch die Theorie der Monogenese bei vielen Schriftwissenschaftlern, wobei heute die These der Polygenese als allgemein gültig vertreten wird, die in sich auch logisch klingt, da diese auch im Einklang zur Vielfältigkeit der Sprachentwicklung steht.[14] Die Motivation einer Schriftentwicklung war dabei nicht dadurch gegeben, die gesprochene Sprache sichtbar zu machen, sondern die Information nach ihrer Wahrnehmung und ihrem Inhalt und nicht unbedingt nach der sprachlichen Ausdruckform zu fixieren, denn nirgendwo setzt die Schriftgeschichte direkt mit der Phonographie ein, sondern sie entwickelte sich aus dem logographischen Prinzip heraus.[15]

So hat sich aus den Höhlenmalereien und Motivzeichnungen in den Phasen der Evolution eine nächste Stufe am Beispiel der Hieroglyphen entwickelt, die anfänglich eine rein logographische Bilderschrift war, sich aber dann im Laufe der Jahrhunderte zur Silbenschrift weiterentwickelte die später auch Elemente der phonetischen Buchstabenschrift enthielt, die u. a. durch die Benennung von Königsnamen beeinflusst wurde.[16] So kann diese Schrifterfindung auf Mitte des 4. Jh. in Mesopotamien und Ägypten datiert werden, aus der die abgeleiteten Schriften Hieratisch (bis ins 4. Jh. n. Chr.)

und Demotisch (bis ins 5. Jh. n. Chr.) hervorgingen.[17] Die ältesten Schrift-funde stammen aber nicht aus Mesopotamien, sondern die Schriftstudien aus den Jahren 1981 – 1989 ergaben, dass die Donauzivilisation in Alteuropa bereits gegen Ende des 6. Jahrt. v. Chr. über eine eigenständige Sakralschrift verfügte, d. h. sie war bestimmt für den Anruf einer Gottheit in Verbindung mit den Votivgaben.[18]

Die Hieroglyphen sind aus der Zeremonienschrift des Gottkönigtums der Pharaonen entstanden, wobei *Hieros* (Ἱερός), „heilig", und *glyphein* (γλύφειν), „einschneiden", bedeutet.[19] Die ältesten hieroglyphischen Funde stammen aus der Zeit um 3100 v. Chr. und setzen sich aus Bildzeichen (Ideo-gramme), Deutzeichen (Determinative) und Lautzeichen (Phonogramme) zusammen. Das Repertoire umfasste ursprünglich ca. 700 Zeichen und in der griechisch-römischen Zeit bereits 70.000 Zeichen und damit gehören die ägyptischen Hieroglyphen zu den umfangreichsten Schriftsystemen.[20, 21]

Die Hieroglyphen mit dem logographischen Grundcharakter, werden von der Schriftwissenschaft in die drei wichtigsten Entwicklungsgruppen einge-teilt, die hier in einer verkürzten Übersicht zusammengestellt sind:[22, 23]

Hieroglyphengruppe	Zeit	Charakter	Zeichensatz
Ägyptische	um 3200 v. Chr.	Logographisch Determativisch Phonographisch	ca. 70.000
Kretische	um 2000 v. Chr.	Logographisch Phonographisch	ca. 137
Luwische	um 2000 v. Chr.	Logographisch Phonographisch	ca. 350
Maya	um 1000 v. Chr.	Logographisch Phonographisch	ca. 700

Der Vorteil der frühen Bilder- und Ideenschrift lag in einer Unabhängigkeit einer Sprach- und Lesekompetenz, da sie einzig und allein auf die Dechiffrierung der Mustererkennung beruht und dessen Prinzip heute noch durch die Piktogramme (Abb.3) sprachunabhängig genutzt wird und für den internationalen Gebrauch durch die ISO 7010 standardisiert sind.[24]

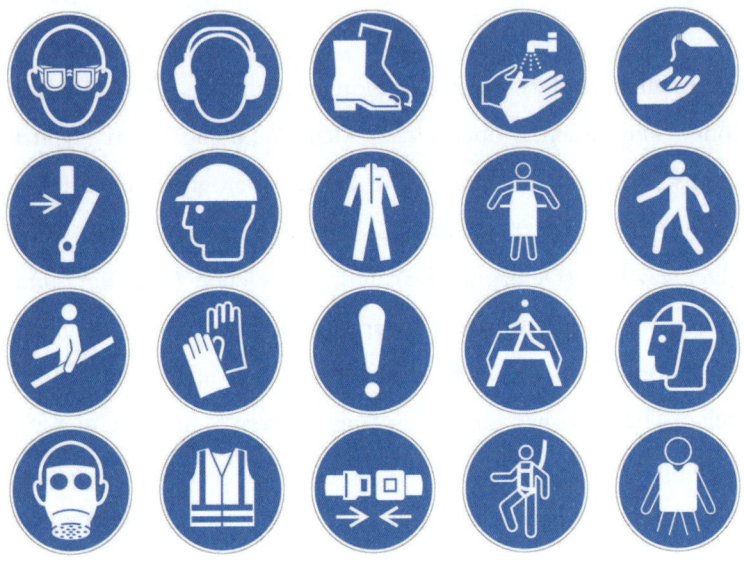

Abb.3: Beispiele für Piktogramme, die auch ohne fremde Sprachkenntnisse verstanden werden – ISO 7010
Stock Illustration ID 1142020475

Aus den altsumerischen Bildzeichen der Piktogramme entwickelte sich die Keilschrift über einen Zeitraum von ca. 2700 v. Chr.– 400 v. Chr., die sich dann über die Silbenschrift hin zu einer phonetischen Konsonantenschrift weiterentwickelte. Während bei den Sumerern die Keilschrift noch nach dem Grundprinzip der Logographie aufgebaut war, hat sich bei den Akkadern bereits das Organisationsprinzip einer phonographischen Schreibweise weiterentwickelt, „denn die Sumerer neigten zum phonetischen Gebrauch von Zeichen nur dann, wenn die Grenzen ihres logographischen Systems sie dazu zwangen" (Haarmann 1991, S. 225).[25]

Die Schriftwissenschaft ist sich aber darüber einig, dass das System der Keilschrift sich deshalb zu einer phonetischen Schreibweise entwickelt hat, um damit die Sprache in eine Schriftform zu bringen. Besonders deutlich wird dies aus dem Fund einer Keilschrift um 2600 v. Chr. aus einer Schreiberschule, bei dem das Problem der Homophone[26] bei identischer Aussprache in der sumerischen Sprache, aber mit einer unterschiedlichen Orthographie und Bedeutung behandelt wurde. Das Sumerische ist somit einer der ersten Sprachen aus der sich eine eigenständige Schrift entwickelt hat. Bereits zu jener Zeit wurden auch Kaufverträge zur Dokumentation und Archivierung geschlossen, wie dies in der sumerische Keilschrift auf einer Tafel vor ca. 2600 Jahren eindrucksvoll zeigt (Abb. 4).[27]

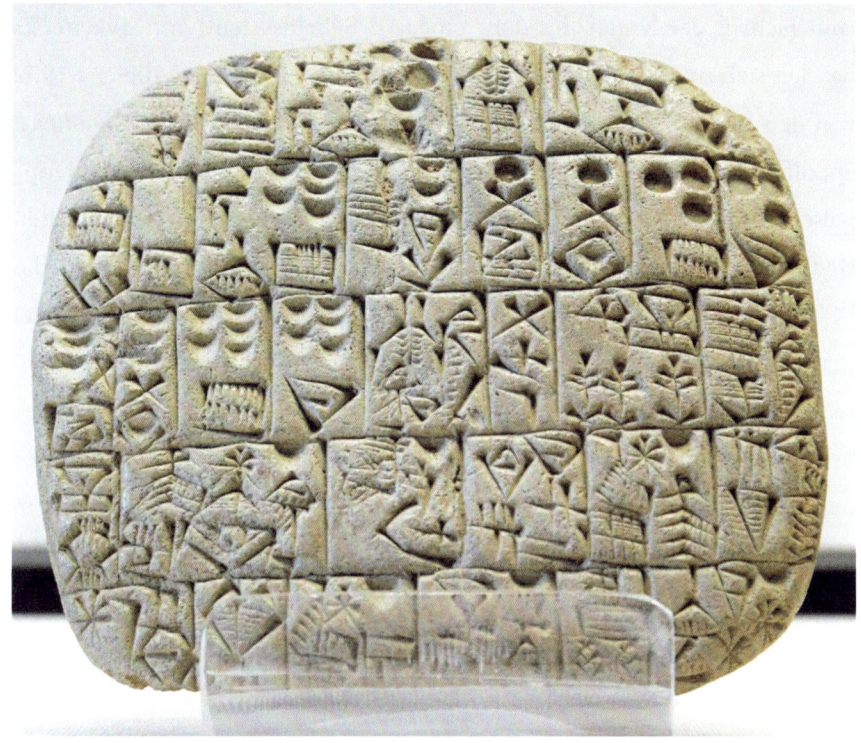

Abb. 4: Diese sumerische Keilschrift vor ca. 2600 Jahren enthält einen Kaufvertrag. An den Formen ist zu erkennen, dass der Schreiber verschiedene Griffel verwendet hatte.
Louvre (Orientalische Abteilung) Inventarnummer AO 3766.

Die weitere phonetische Silbenschriftentwicklung wird hauptsächlich durch die minoische Kultur auf Kreta geprägt und kommt in dem Linear A Schriftsystem zum Ausdruck. Dieses Schriftsystem Linear A um 1650 v. Chr. wurde jedoch noch durch einen relativ großen Motivschatz aus der logographischen Hieroglyphenschrift beeinflusst, wobei sie als eigenständiges Schriftsystem betrachtet werden muss.[28] Wenn auch eine Entschlüsselung von Linear A bis heute noch nicht möglich ist, da es nur wenig an Archivfunden gibt, um einen umfassenden Einblick in diese Schriftentwicklung zu bekommen, so gilt diese doch als Ursprung für die Geschichte der rein phonetischen Schreibkultur.[29]

Eine weitere und unabhängige phonetische Schrift entstand aus der Bilderschrift der Kreter mit dem Linear B Schriftsystem von Mykene. Es handelt sich um eine Silbenschrift aus dem Jahr 1600 v. Chr., die erst 1952 von den britischen Sprachforschern *Michael Ventris* und *John Chadwick* entziffert werden konnten.[30] Typisch für die Linear B Schrift sind die Doppelschreibungen mit einem Ideogramm[31] als Ergänzung zu der gleichen Bedeutung des geschriebenen Wortes mit den Silbenzeichen, wobei das Lesen nicht immer identisch ist mit dem geschriebenen Wort, da die Lautstruktur des mykenischen Griechisch nur unvollkommen wiedergegeben wird. So wird z.B. nur die Vokalqualität, nicht aber die Quantität geschrieben und es gibt Zeichengruppen, die für bis zu 21 Ausdrucksformen stehen. Es war dem Leser überlassen aus dem Textzusammenhang den Sinn und das Gemeinte zu erkennen, denn sie lebten ja in ihrer Kultur, um die entsprechende Interpretation vornehmen zu können.[32] Auch dies ist wieder ein Beweis dafür, wie wesentlich es ist, die Texte im Kontext der jeweiligen Kultur zu sehen, um diese verstehen zu können. Für die Darstellung von Wissensräumen in unserer globalen Gesellschaft ist dies von elementarer Bedeutung, da für den Begriff „Kulturkreis" auch der Begriff „Wissenschaftskreis" stehen kann, der gerade bei den Fachbegriffen zu unterschiedlichen Kontextinterpretationen führen kann, wie z.B. „Augmentation" in der Medizin als Therapie eines Knochenaufbaus, oder wird in der Musik ein Thema „augmentiert", wird die Note um ihren eigenen Wert verlängert, so wird aus einer Viertel- eine halbe Note oder aus einer halben eine ganze Note.

Interessant ist in diesem Zusammenhang, dass mit den Linearschriften sich auch das Trägermaterial mit Ton und Stein geändert hat, denn die komplizierten Strukturen mit den vielen Detailzeichen sind für das Einritzen weniger geeignet und daher wurde mehr das Material wie Papyrus, Pergament und Tierhäute verwendet, wobei man in Ägypten die Kunst der Hieroglyphen auf Papyrus zu schreiben schon pflegte, denn die Herstellungstechniken von Papyrus reichen in die Zeit 4000 – 3000 v. Chr. zurück.[33, 34]

Dennoch ist es den Tontafeln als Ironie des Schicksals zu verdanken, dass sich die Schriftwissenschaftler auf die Funde der Tontafeln der Linear Schriften A und B verlassen mussten, „denn um 1100 v. Chr. werden die mykenischen Kulturzentren auch auf dem griechischen Festland zerstört[35] und danach fällt die westliche ägäische Welt in ein schriftloses und kulturell orientierungsloses Stadium zurück" (Haarmann 1991, S. 255). Die kretischen Schriftsysteme wurden später auch nicht wiederbelebt.

Die ägyptische hieroglyphische Segmentalschrift, die Keilschrift der Mesopotamier, die hethitische Hieroglyphenschrift und die kretische Linear B Schrift sind Kulturdokumente von hochentwickelten Zivilisationen und dennoch spielten diese Schriften keine wesentliche Rolle auf dem Weg von der Bilderschrift, über die Silbenschrift zur Buchstabenschrift. Es war aber die ugaritische Keilschrift mit ihrer ersten alphabetischen Struktur, die um 1400 – 1300 v. Chr. entstanden ist und aus der sich heraus u.a. auch das phönizische Alphabet entwickelt hat.[36]

Die semitisch sprechenden Völker in Phönizien begannen die Wörter ihrer Sprache mit Hilfe von 22 ägyptischen Symbolen zu schreiben (Abb. 5), wobei dieses frühsemitische Alphabet um 1500 v. Chr. kein ABC, sondern ein BCD war, da es nur aus Konsonanten bestand, denn diese Sprache war äußerst reich an Konsonantenverbindungen.[37] Dies war wohl auch der Grund, weshalb keine Satzzeichen erforderlich waren, denn in den Konsonanten liegt der Schlüssel zu ihrer Bedeutung. Das folgende Beispiel lässt erkennen, dass die Konsonanten der wichtigste Teil des geschriebenen Wortes sind.

Wir lesen den Satz nur in der Vokalstruktur:

.ie.e. .a.. i.. .ie. .ei...e. .u .e.e.

Wir lesen nun den gleichen Satz in der Konsonantenstruktur:

D..s.r S.tz .st v..l l..cht.r z. l.s.n (Dieser Satz ist viel leichter zu lesen)

Daher stammt auch die Metapher der rabbinischen Gelehrten, dass die Konsonanten vom *Körper* und die Vokale von der *Seele* des Wortes sprechen.[38]

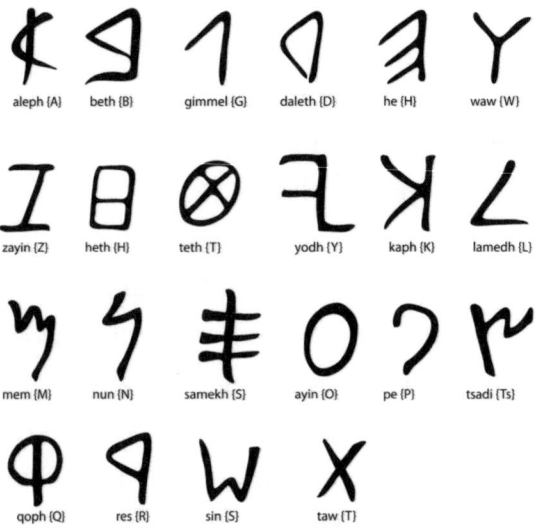

Abb.5 Das phönizische Alphabet wird als das erste Alphabet angesehen und es wurde von den Phöniziern um 1000 v. Chr. entwickelt. Es basierte auf früheren Alphabeten aus Ugarit, die seit mindestens 1400 v. Chr. in Gebrauch waren. Lizenzerwerb von Alamy

Um das phönizische Alphabet auch für die Griechen verwendbar zu machen, mussten Vokale eingeführt werden, denn die semitischen Alphabete eigneten sich wohl für Inschriften und heilige Texte, nicht aber für die grammatischen Ansprüche einer Literatur, die sich auch durch den Vokalwechsel ergeben.[39] So wurde um 800 v. Chr. die phönizische Konsonantenschrift von den Griechen übernommen, die sie zu einem Vollalphabet formten und damit wurde sie Grundlage für die etruskische, lateinische und kyrillische Schrift.[40]

Es sind insgesamt 11 Konsonantenzeichen, die mit der phönizischen und griechischen Schrift übereinstimmten und dies entspricht der Hälfte des Bestandes des griechischen Schriftsystems.[41] Eine Standardisierung fand jedoch noch nicht statt, solange die Kunst des Schreibens und des Lesens ein Privileg von wenigen war, so war auch die Form des Schreibens mehr dem Zufall überlassen, ob man z. B. auf einem Stab die Schriftzeichen von oben nach unten oder auf einem Stein horizontal angeordnet hat, handelte es sich doch meist um Inschriften.[42]

Es war die Denkschrift des *Archinos* aus Athen als Reaktion auf den Text einer Gesetzesrevision von *Eukleides*, einem griechischen Regenten *(Archonten)*, die eine Normierung des Alphabets um 403 v. Chr. zur Folge hatte. *Archinos* schlug in seiner Denkschrift die Einführung des ionischen[43] Alphabets für eine Amtssprache und für den Schulunterricht vor. Dieses Alphabet mit 24 Zeichen ist das klassische griechische Alphabet.[44] Die kulturelle Entwicklung des römischen Staates im Verlauf des 7. Jh. v. Chr. stand unter dem Einfluss der griechischen und etruskischen Hochkulturen und hatte damit auch die lateinische Schriftentwicklung beeinflusst. Das älteste Dokument für die Verwendung eines Alphabets der Römer ist das „Forum-Cippus", teilweise auch fälschlich als „Lapis Niger" bezeichnet, einer Stele aus Tuffstein um 600 v. Chr., wobei hierzu noch keine gesicherte Datierung vorliegt, auf dem Forum Romanum, mit einer fast vollständig verwendeten lateinischen Alphabetschrift.[45] Das archaische lateinische Alphabet umfasste zunächst 21 Buchstaben, im 1. Jh. v. Chr. kamen noch die Buchstaben Y und Z hinzu und die letzten drei Buchstaben des heutigen aus 26 Buchstaben (21 Konsonanten und 5 Vokale) bestehenden lateinischen Alphabets J, U, wurden im Frühmittelalter und der Buchstabe W im Hochmittelalter hinzugefügt.[46]

Das Alphabet ist somit die produktivste Schriftart von allen geschaffenen Schriftsystemen geworden und in den acht großen Schriftkulturkreisen, dem phönizischen, griechischen, etruskischen, lateinischen, kyrillischen, arabischen, aramäischen und dem indischen, sind Hunderte von Varianten des Alphabets entstanden.[47]

Bei einem Vergleich der verschiedenen Alphabetschriften basiert das lateinische Alphabet auf der westsemitischen Schrift um 1300 v. Chr. Das griechische Alphabet basiert auf der in Athen verwendeten ionischen Schrift um 400 v. Chr. Das etruskische Alphabet basiert auf der Vermittlung der griechischen Schriftkultur und zur römischen Kaiserzeit diente das etruskische Alphabet teilweise als Vorbild in Zentraleuropa bis etwa 800 n. Chr. Das hebräische Alphabet leitet sich aus der phönizischen Schrift ab, wobei die ältesten althebräischen Schriftbelege aus der Zeit um 1200 v. Chr. stammen.[48]

Ein besonderes Charakteristikum des griechischen Alphabets war, dass es die komplexen linguistischen Zusammenhänge über die menschliche Sprache berücksichtig hat und damit kommt *Maryanne Wolf* zu der Erkenntnis:

> „Wenn die Sumerer die ersten bekannten allgemeinen Sprachwissenschaftler waren und die Gelehrten des Sanskrits die ersten Grammatiker, dann waren die Griechen die ersten Phonetiker." (Wolf 2010, S. 81)

Ammann – Das lesende Ich

Es kann hier nicht der Anspruch einer umfänglichen Betrachtung zur Paläografie oder zur Entwicklung der Schrift und der Phonetik und einer damit verbundenen Lesekompetenz erhoben werden, sondern es soll mit diesem Exzerpt dargelegt werden, dass durch das Informations- und Kommunikationsbedürfnis des Menschen mit dem Reichtum der Darstellungsformen, hoch kreative Entwicklungsprozesse verbunden sind, um die laufenden gewonnenen Erfahrungs- und Wissensräume abzubilden. Damit sind auch die ersten Erkenntnisse zur Problematik der Kommunikation des globalen Wissensaustausches verbunden, denn durch die unterschiedlichen Kultur-, Sprach- und Schriftentwicklungen entstanden eine Vielzahl von idiomatischen Ausdrucksformen, die in der Übertragung in andere Kulturkreise und in der Übersetzung in andere Sprachräume zwangsläufig zu Fehlinterpretationen führen, wenn diese isoliert und ohne Kenntnisse der Kulturgeschichte erfolgen. Hinzu kommen noch die Unterschiede der geschriebenen und der gesprochenen Sprache eines jeden Kulturkreises.[49] Dies lässt auch erkennen, weshalb wir heute in unserer globalisierten Gesellschaft mit der Migrationsproblematik eine so aufgeheizte gesellschaftliche und politische Debatte haben.

Die Entwicklung der Schrift, wenn man die Höhlenmalerei mit einbezieht, war eine langwierige und kulturell sehr komplexe Entwicklung, die sich über tausende von Jahren vollzog. Schon die Entwicklung der Alphabetschrift von der kanaanäischen Alphabetschrift zur phönizischen konsonantisch-alphabetischen Buchstabenschrift bis hin zur Lateinschrift, mit seinen vielen differenzierten Vermittlungsstufen, benötigte mehr als tausend Jahre.[50] Heute ist die klassische Lateinschrift die Basis, auf der Hunderte von Sprachen geschrieben werden, wobei die Alphabete jeweils an die sprachspezifischen Besonderheiten angepasst wurden, so das englische Alphabet mit 26 Zeichen, das deutsche Alphabet mit 29 Zeichen (inkl. Umlaute und 30 Zeichen bei Verwendung ß), das französische Alphabet mit 26 Zeichen (zzgl. der Akzente wie é, è, ê, ë, à, â, ù, û, ç) und das russische kyrillische Alphabet mit

33 Zeichen. Hierbei handelt es sich meist auch um ergänzende diakritische Zeichen wie das Trema „ä, ö und ü" mit den Anpassungen von Laut/Phonem und Zeichen/Graphem, die sich durch die einzelnen Sprachen ergeben.[51] So kann heute die internationale Ausbreitung der lateinischen Schrift als eine konsequente Begleiterscheinung des römischen Kulturerbes betrachtet werden.[52] Um diesen sehr langen und komplexen Verlauf zur Polygenese der Schriftentwicklung zu veranschaulichen, wird diese skizzenhaft in der Abb. 6 in einer Übersicht dargestellt.

In diesem Zusammenhang muss aber die chinesische logographische Schrift, als die längste ungebrochene Tradition mit rund 3250 Jahren betrachtet werden. Sie verfügt über die weiteste geographische Verbreitung und die größte Zahl an Benutzern,[53] auch wenn für die umgangssprachliche Kommunikation zwischen 6000–8000 Zeichen benötigt werden und für wissenschaftliche Texte bis zum Zehnfachen an Zeichen erforderlich sind[54], so wird sie ihren Stellenwert auch in unserer Informations- und Wissensgesellschaft weiter ausbauen. Wenn auch *Scopus*[55] einer der größten Abstrakt- und Zitationsdatenbanken für wissenschaftliche Literatur über 27.000 meist englischsprachige Fachzeitschriften indiziert, so registriert das *China National Knowledge Infrastructure* (CNKI)[56] bereits über 9.000 chinesische wissenschaftliche Zeitschriften und die Zahl wird sicherlich eine höhere Dynamik gegenüber den englischsprachigen Fachzeitschriften erhalten.

Schon 1997 hob der britische Linguist *David Graddol* hervor, dass Englisch als Universalsprache ein ähnliches Schicksal wie einst Latein im Mittelalter erleben wird, denn:

> „das britische Empire ist längst untergegangen, und seine Sprache wird auf der
> ganzen Welt von Menschen geprägt, die Englisch lediglich als kleinsten
> gemeinsamen Nenner zur Verständigung nutzen – In 50 Jahren wird sich dieses
> Bild mit Englisch als Lingua Franca allerdings verschieben" (Graddol 1997).[57]

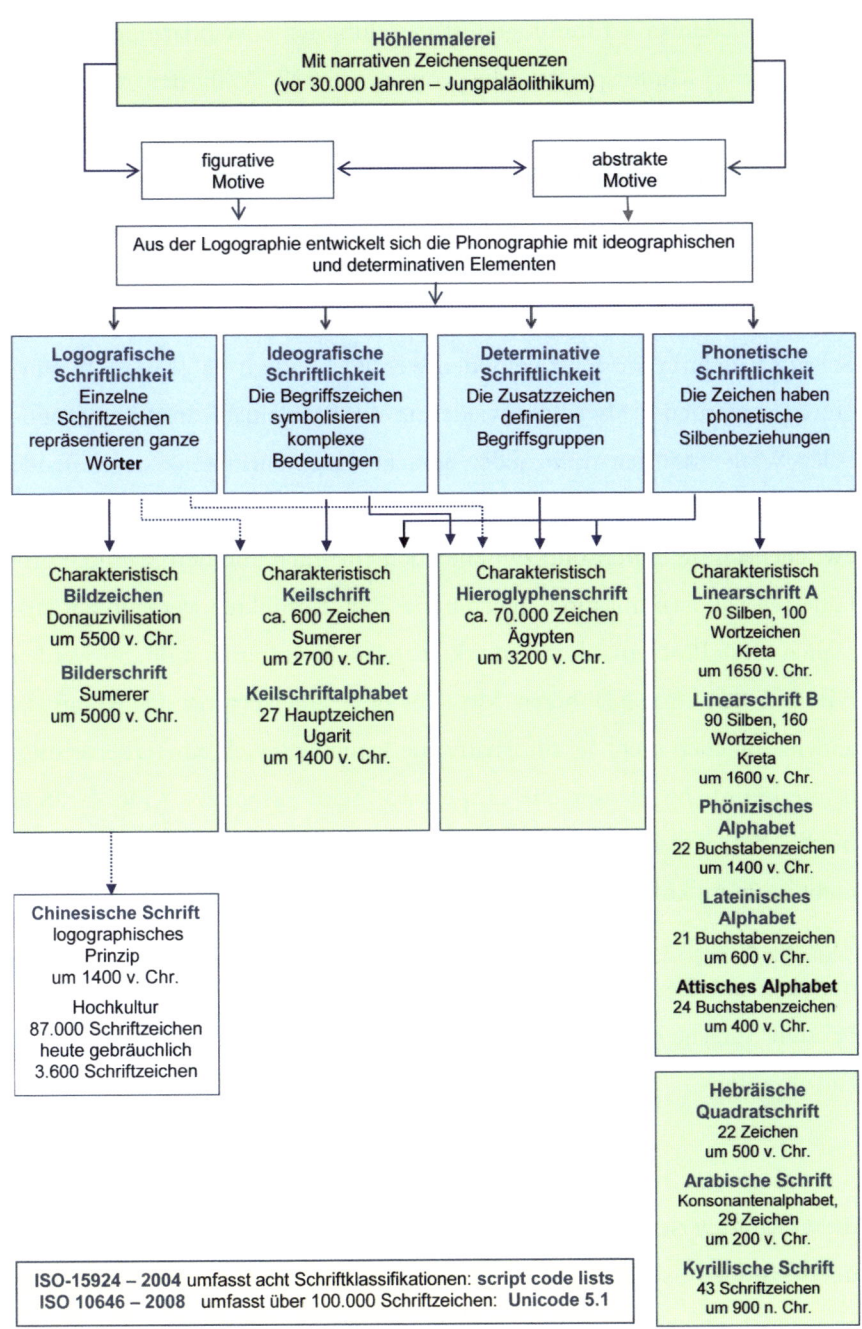

Höhlenmalerei
Mit narrativen Zeichensequenzen
(vor 30.000 Jahren – Jungpaläolithikum)

figurative Motive

abstrakte Motive

Aus der Logographie entwickelt sich die Phonographie mit ideographischen und determinativen Elementen

Logografische Schriftlichkeit
Einzelne Schriftzeichen repräsentieren ganze Wörter

Ideografische Schriftlichkeit
Die Begriffszeichen symbolisieren komplexe Bedeutungen

Determinative Schriftlichkeit
Die Zusatzzeichen definieren Begriffsgruppen

Phonetische Schriftlichkeit
Die Zeichen haben phonetische Silbenbeziehungen

Charakteristisch
Bildzeichen
Donauzivilisation
um 5500 v. Chr.

Bilderschrift
Sumerer
um 5000 v. Chr.

Charakteristisch
Keilschrift
ca. 600 Zeichen
Sumerer
um 2700 v. Chr.

Keilschriftalphabet
27 Hauptzeichen
Ugarit
um 1400 v. Chr.

Charakteristisch
Hieroglyphenschrift
ca. 70.000 Zeichen
Ägypten
um 3200 v. Chr.

Charakteristisch
Linearschrift A
70 Silben, 100 Wortzeichen
Kreta
um 1650 v. Chr.

Linearschrift B
90 Silben, 160 Wortzeichen
Kreta
um 1600 v. Chr.

Phönizisches Alphabet
22 Buchstabenzeichen
um 1400 v. Chr.

Lateinisches Alphabet
21 Buchstabenzeichen
um 600 v. Chr.

Attisches Alphabet
24 Buchstabenzeichen
um 400 v. Chr.

Chinesische Schrift
logographisches Prinzip
um 1400 v. Chr.

Hochkultur
87.000 Schriftzeichen
heute gebräuchlich
3.600 Schriftzeichen

Hebräische Quadratschrift
22 Zeichen
um 500 v. Chr.

Arabische Schrift
Konsonantenalphabet,
29 Zeichen
um 200 v. Chr.

Kyrillische Schrift
43 Schriftzeichen
um 900 n. Chr.

ISO-15924 – 2004 umfasst acht Schriftklassifikationen: **script code lists**
ISO 10646 – 2008   umfasst über 100.000 Schriftzeichen: **Unicode 5.1**

Abb. 6: Verkürzte Darstellung zur Polygenese der Schriftentwicklung

Laut der Datenbank Ethnologue ist das chinesische Mandarin, die meist-gesprochene Muttersprache, die von rund 917 Millionen Menschen gesprochen wird. Auf Platz zwei steht Spanisch, mit 460 Millionen Muttersprachler*innen gefolgt von Englisch von 379 Millionen und Hindi, die Amtssprache Indiens von 341 Millionen Menschen.[58]

So kann die Norm der Gegenwart über die Vielfalt der Sprachen und Schriften nicht in ihr selbst gefunden werden, sondern sie ist in sie hinein-getragen worden.[59] Hier liegt wiederum die Problematik in unserem glo-balen Wissenstransfer, da in jeder Sprache und Schrift eine tiefgreifende kulturgeschichtliche Entwicklung verwurzelt ist. Der schwierige Dialog zwischen Ost und West und zwischen den christlich und den islamisch ori-entierten Ländern mit ihren vielen politischen Konflikten, verdeutlicht tag-täglich diese Problematik der interkulturellen Kommunikation. So werden z.B. von den strenggläubigen Moslems eine Übersetzung des Korans in andere Sprachen nicht als autoritativ anerkannt, lediglich eine Übersetzung in die künstliche Plansprache „Esperanto" wird akzeptiert.[60] Die Gründe hierfür sind verständlich, denn die Sprach- und Schriftkultur kann eben nicht in ihrem kulturhistorischen Kontext mit ihren differenzierten syntak-tischen, semantischen und pragmatischen Beziehungen übertragen werden und da es sich bei „Esperanto" um eine künstliche und geschichtlich nicht belastete Sprache handelt, wird diese auch als Übersetzungssprache in diesem Fall akzeptiert.

Im Gegensatz hierzu registriert 2023 die Deutsche Bibelgesellschaft für die Gesamtübersetzung 743, für das Neue Testament 1682 und für Teil-übersetzungen weitere 1261 Sprachen, also insgesamt 3686 Sprachen. Hieraus ist schon aus der semantischen Logik das Problem der Übersetzun-gen zu erkennen, dass im Kontext der jeweiligen kulturellen Sprachkorpora zu Fehlinterpretationen führen kann.

Ein in der Sprachforschung oft zitierter Bezug zur Entwicklung der Sprache und einem damit verbundenen interkulturellen Kommunikationsproblem führt auf den Namen *Bonigrinus,* einen Mann aus Verona, zurück, der 1296 aufgrund seiner Anhängerschaft der katharischen Sekte vor dem Inquisitor von Bologna stand. Entgegen der katharischen Einstellung plädierte er jedoch für die Gleichberechtigung aller Religionen und Sprachen mit folgendem Argument: „Item dixit, quad sicut sunt LXXII lingue, ita sunt LXXII fides" (Borst 1995, Bd. I, S. 3–6; Bd. II/2, S. 851).[61] Der Glaube an 72 Sprachen gehörte im Mittelalter zur kirchlichen Ansicht der Sprachen- und Völkergeschichte, denn durch den frevelhaften Turmbau von Babel wurde die Einheit des Menschengeschlechts zerrissen und es entstanden durch Gottes Eingreifen 72 Sprachen und 72 Völker, die alle mit der hebräischen Ursprache und Adams Volk verwandt waren und blieben. So wurden auch die Initialen I. N. R. I. (Iesus Nazarenus Rex Iudaeorum) am Kreuze Christi auf einer Tafel vom römischen Statthalter *Pontius Pilatus* in Hebräisch, Griechisch und Latein, die zugleich die drei Bibelsprachen sind, angebracht, um den Rechtsgrund seiner Verurteilung anzugeben.[62]

Kommen wir zum Schluss dieses Kapitels zurück auf den eingangs zitierten Diskurs und Dialog zur Rede und Schriftlichkeit in *Platons* Werk „Phaidros". In der Kommentierung von *Ernst Heitsch* fügte er zur Bedeutung der Schrift ergänzend hinzu:

„Fülle von Information (275a7 πολυήκοοι) garantiert noch keine Einsicht,
erzeugt beim Empfänger leicht das Missverständnis, daß es allein auf die Menge
des Gehörten ankäme. Entscheidend ist jedoch das Verstehen, und das ist ein
Akt sui generis, der als solcher durch schriftliche Information nicht nur nicht
gewährleistet, sondern wegen der Informationsfülle eher noch gehindert und
gerade auch dadurch erschwert wird, daß im Vertrauen auf die Schrift die
Übung des Gedächtnisses vernachlässigt wird. Mit anderen Worten: Sofern
die Schrift eine rein rezeptive Haltung fördert, erlahmt mit der Kraft des

Gedächtnisses auch die geistige Spontaneität. Denn zwar ist mündliche Vermittlung keine Gewähr dafür, dass der Adressat wirklich versteht, was ihm gesagt wird – sie ist das so wenig wie die schriftliche Vermittlung etwa eine Gewähr dafür bietet, daß sie immer missverstanden wird –, doch der mündliche Unterricht mit seinen Möglichkeiten von Frage und Antwort (277 e 9 ἀνάκρισις καὶ διδαχή) berechtigt eher zu der Hoffnung, beim Adressaten wirkliches Verständnis zu erzeugen."
(Heitsch 1997, S.190–191)

Damit erhält diese Kommentierung auf die Frage zur Sprache oder Schrift, in Bezug auf Verstehen und Kompetenz gerade heute in unserer globalen Informations- und Wissensgesellschaft seine aktuelle Bedeutung mehr denn je. Letztendlich war die Kritik von Sokrates und Platon nicht eine Kritik gegen die Schrift als solche, sondern sie bezog sich auf die Technik, die eine Reduzierung des Inhaltes mit sich bringt und gegenüber der Rede immer nur eine Essenz sein kann.[63] Das Ziel wäre also in einer Analogie diese subjektiven Empfindungen zu den medialen Entwicklungen als objektives Wissen zu bewerten, denn darin liegt ein Hauptproblem zur Lesekompetenz.

Das lesende Ich im Aufmerksamkeitswettbewerb der Medien

Auch hier zunächst ein kleiner Rückblick, jedoch nur in die achtziger Jahre zu unserem Medienverhalten. Die Medienlandschaft war seinerzeit noch geprägt von linearen und analogen Medien. Wir konsumierten Inhalte zu festgelegten Zeiten und Orten, es war damit auch ein mediales Ritual verbunden, morgens zum Frühstück die Radionachrichten und die Tageszeitung, in der Freizeit das Lesen eines Magazins oder eines Buches, abends dann die Nachrichten der ARD-Tagesschau und am Wochenende eines der Wochenmagazine oder die dicke Wochenendausgabe einer der überregionalen Tageszeitungen. Es gab kein Social Media – das Internet war noch nicht verfügbar.[64]

Wie dieses Medienverhalten am Beispiel der politischen Bildung sich verändert hat, wurde in einer Trendstudie 2024 der Privat-Uni IU (Internationale Hochschule Erfurt) bei 1213 Personen zwischen 16 und 65 Jahren befragt.[65] Für 55 % der Befragten sind die Nachrichtensendungen im Fernsehen nach wie vor die wichtigste Quelle für politische Informationen, es folgen die Online-Newsportale mit 48 %, die sozialen Medien mit 38 %, die Familie mit 26 % , politische Magazine und Zeitungen mit 24 % und die Podcasts und das Radio mit 19 %. Die dynamischsten Entwicklungen haben die Social-Media-Plattformen und die KI-Nutzer und diese verteilen sich dabei wie folgt:

Social Media Nutzung für politische Informationen		KI-Chatbots Nutzung für politische Informationen 21,6 % davon	
Generation Z (bis 25 Jahre)	58,8 %	Generation Z	36 %
Generation Y (26 bis 40 Jahre)	41,8 %	Generation Y	28 %
Generation X (41 bis 55 Jahre)	32,6 %	Generation X	15 %
Babyboomer (56 bis 65 Jahre)	24,2 %	Babyboomer	12 %

Um die globalen Dimensionen zu verdeutlichen, ergibt sich folgendes Bild auch im Kampf um die mediale Aufmerksamkeit mit der Begleiterscheinung eines Aufmerksamkeitsverlusts. Zunächst hierzu die nachfolgende Datenlage, die live über den Worldometer online abrufbar und laufend zu verfolgen ist[66] sowie einen Auszug aus dem jährlichen Digital Global Report.[67]

Worldometer live data today July, 05. 2024 – 17:43		Digital Global Statshot Report April 2023	
Internet user	6,236,288,192	Social Media Users	4,8 Mrd.
Email sent	226,665,935,032	Time spent Internet	6H 35M p. d.
Blog posts written	8,076,657	Time spent Social Media	2H 24M p. d.
Tweet sent	716,905,299	Following Influencers S.M.	27,5% (16-24Y)

In einem Beitrag von *Meier* in Capital wird sehr deutlich, worum es eigentlich geht, um knallharte wirtschaftliche Interessen zu verfolgen,[68] so galt noch zu den Anfangszeiten von Internet das Bill-Gates-Statement „Content is King" das von „Data is King Kong" längst abgelöst wurde.

„Das Geschäft werde gnadenloser, die Selbstbestimmung schrumpft, auch weil längst das von TikTok eingeführte Prinzip um sich greift, dass der Algorithmus bestimmt, was User zu sehen kriegen, und nicht mehr deren Abo-Neigung ... immer mehr Content, immer mehr Menschen, die um die gleiche Aufmerksamkeit buhlen, das ist heute das Spiel."[69]

Wie zwischenzeitlich das Werbevolumen sich im digitalen Business auf Platz 1 gesetzt hat, wird in der Abb. 7 besonders deutlich.

Globale Werbung
Umsatz in Milliarden Dollar

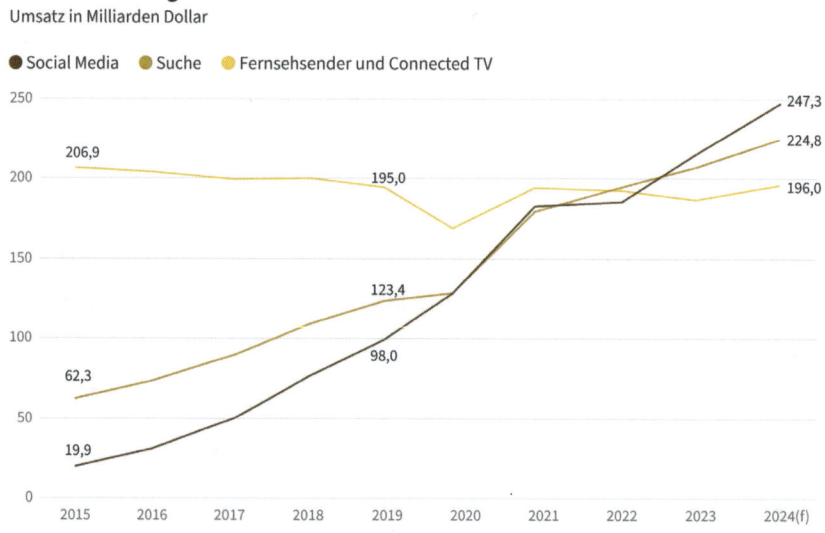

Abb. 7: Werbemarkt der Online Medien überholt die Fernsehwerbung
F.A.Z.-Grafik / Katharina Hofbauer

Waren es seinerzeit in der analogen Medienwelt nur einige hundert MB an Datenvolumen, die wir täglich konsumiert haben, so sind es heute mehr als 34 GB, dies entspricht ca. 100.000 Wörtern pro Tag, die auf unser neuronales

System über die verschiedenen digitalen Medienkanäle einströmen.[70] Wenn auch die Studie der Time Inc. nicht aktuell ist, so verdeutlicht diese doch diese Problemsituation zwischen dem medialen Aufmerksamkeitswettbewerb und dem damit verbundenen Aufmerksamkeitsverlust, wenn im Alter zwischen zwanzig und dreißig Jahren pro Stunde 27 mal ein Mediensprung zwischen den verschiedenen Medienquellen erfolgt und pro Tag zwischen 150-190-mal das Smartphone zum Einsatz kommt – eine sensorische Reizüberflutung, mit der wir konfrontiert sind.[71]

Wie reagieren wir und wie geht unser Gehirn mit dieser Reizüberflutung an Informationen um? Hierzu kommentiert *Wolf*:

> „Als Erstes vereinfachen wir. Als Zweites verarbeiten wir die Informationen so schnell wie möglich, genauer gesagt, wir lesen in immer kürzeren Zeitabschnitten immer mehr. Drittens betreiben wir Selektion. Heimlich, still und leise lassen wir uns zu einem tückischen Handel verleiten zwischen unserem Bedürfnis zu wissen und der Notwendigkeit, Zeit zu sparen oder zu gewinnen. Manchmal lagern wir unsere Intelligenz an Informationslieferanten aus, die die schnellsten, einfachsten und an die leichtesten verdaulichen Destillate aus all den Informationen anbieten, über die wir nicht mehr selbst nachdenken mögen." (Wolf 2018, S.101)

Dieser Schlusssatz ist das eigentliche Problem im digitalen Aufmerksamkeitswettbewerb, dass wir das kritische Denken und das Exzerpieren verlernen und uns immer mehr in Informationsblasen, oder auch Echokammern genannt, bewegen, die unserem eigenen Weltbild entsprechen, bzw. durch den unreflektierten Konsum der Medienkanäle geprägt werden.

In der JIM-Studie 2023 (Jugend, Information, Medien) wird durch eine langjährige Beobachtung darauf hingewiesen,

> „dass die Leseaktivität mit zunehmendem Alter der Jugendlichen abnimmt, vergleicht man die jüngeren Befragten und die gerade erwachsen Gewordenen,

so schrumpft die Gruppe der regelmäßigen Leser*innen merklich zusammen von 37 % auf 25 %, während der Anteil der Nichtleser*innen sich von 14 auf 25 Prozent erhöht hat." (JIM-Studie 2023)

In der Kommentierung zum Gutachten der Ständigen Wissenschaftlichen Kommission der KMK vom 19.09.2022 verweist *Spitzer* auf folgende Datenlage:

„Verglichen mit der Zeit, die mit dem Lesen von Büchern verbracht wird (selbst in einem buchliebenden Land wie Deutschland – Jugendliche lesen etwa 15–20 Minuten pro Tag) beträgt die tägliche Smartphone-Zeit bei 26 % der Bevölkerung mehr als 7 Stunden, bei 47 % mehr als 5 Stunden und bei mehr als 75 % der Bevölkerung mehr als 3 Stunden – so das Ergebnis einer internationalen Umfrage, die im Oktober 2017 an einer Stichprobe von 3500 Personen zwischen 15 und 45 Jahren aus verschiedenen Ländern durchgeführt wurde." (OECD 2023)

Erfreulicherweise nimmt das Lesen von Büchern, so das Ergebnis der o. g. JIM-Studie, trotz der großen Veränderungen im Medienalltag bei vielen Jugendlichen weiterhin einen wichtigen Platz ein. Leider wird in dieser JIM-Studie bei diesem Statement nicht näher definiert, was unter „Leseaktivität" verstanden wird, denn es sollte schon zwischen dem Lesen von SMS, WhatsApp, Instagram, TikTok, Facebook und Co, und dem Lesen und der Durchdringung von längeren Texten, gleich welchen Mediums, differenziert werden.

Insbesondere die Jugendlichen mit ihrem medialen Multitasking sind zwischen den einzelnen Social-Media-Formaten einem ständigen Aufmerksamkeitswettbewerb ausgesetzt, der sich vor allem bei TikTok mit einer maximalen Länge der Clips von 3 Minuten mit einer besonderen medialen Dramaturgie zur Aufmerksamkeitsgewinnung und -bindung spiegelt. Laut einer in „Nature" publizierten Studie von 2020 wird dieses Problem dahingehend bestätigt, dass Medien-Multitasking, also die simultane Beschäftigung mit verschiedenen Medien zu folgendem Ergebnis führt:

„Attention lapses partially account for why we remember or forget in the moment, and why some individuals remember better than others. Heavier media multitasking is associated with a propensity to have attention lapses and forget. " (Madore u. a. 2020, S. 87)

So formuliert es die Forschergruppe der Stanford University. Durch diesen medialen Wettbewerb um Aufmerksamkeiten wird die kognitive Fähigkeit nicht gerade gefördert, denn der Sprachkorpus auch im Wechsel zwischen Englisch und der Muttersprache wird eben in jenen sozialen Medien auf ein Minimum für ein schnelles Erfassen der Inhalte reduziert, um so der Problematik der kulturspezifischen Interpretationen zwischen den Sprachen entgegenzuwirken.

Um diese Problematik des medialen Wettbewerbs auch in den Kontext einer aktuellen in „Nature Communications" publizierten Studie zum digitalen Gesamtkonsum zu stellen, wurde ein sogenannter Nutzerarchetyp[72] definiert, der das globale durchschnittliche Nutzungsverhalten aller Internetnutzer repräsentiert. So konsumiert der weltweite Durchschnittsnutzer jährlich 3230 Stunden an digitalen Inhalten, die sich in 730 Stunden Surfen im Internet, 894 Stunden in sozialen Medien, 833 Stunden Videostreaming, 566 Stunden Musikstreaming und 207 Stunden Videokonferenzen aufteilen.[73]

Das lesende Ich bekommt einen Assistenten – oder was macht der aus meinem Ich

In diesem medialen Konflikt zum zuvor skizzierten Aufmerksamkeitswettbewerb befindet sich auch die globale Wissenschaftskommunikation, denn es gibt zum einen keine Schriftsprache der Welt, die eine perfekte Eins-zu-eins-Korrelation zur Phonetik und den Schriftzeichen ermöglicht[74] und zum anderen der Wissenstransfer über die Computernetze dieser Welt eine Standardisierung in ihren Codesystemen beinhaltet, die leider nicht den semantischen Sprachcode der verschiedenen Sprachen und Schriften bisher berücksichtigen könnte. Die interkulturelle und interlinguale Kommunikation ist nun einmal in unserem klassischen Verständnis nicht zu standardisieren, da jede Sprache und Schrift, sich als einen evolutionären geschichtlichen Prozess in seinem eigenen Lebens- Sprach- und Schriftraum von Kultur, Wissenschaft, Gesellschaft, Wirtschaft und Politik versteht und dabei aber auch von den anderen Kulturkreisen direkt und indirekt beeinflusst wird.

Die jüngsten KI-Entwicklungen mit ChatGPT 3.5 von OpenAI, die am 30. 11. 2022 zugänglich wurde, am 14. 03. 2023 ihre Version 4 vorstellte, und am 14. 05. 2024 das Model GPT-4o einführte (Das „o" steht für „omnia", lateinisch „alles"), wird eine vollkommen neue Sichtweise im digitalen Medienverhalten, aber auch zur interkulturellen Diskussion eröffnen. Nur zum allgemeinen Verständnis, was bisher noch als kaum denkbar betrachtet wurde, entwickelte sich seit 2022 mit einer derartigen Geschwindigkeit, die über eine Eigendynamik verfügt und von Kritikern sich auch bald als unkontrollierbares Instrument von einer Mensch-Maschinen-Beziehung hin zu einer Maschinen-Mensch-Beziehung im Zeichen eines Transhumanismus vollziehen wird. Um sich im Dschungel der neuen KI-Begrifflichkeiten ein wenig orientieren und um nachvollziehen zu können mit welcher Macht diese KI-Werkzeuge zu Felde ziehen, seien nachfolgende Definitionen skizziert[75]:

Machine Learning (ML)

Es ist ein Oberbegriff, der Techniken für das Lernen der Algorithmus aus Daten beschreibt, um Aufgaben zu erledigen, ohne explizit dafür programmiert zu sein.

Deep Learning (DL)

Es ist ein spezialisierter Teilbereich des Machine Learning, der auf künstliche neuronale Netze mit vielen Schichten beruht. Diese Netzwerke können komplexe Muster in großen Datenmengen erkennen und modellieren.

Natural Language Processing (NLP)

Es ist ein Feld der künstlichen Intelligenz, das sich mit der Interaktion zwischen Computern und menschlicher Sprache beschäftigt. Ziel ist es, die Fähigkeit von Computern zu verbessern, natürliche Sprache zu verstehen, zu interpretieren und zu generieren.

Large Language Models (LLMs)

Mit LLMs sind spezialisierte maschinelle Lernmodelle, die auf riesigen Mengen von Textdaten trainiert werden, um menschenähnlichen Text zu verstehen und zu generieren. Sie sind eine Unterkategorie von NLP-Modellen, die durch ihre Größe und Fähigkeit zur Erzeugung kohärenter und kontextuell relevanter Texte herausragen.

Generative KI (GenAI - Generative Artificial Intelligence)

Mit ihr werden Technologien und Modelle bezeichnet, die in der Lage sind, neue Inhalte zu erzeugen, anstatt nur bestehende Daten zu analysieren oder zu klassifizieren. Diese generierten Inhalte können Texte, Bilder, Musik, Filme, Codes und andere Formen von Medien umfassen. Generative KI nutzt oft fortgeschrittene maschinelle Lerntechniken, insbesondere Deep Learning, um kreative und nützliche Ergebnisse zu produzieren.

Mit diesem mächtigen KI-Werkzeugen werden sich auch die Kompetenzen in der Schreib- und Lesekultur verschieben, wenn Autoren zur Generierung der Texte die KI einsetzen und eine Differenzierung zwischen der intellektuellen Leistung des Autors und einem von einer generativen KI erzeugten Text, der sich dann auch noch dem Sprachstil des Autors anpasst, kaum noch möglich ist. Der Literaturbetrieb wird sich durch diese Entwicklung im nächsten Jahrzehnt neu definieren müssen, denn eine parallele Entwicklung mit der Plattform „Wattpad.com", die für viele noch als Schattendasein wahrgenommen wird, hat längst ihre eigene Community gebildet. Mit der Idee des Kanadiers *Allen Lau,* 17000 kanonische Bücher des Projektes Gutenberg auf dieser Wattpad-Plattform leichter zugänglich zu machen, entstand die erfolgreichste

Publikationsplattform für Autoren und Leser gleichermaßen. Auf ihrer Website erscheint hierzu folgendes Statement: „Home to 97 million people who spend over 26 billion minutes a month engaged in original stories, Wattpad has democratized storytelling for a new generation of diverse Gen Z writers and their fans." (Lau 2024)[76] Ein Beispiel über die Mächtigkeit dieser neuen Schreib- und Lesekultur sind *Anna Todds* Geschichten „After" einer College-Studentin aus Austin, „zu den über 10.000 Kommentare an einem Tag für ein neues Kapitel und mehr als eine Mrd. Downloads der mehr als 2.500 Seiten" registriert wurden, so die Bemerkung von *Gerhard Lauer* im Kapitel „Das Ende des Literaturbetriebs" in seinem Buch „Das Lesen im digitalen Zeitalter" (Lauer 2020, S. 234). Lauers Fazit zu dieser Entwicklung ist: „Der digitale Literaturbetrieb integriert die etablierten Verlage, nicht umgekehrt. Das stellt das kulturelle Selbstverständnis der Verlage auf den Kopf." (Ebd., S. 133) Wie soll aber dieser Diffusionsprozess zwischen einer menschlichen und einer synthetischen Leistung noch wahrgenommen werden, wenn die Grenzen so fließend werden? Das nachfolgende Beispiel eines ChatGPT-Pro-Versuchs verdeutlicht diese Problematik, zu dem Thema „Das lesende Ich" einen kurzen Text zu generieren, der unbearbeitet 1:1 übernommen wurde:[77]

„Das lesende Ich spielt eine zentrale Rolle in der komplexen Beziehung

zwischen Autor und Leser. Diese Beziehung ist geprägt von einer dynamischen

Wechselwirkung, bei der der Text als Medium fungiert, das die Gedanken des

Autors mit den Interpretationen des Lesers verknüpft. Das lesende Ich vermittelt

in diesem Prozess zwischen den Intentionen des Autors und der individuellen

Rezeption des Textes durch den Leser.

Der Autor bringt seine eigenen Ideen, Gefühle und Absichten in den Text ein

und gestaltet ihn so, dass er bestimmte Reaktionen oder Erkenntnisse beim

Leser hervorrufen möchte. Der Text ist somit ein Ausdruck des Autoren-Ichs,

der jedoch erst durch den Akt des Lesens vollständig zum Leben erweckt

wird. Das lesende Ich nimmt diesen Text auf, entschlüsselt die Sprache, interpretierten die Symbole und verbindet die dargebotenen Informationen mit dem eigenen Wissen und den persönlichen Erfahrungen.

In dieser Beziehung wird das lesende Ich zu einem aktiven Mitgestalter des Textes. Es ist nicht bloß ein Empfänger der vom Autor intendierten Botschaft, sondern ein kreativer Interpret, der den Text durch seine individuelle Wahrnehmung und sein Verständnis neu formt. Dieser Interpretationsprozess ist stark subjektiv und kann je nach Hintergrund, Kultur und persönlichen Erfahrungen des Lesers variieren.

Die Hermeneutik, die Lehre vom Verstehen, betont diese dialogische Beziehung zwischen Autor und Leser. Der Text fungiert als Schnittstelle, an der die Bedeutungen des Autors und des lesenden Ichs aufeinandertreffen. Dabei entstehen immer wieder neue Bedeutungen, die über die ursprüngliche Intention des Autors hinausgehen können. Dieser hermeneutische Kreis beschreibt den fortlaufenden Prozess des Verstehens, bei dem das lesende Ich ständig zwischen den Textaussagen und dem eigenen Horizont hin- und herpendelt.

Der Autor und das lesende Ich sind somit in einer wechselseitigen Beziehung verbunden, die durch den Text vermittelt wird. Diese Beziehung ist nicht statisch, sondern dynamisch und kreativ. Der Leser bringt seine Welt in den Text ein und interpretiert ihn auf eine Weise, die dem Text neue Bedeutungen verleiht. Gleichzeitig wird das lesende Ich durch die Auseinandersetzung mit dem Text verändert und erweitert. Diese Wechselwirkung bereichert sowohl das Verständnis des Textes als auch die Selbsterkenntnis des Lesers, wodurch die Beziehung zwischen Autor und Leser zu einem fortwährenden Dialog wird."

Zunächst liest sich dieser KI-generierte-Text gut, nur sollte einem bewusst sein, dass lediglich das existierende Wissen recycelt und neu aufbereitet wird, ohne eine eigene kreative Kommentierung oder Bewertung. Dennoch sind die Ergebnisse erstaunlich, wenn sie auch meist flach und uniform klingen. Wir sollten aber in Erinnerung rufen, dass der öffentlich zugängliche Einsatz von ChatGPT im November 2022 startete und heute schon mit Einschränkungen diese Qualitätsstufe erreicht hat. Hierzu passt ein Zitat von *Bill Gates* sehr gut: „Häufig überschätzen die Menschen, was in den nächsten zwei Jahren geschieht, und unterschätzen, was in zehn Jahren sein wird." (Gates 1998, S. 436) – Die zwei Jahre sind beim Erscheinen dieses Buches bereits abgelaufen ...

Es ist nicht die Frage wann, sondern die Frage wie z.B. auch ein KI-assistierendes-„Ich", das wie ein Avatar zu einem Partner für das lesende „Ich" wird, unser mediales Leseverhalten verändert, wobei sicherlich die metakognitive Fähigkeit einer Leseaktivität zunehmen wird, aber ob die kognitive Lesekompetenz und damit verbunden auch die Schreibkompetenz durch diese Entwicklung gefördert wird, bleibt fraglich, wenn das „Lese-für-mich und Schreibe-für-mich" zum täglichen Delegationsprinzip an ein KI-Assistenten führt. So „delegiert" z.B. die weltgrößte Nachrichtenagentur „AP" (Associated Press), gemessen an der Anzahl der Medienbezieher, für die Erstellung ihrer Pressemeldungen diese an ein KI-assistierendes-System.

Wie sehr die Eigendynamik solcher Entwicklungen oft historisch unterschätzt oder auch in jüngerer Zeit fehlinterpretiert werden, verdeutlichen auszugsweise folgende Fragestellungen und Zitate:[78]

1760: War etwa die Einführung der Postkarte in Paris das Ende der Briefkultur?

1858: Die Leser der New York Times beklagten sich, dass die Technik des Telegrafen überflüssig sei, notorisch zu Trivialitäten neige und weil so schnell, bliebe für die Prüfung der Wahrheit keine Zeit mehr.[79]

1908: Der Reformpädagoge *Hermann Koester* kommt zu folgender Schlussfolgerung zur deutschen Jugendliteratur „Sie gewöhnen die

Kinder zum oberflächlichen Lesen, zur Gedankenlosigkeit, verwandeln die Vielleserei in Lesesucht und verführen zur Romanleserei" (Koester 1908, S. 136–137).

1914: Der österreichische Schriftsteller *Joseph August Lux* meint bei der Debatte zum aufkommenden Kino „Die Schaulust, die durch das Kino gesteigert wird, vermindert die Lesefreude" (Oesterheld 1978, S. 99).

1994: Der Schriftsteller *Peter Härting* erklärte im Marbacher Magazin, dass Autoren nicht am PC schreiben könnten: „Die Prosa eines mit dem PC arbeitenden Poeten zeichnet sich für Kenner wiederum dadurch aus, dass sie unmerklich die Furcht vor dem Absturz prägt." (Härtling 1994)

1996: Die schwedische Ministerin für Verkehr und Kommunikation *Ines Uusmann* „Das Internet ist eine Mode, die vielleicht vorbeigeht"

1997: Der Journalist *Hano Kühnert* in der Zeitschrift *Merkur* „Wenn das Internet sich nicht ändert, wird es zerfallen"

2000: Die Tageszeitung *taz* „Das Internet wird die Politik nicht verändern"

2009: Der Journalist *Johannes B. Kerner* fragt „Wozu Twitter gut sein solle – wen interessiert denn das? Ich kann mir nicht vorstellen, dass davon ein Wahlkampf beeinflusst wird. Es ist ein völliger Unsinn. Völlig gehaltlos für journalistisches Arbeiten"

Damit sollte jenes zuvor erwähnte Zitat von *Bill Gates* zur Fehleinschätzung der Entwicklungsdynamik der digitalen Welt stets zu einer Selbstreflexion führen, denn: „Weil, so schließt er messerscharf / nicht sein kann, was nicht sein darf" (Morgenstern 1981, S.164), wie es in dem Gedicht „Die unmögliche Tatsache" [1909] von *Christian Morgenstern* heißt, uns zu einer Blockade eines kritischen Diskurses und damit auch zu Fehlentscheidungen zur Zukunftsgestaltung unserer Gesellschaft führt.

Zwischen einer Begrifflichkeit der Digitalisierung und Digitalität sollte dabei differenziert werden. Mit der Digitalisierung wird lediglich der

Transformationsprozess von der analogen in die digitale Welt angesprochen, nicht aber das eigentliche Problem, das durch die GenAI noch weiter beschleunigt wird, denn bei einer „Digitalität" erschließt sich eine eigene Welt, die ihren Ursprung nicht mehr in der analogen Welt hat. So sind die GenAI Sprachmodelle eine Black Box gleichermaßen für Entwickler und Nutzer, die auch zu sogenannten Halluzinationen führen. Diese Erscheinung wird bereits in der GenAI mit einer eigenen Entität für ein Krankheitsbild mit „MAD" (Model Autophagy Disorder) definiert, das dann auftritt, wenn KI zunehmend aus den von ihr selbst erzeugten Inhalten lernt und damit die Daten aus ihrem externen LLMs ignoriert, die noch aus ihrem Trainingsprogramm aus der analogen Welt transferierten Daten stammen.[80]

Das lesende Ich im Lichte seiner Lesekompetenz

Im Kontext dieser kleinen KI/GenAI-Exkursion ereilte uns eine erschreckende Meldung am 05. Dezember 2023 mit der Veröffentlichung der Ergebnisse der PISA-Studie[81] für das Jahr 2022:

> „die Durchschnittswerte für die Lesekompetenz in Deutschland dokumentieren
> einen weiteren negativen Trend gegenüber dem letzten Erhebungszeitraum im
> Jahr 2018 und ist damit der niedrigste Wert, der seit der Teilnahme von
> Deutschland an der PISA-Studie in 2000 gemessen wurde" (OECD 2023) –
> siehe Abb.8.

Hierzu folgende Zitierung aus der o. g. Studie:

> „Die Ergebnisse der PISA-Studie 2022 zeigen, dass im Durchschnitt der
> OECD-Länder 74% der Schülerinnen und Schüler die Kompetenzstufe 2 oder
> höher erreichten. Diese Schülerinnen und Schüler sind zumindest in der Lage,
> den Hauptgedanken in einem Text mittlerer Länge zu erkennen, Informationen
> auf der Grundlage expliziter, wenn auch manchmal komplexer Kriterien zu
> finden und über den Zweck und die Form von Texten nachzudenken, wenn
> sie ausdrücklich dazu aufgefordert werden. Etwa 7% (in Deutschland 8%) der

Schülerinnen und Schüler erreichten in allen OECD-Ländern die höchste Kompetenzstufe, nämlich Stufe 5 oder 6. Diese Schülerinnen und Schüler sind in der Lage, längere Texte zu verstehen, relevante Informationen abzuleiten, kausale Schlussfolgerungen zu ziehen, sich an Reflexionsaufgaben zu beteiligen und mit abstrakten oder kontraintuitiven Konzepten umzugehen." (Lewalter u. a., Hrsg. 2022, S. 141)

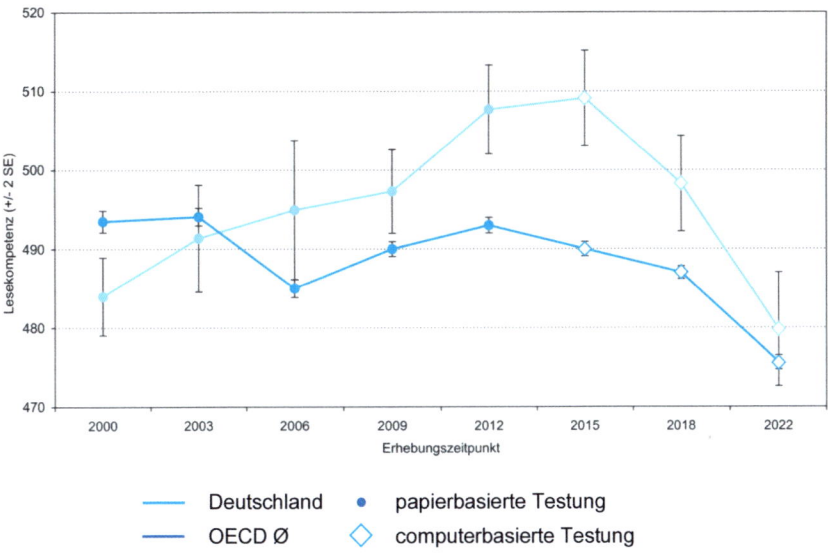

Abb. 8: PISA – Bei der Lesekompetenz geht es abwärts: von 498 auf 480 Punkte
OECD (2023), *PISA 2022 Ergebnisse (Band I)*: PISA, OECD Publishing, Paris

Nach der OECD wird die Lesekompetenz (Reading Literacy) wie folgt definiert:

„Texte zu verstehen, zu nutzen, zu bewerten, über sie zu reflektieren und sich mit ihnen auseinanderzusetzen, um die eigenen Ziele zu erreichen, das eigene Wissen und Potenzial zu entwickeln und an der Gesellschaft teilzunehmen." (Reading Literacy 2024)[82]

Eine Differenzierung zu den Stufen der Lesekompetenz nimmt die PIRLS / IGLU-Studie[83] 2021 wie folgt vor[85], wobei hier die Kurzdefinitionen aus der

VERA-Studie[85] 3 und 8 vom IBB[86] von *Schult und Wagner* mitberücksichtigt wurden[87]:

- *Stufe I (Leseverstehen in Ansätzen)*
  Rudimentäres Leseverständnis
- *Stufe II (Einfaches Leseverstehen)*
  Explizit angegebene Informationen identifizieren und auf lokaler Ebene Kohärenz herstellen
- *Stufe III (Grundlegendes Leseverstehen)*
  Verstreute Informationen miteinander verknüpfen
- *Stufe IV (Differenziertes Leseverstehen)*
  Für die Herstellung von Kohärenz auf der Ebene des Textes relevante Aspekte des Inhaltes und der Darstellung erfassen und komplexe Schlüsse ziehen
- *Stufe V (Vertieftes Leseverstehen)*
  Unter Bezug auf Textpassagen bzw. den Gesamttext Informationen ordnen und Aussagen selbstständig interpretierend und kombinierend begründen

Die Ausprägung einer Lesekompetenz muss auch in einer Beziehung zum Leseverhalten betrachtet werden, denn dieses wird ja maßgeblich durch den schon beschriebenen medialen Aufmerksamkeitswettbewerb beeinflusst, wobei unter Aufmerksamkeit auf folgende Kurzdefinition hingewiesen wird, die in diesem Zusammenhang zum Leseverhalten eine Relevanz einnimmt.

„Aufmerksamkeit im kognitionspsychologischen Kontext bezieht sich auf die Fähigkeit, Informationen zu selektieren und andere zu ignorieren, um diese zur Grundlage von Wahrnehmung, Denken und Handlungen zu machen." (Krummenacher 2021)

Die nachfolgende Klassifikation ist ein Versuch zu einer Übersicht der verschiedenen Formen zum Leseverhalten mit seinen unterschiedlichen

Ausprägungen, wobei hierfür englische Terms gewählt werden, da gerade bei der Nutzung der digitalen Medien, insbesondere im Social-Media-Bereich auch oft ein Wechsel zwischen der Muttersprache und dem Englischen stattfindet.

- *Surface Reading or Skimming and Scanning Reading:*

  Definition: Oberflächliches Lesen das sich auf den wesentlichen Inhalt und die unmittelbaren Informationen eines Textes, ohne tiefergehende Analyse fokussiert – man kann dies auch als ein sich treibendes Lesen verstehen, dass dann auch zu dem Mediensprung zwischen den verschiedenen Plattformen und dem damit hohen digitalen Medienkonsum führt.

  Ziel: Schnellere Aufnahme von Informationen ohne intensive kognitive Anstrengung. Dieses Leseverhalten tritt vor allem im Bereich der Social-Media-Kanäle auf, die in ihrer Sprach- und Bilddramaturgie diesem Verhalten besonders entgegenkommt, aber auch bei den Printmedien sind solche Konzepte Bestandteil der redaktionellen Aufbereitung von Nachrichten.

- *Deep Reading: (Maryanne Wolf)* (Wolf 2018, S. 100–101):

  Definition: Tiefgehendes, reflektierendes Lesen, das eine intensive kognitive und emotionale Auseinandersetzung mit dem Text beinhaltet.

  Ziel: Förderung von kritischem Denken, Empathie und der Fähigkeit, komplexe Zusammenhänge zu verstehen und zu verarbeiten. Man könnte dieses auch als ein immersives Lesen bezeichnen vor allem dann, wenn es sich um eine Literatur handelt, bei der der Leser sich mit den Figuren und Personen identifiziert, sich emotional bindet oder in das Geschehen des Handlungsstrangs tief eintaucht.

  Anmerkung: Zum Thema eines immersiven oder auch empathischen Lesens mit seiner gesellschaftlichen Relevanz, kann die Fragestellung des Sterns in seiner Ausgabe Nr. 34 vom 15. August 2019 mit dem Beitrag der Bildungsforscherin *Anne Mangen* „Verlernen wir das Lesen?" hinzugefügt werden, denn darin wurde ebenfalls *Maryanne Wolf* zitiert, jedoch das entscheidende „Lese-Empathie-Experiment" wurde nicht genannt, wenngleich es charakteristisch für diese Problematik ist: Schreibe eine Geschichte mit sechs Wörtern: „For sale: baby shoes, never worn." (Wolf 2019, S. 58–59)[88] Hierbei geht es vor allem um ein empathisches und assoziatives Lesen, denn hinter den sechs Wörtern ist nicht ein günstiges Angebot auf ebay zu verstehen, sondern es handelt sich um eine dramatisch assoziierende Geschichte, womöglich um ein verstorbenes Baby, die hinter diesen sechs Wörtern verborgen zu sein scheint.

- *Critical Reading:*
  Definition: Analytisches und evaluatives Leseverhalten, bei dem die Argumentationen in Beziehung zu Kausalitäten, Plausibilitäten und zu einer Stringenz hinterfragt werden.
  Ziel: Entwickeln von Fähigkeiten zur kritischen Analyse und Bewertung von Texten.

- *Interactive Reading:*
  Definition: Aktives Engagement mit dem Text durch Anmerkungen und Fragestellungen, die meist bei den Printmedien und hier insbesondere bei Fachpublikationen traditionell mit Marker und Randnotizen versehen werden.
  Ziel: Förderung eines tieferen Verständnisses zur gelesenen Thematik und des Sachverhalts durch eine aktive Auseinandersetzung mit dem Text.
  Anmerkung: Diese Lesetechnik bei den Printmedien ist besonders hilfreich bei der Verortung des Gelesenen und damit verbunden ist die Verstärkung der Erinnerung im Wissenserwerb – diese visuelle und räumliche Informationsverortung ist bei den digitalen Medien in dieser Form trotz der Funktion von Lesezeichen und Markern kaum möglich. Wir alle kennen dieses Erinnerungs- und Verortungsprinzip: „Das stand doch in dem blauen Buch von dem Autor*in … in dem Kapitel … mit

meinem handschriftlichen Vermerk." Wie wichtig diese kognitive Fähigkeit ist, erleben wir, wenn wir nicht mehr nach unserem Orientie-
rungssinn fragen, sondern im Auto gleich das GPS-Navi-System aktivieren.[89]

- *Strategic Reading:*

    Definition: Verwendung spezifischer Strategien und Techniken zur Ver-
    besserung des Leseflusses und Leseverständnisses, vor allem bei umfang-
    reichen Recherchearbeiten.

    Ziel: Bewusstes Einsetzen des Vorwissens für strukturierte und strategi-
    sche Lesetechniken.

Die Fähigkeit zum tiefen Lesen und Verstehen ist somit entscheidend für
das kritische Denken und die intellektuelle Entwicklung. Indem *Wolfs*
Konzept des „Deep Reading" in die Klassifikationen einbezogen wurde,
wird deutlich, dass es nicht nur um verschiedene Techniken des Lesens
geht, sondern auch um die Tiefe und Qualität des Verstehens, die durch
unterschiedliche Lesepraktiken erreicht werden kann.

Zur Lesekompetenz gehört als Conditio-sine-qua-non der Sprachkorpus
einer Sprache und dieser sei in einer Übersicht am Beispiel der deutschen
Sprache nachfolgend unter Berücksichtigung einer skizzenhaften historischen
Betrachtung aufgeführt.

Sprachkorpus der deutschen Sprache		
J. W. Goethe	1749 – 1832	ca. 90.000 wurden aktiv in seinem Gesamtwerk gezählt.
Wilhelm Grimm Jacob Grimm	1786 – 1859 1785 – 1863	ca. 350.000 Wörter[90]
B-B Akademie der Wissenschaften	2013	5,3 Mio. Wörter
Dudenkorpus	2017	23 Mio. Wörter inkl. Gelegenheits- und Augenblicksbildungen von Wortschöpfungen
Wahrig Wörterbuch	2019 10. Auflage	ca. 260.000 Stichwörter
Duden	2024 29. Auflage	ca. 151 000 Stichwörter mit 3000 neuen Einträgen
Duden Universallexikon	2023 10. Auflage	ca. 500.000 Stichwörter
Aktiver Wortschatz	12.000 - 15.000 Wörter ca. 250 Wörter bilden den inneren Kern ca. 750 Wörter zur Verständigung in der Alltagssprache ca. 2.500 Wörter zur Verständigung komplexer Zusammenhänge	
Passiver Wortschatz	ca. 50.000 Wörter	

Wie dynamisch ein Sprachkorpus vor allem bei den Jugendlichen sich entwickelt und wandeln kann, wird vor allem im Bereich der Social-Media-Plattformen, besonders deutlich. So etablieren sich im Userverhalten neue Slangwörter und laufend werden auch neue kreiert und damit verfügt die Social-Media-Community über einen eigenen Sprachkorpus.[91] Wir fassen einen Auszug dieser Slangs einmal in einem konstruierten Satz einer Selbstdiagnose zusammen:

„Ich leide langsam an einem brainrot[92] bei meinem ständigen Doomscrolling[93] mit meinem Smombie[94] Verhalten, um laufend die Meme[95] und Anime[96] zu verfolgen, und dabei bemerke ich nicht, dass ich mich zwischenzeitlich in einem Rabbit Hole[97] mit den unüberschaubaren Links und Likes, ohne dass ein Ende abzusehen ist, befinde und dabei mich skibid[98] fühle, ohne zu wissen was ich eigentlich will."

Diese medien- und kulturkritischen Urteilsroutinen sind nichts Neues, diese begleiten uns schon seit Jahrhunderten und ein besonders bemerkenswertes Beispiel hierfür ist, dass diese sich auch auf die Inhalte einer Publikationsform beziehen können. So wurde an *Erasmus von Rotterdam* in der Zeit des Humanismus seine kommentierte Zitatensammlung antiker Autoren „Collectanea adagiorum", die 1500 in Paris erschienen ist, als eine Förderung des Halbwissens bezeichnet, denn nun könnte ein jeder bei der Nutzung dieser Sammlung so tun, als ob er die großen Autoren der Antike kenne und nun „dünkelweise" daraus zitieren kann.[99, 100]

Wie aufgeheizt die heutige Debatte eines digitalen Medienkonsums ist, zeigen drei Beispiele mit teilweise diametral auseinanderliegenden Statements, wobei zu berücksichtigen ist, dass diese aus dem Kontext ihrer Buchpublikationen entnommen und damit nur als exemplarisch für diesen Diskurs zur Medien- und Kulturkritik zu verstehen sind:

Maryanne Wolf, Director Center of Reading and Language Research Tufts University[101]

> „Die Kinder die in ihrer Aufmerksamkeit ständig abgelenkt und mit Reizen überflutet werden, die sich im Reservoir ihres Wissens niemals verankern, was nichts anderes bedeutet, als dass bei ihnen die Fähigkeit, beim Lesen Analogien zu bilden und Rückschlüsse zu ziehen, womöglich künftig immer weniger gut ausgebildet sein wird." (Wolf 2018, S.11)

> „Bei unserem Übergang in die digitale Kultur, die so ziemlich alle Lebensbereiche berührt, verändern wir uns auf eine Weise, die wir als Kollateralfolge der größten Explosion an Kreativität, Erfindungsreichtum und Entdeckerkraft in unserer Geschichte nie vorhergesehen hätten." (Ebd.)

„Dies ist das Dilemma des digitalen Zeitalters, das zusammen mit unserem gegenwärtigen Leseschaltkreis auch unsere kognitiven, affektiven und ethischen Kompetenzen bedroht."
(Wolf 2010, S. 258–259)

Manfred Spitzer, Ärztlicher Direktor Klinik für Psychiatrie und Psychotherapie, Universitätsklinikum Ulm[102]

„Übermäßiger Bildschirmmedienkonsum wirkt sich negativ auf das Lernen, das Gedächtnis, die Aufmerksamkeit und Konzentration, die Fähigkeit zur Emotionsregulation und das Sozialverhalten aus."

„Übermäßige Bildschirmzeit während der Gehirnentwicklung erhöht das Risiko der Alzheimer-Krankheit und verwandter Demenzformen im Erwachsenenalter."[103]

„Lehrerverbände beklagen, dass der Wortschatz von Kindern immer mehr abnimmt, Kinder ständig dieselben Wörter und zu viele Abkürzungen verwenden. Eine Erhebung der Kaufmännischen Krankenkasse (KKH) zeigt wachsende Sprachentwicklungsstörungen bei Kindern und Jugendlichen zwischen 6 und 18 Jahren. Von 2010 bis 2020 (vor Corona) stieg die Zahl der jungen Menschen mit einer Sprach- oder Sprechstörung um 52%. Fast 8% seien betroffen, also jeder 13. zwischen 6 und 18 Jahren." (Spitzer 2022a, S. 797)[104]

Gerhard Lauer, Gutenberg-Institut für Weltliteratur und schriftorientierte Medien, Universität Mainz[105]

„Seit Computer und Internet unsere Umwelt bevölkern, sind es noch mehr Wörter geworden und nicht nur mehr Bilder. Eine Verarmung der Sprache im digitalen Zeitalter ist ein kulturkritischer Topos, mehr aber nicht. Nicht mehr als ein Topos ist auch der angebliche Zusammenhang zwischen Leseverfall und Digitalisierung." (Lauer 2020, S. 123)

„Die Annahme, wir würden im digitalen Zeitalter nicht mehr gründlich lesen und schreiben, ist schlicht falsch, so falsch auch die Annahme, wir würden alle nur noch digital lesen und schreiben." (Ebd., S.165)

„Mit immer neuen Medien und Medienformaten hat dies nicht in eine gesamtgesellschaftliche Verdummung gemündet, jedenfalls bislang nicht. Das Gegenteil ist der Fall. Wir müssen heute eher mehr lesen, komplexere Abläufe verstehen und mehr Sprachen sprechen, gerade im digitalen Zeitalter. Die digitale Gesellschaft ist intelligent." (Ebd., S. 45)[106]

Erfreulich in diesem Diskurs ist der Vorlesewettbewerb, der seit 1959 jährlich von der Stiftung Buchkultur und Leseförderung des Börsenvereins des Deutschen Buchhandels durchgeführt wird und unter der Schirmherrschaft des Bundespräsidenten steht. Ca. 600.000 Schüler*innen beteiligen sich jedes Jahr aus den sechsten Schulklassen. Die Jury wählte *Léni Falkenstein* als beste Vorleserin 2024, sie ist Schülerin am Otto-Schott-Gymnasium in Mainz-Gonsenheim.

Auch *Sabine Wiedemann* aus Brandenburg gehörte zu den Finalisten und dazu meinte die Juryvorsitzende in Bezug auf den Vortrag:

„*Sabine* ließ ihre Figuren krächzen und zetern mit ihren unterschiedlichen Tonlagen - sehr beeindruckend, du hast eine ganz schwierige Textstelle genommen, alle Figuren gemeistert. Sehr besonders Deine Erzählstimme, da hast du nicht gelesen, da hast du interpretiert". (Hauck 2024)

Das ist ein immersives Lesen mit einer hohen Lesekompetenz bei dem die Leserin *Sabine Wiedemann* mit den Figuren und Personen gespielt hat und in das Geschehen des Handlungsstrangs tief eintaucht. Zur Lesekompetenz gehört nach *Maik Philipp* auch das „epistemisch wachsame Lesen", das er wie folgt definiert:

„Lesen ist das Ziel hierbei, Kohärenz, Korrektheit und Wahrhaftigkeit von Aussagen mit verschiedenen in- und externen Ressourcen zu beurteilen und zu validieren, um zu möglichst plausiblen und umfassend kohärenten mentalen Modellen zu gelangen." (Philipp 2021)

Hierzu werden von ihm drei Lesetechniken hervorgehoben: Die „Corroboration" mit dem Vergleich von Informationen und Aussagen wie diese übereinstimmend und wie kohärent sich diese darstellen, das „Sourcing" unter Berücksichtigung und Evaluation von Metadaten zur Klärung der Quelle als glaub- und vertrauenswürdig und das „Validieren" zur Stichhaltigkeit, Belastbarkeit und Konsistenz von Aussagen. Nun trifft diese aufwendige Lesetechnik zur Beurteilung einer Lesekompetenz sicherlich nicht zu beim Lesen der klassischen Literaturgattungen Lyrik, Epik und Dramatik, aber sicherlich schon bei Sach- und Fachbüchern und zur Meinungsbildung sind diese drei Kriterien schon von elementarer Bedeutung, insbesondere im digitalen Nachrichtendschungel, um zwischen Fake News, Fact News und Framing[107] (mit all seinen möglichen negativen Folgen für die Meinungsbildung) differenzieren zu können, denn wie die Social-Media-Plattformen dieses Instrument eines Framings aktiv nutzen, erleben wir tagtäglich und hierfür ist eine ausgeprägte Lesekompetenz eine conditio sine qua non.

Epilog zur Lesekompetenz einer Heilkraft der Literatur

Folglich kann die „Heilkraft einer Literatur" nur dann auf uns positiv einwirken, wenn wir über jene Lesekompetenz verfügen, die im Laufe der Jahrtausende auch zum Überleben des Homo sapiens als Kulturgut und zur Wahrung unserer ethischen Prinzipien einer Wertegemeinschaft gehört. „Das lesende Ich" mit seiner Lesekompetenz, die sich aus der den Anfängen der narrativen Höhlenmalerei, über die Hieroglyphen Bilderschrift zur Silbenschrift bis hin zu einer phonetischen Buchstabenschrift und einer damit verbundenen hochentwickelten Lesekultur entwickelt hat und heute mit der digitalen Welt ein Verschmelzungsprozess stattfindet, war ein Versuch, jene Lesekompetenz auch in diesem historischen Kontext zu betrachten. Erstaunlich ist dabei, dass jene Elemente aus den Anfängen der Schriftlichkeit sich wieder in unserer medialen digitalen Welt mit Emoji als Piktogramme, Logogramme und Ideogramme spiegeln.

Mit der Erkenntnis müssen wir jedoch leben, dass das Buch als „Kulturgut" in naher Zukunft nicht mehr den Stellenwert haben wird, wie dieses seit der Antike mit den ersten Schriftrollen im pharaonischen Ägypten geprägt wurde, sondern Wissen immer mehr als digitales stets abrufbares „Gebrauchsgut" verstanden und uns das Phänomen begleiten wird, dass von immer Wenigeren immer mehr und von immer Mehr immer weniger gelesen wird und damit ist mehr das Deep Reading gemeint und nicht das Surface Reading, das weiter zunehmen wird.

So müssen wir uns also einer Methodik im Wissenstransfer hinwenden, die zum einen dem digitalen Medienverhalten entspricht und zum anderen aber auch den Leser stimuliert, komplexe Zusammenhänge zu erkennen, diese zu vertiefen (rerum cognoscere causas) und kritisch zu hinterfragen, denn nur der Wissende kann Hinterfragen, für den Nicht-Wissenden ergeben sich keine Fragen. Also ein Wechselspiel zwischen stetiger kognitiver

Aktivierung und einer motivierenden medialen Präsentation für den Wissenstransfer in meine Welt der Wahrnehmung und Interpretation, jene Welt eines Solipsisten, die mit den Worten des Philosophen *Ludwig Wittgensteins* beschrieben wird: „Die Grenzen meiner Sprache bedeuten die Grenzen meiner Welt – Was wir nicht denken können, das können wir nicht denken; wir können also auch nicht sagen, was wir nicht denken können." (Wittgenstein 2003, S. 86)[108] Für den Informatiker und Computerwissenschaftler *Joseph Weizenbaum* liegt das Problem auch darin: „Die Grenze meines Wissens ist die Grenze meiner Fähigkeit zu interpretieren." (Weizenbaum 1977) So liegt die kognitive und intellektuelle Herausforderung auch zur Lösung unserer gesellschaftlichen Konflikte darin, nicht ein „Ich im Wir" zu sehen, sondern auch ein „Wir im Ich" verbunden mit einer kritischen Selbstreflexion auch sich mit anderen Argumentationswelten auseinanderzusetzen und diese zu hinterfragen – hierfür ist eben jene Lesekompetenz gefordert, um aus einer möglichen Echokammer zu entfliehen und damit mein Weltbild zu öffnen, „denn wer nichts von der Außenwelt versteht, kann sie auch nicht interpretieren, vermutlich nicht einmal wahrnehmen." (Ogden u. a., Hrsg. 1922)[109]

Ob nun in dieser Dynamik der digitalen Medien-, KI- und Generative Chatbot-GPT-Entwicklung die Plastizität unseres neuronalen Systems auch epigenetische Veränderungen mit sich bringen wird, um sich mit jener Dynamik der „Digitalität" zu synchronisieren und ob damit verbunden auch ein neues Wertesystem zum Wissen entstehen wird, oder die KI-Welt zu jenem besagten Transhumanismus führen wird, sind spekulative Gedanken, die solange spekulativ bleiben werden, bis uns die Realität eines Besseren belehren wird.

Um mit einem Zitat der italienischen Philosophin *Irene Vallejo* zu enden: „Das Überleben der besten Ideen, die von der Menschheit je erdacht wurden, verdanken wir den Büchern." (Vallejo 2022, S. 48) Und so ist für mich die „Magie des Buches" (Hesse 1977) von *Hermann Hesse* noch eines meiner Wertesysteme für den Körper, den Geist und die Seele, denn ihr, der „Magie des Buches", gilt mein Dank für das Wissen, das meines stets bereichert – darin liegt auch jene „Heilkraft der Literatur".

Von den vielen Welten, die der Mensch nicht von der Natur geschenkt bekam,
sondern aus dem eigenen Geist erschaffen hat, ist die Welt der Bücher die größte.
Jedes Kind, wenn es die ersten Buchstaben auf seine Schultafel malt
und die ersten Leseversuche macht, tut damit den ersten Schritt
in eine künstliche und höchst komplizierte Welt,
deren Gesetze und Spielregeln ganz zu erkennen
und vollkommen zu üben kein Menschenleben ausreicht.
Ohne Wort, ohne Schrift und Bücher gibt es keine Geschichte,
gibt es nicht den Begriff der Menschlichkeit.

(Hesse 1977, S. 280)

Endnoten

1 Neddermeyer (1998).

2 Heitsch (1997). In *Platons* Phaidros, einer der Dialogfiguren in diesem antiken Text (zwischen 369 und 362 v. Chr.), lautet die Übersetzung von *Heitsch* in der Passage 274 d–e und 275 a–b, der Zeilenzählung nach Burnet (Oxford Classical Texts), zu der Erfindung des Buchstabens wie folgt: (Der Dialog findet zwischen Theuth (oder auch Thoth genannt) dem Gott und Herr des Kalenders und der Wissenschaften, Schützer der Schreiber und Schöpfer der Gesetze und Thamus (von den Griechen Ammon genannt und hier als Dialogfigur für die Vertretung von Sokrates) dem König von ganz Ägypten, statt): „Dies ist, mein König, ein Lehrgegenstand, der die Ägypter klüger machen und ihr Gedächtnis verbessern wird. Denn meine Erfindung ist ein Mittel für Gedächtnis und Wissen.' Doch der König antwortete: Theuth, der Meister der Künste: einer hat die Fähigkeit, die Produkte der Kunst herzustellen, ein anderer aber kann beurteilen, in welchem Maße sie Schaden bringen und Nutzen für die, die damit umgehen sollen. Und jetzt hast du, weil du der Vater bist der Buchstaben, aus Zuneigung das Gegenteil von dem gesagt, was ihre Wirkung ist. Denn die Erfindung wird in den Seelen derer, die sie erlernen, Vergesslichkeit bewirken, weil sie ihr Gedächtnis nicht mehr üben; denn im Vertrauen auf Geschriebenes lassen sie sich von außen erinnern durch fremde Zeichen, nicht von innen heraus durch sich selbst. Also hast du ein Mittel nicht für das Gedächtnis, sondern eines für die Erinnerung gefunden. Was aber das Wissen angeht, so verschaffst du den Schülern nur den Schein davon, nicht wirkliches Wissen. Denn da sie durch deine Erfindung vieles hören ohne mündliche Unterweisung, werden sie sich einbilden, vieles zu verstehen, wo sie doch gewöhnlich nichts verstehen, und der Umgang mit ihnen ist schwierig, da sie überzeugt sind, klug zu sein, es aber nicht sind.'" (Phaidr. 274 d–275b)

3 Szlezák (1985), S. 8–10.

4 Vgl. Bálint (1984), S. 38–41. Gottschlich (2007), S. 11, S. 94.

5 Dehaene (2009).

6 Piaget (1974), S. 3–12.

7 Vgl. ebd.

8 Vgl.: Wolf (2010), S. 172–181.

9 Vgl. ebd., S. 261.

10 Chauvet, Brunel-Deschamps und Hillaire (2001); Geiss (2008).

11 Janzin und Güntner (2007); Bußmann (2002). Die Ursprungsform der Schriftentwicklung mit den Piktogrammen und Ideogrammen kommt auch noch heute z. B. bei den Verkehrsschildern zum Einsatz.

12 Die Paläographie (griech.) ist eine Hilfswissenschaft zur Erforschung der Schrift und die Paläolinguistik ist die Erforschung der Sprache in seiner Entwicklungsgeschichte.

13 Vgl.: Janzin und Güntner (2007), S. 14; Crystal (1995), S. 160; Bußmann (2002), S. 137; S. 324. Die chinesische Schrift wird als logographische Schrift bezeichnet, dessen Ursprung auf das frühe 2.Jtd. v. Chr. zurückgeht und noch heute für die chinesische Schrift verwendet wird. Die japanische Schrift ist hingegen eine Mischung aus der logographischen Schrift (Kanji) und zwei phonographischen Silbenschriften (Hiragana und Katakana). Eine rein phonographische Schrift ist hingegen eine alphabetisch orientierte Schrift.

14 Die *Monogenese* vertritt die Theorie, dass die Schrift eine einmalige Entstehung in einem Ursprung hat, hingegen die *Polygenese* vertritt die Theorie, das zeitlich und räumlich unabhängig voneinander in verschiedenen und lokalen Gesellschaften und unter unterschiedlichen soziokulturellen Bedingungen die Verwendung von Zeichensystemen entstanden sind.

15 Vgl.: Haarmann (1991), S. 361; vgl. auch Haarmann (2021), S. 34; S. 35; S. 43.

16 Vgl.: Janzin und Güntner (2007), S. 22.

17 Vgl.: Geiss (2008), S. 66.

18 Vgl.: Haarmann (1991), S. 73–81: Galt in den Lehrbücher bis in die 40er Jahre des letzten Jh., noch die These *„Ex oriente lux"* (Licht aus dem Osten) mit der Annahme, dass die ältesten Schriftdokumente aus den sumerischen und akkadischen Kulturzentren stammen, so musste durch die archäologischen Schriftfunde aus der Donauzivilisation, um 5300 v. Chr., eine neue Kulturchronologie geschrieben werden mit der Konsequenz, dass die neue These *„Ex occidente lux"* (Licht aus dem Westen) in der Schriftforschung galt und damit die Schriftentwicklung der Steinzeit zugerechnet wird. Vgl. auch Cölfen (2007).

19 Vgl.: Rautenberg (2003), S. 255; Janzin und Güntner (2007), S. 25.

20 Die Zitierung aus Wikipedia wurde aufgenommen, da dieser Beitrag in der Liste der exzellenten Artikel geführt wird. Vgl. Wikipedia (2024), Art. *Egyptian hieroglyphs*; vgl. auch Wikipedia (2007), Art. *Hieroglyphen*.

21 Vgl.: Bußmann (2002), S. 278.

22 Vgl.: Haarmann (2021), S. 33.

23 Vgl.: Haarmann (1991), S. 101; S. 192.

24 Wikipedia. 2024. Art. *ISO 7010*.

25 Vgl. Haarmann (1991), S. 225–233.

26 Homophonie bei gleicher Aussprache aber mit einer verschiedenen Bedeutung, oft auch mit verschiedenen Schreibweisen, z. B. Malen und Mahlen, nicht zu verwechseln mit Polysemie mit einer gemeinsamen Wurzel und/oder abgeleiteter Bedeutung, z. B. Läufer (Sportler/Schachfigur).

27 Wikipedia. 2006. Art. *Sumerische Sprache*. Die Zitierung aus Wikipedia wurde aufgenommen, da dieser Beitrag in der Liste der exzellenten Artikel geführt wird.

28 Vgl.: Geiss (2008), S. 66.

29 Vgl.: Haarmann (2021), S. 25.

30 Vgl.: Naveh (1979), S. 10.

31 Ideogramme sind Bildzeichen mit komplexer Bedeutung.

32 Vgl.: Haarmann (1991), S. 243–257.

33 Vgl.: Janzin und Güntner (2007), S. 25.

34 Der Begriff der „Linearschriften" ist auch Pate für das typografische Schriftbild von Linearschriften, wie dies 1929 *Rudolf Koch* mit dem modernen Linearschriftbild „Kabel" entworfen hat und später auch in den Photoschriftsatz 1980 in USA übernommen wurde (vgl. ebd., S. 372).

35 Cline (2021). Der Archäologe und Historiker *Eric Cline* spricht in seinem Werk „1177 B.C. The Year Civilization Collapsed" von einem Systemkollaps, zu dessen Ursachen bis heute die Expertenwelt noch einen fachlichen Diskurs führt – ob Erdbeben, Klimawandel mit Dürre und Hungersnöten, Aufstände, Invasoren, die den lebensnotwendigen Fernhandel zum Erliegen brachten, private Fernhändler, welche die zentralisierten Palastwirtschaften aushebelten, oder plündernde Seevölker, es sind eben multiple Faktoren, die zu diesem historischen Ereignis einer kulturellen Zerstörung führten.

36 Vgl.: Geiss (2008), S. 111.

37 Vgl.: Bodmer (1997), S. 58.

38 Vgl.: ebd., S. 58.

39 Vgl.: Haarmann (1991), S. 288.

40 Vgl.: Kausen (2012), S. 385; S. 387.

41 Vgl.: Haarmann (1991), S. 288. Die 11 Konsonanten, die mit dem phönizischen und griechischen Schriftsystem übereinstimmten sind: b, g, d, z, k, l, m, n, p, r und t.

42 Vgl.: Bodmer (1997), S. 61.

43 Die Ionier sind ein alter griechischer Stamm um 1600 v. Chr.

44 Vgl.: Haarmann (1991), S. 289; Janzin und Güntner (2007), S. 32; Faulmann (2004), S. 167. Es handelt sich bei der Angabe der letztgenannten Quelle um einen unveränderten Nachdruck aus dem Jahr 1880.

45 Beinert, Hrsg. (2024).

46 Haarmann (2021).

47 Vgl.: Haarmann (1991), S. 555.

48 Vgl.: Rautenberg, Hrsg. (2003). S. 21–24.

49 Vgl.: Bodmer (1997), S. 129; S. 362. Vgl. auch Bußmann (2002), S. 289; S. 290.

50 Vgl.: Morenz (2011), S. 55.

51 Vgl.: Bußmann (2002), S. 71.

52 Vgl.: Haarmann (1991), S. 298.

53 Die logographische chinesische Schrifttradition erstreckt sich über die Länder China, Korea und Japan und in historischer Betrachtung auch über Vietnam und Thailand.

54 Vgl.: Haarmann (1991), S. 394 und Bußmann (2002), S. 71.

55 Scopus Data (2024).

56 China Academic Journals (2024).

57 Graddol (1997).

58 Ethnlogue. (2024).

59 Vgl.: Borst (1995), S. 1940.

60 Vgl.: Haarmann (1991), S. 494.

61 Vgl.: Oberste (2003), S. 28–31. Auszug: „Die Religion der Katharer oder Albigenser beruht in seinem Ursprungs Mythos auf einem Dualismus von zwei Söhnen den Gott gehabt habe, deren älterer Luzifer soll sich die Herrschaft seines Vaters angemaßt haben. Mit den abtrünnigen Engeln wurde er von Gott verwiesen und daraufhin habe er mit seiner gottgleichen Kraft die Welt geschaffen und sie mit Menschen bevölkert. Während der Körper des Menschen wie die Welt sündhaft und verderblich sei, besitze jedoch ein jeder Mensch noch in seiner Seele einen Kern der göttlichen Reinheit. Durch die Buße und ihr Leben strebten die Katharer danach, die sündhafte Welt hinter sich zu lassen und als Seelenwesen einst von Gott wieder aufgenommen zu werden."

62 Vgl. Borst (1995). Vgl.: auch Johannes Evangelium Joh 19,19–22, EU (Einheitsübersetzung).

63 Vgl.: Mersch (2006), S. 12.

64 Eine kurze historische Skizzierung zum Internet:
1964 – ARPANET (Advanced Research Projects Agency Network) wurde in USA vorgestellt
1969 – Die erste Datenübertragung der Universitäten Stanford, Los Angeles, Salt Lake City und Santa Barbara
1971 – Computertechniker Ray Tomlinson stellte ein Nachrichtensystem mit E-Mail und dem Zeichen @ vor

1974 – die Länder Norwegen, England und Hawai schlossen sich dem Arpanet an

1983 – waren 4.000 Computer mit dem ARPANET verbunden

1989 – *Tim Berners-Lee* präsentierte im CERN (Genf) sein Projekt auf der Basis des Hypertextes

1990 – Der Webbrowser präsentierte *Berners-Lee* unter Objective-C mit dem Betriebssystem NeXTStep

1994 – Das World Wide Web Consortium (W3C) wurde gegründet

65 Wuttig und Kessler (2024).

66 Worldometer (2024).

67 SlideShare von Scribd (2023).

68 Meier (2024).

69 Ebd.

70 Cisco Annual Internet Report (2018–2023). 2020.

71 Vgl.: Baron (2014), S. 143–144.

72 Das eigentliche Anliegen der Autoren dieser Studie war die Untersuchung zur „Ökologischen Nachhaltigkeit des Konsums digitaler Inhalte", bei dem sie zunächst den globalen digitalen Medienkonsum anhand einer Modellrechnung eines „Nutzerarchetypen" quantifiziert haben. So kamen sie zu folgender Schlussfolgerung: „Der Internetzugang hat 60 % der Weltbevölkerung erreicht, und der durchschnittliche Nutzer verbringt über 40 % seines wachen Lebens im Internet. In dieser Studie bewerten wir die Umweltauswirkungen des Konsums digitaler Inhalte im Verhältnis zur Tragfähigkeit der Erde. Wir kommen zu dem Ergebnis, dass der derzeitige weltweite Durchschnittskonsum von Web-Surfen, sozialen Medien, Video- und Musik-Streaming und Videokonferenzen etwa 40 % des Pro-Kopf-Kohlenstoffbudgets ausmachen könnte, das mit einer Begrenzung der globalen Erwärmung auf 1,5°C vereinbar wäre."

73 Istrate u. a. (2024), S. 1–11.

74 Vgl.: Haarmann (2021), S. 108.

75 Vgl. hierzu: IAIS (2024).; Pfannstiel, Hrsg. (2022), S. 15–23.

76 Lau (2024).

77 Am 30. Juli 2024 habe ich in ChatGPT Professional die Aufgabe gegeben zu „Das lesende Ich in der Beziehung zwischen Autor und Leser" einen kurzen Text zu verfassen.

78 Vgl. hierzu: Lauer (2020), S. 234.

79 Im Jahr 1833 gelang *Wilhelm Weber* und *Carl Friedrich Gauß* die erste telegrafische Nachrichtenübertragung vom damaligen Physikalischen Kabinett in Göttinger zur Göttinger Sternwarte.

88 Buxmann und Sturm (2024). Die Autoren *Buxmann* und *Sturm* verweisen darauf, dass das Akronym „MAD" (englisch „verrückt") kein Zufall ist, „denn der Name der Krankheit wurde dem tödlichen Rinderwahnsinn (auch bekannt als BSE) entlehnt, mit dem sie einige Gemeinsamkeiten hat: Rinderwahnsinn entstand, weil Rinder aus Kostengründen mit Tiermehl gefüttert wurden, das unter anderem aus Rinderhirn bestand. Leider war dieses Futter mit Prionen verseucht. Diese führten zu einem allmählichen Zerfall des Gehirns der Rinder, wodurch sie nach und nach verrückt wurden. Ähnlich wie beim Rinderwahnsinn kann der Konsum von Daten aus einem geschlossenen Kreislauf und den darin enthaltenen Fehlern im Lernprozess einer KI zum Zerfall des KI-Modells führen."

81 PISA - Programme for International Students Assessment.

82 Reading literacy (2024).

83 PIRLS/IGLU „Progress in International Reading Literacy Study".

---

84 Vgl. Wirtz, Hrsg. (2021).

85 VERA „Vergleichsarbeiten" sind schriftliche Arbeiten in Form von Tests, die flächen-deckend und jahrgangsbezogen untersuchen, welche Fähigkeiten Schüler*innen zu einem bestimmten Zeitpunkt erreicht haben.

86 IBB „Institut für Bildungssysteme Baden-Württemberg".

87 Vgl.: Schult und Wagner (2019).

88 Vgl. auch Haglund (2013). Das Online Slate Magazin das 1996 gegründet wurde, bietet ausführliche Analysen und Kommentare auch zu nicht zuzuordnenden Zita-ten – sehr empfehlenswert hierzu ist die Geschichte zu lesen, wie womöglich diese Legende entstanden ist, die Hemingway zugeschrieben wird, die aus einer gewonnen Wette zwischen Hemingway und seinen Freunden entstanden sein soll.

89 Den Nobelpreis für Medizin / Physiologie erhielten 2014 die Neurowissenschaftler, das Ehepaar *May-Britt* und *Edvard Moser* aus Trondheim zusammen mit dem ameri-kanisch-britischen *John O'Keefe* für ihre Forschungen zur räumlichen Orientierung, an dem die Grid-Cells beteiligt sind, die auch als GPS des Gehirns bezeichnet werden.

90 1854 erschien Band 1, wobei *Wilhelm* bis Buchstabe D und *Jacob* bis Buchstabe F jedoch unvollendet bearbeiten werden konnten. Erst 1961 erschien der 33. Band im Sinne eines Grimmschen Wörterbuches.

91 Kolkmann (2024).

92 Brainrot - setzt sich aus den englischen Wörtern „brain" (Gehirn) und „rot" (verrotten) zusammen, auch als „Hirnfäule" zu übersetzen. Auf TikTok und Co. wird der Begriff als ironische Selbstbezeichnung oder als Kritik an bestimmten Inhalten oder Usern genutzt.

93 Doomscrolling – setzt sich aus den englischen Begriffen „doom" (Verderben) und dem eingedeutschten „scrollen" zusammen. Sinngemäß beschreibt Doomscrolling auch Doomsurfing genannt, das endlose Konsumieren von schlechten Nachrichten auf verschiedenen Medienkanälen.

94 Smombie – setzt sich aus „Smartphone und Zombies" zusammen und damit sind die User gemeint die so auf ihr Smartphone konzentriert sind, dass sie ihre Umwelt nicht mehr wahrnehmen.

95 Meme – leitet sich aus dem griechischen Wort „mimeme" ab, was so viel wie „etwas Nachgeahmtes" bedeutet. Memes beziehen sich auf spezifische Bilder, Videos, Texte oder Hashtags, die modifiziert und über die social media Plattformen geteilt werden. Die Modifikationen dienen oft dazu, eine humorvolle oder ironische Aussage zu tref-fen, die sich auf aktuelle Geschehnisse, Popkultur, gesellschaftliche Ereignisse oder allgemeine menschliche Erfahrungen bezieht. Der britische Biologe *Richard Dawkins* veröffentlicht im Jahr 1976 sein Buch zum Thema „Das egoistische Gen". Darin erscheint das Wort „Meme" und steht für eine Art Gedankenbaustein, welcher Informationen beinahe unverändert weitergeben kann.

96 Anime – Animationsclips in Videoformaten.

97 Rabbit Hole - übersetzt Kaninchenbau als Metapher für die Situation, in der man immer tiefer in ein bestimmtes Thema oder Problem eintaucht, das sowohl positiv als auch negativ betrachtet werden kann. Dabei bemerkt man nicht, wie viel Zeit vergan-gen ist oder wie tief man hineingesogen wird. Der Begriff stammt aus Lewis Carrolls Buch „Alice im Wunderland", wo Alice einem sprechenden Kaninchen in ein Loch folgt und dabei in eine bizarre und faszinierende Welt gerät.

89 Huizinga (2022) [1924]. Skibid - hat keine genaue Bedeutung, es ist ein sinnloses Füllwort und kann für alles stehen. Man kann es z. B. verwenden, wenn man sich freut, nervös ist oder einfach etwas sagen will, ohne zu wissen, was genau. Das Wort wurde durch die Videoserie „Skibidi Toilet" berühmt, die bei YouTube seit

Februar 2023 zu sehen ist. Es ist ein animierter Kopf aus dem Spiel „Garry's Mod" zu sehen, der in einer Toilette hängt und singt. Nach 8 Monaten hat das Video über 100 Millionen Aufrufe sammeln können.

99 *Werner Kaegi* promovierte an der Universität Leipzig mit einer Arbeit über *Hutten* und *Erasmus* und lehrte später Geschichte an der Universität Basel. Er übersetzte das Werk von *Johan Huizinga* zur Biographie von *Desiderius Erasmus von Rotterdam* ins Deutsche. Die reproduzierte Erstauflage von 1928 ist mit Holz- und Metallschnitten von *Hans Holbein* dem Jüngeren geschmückt.

100 Vgl.: Lauer (2020), S. 24.

101 Vgl. Wolf (2010), S. 261; Wolf (2018), S. 100–101.

102 Spitzer (2022b), S. 733–743. Hierbei handelt es sich um einen Beitrag von Spitzer in der Reflexion seines Buches „Digitale Demenz – wie wir uns und unsere Kinder um den Verstand bringen", das in der Fachwelt zu einem heftigen Diskurs führte. Nun untermauert der Autor zehn Jahre nach dem Erscheinen des Buches mit zahlreichen neuen internationalen Studien jene Entwicklungen, die er seinerzeit teilweise auch nur als Hypothesen formulierte.

103 Hierzu zitiert der Autor eine Arbeit einer kanadischen Arbeitsgruppe die im Januar 2022 im „Journal of Integrative Neuroscience" (Impact 2.5 – 2023) publiziert wurde.

104 Spitzer (2022a), S. 797–808.

105 Lauer (2020), S. 234.

106 Vgl.: Lauer, G.: S. 45 f. – *Lauer* bezieht sich hierbei auf eine Langzeitstudie des Philosophen und Sozialwissenschaftler *James Flynn*, wie sich der IQ-Wert in vierzehn Industrienationen entwickelt hat

107 Ein bewusstes Framing dient der Durchdringung einer gesteuerten Lesart bei der Betrachtung und Bewertung eines Sachverhalts oder Themas, das Framing ist somit eine Form der Beeinflussung und Manipulation.

108 Vgl.: Wittgenstein, Satz 5.6 – 5.62 in *Tractatus logico-philosophicus*. Dieses Werk wurde in seiner Endfassung von Wittgenstein 1918 unter dem Titel „Logisch-philosophische Abhandlungen" abgeschlossen. Der im Literaturverzeichnis genannte Titel wurde erst später von G.E. Moore 1922 vorgeschlagen und von Wittgenstein angenommen.

109 Diese digitale Ausgabe ist eine Reproduktion von L. Wittgensteins' *Tractatus logico-philosophicus*.

Literatur

Bálint, Michael. 1984. *Der Arzt, sein Patient und die Krankheit.* Übers. von Käte Hügel. 6. Aufl. Stuttgart : Klett-Cotta. [Engl. Orig., *The doctor, his patient and the illness*, 1957]

Baron, Naomi. 2014. *Words Onscreen - The Fate of reading in a Digital World.* Oxford : Oxford University Press.

Beinert, Wolfgang, Hrsg. 2024. *Das Lexikon der westeuropäischen Typografie.* https://www.typolexikon.de/ Zugegriffen am 04.07.2024.

Bodmer, Frederick. 1997. *Die Sprachen der Welt.* Köln : Kiepenheuer und Witsch.

Borst, Arno. 1995. *Der Turmbau von Babel.* München: Deutscher Taschenbuch Verlag.

Bußmann, Hadumod. 2002. *Lexikon der Sprachwissenschaft.* Stuttgart: Kröner.

Buxmann, Peter und Timo Sturm. 2024. *Wenn Künstliche Intelligenz krank wird.* https://www.faz.net/pro/d-economy/kuenstliche-intelligenz/wenn-kuenstliche-intelligenz-krank-wird-19902462.html Zugegriffen am 08. 08. 2024.

Chauvet, Jean-Marie, Éliette Brunel-Deschamps und Christian Hillaire. 2001. *Altsteinzeitliche Höhlenkunst im Tal der Ardèche.* Stuttgart: Thorbecke.

China Academic Journals – *Database.* 2024. http://www.cnki.net/kns?dbcode=CFLQ Zugegriffen am 05.07.2024.

Cisco Annual Internet Report (2018–2023). *White Paper.* 2020. https://www.cisco.com/c/en/us/solutions/collateral/executive-perspectives/annual-internet-report/white-paper-c11-741490.html Zugegriffen am 06.08.2024.

Cline, Eric H. 2021. *1177 B. C. The year civilization collapsed.* New Jersey: Princeton University Press.

Cölfen, Hermann u. a. 2007. *Die Geschichte der Schrift.* Duisburg und Essen: Universitätsverlag.

Crystal, David. 1995. *Die Cambridge Enzyklopädie der Sprache.* Köln: Parkland.

Dehaene, Stanislas. 2009. *Reading in the Brain: The New Science of How We Read.* London: Penguin.

Ethnlogue. 2024. https://www.ethnologue.com/insights/most-spoken-language/ Zugegriffen am 28.07.2024.

Faulmann, Carl. 2004. *Schriftzeichen und Alphabete aller Zeiten und Völker.* Wiesbaden: Marix.

Gates, Bill. 1998. *Der Weg nach vorn. Die Zukunft der Informationsgesellschaft.* Übers. von Friedrich Griese und Hainer Kober. München: Heyne. [Engl. Orig., *The Road Ahead*, 1995]

Geiss, Dieter [Red. Ltg.]. 2008. *Der Grosse Ploetz. Die Enzklopädie der Weltgeschichte.* 1863 begründet von Dr. Carl Ploetz. Neu bearb. von über 80 Historikern. 35., völlig neu bearb. Aufl. Göttingen: Vandenhoeck und Ruprecht.

Gottschlich, Maximilian. 2007. *Medizin und Mitgefühl. Die heilsame Kraft empathischer Kommunikation.* 2., vollst. überarb. Aufl. Wien, Köln und Weimar: Böhlau.

Graddol, David. 1997. *The Future of english.* https://www.teachingenglish.org.uk/sites/teacheng/files/pub_learning-elt-future.pdf. Zugegriffen am 28.07. 2024.

Haarmann, Harald. 2021. *Geschichte der Schrift.* 6., durchges. Aufl. München: Beck.

Haarmann, Harald. 1991. *Universalgeschichte der Schrift.* Frankfurt am Main und New York: Campus.

Haglund, David. 2013. *Slate Magazin.* Graham Holdings Company. New York.https://slate. com/culture/2013/01/for-sale-baby-shoes-never-worn-hemingway-probably-did-not- write-the-famous-six-word-story.html

Hauck, Stephan. 2024. *Vorlesewettbewerb. Das Finale. Die beste Vorleserin 2024 steht fest – Vorlesewettbewerb.* https://www.boersenblatt.net/news/literaturszene/die-beste- vorleserin Zugegriffen am 15.08.2024.

Hesse, Hermann. 1977. *Die Welt der Bücher. Betrachtungen und Aufsätze zur Literatur.* Frankfurt am Main: Suhrkamp.

Huck, Lorenz und Johannes Wrege. 2002. Die Auseinandersetzung zwischen Jean Piaget und Lew S. Wygotski. Aktuelle Relevanz einer historischen Debatte. *Forum kritische Psychologie* 45: S. 147–170.

Huizinga, Johan. 2022. *Erasmus. Biographie.* Übers. von Werner Kaegi (Nachdruck aus 1928). Basel: Schwabe. [1924]

IAIS. 2024. *Fraunhofer-Institut für Intelligente Analyse- und Informationssysteme. Glossar: KI-Schlüsselbegriffe.* https://www.ki.nrw/ki-schluesselbegriffe/#16 Zugegriffen am 04. Juli 2024.

Istrate, Robert u. a. 2024. The environmental sustainability of digital content consumption. *Nature Communications* 15 (1): S. 1–11. https://doi.org/10.1038/s41467-024-47621-w

Janzin, Marion und Joachim Güntner. 2007. *Das Buch zum Buch, 5000 Jahre Buchgeschichte.* Hannover: Schlütersche Verlagsgesellschaft.

JIM-Studie 2023. *Jugend, Information, Medien. Basisuntersuchung zum Medienumgang 12-19-Jähriger.*https://www.mpfs.de/fileadmin/files/Studien/JIM/2022/JIM_2023_ web_final_kor.pdf#:~:text=URL%3A%20https%3A%2F%2Fwww.mpfs. de%2Ffileadmin%2Ffiles%2FStudien%2FJIM%2F2022%2FJIM_2023_web_final_kor. pdf%0AVisible%3A%200%25%20. Zugegriffen am 07. Juli 2024.

Kausen, Ernst. 2012. *Die indogermanischen Sprachen.* Hamburg: Buske.

Koester, Hermann L. 1908. *Geschichte der deutschen Jugendliteratur in Monographien.* II. Teil. Hamburg: Janssen. https://doi.org/10.24355/dbbs.084-202404221030-0

Kolkmann, Thomas. 2024. *„Brainrot": Was bedeutet das Meme-Wort bei TikTok & Co?* https://www.giga.de/artikel/brainrot-was-bedeutet-das-meme-wort-bei-tiktok-co/. Zugegriffen am 15.08.2024.

Krummenacher, Joseph. 2021. Art. *Aufmerksamkeit.* In: *Dorsch Lexikon der Psychologie.* Hrsg. von Markus A. Wirtz. Bern: Hogrefe. https://dorsch.hogrefe.com/stichwort/auf- merksamkeit. Zugegriffen am 05.07.2024.

Lau, Allen. 2024. *Wattpad. global webnovel platform.* https://www.wattpad.com/ Zugegriffen am 30.07.2024.

Lauer, Gerhard. 2020. *Lesen im digitalen Zeitalter.* Darmstadt: wbg Akademie – Wissenschaftliche Buchgesellschaft.

Lewalter, Doris u. a., Hrsg. 2022. PISA 2022. *Analyse der Bildungsergebnisse in Deutschland.* Leibniz-Institut für Bildungsforschung und Bildungsinformation. Münster und New York: Waxmann.

Madore, Kevin u. a. 2020. Memory failure predicted by attention lapsing and media multitasking. *Nature: International weekly journal of science* 587(78332): S. 87–91. https://doi.org/10.1038/s41586-020-2870-z

Maio, Giovanni. 2019. *Zuhören – eine vergessene Kunst.* [Befragte Person]. Frank Schüre. https://www.swr.de/swrkultur/wissen/zuhoeren-eine-vergessene-kunst-100.html Zugegriffen am 15.08.2024.

McElvany, Nele u. a., Hrsg. 2023. *IGLU 2021. - Lesekompetenz von Grundschulkindern im internationalen Vergleich und im Trend über 20 Jahre.* Münster und New York: Waxmann.

Meier, Lutz. 2024. *Influencer ist ein Traumjob – oder etwa nicht?* https://www.capital.de/karriere/influencer-ist-ein-traumjob---oder-stimmt-das-etwa-nicht---34959342.html Zugegriffen am 15.08.2024.

Mersch, Dieter. 2006. *Medientheorien.* Hamburg: Junius.

Morenz, Ludwig D. 2011. *Die Genese der Alphabetschrift.* Würzburg: Ergon.

Morgenstern, Christian. 1981. Die unmögliche Tatsache [1909]. In: Alle Galgenlieder, S. 163–164. Zürich: Diogenes.

Naveh, Joseph. 1979. *Die Entstehung des Alphabets.* Zürich und Köln: Benziger.

Neddermeyer, Uwe. 1998. *Von der Handschrift zum gedruckten Buch - Schriftlichkeit und Leseinteresse im Mittelalter und in der frühen Neuzeit: Quantitative und qualitative Aspekte.* 2. Bde. Zugl. Habilitationsschrift.

Wiesbaden: Harrassowitz (= Buchwissenschaftliche Beiträge aus dem Deutschen Bucharchiv München, Bd. 61,1–2).

Oberste, Jörg. 2003. *Der Kreuzzug gegen die Albigenser.* Darmstadt: Wissenschaftliche Buchgesellschaft. OECD. 2023. *PISA 2022 Results.* Paris: OECD Publishing.

Oesterheld, Erich. 1978. Wie die deutschen Dramatiker Barbaren wurden. In: *Kino-Debatte - Texte zum Verhältnis von Literatur und Film 1909–1929* (= Deutsche Texte, Bd. 48), hrsg. von Anton Kaes, S. 96–100. Tübingen: Niemeyer.

Ogden, Charles Kay u. a., Hrsg. 1922. *The Ludwig Wittgenstein Project.* https://www.wittgensteinproject.org/w/index.php/Logisch-philosophische_Abhandlung#5 Zugegriffen am 15.08.2024. [Diese digitale Ausgabe ist eine Reproduktion von L. Wittgensteins' *Tractatus logico-philosophicus*].

Pfannstiel, Mario A., Hrsg. 2022. *Künstliche Intelligenz im Gesundheitswesen.* Wiesbaden: Springer Gabler.

Philipp, Maik. 2021. *Epistemisch wachsames Lesen – ein theoretischer Systematisierungsversuch eines emergierenden und gesellschaftlich nötigen Betätigungsfeldes der Lesedidaktik.* 7. Oktober 2021. Conference:

Diversität und Demokratie:Gesellschaftliche Vielfalt und die Zukunft der sprachlichen und politischen Bildung At: Luxemburg Affiliation: University of Luxembourg. https://www.researchgate.net/publication/347558382_Epistemisch_wachsames_Lesen_-_ein_theoretischer_Systematisierungsversuch_eines_emergierenden_und_gesellschaftlich_notigen_Betatigungsfeldes_der_Lesedidaktik_Epistemically_Vigilant_Reading_-_A_Theoreti Zugegriffen am 15.08.2024.

Piaget, Jean. 1974. *Der Aufbau der Wirklichkeit beim Kinde.* Stuttgart: Klett. [Franz. Orig, *La construction du réel chez l'enfant,* 1937]

Platon. 1997. *Platon. Phaidros.* Übers. und komm. von Ernst Heitsch. 2., erw. Aufl. Göttingen: Vandenhoeck und Ruprecht.

Rautenberg, Ursula, Hrsg. 2003. *Sachlexikon des Buches.* Stuttgart: Reclam.

Reading literacy. 2024. https://www.oecd.org/en/topics/sub-issues/reading-literacy.html. Zugegriffen am 09.08.2024.

Schult, Johannes und Sonja Wagner. 2019. *Vera3 in Baden-Württemberg 2019. Beiträge zur Bildungsberichterstattung.* IBBW *-10.2019.*https://ibbw.kultus-bw.de/site/pbs-bw-new/get/documents/KULTUS.Dachmandant/KULTUS/Dienststellen/ibbw/Systemanalysen/Bildungsberichterstattung/Ergebnisberichte/VERA_3/Ergebnisse_VERA3_2019.pdf Zugegriffen am 15.08.2024.

Scopus Data. 2024. https://www.elsevier.com/products/scopus/content#0-content-co-verage Zugegriffen am 05.07.2024.

SlideShare von Scribd. 2023. *Digital Global Statshot Report*. https://de.slideshare.net/DataReportal/digital-2023-april-global-statshot-report-v01-april-2023 Zugegriffen am 07.07.2024.

Spitzer, Manfred. 2022a. Digitalisierung in Kindergarten und Grundschule schadet der Entwicklung, Gesundheit und Bildung von Kindern. *Nervenheilkunde* 41: S. 797–812.

Spitzer, Manfred. 2022b. Zehn Jahre Digitale Demenz - vom Shitstorm zum Mainstream. *Nervenheilkunde* 41: S. 733–743.

Szlezák, Thomas A. 1985. *Platon und die Schriftlichkeit der Philosophie*. Bd. 1. Berlin und Boston : De Gruyter.

UCLA, MPI. 2024. *The CDLI Collection – Cuneiform Digital Library Initiative*. https://cdli.mpiwg-berlin.mpg.de/ Zugegriffen am 04.07.2024.

Universität Passau. 2009. Philosophische Fakultät. *Die phönizische Schrift*. Passau.

Vallejo, Irene. 2022. *Papyrus – Die Geschichte der Welt in Büchern*. Zürich: Diogenes.

Weizenbaum, Joseph. 1977. *Die Macht der Computer und die Ohnmacht der Vernuft*. Frankfurt am Main:Suhrkamp.

Wikipedia. 2024. Art. *Egyptian hieroglyphs*. https://en.wikipedia.org/wiki/Egyptian hieroglyphs Zugegriffen am 04.07.2024.

Wikipedia. 2007. Art. *Hieroglyphen*. https://de.wikipedia.org/wiki/%C3%84gyptische Hieroglyphen [Beitrag wurde als exzellenter Artikel aufgenommen]. Zugegriffen am 04.07.2024.

Wikipedia. 2024. Art. *ISO 7010*. https://de.wikipedia.org/wiki/ISO_7010 Zugegriffen am 04.07.2024.

Wikipedia. 2006. Art. *Sumerische Sprache*. [Beitrag wurde als exzellenter Artikel des Jahres 2006 aufgenommen]. https://de.wikipedia.org/wiki/Sumerische_Sprache Zugegriffen am 04.07.2024.

Wittgenstein, Ludwig. 2003. *Tractatus logico-philosophicus*. Frankfurt am Main: Suhrkamp.

Wolf, Maryanne. 2010. *Das lesende Gehirn. Wie der Mensch zum Lesen kam – und was es in unseren Köpfen bewirkt*. Übers. von Martina Wiese. Heidelberg: Spektrum Akademischer Verlag.

Wolf, Maryanne. 2019. *Schnelles Lesen, langsames Lesen. Warum wir das Bücherlesen nicht verlernen dürfen*.

Übers. von Susanne Kuhlmann-Krieg. München: Penguin Random House Verlagsgruppe.

[Engl. Orig., *Reader, Come Home. The Reading Brain in a Digital Word*, 2018] Worldometer. 2024. *Data and projections provided by the most reputable organizations and statistical offices in the world*. https://www.worldometers.info/ Zugegriffen am 05.07.2024.

Wuttig, Alexandra und Stefanie Kessler. 2024. *Demokratie und Bildung – Kurzstudie*. https://static.iu.de/studies/demokratie-und-bildung.pdf Zugegriffen am 15. August 2024.

Wygotski, Lew S. *Denken und Sprechen - Psychologische Untersuchungen*. 3., neu ausgestattete Aufl. Hrsg. und übers. von Joachim Lompscher und Georg Rückriem. Weinheim und Basel : Beltz.

Bibliotherapie –
„Lesen auf Rezept"?

Jens C. Türp

Aber sind Buchhändler nicht ohnehin die Urform des Bibliotherapeuten?
(Gerk 2021, S. 90)

… ein Buch muß die Axt sein für das gefrorene Meer in uns.
Franz Kafka, Brief an seinen Freund Oskar Pollak. Prag, 27. Januar 1904
[Kafka Br. 27f] (Kafka 1999, S. 36)

Bibliopathic Institute. Book Treatment by Competent Specialists.
Dr. Bagster meets patients by appointment. Free Clinic 2–4 p.m.
(McChord Crothers 1916, S. 291)

Einleitung

Literatur scheint schon immer das Potenzial gehabt zu haben, eine heilsame Wirkung auf den Leser auszuüben[1], denn die Ursprünge der Frage, „ob und in welcher Weise *Buch* und *Heilung* eine Verbindung eingehen können" (Kriebel 1992, S. 63), lassen sich mindestens bis in die griechisch-römische Zeit zurückverfolgen.[2]

Die moderne Bibliotherapie, „die Verschreibung von Lektüre, die zur Entwicklung emotionaler Reife beiträgt und die geistige Gesundheit nährt und erhält" (Bryan 1939, S. 774–775, Übers. d. Verf.)[3], knüpft an diese Erfahrungen an. Bereits zu Beginn des 19. Jahrhunderts erkannten einige Ärzte die gesundheitsfördernde und (psycho-)therapeutische Wirkung von Literatur bzw. Lesen.[4]

Im englischsprachigen Raum war der britisch-amerikanische Arzt Benjamin Rush (1746–1813) einer der ersten, der Lesen als therapieunterstützende Heilmaßnahme empfahl.[5] Er forderte, jedes Krankenhaus mit einer kleinen Patientenbibliothek auszustatten; als Lektüre hielt er neben Zeitungen Reiseberichte zur Unterhaltung und Bücher mit philosophischen, ethischen und religiösen Themen zur Wissenserweiterung für geeignet. Er und andere Mediziner, darunter der deutsche Arzt Carl Wigand Maximilian Jacobi (1775–1858), der Engländer Samuel Tuke (1784–1857) und der Nordamerikaner John Minson Galt II. (1819–1862), sahen die Lesetherapie vor allem bei Geisteskranken für angezeigt, wobei in der Auswahl der Werke besondere Sorgfalt geboten sei. So empfahl Samuel Tuke mathematische und naturwissenschaftliche Bücher – im Gegensatz zu fiktionalen Werken („*works of imagination*") –, während nach Benjamin Rush für Patienten, die sich auf dem Weg der Besserung befanden, einfache und unterhaltsame Bücher zu bevorzugen seien.

Maximilian Jacobi[6] schlug im Jahre 1834 für die Einrichtung psychiatrischer Anstalten eine „dem jedesmaligen Erforderniß Genüge" leistende Büchersammlung vor, um den Patienten das „Lesen wissenschaftlicher Werke aus verschiedenen Fächern oder mehr auf angenehme Unterhaltung berechneter Schriften" zu ermöglichen,

> „wobey die Wahl für die einzelnen Kranken stets nach ärztlichen Rücksichten und nach der Verschiedenheit der Bildung des Individuums und der Eigenthümlichkeit des gegebenen Krankheitfalls getroffen wird." (Jacobi 1834, S. 170)

Er unterbreitete 157 Anschaffungsvorschläge, die in eine entsprechende Sammlung, „zum Gebrauch der Kranken bestimmt" (ebd., S. 289), aufgenommen werden sollten.

Als weiterer historischer Meilenstein im deutschsprachigen Raum kann das 1849 erschienene Werk *Tägliches Handbuch in guten und bösen Tagen* von

Johann Friedrich Stark angesehen werden. Es ist eines der ersten Bücher mit dem expliziten Anspruch, „Aufmunterungen, Gebete und Gesänge für Gesunde, Betrübte, Kranke und Sterbende" (Stark 1849) zur Verfügung zu stellen.

Das Interesse an der Verbindung von Medizin und Literatur verstärkte sich zu Beginn des 20. Jahrhunderts.[7] Als „Beschleuniger" wirkte der Erste Weltkrieg, als kranke und verwundete Soldaten in Lazaretten mit „seelentröstender" Lektüre versorgt wurden. Nach Kriegsende wurden zunehmend auch zivile Krankenhäuser mit entsprechenden Bibliotheken ausgestattet. (Gerk 2021, S. 79)

Mit der Jahrtausendwende erschienen im deutschsprachigen Raum vermehrt Bücher zur Bibliotherapie.[8] Dennoch hat diese Methode in Mitteleuropa – anders als zum Beispiel in Großbritannien und den USA[9] – bis heute „einen eher exotischen Status", denn „sie [ist] nach wie vor kaum bekannt und in öffentlichen Einrichtungen wie Krankenhäusern und Kliniken eher selten zu finden" (Gerk 2021, S. 106). Dabei wäre die Infrastruktur vorhanden:

- Zum einen existiert mit der *Deutschsprachigen Gesellschaft für Poesie- und Bibliotherapie, kreatives Schreiben und Biographiearbeit*[10], die 1984 als Fachgesellschaft und Berufsverband gegründet wurde, eine Institution, die Qualitätsstandards für die Aus- und Weiterbildung und die fachspezifische Ausübung der Poesie- und Bibliotherapie entwickelt hat.

- Eng damit verbunden ist das *Fritz-Perls-Institut* und die von diesem herausgegebene Internetzeitschrift *Heilkraft der Sprache und Kulturarbeit*, die 2015 von zwei Pionieren der Bibliotherapie in Deutschland, Ilse Orth und Hilarion Petzold, gegründet wurde.[11]

- Darüber hinaus sind laut Deutscher Bibliotheksstatistik, so der Stand im Februar 2023, in Deutschland 302 Patientenbibliotheken gemeldet (G. Wiedemann, Leiterin der Patientenbibliothek am Campus Benjamin Franklin, Charité-Universitätsmedizin Berlin; persönliche Mitteilung, 25. Juli 2024), wobei die tatsächliche Zahl höher liegt, da die Trägerschaft der Kliniken und damit der Bibliotheken sehr unterschiedlich ist und daher längst nicht alle Standorte Daten an das zuständige Kompetenznetzwerk für Bibliotheken melden.[12]

Zum Begriff „Bibliotherapie"

Der amerikanische Schriftsteller und Geistliche Samuel McChord Crothers verwendet den Begriff „Bibliotherapie" erstmals im September 1916 in einem seiner Essays in der Zeitschrift *The Atlantic Monthly* (Crothers 1916, S. 295). „Dort entdeckten ihn offenbar Bibliothekare und eigneten ihn sich an, froh drüber, einen speziellen Ausdruck für das gefunden zu haben, was sie mit Psychiatriepatienten praktizieren." (Gerk 2021, S. 325)

Im Laufe der Jahrzehnte haben verschiedene Autoren den Begriff auf unterschiedliche Weise definiert; Tabelle 1 zeigt eine Auswahl der Vorschläge. Auch wenn es bis heute keine allgemeingültige Definition gibt, lässt sich ein gemeinsamer Nenner erkennen: die Nutzung von Literatur – in gedruckter oder elektronischer Form[13] – zur Förderung von Entwicklung und Gesundheit.

Der entsprechende englische Begriff „Bibliotherapy" ist sogar in der weltweit größten biomedizinischen Metadatenbank *PubMed* verzeichnet, die von der amerikanischen *National Library of Medicine* (NLM) herausgegeben wird. Im Schlagwortregister „Medical Subject Headings" (MeSH) wird der Begriff definiert als „eine Form der unterstützenden Psychotherapie, bei der dem Patienten sorgfältig ausgewähltes Material zum Lesen gegeben wird."

Die therapeutische Arbeit mit Literatur wird heute den kreativen Kunsttherapien (*creative art therapies*) zugeordnet. Zu den künstlerischen Therapien zählen auch die Mal-, Tanz- und Musiktherapie.

Merkmale der Bibliotherapie

Bibliotherapie besteht nicht darin, dass man einer Person eine spontane Empfehlung für ein bestimmtes Buch gibt.[15] Vielmehr handelt es sich um einen bewussten, geplanten Prozess, bei dem bibliotherapeutisch ausgebildete Bibliothekare, Psychotherapeuten, Ärzte, etc. (ihnen bekannte) Lektüre individuell für eine Person auswählen, entweder zum Zwecke der Persönlichkeitsentwicklung

Autor	Definition
Bryan 1939 (Bryan 1939, S. 774–775[14])	„die Verschreibung von Lektüre, der zur Entwicklung emotionaler Reife beiträgt und die geistige Gesundheit nährt und erhält".
Appel 1944 (Appel 1944, S. 1030-1032)	„die Verwendung von Büchern, Artikeln, Broschüren usw. als Hilfsmittel in der psychiatrischen Behandlung".
Tyson 1948 (Tyson 1948, S. 304)	„jegliches Lesematerial, das der Aufrechterhaltung, Verbesserung oder Wiederherstellung der emotionalen Anpassung dient".
Gottschalk 1948 (Gottschalk 1948, S. 632)	„ein Mittel der Psychotherapie durch Lesen".
Favazza 1966 (Favazza 1966, S.138)	„ein Programm ausgewählter Leseaktivitäten, das unter der Leitung eines Arztes als Behandlung für psychiatrische Patienten geplant, durchgeführt und kontrolliert wird, gegebenenfalls mit Unterstützung eines ausgebildeten Bibliothekars".
Kittler 1988 (Kittler 1988, S.10)	„Nutzbarmachung der Literatur zu therapeutischen Zwecken".
Rojcewicz 1999 (Rojcewicz 1999, S. 4)	„der bewusste Einsatz von Poesie und anderen Formen der Literatur für Heilung und persönliches Wachstum".
Kaltenthaler u. a. 2006 (Kaltenthaler u. a. 2006, S. vii)	„Kognitive Verhaltenstherapie in gedruckter Form, z. B. in einem Buch".
Meyer 2016 (Meyer 2016, S.19)	„Der Begriff Bibliotherapie beschreibt das Nutzen von Büchern und Texten jeder Art mit einer therapeutischen Zielsetzung."
Pschyrembel 2023 (Psychrembel-Redaktion, Hrsg., 2023)	„Form der Psycho- und Kunsttherapie, bei welcher der Patient durch Lektüre geeigneter Literatur oder die Produktion von Texten darin unterstützt werden soll, die eigene emotionale Ausdrucksfähigkeit zu fördern und verbessern. Ziel ist die Unterstützung von Heilungs-, Bewältigungs- sowie Entwicklungsprozessen."

Tabelle 1: Definitionen des Begriffs „Bibliotherapie" von verschiedenen Autoren

(entwicklungsorientierte Bibliotherapie) oder, eingebettet in ein multimodales klinisches Behandlungskonzept, als therapeutisches Mittel zur Bearbeitung psychischer Belastungen oder Erkrankungen (klinische Bibliotherapie).[16]

Es gibt verschiedene Ansätze der Bibliotherapie und entsprechend wurden im Laufe der Zeit einige Vorschläge zur Differenzierung gemacht.[17] Weit verbreitet ist die Unterscheidung in zwei Formen[18]:

- rezeptive (oder präskriptive) Bibliotherapie: das Lesen und die Wirkung *fremder* Texte
- produktive (expressive) Bibliotherapie: das Schreiben und die Wirkung *eigener* Texte; die produktive Form wird heute meist als Poesietherapie[19] von der rezeptiven Form – der Bibliotherapie im engeren Sinne – unterschieden.

Dieses Kapitel konzentriert sich auf die rezeptive Bibliotherapie.

Bei der im Einzelfall jeweils ausgewählten Lektüre handelt es sich entweder um gesundheits- und krankheitsbezogene Informationstexte oder um nichtmedizinische Literatur. Brewster[20] unterscheidet daher zwei Arten der rezeptiven Bibliotherapie:

a) Selbsthilfe-Bibliotherapie: die Nutzung/Lektüre von ärztlich empfohlener Sachliteratur zur praktischen Unterstützung von Menschen mit (vor allem) psychischen Problemen[21]

b) Kreative Bibliotherapie: die angeleitete Nutzung/Lektüre literarischer Texte (Prosa, Lyrik, Drama) in der therapeutischen Arbeit.
Dies geschieht entweder:

- als Einzeltherapie, bei der ein „Bibliotherapeut" das Problem eines Patienten oder Klienten analysiert und, quasi „auf Rezept" (Fincher 1980, S. 223), geeignete Lektüre vorschlägt: „das richtige Buch für die richtige Person zur richtigen Zeit" (Redman 2024, S. 86), oder:

- in Form von Lesegruppen als Gruppentherapie, wie sie vor allem in Deutschland angeboten werden; die sich regelmäßig treffenden Personen (meist zwischen drei und zwölf Personen) lesen ein Buch und besprechen den Inhalt in der Gruppe.[22] Bibliotherapeutische Lese- gruppen haben sich bereits in den 1930er Jahren entwickelt und wurden meistens von Bibliothekaren in Krankenhausbibliotheken, manchmal auch in öffentlichen Bibliotheken, durchgeführt.[23]

Bezüglich der für die Durchführung einer Bibliotherapie geeigneten Textarten schlug Grob[24] die in Tabelle 2 zusammengefasste Klassifikation vor.

Textart	Themen	Ziele / Kommentare
Broschüren		• Information der Patienten über mit einer Krankheit in Zusammenhang stehende Aspekte
Sachbücher	• Krankheitslehre des Körpers • Krankheitslehre der Seele • Ganzheitliche Krankheitslehre • Diätbücher	• Verringerung von Unsicherheit und Angst
Krankheits-, problem- und symptom- orientierte Bücher	• krankheitsorientiert • problemorientiert • symptomorientiert • Selbstzeugnisse • Hilfe für Angehörige	• Anleitungen zu Verhaltensänderungen: „Das Vertrauen in die Medizin soll vergrössert und die Compliance verbessert werden." (Grob 1991, S. 716)
Lesehilfebücher	• Meditation und Entspannung • Mobilisierung innerer Kräfte • Sinngebung • Individuation • Esoterik, Lebensweisheit	Förderung von Eigenaktivität und Selbstverantwortlichkeit, Ermutigung zu Einstellungsveränderungen
Unterhaltung	• Länder, Reisen, Natur • Kunst • Humor • Hobby	„Es ist wohl jene Form der Bibliotherapie, welche an den Therapeuten die grössten Anforderungen stellt und fundierte Kenntnisse der verwendeten Literatur erfordert." (Grob 1991, S. 716)
Belletristik	• Biographien • Romane • Poesie, Lyrik • Märchen, Sagen, Mythen • Erzählungen	

Tabelle 2: Einteilung bibliotherapeutischer Textarten nach Grob (Grob 1991, S. 714–718)

Appel[25] betonte, wie schon Jacobi 110 Jahre zuvor, dass die Verordnung von Lesestoff sehr individuell erfolgen müsse, wenn sie erfolgreich sein solle. Allen[26] empfahl, bei der Auswahl des Lesematerials bzw. bei den individuellen Leseempfehlungen eher auf Abgrenzung als auf Verbote zu achten. Demgegenüber betonte Kriebel[27], dass sich die empfohlene oder „verordnete" Literatur nicht auf Belletristik oder ein bestimmtes Fachgebiet beschränke, sondern im weitesten Sinne zu verstehen sei.

Von der Bibliotherapie kann als Sonderform die Biblioprophylaxe unterschieden werden, deren Ziel es ist, Krankheiten im Sinne einer „präventiven Therapie" (Shrodes 1955, S.29) vorzubeugen. Als Beispiel nennt Gerk[28] das Werk *Der Räuber Hotzenplotz* von Otfried Preußler[29], dessen Lektüre Kindern helfen kann, die Angst vor einer Operation zu überwinden.

Die Bibliotherapie im 20. Jahrhundert

In den 1930er und 1940er Jahren[30] publizierte Leselisten und Bibliographien zur Bibliotherapie richteten sich nicht nur an Ärzte, sondern auch an die schon früh eingebundenen Bibliothekare, die mit dem Aufbau patientenorientierter Krankenhausbibliotheken betraut waren.[31] Diese Publikationen belegen die frühe Verbreitung der „Behandlung durch Lesen" (Pomeroy 1937, S.431) als zusätzliches Instrument bzw. Teilstrategie im Rahmen einer Psychotherapie.[32] Grest führt aus:

„Unter Bibliotherapie verstand man bis in die sechziger Jahre des zwanzigsten
Jahrhunderts das gezielte Verleihen von Büchern durch den behandelnden
Arzt an einzelne Patienten im Rahmen psychotherapeutisch-psychagogischer
Explorationen. Die Übergabe eines Buches sollte mit einem suggestiven
Kommentar begleitet werden, der die therapeutischen Absichten offenbarte.
Der Bibliothekar beriet den Arzt bei der Buchauswahl. Die empfohlene Lektüre
konnte belehrende Inhalte haben. Anspruchsvolle Prosa und Lyrik wurde für
gebildete Patienten gewählt, um ihnen andere Perspektiven auf ihre spezifischen

Problematiken zu eröffnen oder ein Interesse an neuen Gegenständen zu wecken. Für sogenannte undifferenzierte Patienten sah man schlichte Literatur mit eindeutiger Tendenz vor, die der Belebung, Entspannung und Bestätigung ihres Lebensgefühls diente. Ein weiteres Ziel der gelenkten Lektüre war, die beiden bekannten Texte als neutrale Grundlage für Gespräche zwischen Arzt und Patient zu nutzen." (Grest 2020, S.10–11)

Weimerskirch verglich die zu diesem Zweck eingerichteten Krankenhausbibliotheken mit einer „intellektuellen Apotheke, bestückt mit Medikamenten für jede Art von emotionaler Störung" (Weimerskirch 1965, S. 519).

Ab der zweiten Hälfte des 20. Jahrhunderts nahm die Zahl der Veröffentlichungen zum Thema „Bibliotherapie" (meist im Rahmen einer Psychotherapie) zu.[33] Im Jahre 1983 wurde die *National Federation for Biblio / Poetry Therapy gegründet, die sich später in International Federation for Biblio/Poetry Therapy umbenannte.* Großen Einfluss auf den Bekanntheitsgrad und die weitere Verbreitung der Bibliotherapie hatten einzelne Persönlichkeiten, darunter die Bibliothekarin Arleen McCarty Hynes, die als Pionierin in der Entwicklung eines praktischen Konzepts der modernen Bibliotherapie und Poesietherapie gilt.[34]

1984 gründeten Ilse Orth und Hilarion Petzold mit weiteren Kolleginnen und Kollegen die *Deutsche Gesellschaft für Poesie- und Bibliotherapie* (DGPB), später umbenannt in *Deutschsprachige Gesellschaft für Poesie- und Bibliotherapie, kreatives Schreiben und Biographiearbeit.* Sie hat sich zum Ziel gesetzt, durch Qualitätsstandards ein hohes Niveau in der Aus- und Weiterbildung sowie in der professionellen Ausübung der Poesie- und Bibliotherapie zu gewährleisten.[35]

Die Bibliotherapie im 21. Jahrhundert

In den letzten 25 Jahren[36] stieg die Anzahl der Publikationen zum Thema „Bibliotherapie" merkbar. Bei einer elektronischen Literatursuche in *PubMed* wird ein Großteil dieser Veröffentlichungen allerdings nicht erfasst. Trotz dieser Einschränkung ergibt eine Recherche in dieser Datenbank mit dem Suchbegriff „bibliotherapy" (Stand August 2024) aber immerhin 663 bibliographische Hinweise auf entsprechende Fachartikel. Davon tragen 233 das Wort „bibliography" im Titel; darunter befinden sich zehn systematische Übersichtsarbeiten (inklusive Metaanalysen), die höchste Stufe der wissenschaftlichen (externen) Evidenz (*Tabelle 3*).

Eine Recherche in der lebenswissenschaftlichen Online-Suchmaschine LIVIVO[37] mit dem Suchstring „bibliotherapy OR bibliotherapie" liefert (Stand August 2024) sogar 1.835 Treffer (Option „Freie Suche") bzw. 818 Treffer (Option „Titel").

Im Januar 2016 wurde *ReLIT* („reading for wellbeing"[38]) gegründet, eine in London ansässige Stiftung für Bibliotherapie, welche das Anliegen verfolgt, bei Angst- und Stresssymptomatiken sowie anderen psychosomatischen Leiden die Lektüre Klassischer Literatur, insbesondere auch die Lektüre von Lyrik, als begleitendes Therapieverfahren anzuwenden.[39] Im selben Jahr veröffentlichte *ReLIT* eine Sammlung ausgewählter Gedichte.[40]

Ziele der klinischen Bibliotherapie

Als ergänzende Ressource oder, je nach Sichtweise, nichtmedikamentöse Intervention wird die Bibliotherapie bei Menschen mit psychischen Belastungen (psychosoziale Konflikte bis hin zu Lebenskrisen; akute oder chronische Erkrankungen) mit dem Ziel eingesetzt, negative Emotionen und Symptome zu reduzieren[41] sowie das emotionale Wohlbefinden und die psychische Gesundheit zu verbessern. Die Patienten sollen durch die Lektüre von Literatur,

Suchbegriff	Filter	Treffer	Bemerkung
Bibliotherapy		663	Die 663 in PubMed gelisteten Artikel erstrecken sich über die Jahre 1945 bis 2024.
Bibliotherapy	Article language: German	32	Von den 663 Artikeln wurden 32 (zwischen 1958 und 2015) in deutscher Sprache publiziert.
Bibliotherapy	Text availability: Free full text	184	Von den 663 Artikeln kann auf 184 (zwischen 1955 und 2024 veröffentlichte) Publikationen kostenfrei als Volltext zugegriffen werden.
Bibliotherapy[tiab]	Search field tag: Title/Abstract [tiab]	516	In 516 der 663 Artikel kommt der Begriff „bibliotherapy" im Titel oder im Abstract vor; diese Artikel erschienen zwischen 1945 und 2024.
Bibliotherapy[tiab]	Article type: Systematic Review Meta-analysis	48	Bei 48 der 516 Artikel mit dem Wort „bibliotherapy" im Titel oder Abstract handelt es sich um systematische Reviews; diese wurden zwischen 1995 und 2024 publiziert.
Bibliotherapy[title]	Search field tag:Title [title]	233	In 233 der 663 Artikel steht im Titel der Begriff „bibliotherapy"; die Beiträge erschienen zwischen 1945 und 2024.
Bibliotherapy[title]	Article type: Systematic Review Meta-analysis	10	Von den 233 Artikeln mit „bibliotherapy" im Titel sind zehn systematische Reviews bzw. Metaanalysen; diese erschienen zwischen 1995 und 2024.

Tabelle 3: Ergebnisse einer Literaturrecherche in *PubMed* mit dem Suchbegriff „Bibliotherapie" (August 2024)

die auf ihre Bedürfnisse zugeschnitten ist, darin unterstützt werden, eigene Strategien zu entwickeln, um bessere Entscheidungen in Bezug auf ihre Gesundheit zu treffen bzw. die Kontrolle über ihr Leben und ihre Krankheit auszuüben oder wiederzuerlangen. Ziel ist die Förderung von Eigenverantwortung, Entscheidungsfähigkeit und Problemlösungskompetenz.[42]

Gottschalk[43] hat bereits vor ca. 80 Jahren den konkreten Nutzen, der mit der verordneten Lektüre bei psychisch kranken Krankenhauspatienten angestrebt wird, beschrieben:

- Besseres Verständnis der Patienten für ihre psychischen Reaktionen auf Frustrationen und Konflikte (unter anderem durch Korrektur von Fehlannahmen)
- Verbesserung der Therapeut-Patienten-Kommunikation durch Verständnis der psychologischen und psychiatrischen Terminologie
- Motivation zur Auseinandersetzung mit verdrängten Problemen
- Anregung zur Reflexion eigener Probleme und Verhaltensweisen zwischen den Gesprächstherapiesitzungen
- Anregung der Phantasie und Erweiterung der Interessensgebiete der Patienten
- Stärkung sozialer und kultureller Verhaltensmuster mit dem Ziel einer verbesserten Anpassung

Die Ziele der Bibliotherapie wurden von Grest[44] rund 70 Jahre später nochmals zusammengefasst. Er unterscheidet emotionale, rationale, psychosoziale, somatische und interpersonelle Dimensionen (*Tabelle 4*):

Dimension	Beispiele
emotionale	• Verbesserung der Genauigkeit der Selbstwahrnehmung und des Selbstausdrucks • Erhöhung des Selbstwertgefühls
rationale	• Förderung von Aufmerksamkeit, Arbeitsgedächtnis, logischem Denken und Problemlösung • Förderung des Wissenserwerb und Erkenntnisgewinns
psychosoziale	• Ermutigung zur Veränderung • Trost und Versöhnung angesichts von Krankheit und Tod
somatische	• Erleichterung durch Symptomreduktion • Wissenserwerb über Krankheitsbilder und -spezifika
interpersonelle	• Förderung von Empathie und Akzeptanz • Vermittlung neuer Sichtweisen und Werte

Tabelle 4: Vermuteter positiver Einfluss bibliotherapeutischer Verfahren mit jeweils zwei Beispielen (nach Grest 2020)

Wirkung der Bibliotherapie

Bibliotherapeutisch wirksame Literatur – und dies kann sogar ein Kriminalroman sein[45] – hat das Potenzial, dass sich der Leser mit Figuren einer literarischen Handlung identifiziert.[46] Von Engelhardt führt aus:

> „Literatur weckt bestimmte psychische Eigenschaften, derer sich medizinischer
> Unterricht und medizinische Aufklärung bedienen können. [...] Die psychische
> Seite der Literatur ist Voraussetzung auch der Bibliotherapie, [...]." (von
> Engelhardt 1978, S. 357)

Nach Shrodes kann die literarische Begegnung beim Leser einen „Schock des Wiedererkennens" (Shrodes 1955, S. 24) auslösen, den er erlebt, wenn er sich selbst oder ihm nahestehende Personen in einer Geschichte oder einem anderen literarischen Werk wiedererkennt.

Oatley bemerkt:

> „Wenn wir in die fiktionale Welt eintauchen, [...] können wir Zeuge von
> Ereignissen werden und Sympathie oder Antipathie empfinden, wir können
> durch das Wiedererleben emotionaler Erinnerungen aufgewühlt werden, und
> wir können Emotionen erleben, die sich aus der Identifikation mit einer oder
> mehreren Figuren entstehen, wenn wir ihre Ziele übernehmen, ihre
> Handlungen in unsere Planungsprozesse einbeziehen und feststellen, dass diese
> Pläne auf Unvorhergesehenes stoßen." (Oatley 1995, S. 72)

Die Identifikation des Lesers mit einer literarischen Figur und ihren Handlungen kann dazu führen, dass – im Sinne eines stellvertretenden emotionalen Erlebens („Katharsis") – Ähnlichkeiten zwischen den literarischen Figuren und sich selbst bzw. dem eigenen realen Leben erkannt werden. Die gewonnene Einsicht bietet die Möglichkeit, mit eigenen Problemen besser umgehen zu lernen und Lösungen zu finden.[47] Im Idealfall kann die gemachte Erfahrung verallgemeinert und in den eigenen Erfahrungsschatz integriert werden.

Indikationen der klinischen Bibliotherapie

Eine Analyse der 100 am häufigsten zitierten Artikel zur Bibliotherapie ergab, dass sich die meisten Arbeiten zur Bibliotherapie mit Depressionen befassen, gefolgt von Angst- und Panikstörungen.[48] Im Einzelnen wird die Bibliotherapie bei folgenden Störungsbildern eingesetzt:

- Leichte bis mittelschwere Depression[49]
- Angststörungen[50]
- Panikstörungen[48]
- Anpassungsstörungen[51]
- Schlaganfall-assoziierte Sprachstörungen (Aphasie)[52]
- Schizophrenie[53]
- Zwangsstörungen[54]

Bibliotherapie wird (klinisch gestützt, d.h. im Sinne eines „Zusatznutzens") ferner – neben anderen Maßnahmen wie Entspannungstherapie – eingesetzt

- bei psychosozialen Belastungen am Arbeitsplatz[55]
- bei Kindern und Jugendlichen mit Beeinträchtigungen der psychischen Gesundheit (Kinder- und Jugendpsychiatrie), auch als Überbrückungsintervention bei langen Wartezeiten bis zur Erstkonsultation[56]
- in der pädiatrischen Palliativversorgung[57]
- in der Onkologie[58]

Ferner bei:

- Schlaflosigkeit[59]
- Alkoholstörungen[60]
- Bulimie[61]
- sexuellen Funktionsstörungen[62]

sowie – wobei die Studienlage hier trotz der offensichtlichen Indikation überraschend dünn ist –:

- zur Trauerbewältigung.

Auch Gesundheitspersonal kann von diesem Behandlungsansatz profitieren, wie die von der Weltgesundheitsorganisation im Jahr 2020 ausgerufene COVID-19-Pandemie gezeigt hat.[63] Stip u. a.[64] haben eine Sammlung von 24 Titeln literarischer Meisterwerke vorgelegt, die im Falle einer Pandemie verwendet werden könnten.

Erfolgsvoraussetzungen der Bibliotherapie

In den letzten Jahrzehnten wurde eine Vielzahl von bibliotherapeutischen Methoden vorgeschlagen. Zu den bekanntesten Verfahren gehören die rezeptiv-interaktive Bibliotherapie (nach Arleen McCarty Hynes), die kombinierte Methode (nach Nicolas Mazza), die integrative Poesie- und Bibliotherapie (nach Hilarion Petzold) sowie die Methode des gemeinsamen Lesens (Shared Reading nach Hynes).[65] Darüber hinaus wurden weitere Ansätze vorgeschlagen, wie das Kirklees-Konzept[66]. Die gewählte Methode hat einen direkten Einfluss auf die Struktur der Therapiesitzungen und die Auswahl der Lektüre.[67]

Von Engelhardt[68] betont, dass Literatur nicht wie ein Medikament „verschrieben" werden könne; entscheidend sei vielmehr die empathisch-kommunikative Interaktion im Dreieck Therapeut – Patient – literarischer Text. Der Erfolg der Bibliotherapie werde an den Wirkungen gemessen: Körperbezug, Raumbezug, Zeitbezug, Sozialbezug, Selbstbezug und Weltbezug.

Weitere wichtige Voraussetzungen für den Behandlungserfolg sind einerseits der Kontakt des Patienten zum Therapeuten[69], andererseits die Therapietreue des Patienten.[70] Gottschalk[71] erkannte schon früh, dass Patienten, die bereits eine Lesegewohnheit entwickelt haben und über gute intellektuelle Fähigkeiten verfügen, für die Bibliotherapie am besten geeignet erscheinen.

Die Einbeziehung von geschultem Bibliothekspersonal wird als wichtig erachtet.[72] Wenn die Therapie in einem Krankenhaus in einer Patientenbibliothek durchgeführt wird, so wird dieser Ort von den teilnehmenden Patientinnen und Patienten oft als „Refugium" (Grest 2020, S. 54) empfunden.

Die Bibliotherapie ist nicht auf gedruckte Texte beschränkt. Wiedemann (G. Wiedemann; persönliche Mitteilung, 25. Juli 2024) berichtet in Bezug auf die Patientenbibliothek am Campus Benjamin Franklin der Charité – Universitätsmedizin Berlin, dass bei der Anmeldung in der Bibliothek immer auch die Möglichkeit besteht, elektronische Medien auszuleihen. Oft würden aber selbst von jungen Menschen Bücher in Papierform bevorzugt. Wiedemann weist darauf hin, dass elektronische Medien im Krankenhaus Vorteile haben, zum Beispiel weil der desinfizierbare E-Book-Reader eine Vergrößerung der Schrift und das Lesen bei Licht ermöglicht.

Wissenschaftliche Basis der Bibliotherapie

Die Bibliotherapie war lange Zeit nur Gegenstand meinungsbasierter Veröffentlichungen. Solche Publikationen bergen ein hohes Risiko für verzerrte Schlussfolgerungen. Dies wurde schon früh verschiedentlich kritisch angemerkt. Bereits Ende der 1930er Jahre wiesen einzelne Autoren darauf hin, dass die Bibliotherapie, um wissenschaftliche Anerkennung zu finden, eine Untersuchungsmethodik entwickeln müsse, die es erlaube, klinisch relevante Schlussfolgerungen auf der Basis belastbarer Untersuchungsergebnisse zu ziehen.[73] Bryan [18] äußerte sich im Jahre 1939 wie folgt:

„Bis heute scheint der größte Teil der bibliotherapeutischen Arbeit eher auf ungeprüften Hypothesen als auf systematischer wissenschaftlicher Beobachtung und kontrollierten Experimenten zu beruhen. [...] Wenn wir eine Wissenschaft der Bibliotherapie haben wollen, müssen wir über das anekdotische Stadium der Formulierung von Prinzipien hinausgehen und zu wissenschaftlichen Experimenten übergehen." (Bryan 1939, S. 774, Übers. d. Verf.)

Trotz anhaltender Forderungen, die Bibliotherapie auf eine wissenschaftliche Grundlage zu stellen[74], sollten ernsthafte Bemühungen noch lange Zeit auf sich warten lassen. Favazza fasste 1966 zusammen:

„Offensichtlich hat die wissenschaftliche Beschäftigung mit der Bibliotherapie nur an der Oberfläche gekratzt. Auch nach sechzig Jahren des Schreibens von Artikeln ist das Potential der Bibliotherapie immer noch unbekannt. Sicherlich ist die Bibliotherapie kein Allheilmittel, aber sie wird hoffentlich ihren Platz in der therapeutischen Palette finden, die dem Psychiater zur Verfügung steht. Bibliotherapie ist kostengünstig, für jedermann zugänglich und einfach. Sie wird niemanden heilen. Aber sie kann vielen helfen." (Favazza 1966, S. 141)

Bei der Bewertung der bisherigen Forschung ergeben sich zwei bemerkenswerte Diskrepanzen:

1) Im Gegensatz zur Selbsthilfe-Bibliotherapie ist die Stärke der externen Evidenz für die kreative Bibliotherapie deutlich geringer.[75]

2) Der Großteil der bestehenden Bibliotherapie-Theorie fußt auf Erkenntnissen, die sich auf Leseerfahrungen von Einzelpersonen beziehen. Die publizierten empirischen Arbeiten konzentrieren sich demgegenüber mehrheitlich auf das Lesen in bibliotherapeutischen Gruppen, meist in psychotherapeutischen, psychosomatischen oder psychiatrischen Kliniken.[76]

Offene Fragen

Es ist plausibel anzunehmen, dass sich das Lesen von Literatur im Sinne eines Zusatznutzens auf die psychische Gesundheit auswirken kann. Einzelne Erfolgsberichte über subjektiv wahrgenommene Verbesserungen des persönlichen Wohlbefindens können jedoch nicht darüber hinwegtäuschen, dass die wissenschaftliche Evidenz für die Wirksamkeit des Heilungspotenzials der Bibliotherapie sowie für die Frage, welche Mechanismen für eine Wirksamkeit verantwortlich sind, weiterhin begrenzt ist.[77] Meyer[78] sieht den Hauptgrund für die bescheidene Qualität der derzeit verfügbaren externen Evidenz unter anderem in der Schwierigkeit, aus den individuellen Erfahrungen der Patienten belastbare Messwerte zu gewinnen, die für den Nachweis der Wirksamkeit der Bibliotherapie erforderlich sind.

Hinzu kommen methodische Unzulänglichkeiten, wie die geringe Anzahl verfügbarer Studienartikel und die kleinen Stichprobengrößen der meisten Studien,[79] aber auch die Vielfalt der bibliographischen Methoden und der Inhalte des verwendeten Lesematerials, der Leser und Lesekontexte, der Gestaltung der Therapiesitzungen und der Therapietreue der teilnehmenden Personen.[80] Xu u. a.[81] schlagen daher vor, dass sich zukünftige Studien stärker auf die Anwendungsbereiche und die Implementierungsformen und -schritte der Bibliotherapie konzentrieren sollten. Bisher jedoch gibt es noch nicht einmal einen Leitfaden für die Durchführung von Forschungsarbeiten zum Einsatz von Bibliotherapie zur Verbesserung der psychischen Gesundheit.[82]

Unabhängig von diesen Mängeln betrifft eine weitere in der bisherigen Literatur unbeantwortete Frage die Rolle des „Buches als Objekt" in der Bibliotherapie. Redman u. a. fragen:

> „Fühlen Sie sich aufgehoben, wenn Sie ein speziell für Sie ausgewähltes Buch oder eine persönliche Empfehlung erhalten? Wenn ein Patient von seinem Hausarzt ein Buch verschrieben bekäme, wäre das persönlicher und fürsorglicher als eine „normale" Verschreibung von Tabletten?" (Redman u. a. 2024, S. 86)

Schlussfolgerung

Die Bibliotherapie ist eine kostengünstige, zugängliche und zeitsparende Behandlungsform.[83] Sie verbindet Psychologie, Medizin, Geisteswissenschaften und Literatur miteinander.[84] Es gibt nachvollziehbare Gründe, der Literatur eine heilende Wirkung zuzuschreiben. Zur Frage (des Ausmaßes) der Wirksamkeit der Bibliotherapie als „psychotherapeutische

Hilfsmethode" (Tögel 1964, S. 412) liegen bislang aber kaum qualitativ hochwertige Studienergebnisse vor. Es besteht daher dringender Forschungsbedarf.[85] Bate und Schuman warnen jedoch vor zu hohen Erwartungen, wenn sie anmerken:

> „Wir werden vielleicht nie in der Lage sein, die Art von harten Daten zu sammeln, nach denen die Wissenschaftler hungern – aber das Zeugnis von Jahrhunderten von Lesern spricht Bände für diejenigen, die zuhören wollen. […] Die individuelle Natur jedes Menschen bringt es mit sich, dass wir Poesie nicht mit Krankheitsbildern in Verbindung bringen können und dies auch nicht wollen. Wir können kein bibliotherapeutisches Äquivalent zu den pharmazeutischen Nachschlagewerken *British National Formulary* oder *Drug Information Handbook* schaffen." (Bate und Schuman 2016, S. 743)

Endnoten

1 S. hierzu von Engelhardt (1978), S. 351–380.
2 S. hierzu Cornett und Cornett (1980). McCulliss (2012), S. 23–38. Rojcewicz (1999), S. 4–9. Salup (1978).
3 S. Bryan (1939), S. 774–775: „the prescription of reading materials which will help to develop emotional maturity and nourish and sustain mental health".
4 Vgl. Blackwood (2016), S. 278–298. Levin und Gildea (2013), S. 89–91.
5 S. Weimerskirch (1965), S. 510–526.
6 S. Jacobi (1834).
7 S. hierzu Halsam und King (2021), S. 296–318; von Engelhardt (1978), S. 351–380.
8 S. hierzu Berthoud, Elderkin und Bünger (2014); Duda (2019); Duda (2024); Heimes (2017); Petzold und Orth, Hrsg., (2021); Petzold, Leeser und Klempnauer, Hrsg., (2018); Schmid (2016); Schulze (2022).
9 S. Brewster und McNicol, Hrsg., (2018).
10 URL: https://dgpb.org/. Zugegriffen am 24.08.2024.
11 URL: https://www.fpi-publikation.de/heilkraft-der-sprache/. Zugegriffen am 24.08.2024.
12 URL: https://bibliotheksportal.de/. Zuletzt zugegriffen am 24.08.2024.
13 S. Monroy-Fraustro u. a. (2021), S. 629872. https://doi.org/10.3389/fpubh.2021.629872
14 S. Bryan (1939), S. 774–775: „the prescription of reading materials which will help to develop emotional maturity abd nourish and sustain mental health".
15 S. Lehr (1981), S. 76–79.
16 S. Cornett und Cornett (1980).
17 Vgl. Heimes (2017).
18 S. hierzu Grob (1991), S. 714–718; Vollmer und Wibmer (2005), S. 68–71.
19 Vgl. Giebel (2011); Mazza (2022).
20 Vgl. Brewster (2009), S. 362–371.
21 S. Lewis u. a. (2015), S. 103–112. Moldovan, Cobeanu und David (2013), S. 482–493.
22 Vgl. Grest (2020).
23 Ebd.
24 S. Grob (1991), S. 714–718.
25 S. Appel (1944), S. 1107–1163.
26 S. Allen (1946), S. 1671–1675.
27 S. Kriebel (1992), S. 63–76.
28 S. Gerk (2021).
29 S. Preußler (1962).
30 S. hierzu Bradley und Bosquet (1936), S. 23–31; Elliott und Elliott (1936); Levine (1944); Schneck (1945), S. 341–356; Thorman (1946).
31 S. Gorelick (1975); Kinney (1946), S. 175–180; Malin (1971); Menninger (1937), S. 263–274; Menninger (1938), S. 28–36.
32 S. Alston (1962), 159–176; Gottschalk (1948), S. 632–637; Klages (1964), S. 178–190; Panken (1947), S. 71–86; Schneck (1946), S. 18–25.
33 S. Afolayan (1992), S. 137–148; Andree (1969), S. 152–156; Hynes (1986); Kriebel (1992), S. 63–76; N.N. (1977); Oechel (1978), S. 159–165; Rubin (1978a); Rubin (1978b); Shrodes (1955), S. 24–30; Thews (1962), S. 97–228.
34 S. Hynes und Hynes-Berry (1986); Hynes und Hynes-Berry (2011).
35 Orth und Petzold (2018), S. 1–23.
36 Vgl. Xu u. a. (2023), S. 2728–2744.
37 S. Scherngell und Türp (2022), S. 6–9.
38 http://www.relitfoundation.org/. Zugegriffen 24.08.2024.
39 Vgl. ebd.
40 S. Bate u. a., Hrsg., (2016), S. 742–743.
41 S. Grest (2020).
42 S. Monroy-Fraustro u. a. (2021), S. 629872.

---

43 S. Gottschalk (1948), S. 632–637.

44 S. Grest (2020).

45 S. hierzu Brewster (2017), S. 62–67.

46 Vgl. Redman u. a. (2024), S. 86.

47 S. Redman u. a. (2024), S. 86; Shrodes (1955), S. 24–30.

48 S. Xu u. a. (2023), S. 1157419.

49 S. Cremers u. a. (2022), S. 214–234; Cuijpers (1997), S.139–147; Frazer (2005), S. 627–632; Gualano u. a. (2017), S. 49–58; Harper u. a. (2016), S. e44; Holvast u. a. (2017), S. e0184666; Kaltenthaler (2006), S. iii–181; McNaughton (2009), S. 789–796; Morgan und Jorm (2008), S.13; Peterkin und Grewal (2018), S.175–181; Wang u. a. (2020), S.103643.

50 S. Xu u. a. (2023), S.1157419; Harper u. a. (2016), S. e44; Marrs (1995), S. 843–870; Wang u. a. (2020), S. 103643.

51 S. Constantin u. a. (2020), S. e375–e386.

52 S. Hoover, Bernstein und Meyerson (2023), S.106363.

53 S. Kasperek-Zimowska u. a. (2021), S. 278–286.

54 S. Pearcy u. a. (2016), S. 74–83.

55 S. Restrepo und Lemos (2021), S. 53–62.

56 S. Valentine u. a. (2024), S.1–6.

57 S. Arruda-Colli, Weaver und Wiener (2017), S. 548–559.

58 S. Malibiran, Tariman und Amer (2018), S. 377–380.

59 S. Simon u. a. (2023), S.1929; Zhao u. a. (2023), S.1157419.

60 S. Apodaca und Miller (2003), S. 289–304; Connors u. a. (2017), S.162–173.

61 S. Pittock, Hodges und Lawrie (2018), S. 748.

62 Marrs (1995), S. 843–870; van Lankveld u. a. (2021), S. 582–614.

63 S. Lluch (2022), S. 364; Monroy-Fraustro u. a. (2021), S.629872; Stip, Östlundh und Aziz (2020), S.567539.

64 Stip, Östlundh und Aziz (2020). S. 567539.

65 S. Grest (2020).

66 S. Brewster und McNicol (2021), S. e12.

67 S. Grest (2020).

68 Vgl. von Engelhardt (2023)

69 S. Gualano u. a. (2017), S. 49–58; Marrs (1995), S. 843–870.

70 S. Beintner, Jacobi und Schmidt (2014), S. 158–176.

71 S. Gottschalk (1948), S. 632–637.

72 S. Fanner und Urquhart (2008), S. 237–252; Fanner und Urqhuart (2009), S. 109–117.

73 S. Bryan (1939), S.773–776; Menninger (1938), S. 28–36; Tyson (1948), S. 304–306.

74 Allen (1946), S.1671–1675; Lazarsfeld (1949), S. 26–33; Tyson (1948), S. 304–306.

75 S. Redman u. a. (2024), S.86.

76 S. Grest (2020); Troscianko (2024), S. 79.

77 S. Tinnacher (2023), S.1–51.

78 S. Meyer (2016).

79 S. van Lankveld u. a. (2021), S. 582–614.

80 S. Monroy-Fraustro u. a. (2021), S.629872; Troscianko, Holman und Carney (2024), S.79.

81 S. Xu u. a. (2023), S.2728–2744.

82 S. Monroy-Fraustro u. a. (2021), S.629872.

83 S. Gualano u. a. (2017), S. 49–58; Marrs (1995), S. 843–870; Mazza u. a. (2019), S.92–98.

84 S. Monroy-Fraustro u. a. (2021), S. 629872.

85 Vgl. hierzu Grest (2020); Meyer (2016); Troscianko (2018a), S. 201–211; Troskianko (2018b), S. 8.

Literatur

Afolayan, Johnson A. 1992. Documentary Perspective of bibliotherapy in education. *Reading Horizons* 33 (2): S.137–148.

Allen, E. B. 1946. Books help neuropsychiatrie patients. *Library Journal* 71: S.1671–1675.

Alston, Edwin F. 1962. Bibliotherapy and psychotherapy. *Library Trends* 11: S.159–176.

Andree, O. 1969. Die Wirkung von Literatur und Dichtung auf Patienten in einer rationalen Psychotherapie. Psychiatrie, Neurologie und medizinische Psychologie 21(4): S.152– 156.

Apodaca, Timothy R., William R. Miller. 2003. A meta-analysis of the effectiveness of bibliotherapy for alcohol problems. *Journal of Clinical Psychology* 59(3): S.289–304.

Appel, Kenneth E. 1944. Psychiatric therapy. In: *Personality and the Behavior Disorders. A Handbook Based on Experimental and Clinical Research*. Bd. 2, hrsg. von Joseph Mc-Vicker Hunt, S.1107–1163. New York: Ronald Press.

Arruda-Colli, Marina N. F., Meaghann S. Weaver und Lori Wiener. 2017. Communication about dying, death, and bereavement: a systematic review of children's literature. *Journal of Palliative Medicine* 20(5): S.548–559.

Bate, Jonathan u.a., Hrsg., 2016. *Stressed, Unstressed: Classic Poems to Ease the Mind*. London: William Collins.

Bate, Jonathan und Andrew Schuman. 2016. Books do furnish a mind: the art and science of bibliotherapy. *Lancet* 387(10020): S.742–743.

Beintner, Ina, Corinna Jacobi und Ulrike H. Schmidt. 2014. Participation and outcome in manualized self-help for bulimia nervosa and binge eating disorder – a systematic review and metaregression analysis. *Clinical Psychology Review* 34(2): S.158–176.

Berthoud, Ella, Susan Elderkin und Traudl Bünger. 2014. *Die Romantherapie. 253 Bücher für ein besseres Leben*. Übers. von Katja Bendels und Kirsten Riesselmann. Berlin: Insel. [Engl. Orig., *The novel cure*, 2013]

Bibliotheksportal. 2024. https://bibliotheksportal.de/. Zugegriffen am 24.08.2024.

Blackwood, Ashleigh. 2016. Toxic texts and reading remedies: literary medicine in eighteenth-century print cultures. *Literature and Medicine* 34(2): S.278–298.

Bradley, Charles und Elisabeth S. Bosquet. 1936. Uses of books for psychotherapy with children. *American Journal Orthopsychiatry* 6(1): S.23–31.

Brewster, Liz. 2009. Books on prescription: bibliotherapy in the United Kingdom. *Journal of Hospital Librarianship* 9(4): S.362–371.

Brewster, Liz. 2017. Murder by the book: using crime fiction as a bibliotherapeutic resource. *Medical Humanities* 43(1): S.62–67.

Brewster, Liz und Sarah McNicol, Hrsg., 2018. *Bibliotherapy*. London: Facet Publishing.

Brewster, Liz und Sarah McNicol. 2021. Bibliotherapy in practice: a person-centred approach to using books for mental health and dementia in the community. *Medical Humanities* 47(4): e12. https://doi.org/10.1136/medhum-2020-011898

Bryan, Alice I. 1939. Can there be a science of bibliotherapy? *Library Journal* 64: S.773– 776.

Chavis, Geri G. 2011. *Poetry and Story Therapy: The Healing Power of Creative Expression*. London: Jessica Kingsley Publishers.

Connors, Gerald J. u.a. 2017. Secondary prevention of acohol problems in rural areas using a bibliotherapy-based approach. *Rural Mental Health* 41: S.162–173.

Constantin, Dan u.a. 2020. Therapeutic interventions for adjustment disorder: a systematic review. *American Journal of Therapeutics* 27(4): S.e375–e386.

Cornett, Claudia E. und Charles F. Cornett. 1980. *Bibliotherapy: The Right Book at the Right Time*. Bloomington: Phi Delta Kappa Educational Foundation.

Cremers, Gwendolyn u. a. 2022. Effectiveness and acceptability of low-intensity psychological interventions on the well-being of older Adults: A systematic Review. *Clinical Gerontologist* 45(2): S. 214–234.

Crothers, Samuel McChord. 1916. A literary clinic. *The Atlantic Monthly* 118: S. 291–301.

Cuijpers, Pim. 1997. Bibliotherapy in unipolar depression: a meta-analysis. *Journal of Behavior Therapy and Experimental Psychiatry* 28(2): S.139–147.

Deutschsprachige Gesellschaft für Poesie- und Bibliotherapie, kreatives Schreiben und Biographiearbeit. 2024. https://dgpb.org/. Zugegriffen am 24.08.2024.

Duda, Caroline Helene. 2019. *Storytelling in der Bibliotherapie. Ein analytischer Leitfaden für heilsame Geschichten*. Hamburg: Diplomica Verlag.

Duda, Martin und Friedhelm Munzel. 2024. *Handbuch Bibliotherapie. Grundlagen und Praxis des therapeutischen Lesens*. Stuttgart: Kohlhammer.

Elliott, Harrison Sacket und Grace Loucks Elliott. 1936. *Solving Personal Problems*. New York: Henry Holt.

Engelhardt, Dietrich von. 1978. Medizin und Literatur in der Neuzeit – Perspektiven und Aspekte. *Deutsche Vierteljahresschrift für Literaturwissenschaft und Geistesgeschichte* 52(3): S. 351–380.

Engelhardt, Dietrich von. 2023. Bibliotherapy or the healing power of reading in the context of cultural history: basics – development – dimensions – perspectives. In: *The Oxford Handbook of Mental Health and Contemporary Western Aesthetics*, hrsg. von Martin Poltrum u. a. Oxford: Oxford University Press. https://doi.org/10.1093/oxfordhb/9780192866929.013.29

Fanner, Deborah und Christine Urquhart. 2008. Bibliotherapy for mental health service users Part 1: a systematic review. *Health Information & Libraries Journal* 25(4): S. 237–252.

Fanner, Deborah und Christine Urquhart. 2009. Bibliotherapy for mental health service users Part 2: a survey of psychiatric libraries in the UK. *Health Information & Libraries Journal* 26(2): S.109–117.

Favazza, Armando R. 1966. Bibliotherapy: a critique of the literature. *Bulletin of the Medical Library Association* 54(2): S.138–141.

Fincher, Jaqueline P. 1980. Bibliotherapy: Rx–literature. *Southern Medical Journal* 73(2): S. 223–225.

FPI-Publikationen – Wissenschaftliche Plattform „Polyloge". Materialien aud der Europäischen Akademie für biopsychosoziale Gesundheit, Naturtherapien und Kreativitätsförderung. Heilkraft der Sprache und Kulturarbeit. Internetzeitschrift für Poesie- & Bibliotherapie, Kreatives Schreiben, Schreibwerkstätten, Biographiearbeit, Kreativitätstherapien, Musiktherapie, Kulturprojekte. Begründet 2025 von Ilse Ort und Hialorion Petzold und hrsg. mit Elisabeth Klempnauer, Brigitte Leeser und Chae Yonsuk. https://www.fpi-publikation.de/heilkraft-der-sprache/. Zugegriffen am 24.08.2024.

Frazer, Cathy J., Helen Christensen und Kathleen M. Griffiths. 2005. Effectiveness of treatments for depression in older people. *Medical Journal of Australia* 182(12): S. 627–632.

Gerk, Andrea. *Lesen als Medizin. Die wundersame Wirkung der Literatur*. 2021. Zürich: Kein & Aber.

Gorelick, Kenneth. 1974. Große Literatur als Unterrichtsmittel bei der Ausbildung von Nervenheilfachkräften. In: *Bibliotherapie und Krankenhausbibliothek: 5 Referate der IFLA-Konferenz / Subsection Krankenhausbibliotheken. Washington, D.C. November.* Bd. 107 [Beiheft], hrsg. von Hannelore Schmidt, S.17–28. Berlin: Deutscher Bibliotheksverband, Arbeitsstelle für das Bibliothekswesen.

Gottschalk, Louis A. 1948. Bibliotherapy as an adjuvant in psychotherapy. *The American Journal of Psychiatry* 104: S.632–637.

Grest, Anett. 2020. Bibliotherapie in Bibliotheken. *Berliner Handreichungen zur Bibliotheks- und Informationswissenschaft.* Heft 456. Berlin: Institut für Bibliotheks- und Informationswissenschaft der Humboldt-Universität zu Berlin.

Grob, Peter. 1991. Bibliotherapie – Texte als Hilfe zur Selbsthilfe. Geschichtliches – Literaturübersicht – Praxisbezug. *Schweizerische Rundschau für Medizin Praxis* 80 (26): S.714–718.

Gualano, Maria Rosaria u.a. 2017. The long-term effects of bibliotherapy in depression treatment: Systematic review of randomized clinical trials. *Clinical Psychology Review* 58: S.49–58.

Harper, Shehadeh M. u.a. 2016. Cultural adaptation of minimally guided interventions for common mental disorders: a systematic review and meta-analysis. *JMIR Mental Health* 3(3): S.e44. https://doi.org/10.2196/mental.5776

Haslam, Sarah und Edmund G. C. King. 2021. „Medicinable literature": Bibliotherapy, literary caregiving, and the First World War. *Literature and Medicine* 39(2): S.296–318.

Heimes, Silke. 2017. *Lesen macht gesund. Die Heilkraft der Bibliotherapie.* Göttingen: Vandenhoeck und Ruprecht.

Holvast, Floor, u.a. 2017. Non-pharmacological treatment for depressed older patients in primary care: A systematic review and meta-analysis. *PLoS One* 12(9): S.1–20. https://doi.org/10.1371/journal.pone.0184666

Hoover, Elisabeth, Ellen Ellis-Bernstein und Debra Meyerson. 2023. Using bibliotherapy to rebuild identity for people with aphasia: A book club experience. *Journal of Communication Disorders* 105: S.1–13.

Hunt, Joseph Mc Vicker, Hrsg., 1944. *Personality and the Behavior Disorders. A Handbook Based on Experimental and Clinical Research.* Bd. 2. New York: Ronald Press.

Jacobi, Maximilian. 1834. *Über die Anlegung und Einrichtung von Irren-Heilanstalten mit ausführlicher Darstellung der Irren-Heilanstalt zu Siegburg.* Berlin: Verlag von D. Reimer.

Kafka, Franz. 1999. *Briefe 1900–1912.* Hrsg. von Hans Gerd Koch. Frankfurt am Main: Fischer.

Kaltenthaler, Eva u.a. 2006. Computerised cognitive behaviour therapy for depression and anxiety update: a systematic review and economic evaluation. *Health Technology Assessment* 10(47): S.iii–181. https://doi.org/10.3310/hta10330

Kasperek-Zimowska Beata J. u.a. 2021. The specificity of the use of bibliotherapy as an element of psychiatric rehabilitation in a group of patients suffering from schizophrenia. *Postepy Psychiatrii i Neurologii / Advances in Psychiatry & Neurology* 30(4): S.278–286.

Kinney, Margaret M. 1946. Bibliotherapy and the librarian. *Special Libraries* 37: S.175–180.

Kittler, Udo. 1988. Für Peter – oder: Was ist Bibliotherapie? In: *Heilkraft des Lesens – Erfahrungen mit der Bibliotherapie,* hrsg. von Peter Raab, S.10–27. Freiburg i. Br.: Herder.

Klages, Wolfgang. 1964. Zur Bibliotherapie bei psychiatrisch Kranken. *Psychiatria et Neurologia* 148(3): S.178–190.

Kriebel, Achim. 1992. Bibliotherapie – Überlegungen zur therapeutischen Verwendung von Literatur in einem stationär-analytischen Behandlungskonzept. *Zeitschrift für Psychosomatische Medizin und Psychoanalyse* 38(1): S. 63–76.

Lazarsfeld, Sofie. 1949. The use of fiction in psychotherapy. *American Journal of Psychotherapy* 3: S. 26–33.

Lehr, Fran. 1981. Bibliotherapie. *Journal of Reading* 25: 76–79.

Levin, Len L. und Ruthann Gildea. 2013. Bibliotherapy: tracing the roots of a moral therapy movement in the United States from the early nineteenth century to the present. *Journal of the Medical Library Association* 101(2): S. 89–91.

Levine, Maurice. 1944. *Psychotherapy in Medical Practice*. New York: Macmillan.

Lewis, Krystal M. u. a. 2015. Treating nighttime fears in young children with bibliotherapy: evaluating anxiety symptoms and monitoring behavior change. *Journal of Anxiety Disorders* 30: S.103–112.

Lluch, Carlos u. a. 2022. The impact of the COVID-19 pandemic on burnout, compassion fatigue, and compassion satisfaction in healthcare personnel: a systematic recview of the literature published during the first year of the pandemic. *Healthcare* 10(2): S. 364.

Malibiran, Ryan, Joseph D. Tariman und Kim Amer. 2018. Bibliotherapy: Appraisal of evidence for patients diagnosed with cancer. *Clinical Journal of Oncology Nursing* 22(4): S. 377–380.

Malin, Ethel. 1971. Toward a Role for Libraries in Bibliotherapy. Paper prepared for a course of Denver Graduate School of Librarianship. Denver CO.

Marrs, Rick W. 1995. A meta-analysis of bibliotherapy studies. *American Journal Community Psychology* 23(6): S. 843–870.

Mazza, Nicholas. 2022. *Poetry Therapy. Theory and Practice*. 3. Aufl. New York: Routledge.

Mazza, Mario Gennaro u. a. 2019. L'esperienza del gruppo lettura nel Servizio psichiatrico di diagnosi e cura di Desio. *Epidemiologia & Prevenzione* 43(1): S. 92–98.

McCarty Hynes, Arleen und Mary Hynes-Berry. 2011. *Biblio/poetry Therapy. The Interactive Process: A Handbook*. Clearwater MN: Northstar Press of St. Cloud.

McCulliss, Debbie. 2012. Bibliotherapy: historical and research perspectives. *Journal of Poetry Therapy* 25(1): S. 23–38.

McNaughton, Janet L. 2009. Brief interventions for depression in primary care: a systematic review. *Canadian Family Physician* 55(8): S. 789–796.

Menninger, William C. 1937. Bibliotherapie. *Bulletin of the Menninger Clinic* 1: S. 263–274.

Menninger, William C. 1938. Bibliotherapie. *Mental Hygiene* 4: S. 28–36.

Meyer, Sophia. 2016. *Bibliotherapie. Eine aktuelle Bestandsaufnahme*. Mainz: Mainzer Institut für Buchwissenschaft.

Moldovan, Ramona, Oana Cobeanu und David Daniel. 2013. Cognitive bibliotherapy for mild depressive symptomatology: randomized clinical trial of efficacy and mechanisms of change. *Clinical Psychology & Psychotherapy* 20(6): S. 482–493.

Monroy-Fraustro, Daniela u. a. 2021. Bibliotherapy as a non-pharmaceutical intervention to enhance mental health in response to the COVID-19 pandemic: A mixed-methods systematic review and bioethical meta-analysis. *Frontiers in Public Health* 9: S. 629872. https://doi.org/10.3389/fpubh.2021.629872

Morgan, Amy J. und Anthony F. Jorm. 2008. Self-help interventions for depressive disorders and depressive symptoms: a systematic review. Annals of General Psychiatry 7(13): 1–23. https://doi.org/10.1016/j.psychres.2023.115333

N.N. 1977. *Lesen in der Lebenskrise. Erfahrungen mit der Bibliotherapie.* Freiburg i. Br.: Herder.

Oatley, Keith. 1995. A taxonomy of the emotions of literary response and a theory of identification in fictional narrative. Poetics. *Journal of Empirical Research on Culture, the Media and the Arts.* 23(1–2): 53–74.

Oechel, Siegbert. 1978. Die Rolle des Buches bei der Betreuung stationärer geropsychiatrischer Patienten. *Psychiatrie, Neurologie und medizinische Psychologie* 30(3): 159–165.

Orth, Ilse und Hilarion G. Petzold. 2018. „Integrative Poesie- & Bibliotherapie" - Ein „Lernendes Verfahren" für „lernfreudige Menschen". Materialien zur Einarbeitung in die Integrative Theorie, Praxeologie und Praxis für die curriculare Weiterbildung. *Heilkraftder Sprache und Kulturarbeit. Internetzeitschrift für Poesie – & Bibliotherapie, Kreatives Schreiben, Schreibwerkstätten, Biographiearbeit, Kreativitätstherapien, Kulturprojekte* (3):1–23.

Panken, Judge Jacob. 1947. Psychotherapeutic value of books in the treatment and prevention of juvenile delinquency. *American Journal of Psychotherapy* 1(1): 71–86.

Pearcy, Caitlin P. u.a. 2016. A systematic review and meta-analysis of self-help therapeutic interventions for obsessive-compulsive disorder: Is therapeutic contact key to overall improvement? *Journal of Behavior Therapy and Experimental Psychiatry* 51: 74–83.

Peterkin, Allan und Grewal Smrita. 2018. Bibliotherapy: The therapeutic use of fiction and poetry in mental health. *International Journal of Person Centered Medicine* 7: S. 175–181.

Petzold, Hilarion G. und Ilse Orth, Hrsg., 2005. *Poesie und Therapie: Über die Heilkraft der Sprache. Poesietherapie, Bibliotherapie, Literarische Werkstätten.* Paderborn: Junfermann. [1985]

Petzold Hilarion G., Brigitte Leeser und Elisabeth Klempnauer, Hrsg., 2018. *Wenn Sprache heilt: Handbuch für Poesie- und Bibliotherapie, Biographiearbeit und Kreatives Schreiben. Festschrift für Ilse Orth.* Bielefeld: Aisthesis.

Pittock, Alexandra, Laura Hodges und Stephen Lawrie. 2018. The effectiveness of internet-delivered cognitive behavioural therapy for those with bulimic symptoms: a systematic review: A review of iCBT treatment for bulimic symptoms. *BMC Research Notes* 11(1): S.1–6.

Poltrum, Martin u.a., Hrsg., 2023. *The Oxford Handbook of Mental Health and Contemporary Western Aesthetics.* Oxford: Oxford University Press.

Pomeroy, Elisabeth. 1937. Bibliotherapy: A study in results of hospital library service. *Medical Bulletin of the Veterans Administration.* 13: 360–364.

Preußler, Ottfried. 1962. Der Räuber Hotzenplotz. Stuttgart: Thienemann.

Pschyrembel-Redaktion, Hrsg, 2023. *Pschyrembel. Klinisches Wörterbuch.* 269. Aufl. Berlin: De Gruyter.

Raab, Peter, Hrsg., 1988. *Heilkraft des Lesens – Erfahrungen mit der Bibliotherapie.* Freiburg i. Br.: Herder.

Redman, Harley u.a. 2024. The impact of school-based creative bibliotherapy interventions on child and adolescent mental health: a systematic review and realist synthesis protocol. *Systematic Reviews* 13(1): S.1–9.

ReLit. 2016. https://www.relitfoundation.org Zuletzt zugegriffen 24.08.2024.

Restrepo, Julia und Mariantonia Lemos. 2021. Addressing psychosocial work-related stress interventions: A systematic review. *Work* 70: S.53–62.

Rojcewicz, Susan. Medicine and poetry: The state of the art of poetry therapy. *International Journal of Arts Medicine* 6(2): S. 4–9.

Rubin, Rhea Joyce. 1978a. *Using Bibliotherapy. A Guide to Theory and Practice.* London: Oryx Press.

Rubin, Rhea Joyce. 1978b. *Bibliotherapy Sourcebook.* London: Oryx Press.

Salup, Bernice J. und Alane Salup. 1978. *Bibliotherapy: An Historical Overview.* Education Resources Information Center. ERIC Number: ED200896.

Scherngell, Adelheid und Jens C. Türp. 2022. *LIVIVO – das Suchportal für Lebenswissenschaften. Deutsche Zahnärztlliche Zeitschrift* 77: S. 6–9.

Schmid, Norman. 2016. *Auf der Couch mit Doktor Buch: Eine Bibliotherapie.* Wien: Maudrich.

Schmidt, Hannelore, Hrsg. 1974. *Bibliotherapie und Krankenhausbibliothek: 5 Referate der IFLA-Konferenz / Subsection Krankenhausbibliotheken. Washington, D.C. November.* Bd. 107 [Beiheft]. Berlin: Deutscher Bibliotheksverband, Arbeitsstelle für das Bibliothekswesen.

Schneck, Jerome M. 1945. A bibliography on bibliotherapy and hospital libraries. *Bulletin of the Medical Library Association* 33(3): S. 341–356.

Schneck, Jerome M. 1946. Bibliotherapy for neuropsychiatric patients; report of two cases. *Bulletin of the Menninger Clinic* 10: S. 18–25.

Schulze, Claudia J. 2022. *Arbeitsbuch Impulsgeschichten. Bibliotherapie mit Erwachsenen.* Norderstedt: Books on Demand.

Shrodes, Caroline. 1955. Bibliotherapy. *The Reading Teacher* 9(1): S. 24–29.

Simon, Laura u. a. 2023. Comparative efficacy of onsite, digital, and other settings for cognitive behavioral therapy for insomnia: a systematic review and network metaanalysis. *Scientific Reports* 13(1): 1929 (S. 1–11).

Stark, Johann Friedrich. 1849. *Johann Friedrich Stark's Tägliches Handbuch in guten und bösen Tagen, enthaltend Aufmunterungen, Gebete und Gesänge für Gesunde, Betrübte, Kranke und Sterbende.* Stuttgart: J. F. Steinkopf.

Stip, Emmanuel, Östlundh, Linda und Karim Abdel Aziz. 2020. Bibliotherapy: Reading OVID during COVID. *Frontiers in Psychiatry* 11: 567539 (S. 1–8).

Tews, Ruth M. 1962. Bibliotherapy. *Library Trends* 11(2): S. 97–228.

Thorman, George. 1946. *Towards Mental Health. Pamphlet No. 120.* New York: Public Affairs Committee.

Tinnacher, Judith. 2023. „An Worten wachsen" – Salutogenetische Aspekte des Integrativen Verfahrens beim bibliotherapeutischen Gebrauch ausgewählter Romane. *Polyloge. Internetzeitschrift für „Integrative Therapie"* 14: S. 1–51.

Tögel, Infrid. 1964. Über Erfahrungen mit einigen psychotherapeutischen Hilfsmethoden. *Psychiatrie, Neurologie und medizinische Psychologie* 16: S. 412–419.

Troscianko, Emily T. 2018a. Fiction-reading for good or ill: eating disorders, interpretation and the case for creative bibliotherapy research. *Medical humanities* 44(3): S. 201–211.

Troscianko, Emily T. 2018b. Literary reading and eating disorders: survey evidence of therapeutic help and harm. *Journal of Eating Disorders* 6: 8 (S. 1–17).

Troscianko, Emily T., Emily Holman und James Carney. 2024, Quantitative methods for group bibliotherapy research: a pilot study. *Wellcome Open Research* 7: 79.

Tyson, Robert. 1948. The validation of mental hygiene literature. *Journal of Clinical Psychology* 4(3): S. 304–306.

Valentine, Althea Z. u. a. 2024. Waiting-list interventions for children and young people using child and adolescent mental health services: a systematic review. *BMJ Mental Health* 27: e300844 (S.1–6).

van Lankveld, Jacques J.D.M. u. a. 2021. Bibliotherapy for sexual dysfunctions: a systematic review and meta-analysis. *The Journal of Sexual Medicine* 18(3): S.582–614.

Vollmer, T. und W. Wibmer. 2005. Bibliotherapie. In: *Psychoonkologie. Manual Empfehlungen zur Diagnostik, Therapie und Nachsorge*, hrsg. von Almuth Sellschopp u. a., S.68–71. München: Tumorzentrum München und W. Zuckschwerdt Verlag.

Sellschopp, Almuth u. a., Hrsg., 2005. *Psychoonkologie. Manual Empfehlungen zur Diagnostik, Therapie und Nachsorge* München: Tumorzentrum München und W. Zuckschwerdt Verlag.

Wang, Shanshan u. a. 2020. The effects of bibliotherapy on the mental well-being of informal caregivers of people with neurocognitive disorder: A systematic review and meta-analysis. *International Journal of Nursing Studies* 109: S.1–15. https://doi.org/10.1016/j.ijnurstu.2020.103643

Weimerskirch, Peter J. 1965. Benjamin Rush and John Minson Galt, II. Pioneers of bibliotherapy in America. *Bulletin of the Medical Library Association* 53(4): 510–526.

de Witte, Martina u. a. 2021. From therapeutic factors to mechanisms of change in the creative arts therapies: a scoping review. *Frontiers in Psychology* 12: 678397. https://doi.org/10.3389/fpsyg.2021.678397

Xu, Zheng u. a. 2023. The 100 most-cited articles on bibliotherapy: a bibliometric analysis. *Psychology, Health & Medicine* 28(9): S. 2728–2744. https://doi.org/10.1080/13548506.2022.2068183

Zhao Fei-Yi u. a. 2023. Identifying complementary and alternative medicine recommendations for insomnia treatment and care: a systematic review and critical assessment of comprehensive clinical practice guidelines. *Frontiers in Public Health* 11: S.1157419.

Über den Künstler

László Lakner, geboren 15. April 1936 in Budapest, ist ein ungarisch-deutscher Maler, Bildhauer und Konzeptkünstler, lebt und arbeitet in Berlin.

Durchgängige Themen und Motivstränge betreffen seine Beschäftigung mit Sprache, Schrift und Literatur (Celan-Bilder). Er greift häufig Inhalte und Formen, den Gestus des Schreibens als unmittelbaren Ausdruck der Selbstbehauptung auf, folgte vielfachen Einladungen an der Biennale Venedig und der Documenta in Kassel. Seine Arbeiten sind in zahlreichen internationalen öffentlichen Sammlungen enthalten.